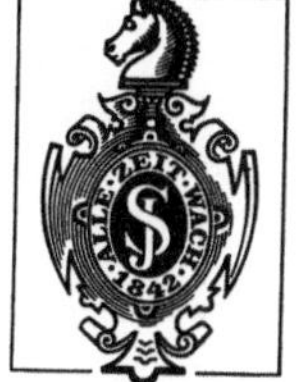

Experimentelle Urologie

Herausgegeben von
R. Harzmann · G.H. Jacobi · L. Weißbach

Mit 224 Abbildungen und 66 Tabellen

Springer-Verlag
Berlin Heidelberg New York Tokyo

Professor Dr. Rolf Harzmann
Urologische Abteilung der Universitätskliniken
Eberhard-Karls-Universität Tübingen
Calwer Straße 7
D-7400 Tübingen

Professor Dr. Günther H. Jacobi
Urologische Klinik und Poliklinik
im Klinikum der Johannes-Gutenberg-Universität
Langenbeckstraße 1
D-6500 Mainz

Professor Dr. Lothar Weissbach
Urologische Klinik Krankenhaus am Urban
Dieffenbachstraße 1
D-1000 Berlin 61

ISBN-13: 978-3-642-70525-0 e-ISBN-13: 978-3-642-70524-3
DOI: 10.1007/978-3-642-70524-3

Experimentelle Urologie / hrsg. von R. Harzmann ...
Berlin ; Heidelberg ; New York ; Tokyo : Springer, 1985.
ISBN-13: 978-3-642-70525-0

NE: Harzmann, Rolf [Hrsg.]

Softcover reprint of the hardcover 1st edition 1985

Gesamtherstellung: Konrad Triltsch, Graphischer Betrieb, Würzburg
2122/3130-543210

Mitarbeiterverzeichnis

Die Anschriften sind jeweils bei Beitragsbeginn angegeben

Vorwort

Anliegen dieses Buches ist es, die wichtigsten Aktivitäten auf dem Gebiet der experimentellen Urologie und aller in die Urologie hineinwirkenden Disziplinen darzustellen.

Aus vergleichsweise bescheidenen Anfängen hat sich innerhalb von 12 Jahren ein Forum entwickelt, das an Eigenständigkeit und Vitalität nichts vermissen läßt und dessen weitere Entwicklung zu verfolgen lohnend erscheint. Der ursprüngliche Ansatz, eine Plattform für die Vorstellung neuer diagnostischer und therapeutischer Konzepte, die Fortschritte für die Urologie versprechen, zu schaffen, blieb unverändert erhalten. Somit bildet die Innovation bei Wahrung des klinischen Bezugs den Schwerpunkt dieses Buches.

Da Niveau und Resonanz der im Abstand von jeweils zwei Jahren stattfindenden Tagungen ständig gestiegen sind und sich darüber hinaus auch internationale Kontakte abzeichnen, ist geplant, die Ergebnisse künftig in einer in regelmäßigen Abständen erscheinenden Buchreihe zu publizieren.

Dem Springer-Verlag – und hier in erster Linie Herrn Bergstedt – sei an dieser Stelle für die ausgezeichnete Betreuung des Buchprojektes gedankt.

Tübingen, Juli 1985

R. Harzmann
G. H. Jacobi
L. Weissbach

Inhaltsverzeichnis

I. Allgemeine experimentelle Urologie

II. Urodynamik

III. Harnsteinleiden

IV. Nephrologie

VII. Endokrinologie

VIII. Prostata-Karzinom

IX. Zytologie

X. Harnblasen-Karzinom

XI. Immunologie, Onkologie

I. Allgemeine experimentelle Urologie

Das Glomerulum, Aufbau des Kapillarkonvolutes und Untersuchungen zur Mikrorheologie

B. AEIKENS[1]

Der Aufbau und die genaue Anordnung der Kapillaren innerhalb der Glomerula wurde untersucht. Die bisherigen Ergebnisse aus der Literatur waren widersprüchlich: von den meist älteren Autoren wurde festgestellt, daß sich die Kapillaren beim Durchtritt durch die Bowmansche Kapsel teilen, ein Gefäßknäuel bilden und ohne innerhalb des Glomerulum Verbindungen (Anastomosen) untereinander einzugehen, sich bei ihrem Austritt am Vas efferens wieder vereinigen. Johnston wies ebenfalls schon 1898/99 aufgrund eigener Untersuchungen nach, daß die Kapillaren innerhalb des Glomerulumkonvolutes reichlich Anastomosen bilden und wie ein Netzwerk aufgebaut sind. Johnston kam zu diesen Ergebnissen aufgrund von Serienschnitten von in Paraffin eingebetteten Nieren. Da die bisherigen Techniken der Gefäßrekonstruktion im Glomerulum an Paraffinserienschnitten durchgeführt wurden, konnten nur relativ „dicke" Schnitte, im günstigsten Fall von 4 bis 5 µm angefertigt werden. Es ist leicht erklärlich, weshalb es zu einer Kontroverse über die Kapillaranordnung im Glomerulum kommen mußte: Da die kleinen Kapillaren oft nur einen Durchmesser von 3 bis 4 µm haben, können diese leicht in der Schnittserie „verloren gehen", d.h. der exakte Verlauf einzelner Kapillaren innerhalb der einzelnen angrenzenden Schnitte ist nicht mehr möglich.

Mit Hilfe neuerer Techniken, die den elektronenmikroskopischen Methoden entnommen sind, wurden Seriensemidünnschnitte von nur 0,5 µm angefertigt. Zuvor wurden die Nieren über das arterielle Kapillarsystem perfusionsfixiert, so daß die Kapillaren in optimalem Zustand geöffnet fixiert wurden. Die Schnittdicke von nur 0,5 µm, d.h. nur ⅕tel des Durchmessers der kleinsten zu rekonstruierenden Kapillare garantiert eine einwandfreie Zuordnung der Kapillaren innerhalb der Schnittserie.

Es wurden Glomerula der Wistar-Ratte und des Menschen räumlich mit Hilfe der Wachsplattenparaffintechnik rekonstruiert. Dabei wurden zwei Modelle angefertigt. Bei dem ersten Modell wurden die Kapillaranschnitte in Wachs nachgebildet und ein zerlegbares Wachsplattenmodell hergestellt. Nach der Vorlage dieses Modells wurde ein zweites Modell angefertigt, bei dem ein Draht den Kapillarverlauf darstellt. Während das Wachsmodell im wesentlichen die Durchmesser der einzelnen Kapillaren darstellt, dient das Drahtmodell zur besseren Demonstration des Gesamtaufbaues des komplizierten Kapillarkonvolutes.

Ein weiteres graphisches Verfahren wurde entwickelt, das erlaubt, die einzelnen Kapillarabschnitte in ihren absoluten Längen sowie die Beziehungen der Kapillaren untereinander und die Durchmesser der einzelnen Kapillaren maßstabsgetreu zweidimensional darzustellen. Es konnten folgende Befunde erhoben werden:

---

1 Urologische Klinik der Medizinischen Hochschule, Karl-Wiechert-Allee 9, D-3000 Hannover 61

Experimentelle Urologie
Hrsg. v. R. Harzmann et al.

1. Das allgemeine Bauprinzip der Kapillaren ist bei den Glomerula der Ratte und des Menschen (abgesehen von unterschiedlichen Größen) gleich.
2. Die Glomerula bestehen aus fünf bis acht läppchenartigen Strukturen, die jeweils durch eine aus dem Vas afferens entspringende Kapillare versorgt werden.
3. Innerhalb der läppchenartigen Strukturen ist die Anordnung der Kapillaren netzartig, zwischen den läppchenartigen Strukturen bestehen zahlreiche Anastomosen.
4. Die efferente Drainage der läppchenartigen Strukturen kann über eine Kapillare oder über mehrere Kapillaren erfolgen, entweder direkt oder über benachbarte läppchenartige Strukturen.

Die morphometrischen Messungen der Glomerula haben ergeben, daß die Kapillaroberflächen beim Hund und beim Menschen am größten sind, bei der Ratte am kleinsten, dazwischen liegen die Werte des Kaninchens. Da bei den Untersuchungen folgende Einzelwerte erhoben werden konnten:

1. Ursprung und Verbindung der einzelnen Kapillaren untereinander,
2. Länge und Verzweigungen der Kapillaren,
3. Durchmesser der Kapillaren,
4. Oberfläche und Volumen der Kapillaren,

stellten diese die Grundlage für mikrorheologische Untersuchungen am Glomerulum dar, indem innerhalb des Glomerulum die Blutdruck- und Filtrationsverhältnisse analysiert werden können. Es ist möglich, mit Hilfe von computerunterstützten mikrorheologischen Berechnungen Filtrationsvorgänge innerhalb des Glomerulum zu simulieren. Dabei werden die im Tierexperiment erhobenen physiologischen Daten nicht wie bisher an einem idealisierten Kapillarmodell sondern an Glomerulae berechnet. Die Ergebnisse dieser Untersuchungen sind in Microvascular Research 23:99–128 (1982) dargestellt.

Literatur

Abrams RL, Lipkin LE, Henniger GR (1963) A quantitative estimation of variation among human renal glomeruli. Lab Invest 2:69–76

Aeikens B, Hildebrand U (1981) Morphometrische Untersuchungen am juxtaglomerulären Apparat und Glomerulum der Rattenniere. Microsc Acta 84:185–193

Aeikens B, Eenboom A, Bohle A (1979) Untersuchungen zur Struktur des Glomerulum. Rekonstruktion eines Rattenglomerulum an 0,5 µm dicken Serienschnitten. Virchows Arch [A] 381:283–293

Arakawa M (1971) A scanning electron microscope study of the human glomerulus. Am J Pathol 64:457–466

Arataki M (1926) On the postnatal growth of the kidney with special reference to the number and size of the glomeruli (albino rat). Am J Anat 36:399–436

Arendshorst WJ, Finn WF, Gottschalk CW (1975) Autoregulation of blood flow in the rat kidney. Am J Physiol 228:127–132

Barajas L (1979) Anatomy of the juxtaglomerular apparatus. Am J Physiol 237:333–343

Baylis C, Brenner BM (1978) The physiologic determinants of glomerular ultrafiltration. Rev Physiol Biochem Pharmacol 80:1–46

Becker CG (1972) Demonstration of actomyosin in mesangial cells of renal glomerulus. Am J Pathol 66:66–97

Becker CG (1972) Demonstration of actomyosin in mesangial cells of the renal glomerulus. Am J Pathol 66:97–109

Bell CB, McLean L, Navar G (1981) Dissociation of tubulo glomerular feedback responses from distal tubular chlorid concentration. Am J Physiol 233:315–324

Boll St, Johns EJ (1982) Influence of the renin angiotensin system in the renal haemodynamic responses to modest renal nerve stimulation in the rat. J Endocrinol 93:65–70

Bonhomme Ch, Lagarde R, Pourhadi R (1961) Au sujet de la structure du glomerule vasculaire renal. Etudié par injections de matières plastiques. Path Biol 9:1291–1295

Boyer CC (1956) The vascular pattern of the renal glomerulus as revealed by plastic reconstruction from serial sections. Anat Rec 125:433–441

Brenner BM, Schor N, Ichiakawa I (1982) Role of angiotensin II in the physiologic regulation of glomerular filtration. Am J Cardiol 49:1430–1433

Briggs JP, Schubert G, Schnerman J (1982) Further evidence for an inverse relationship between macula densa NaCl concentration and filtration rate. Pflügers Arch 392:372–378

Bucher O, Riedel B (1973) L'appareil juxtaglomerulaire du rein. Bull Ass Anat Ges 67: 109–136

Christensen JA, Bohle A (1976) The juxtaglomerular apparatus in the normal rat kidney. Virchows Arch [A] 379:143–150

Christensen JA, Meyer DS, Bohle A (1975) The structure of the human juxtaglomerular apparatus. Virchows Arch [A] 367:83–92

Christensen JA, Meyer DS, Bohle A (1975) The structure of the human juxtaglomerular apparatus. A morphometric, light microscopic study on serial sections. Virch Arch [A] 367: 83–92

Damme van B, Koudstaal J (1976) Measuring glomerular diameters in tissue sections. Virch Arch [A] 369:283–291

Davis JO, Freeman RH (1976) Mechanisms regulating renin release. Physiol Rev 56:1–56

Elias H (1956) The renal glomerulus by light and electron microscopy. Res Serv Med 46:1–28

Elias H, Hennig A (1967) Stereology of the human renal glomerulus. Quant Methol in Morphol: 130–166

Elias H, Hossmann A, Barth IB, Solmor A (1960) Blood flow in the renal glomerulus. J Urol 83:790–798

Faarup P (1965) On the morphology of the juxtaglomerular apparatus. Acta Anat (Basel) 60: 20–38

Gillies A, Morgan T (1982) Activity of the renin in the JGA. Kid Int 22:67–72

Goormaghtigh N (1945) Facts in favor of an endocrine function of the renal arteriols. J Pathol Bact 57:392–393

Gorgas K (ed) (1978) Struktur und Innervation des juxtaglomerulären Apparates der Ratte. In: Beck F, Hild W, Limborgh J van, Ortmann R, Panlu JE, Schiebler TH (eds) Advances in anatomy, embryology and cell biology. Springer Verlag, Berlin Heidelberg NY, vol. 54/2

Hall JE, Guyton AC, Kackson TE, Coleman TG, Lohmeier TE, Trippodo NC (1972) Control of glomerular filtration rate by renin-angiotensin system. Am J Physiol 233:366–372

Hall JR, Coleman TG, Guyton C, Kastner R, Granger JP (1981) Control of glomerular filtration rate by circulating angiotensin II. Am J Physiol 241:190–197

Johnston WB (1898/99) A reconstruction of a glomerulus of the human kidney. Anat Anz 16: 260–266

Jones DB, Müller BC, Menefee M (1962) The cellular and extracellular morphology of the glomerular stalk. Am J Pathol 41:373–388

Kirkman H, Stowell RE (1942) Renal filtration surface in the albino rat. Anat Rec 82:373–391

Ljungquist A (1975) Ultrastructural demonstration of a connection between afferent and efferent juxtamedullary glomerular arterioles. Kidney Int 8:239–244

Pinto JA, Brewer DB (1974) Glomerular morphometry. I. Combined light and electron microscope studies in normal rats. Lab Invest 30:657–663

Rovenska E (1978) Ultrastructural evidence of thin intercapillary anastomoses in the renal glomerulus. Acta Anat (Basel) 102:399–404

Saeki T (1925) Über die Zahl und die Größe der Glomeruli in der Niere einiger Säugetiere. Acta Scholae Med Miv Imp (Kioto) 8:180–196

Schnermann J, Stowe S, Yarimizu M, Magnusson M, Tingwald G (1977) Feedback control of glomerular filtration rate in isolated blood-perfused dog kidney. Am J Physiol 233:217–224

Seibel C, Windhorst C (1973) Glomerulumdurchmesser und Zwillingsnierenkörperchen in einer menschlichen Restniere. Z Anat Entwickl-Gesch 139: 185–194

Shea SM (1979) Glomerular hemodynamics and vascular structure. Microvascular Res 18: 129–143

Shea SM, Morrison AB (1975) A stereological study of the glomerular filter in the rat. Morphometry of the slit diaphragm and basement membrane. J Cell Biol 67:436–443

Spinelli FR, Wirz H, Brücher Ch, Pehling G (1972) Non-existence of shunts between afferent and efferent arterioles of juxtamedullary glomeruli in dog and rat kidneys. Nephron 9: 123–129

Thurau K (1964) Autoregulation of renal blood flow and glomerular filtration rate, including data on tubular and peritubular capillary pressures and vessels wall tension. Circ Res 15: 132–141

Thurau K, Schnermann J (1965) Die Natriumkonzentration an den Macula-densa-Zellen als regulierender Faktor für das Glomerulumfiltrat. Klin Wochenschr 43:410–413

Trabucco A, Marquez F (1952) Structure of the glomerular tuft. J Urol 67:235–255

Vimtrup B (1928) On the number, shape, structure, and surface area of the glomeruli in the kidneys of man and mammals. Am J Anat 41: 123: 151

Yang GCH, Morrison AB (1980) Three large dissectable rat glomerular models reconstructed from wide-field electron micrographs. Anat Rec 196:431–440

Zimmermann KW (1933) Über den Bau des Glomerulus der Säugerniere. Z Mikr Anat Forsch 32: 176–287

Ergebnisse polarisationsoptischer Untersuchungen zur Muskelfaserstruktur des Nierenkelchsystems und des Blasenhalses

P. Hanke[1], R. Martonosy[1], A. Meersdorf[1], D. Jonas[2] und W. Weber[1]

Einleitung

Die ersten systematischen Untersuchungen zur Anatomie und Physiologie der Harnwege finden sich bei Barkow (1858). Henle faßte 1866 im „Handbuch der systematischen Anatomie" den damaligen Stand des Wissens bezüglich der ableitenden Harnwege zusammen. In der Folgezeit wurden diese sehr umfassenden und heute noch weitgehend gültigen Arbeiten ergänzt durch zahlreiche Detailentdekkungen anderer Untersucher.

In den letzten Jahren rückten die Untersucher immer mehr von der strengen deskriptiven anatomischen Auffassung ab und stellten eine funktionelle Betrachtungsweise der Harnwege in den Vordergrund. Die Arbeiten von Lapides (1957, 1958, Woodburne (1960), Hutch (1965, 1966, 1967), Tanagho und Smith (1966) und Bors und Comarr (1971) zeigen, daß das Zentrum der Blasenfunktion im komplizierten anatomischen und funktionellen Zusammenspiel der Blasenhalsstrukturen zu sehen ist, die eine Schlüsselfunktion zum Verständnis des Miktions- und Kontinenzmechanismus darstellen.

Sichtet man die umfangreiche Literatur, so wird man feststellen, daß zum jetzigen Zeitpunkt bezüglich der Anatomie zum Teil einerseits noch immer widersprüchliche Ansichten bestehen, andererseits anatomische Zusammenhangsbeziehungen zwar vermutet, jedoch letztlich nicht bewiesen sind.

Ausgehend von dieser Beobachtung haben wir versucht, die bisherigen Untersuchungsergebnisse betreffend die Muskelfaserstruktur der ableitenden Harnwege mit einer anderen, nicht invasiven Methode nachzuprüfen.

Material und Methodik

Wir benutzten ein von Farthmann (1973) bei Untersuchungen am menschlichen Magen angegebenes Gerät, das es gestattet, Ganzorganpräparate im polarisierten Licht bei schwachen Vergrößerungen zu betrachten (Abb. 1a). Die Lichtquelle setzt sich zusammen aus zwei konzentrisch angeordneten Leuchtstoffröhren, die in einem Kasten von etwa 30 cm Kantenlänge montiert sind und insgesamt 100 Watt weißes Licht nach oben emittieren. Oberhalb der Lichtquelle befindet sich ein synchron drehbares Polarisationsfilterpaar mit einer dazwischen liegenden, feststehenden Glasschale, die später das zu untersuchende Präparat aufnimmt. Die Synchronität

1 Abteilung für Urologie, Zentrum der Chirurgie, Klinikum der Johann Wolfgang Goethe-Universität, Theodor-Stern-Kai 7, D-6000 Frankfurt am Main 70

2 Urologische Universitätsklinik, Klinikum Steglitz, Hindenburgdamm 30, D-1000 Berlin 45

Experimentelle Urologie
Hrsg. v. R. Harzmann et al.

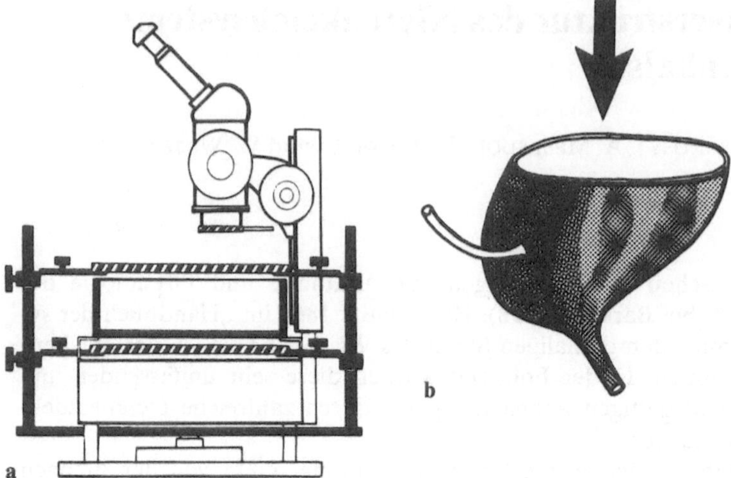

Abb. 1. **a** Das im Text beschriebene Gerät mit aufgesetztem Stereomikroskop. Zwischen den schräg gestrichelten, synchron drehbaren Polfiltern die unbewegliche Präparateschale. Darunter der Lichtkasten; **b** zeigt eine Blase, bei der die obere Hemisphäre entfernt ist. Der Pfeil bezeichnet die Blickrichtung des Untersuchers

in bezug auf die Polarisationsfilterpaarbewegung wird erreicht durch Fixation an einem parallel zur optischen Achse verlaufenden Trägerpaar, das unterhalb des Lichtkastens über einen Querträger in einem leicht laufenden Lager verankert ist. Bei dieser Anordnung kann das Filterpaar um nahezu 180 Grad geschwenkt werden. Die Polarisationsfilter von etwa 30 cm Durchmesser werden aus linear polarisierenden Folien hergestellt, die in der angegebenen Anordnung einen Polarisationsgrad von etwa 99,99% erreichen[1]. Senkrecht über dem Filterpaar ist ein Stereomikroskop mit Analysator angebracht, das – mit einem Zoom ausgestattet – stufenlose Vergrößerungen im supramikroskopischen Bereich um das 6- bis 30fache erlaubt[2]. Die beiden Okulare können ersetzt werden durch einen Fototubus mit Kamera[3]. Zur Fotodokumentation wird ein Schwarz-Weiß-Film von 400 ASA verwendet[4]. Das ganze System muß optisch einwandfrei zentriert werden. Die zu untersuchenden Präparate wurden im Mittel 20 Stunden nach dem Tode im Pathologischen Institut der Universitätskliniken Frankfurt am Main entnommen. Es wurden 12 weibliche Harnblasen und 15 Nierenpaare mit Ureteren untersucht. Bei allen Leichen fanden sich in der Anamnese keine urologisch relevanten Erkrankungen. Das Sterbealter lag zwischen dem 16. und dem 55. Lebensjahr.

Alle Präparate wurden nach einer von Spalteholz (1911) angegebenen Methode aufgearbeitet.

Die Präparate werden 1 Woche in Formalin fixiert, anschließend in H_2O_2 gebleicht und gewässert. Es folgt die eigentliche Aufhellungsreihe durch Einbringen in alkoholische Lösungen aufsteigender Konzentration, dann in Benzol und schließ-

1 Hersteller Fa. Käsemann, Oberaudorf
2 Hersteller Fa. Wild, Heerbrugg
3 Hersteller Fa. Leitz, Wetzlar
4 Hersteller Fa. Agfa-Gevaert, Leverkusen

lich in Wintergrünöl. Durch diesen Vorgang werden die Organe durchscheinend gemacht, sie nehmen ein glasiges Aussehen an.

Sie können nun in die bereits beschriebene, mit Wintergrünöl gefüllte Präparateschale eingelegt und im polarisierten Licht zunächst mit unbewaffnetem Auge, dann mit dem Stereomikroskop betrachtet werden. Bei Hohlorganen ist es erforderlich, daß eine Hemisphäre entfernt oder zumindest ein Fenster in die Wand geschnitten wird, da sich bei doppelter Wandstruktur u. U. der Polarisationseffekt aufhebt (Abb. 1 b). Bei der Betrachtung von Strukturen im polarisierten Licht erscheinen die anisotropen Fasern dunkel, wenn sie bei senkrecht aufeinander stehendem Polarisator und Analysator quer zum Polarisator stehen, verlaufen sie längs oder diagonal, erscheinen sie hell. Somit ergibt sich bei einer vollständigen Drehung von 360 Grad alle 90 Grad ein Farbumschlag. Infolgedessen lassen sich Elemente zum Verschwinden bringen, was sich bei der Analyse von Faserverflechtungen ausnutzen läßt (Schmidt 1957).

Daraus resultiert, daß nicht gradlinige Faserverläufe u. U. nicht in ihrem gesamten Verlauf bei nur einer einzigen Einstellung dargestellt werden können, sondern eine kontinuierliche Nachkorrektur der Polarisationsebene, die durch Drehung des Filterpaares erreicht wird, erforderlich ist.

Ergebnisse

Nierenbeckenkelchsystem

Für alle Bautypen des Nierenbeckenkelchsystems können prinzipiell längsverlaufende und gegenläufige spiralige, somit Scherengitter bildende Muskelfasern nachgewiesen werden, die eingebettet in das Bindegewebe des Hohlsystems eine trennbare Schichtung nicht aufweisen (Schneider 1939; Steigleder 1949). Die Annahme einer Kontinuität von der Kelchspitze bis in den Ureter ist heute Allgemeingut (Schneider 1939; Renyi-Vamos et al. 1948; Beck 1954; Leutert et al. 1960; von Möllendorff 1963). Ein eindeutiger Nachweis des Faserverlaufes in seiner Gesamtheit steht noch aus. Wir können in bezug auf das Nierenbecken die Ergebnisse der obigen Untersucher bestätigen. Im Bereich des unteren Kelchhalses sehen wir den von Disse (1902) erstmalig als Ring beschriebenen Musculus sphincter calicis als sehr flach verlaufenden Teil des Spiralsystems (Abb. 2 a). Die Fasern verlaufen nahezu senkrecht zur Längsachse des Kelches, so daß eine sphinkterartige Funktion durchaus nicht in Abrede gestellt werden kann. Im Bereiche des oberen Kelchhalses können wir einen bisher in der Literatur nicht erwähnten flachscherengitterartigen Verlauf von Muskelfasern nachweisen, der dieselbe Struktur und denselben Aufbau hat wie der letztgenannte. Wir bezeichnen ihn daher ebenfalls als Musculus sphincter calicis und differenzieren zwischen einem Musculus sphincter calicis superior und inferior (Abb. 2 a).

Eine zweite, bisher unerwähnte Muskelfaserstruktur läßt sich im Bereich des Kelchbechers nachweisen. Es handelt sich um Fasern, die am Kelchrand ansetzen und parabolförmig wieder dorthin zurücklaufen. Durch histologische Untersuchungen kann dieser Faserverlauf bestätigt werden (Abb. 2 b).

Der von seinem Erstbeschreiber Muschat (1926) als selbständige Einheit angegebene M. spiralis papillae ist nach unseren Beobachtungen einwandfrei als Teil des

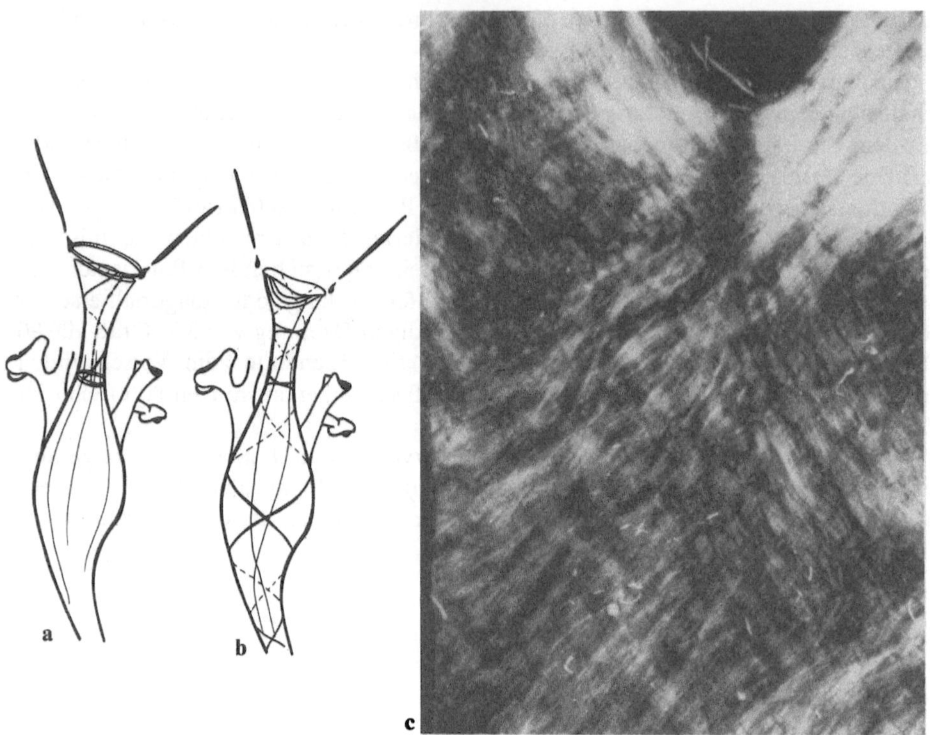

Abb. 2a–c. Schematisierter Nierenkelch mit Original-Ausschnittsfoto. **a** Die ältere anatomische Auffassung mit dem M. sphincter fornicis (oberste ringförmige Struktur), dem M. spiralis papillae (steile Spirale), dem M. sphincter calicis (unterer Ring) und dem M. longitudinalis calicis (gestrichelt). Dazwischen Längsmuskelfasern. **b** Unsere Ergebnisse mit einem parabolförmigen Faserverlauf am Kelchbecher, den darunterliegenden M. sphincter calicis superior und inferior als flache Spiralen und den kreuzenden Längsfasern. **c** Ausschnittvergrößerung des Originalfotos mit kreuzenden Fasern in Höhe des M. sphincter calicis inferior

Spiralsystems anzusehen. Die Fasern ordnen sich zweifelsfrei in die Gitterstruktur ein (Abb. 2c).

Der von Narath (1940) beschriebene längsverlaufende Musculus longitudinalis calicis soll den Musculus sphincter fornicis (Henle 1866) und den Musculus sphincter calicis inferior miteinander verbinden. Wir können diese Muskelfasern sicher als Teil des Längssystems definieren.

Aus Gründen, auf die in der Diskussion näher eingegangen wird, können wir den M. sphincter fornicis mit unserer Methode bisher nicht darstellen und daher keine Aussage bezüglich der Einordnung in das Fasersystem treffen. Bei unseren histologischen Kontrollen war er nachweisbar.

Harnleiter

Der Ureter bildet ein muskulöses Rohr bestehend aus spiralig verlaufenden Muskelfasern unterschiedlicher Steilheit, bei dem wir eine Schichtung nicht nachweisen können. Reine längsverlaufende Muskelfasern können wir nicht aufzeigen, lediglich Spiralfasern mit sehr hohem Steigungswinkel im Bereich des oberen und unteren Harnleiterdrittels. Im mittleren Drittel sehen wir fast ausschließlich flach-spiralige Verläufe. Am Abgang des Harnleiters aus dem Nierenbecken beobachten wir lediglich eine Zunahme des Steigungswinkels der Fasern, die beim Übertritt auf den Ureter an Querschnitt und Dichte stark abnehmen. Eine Ursache für die häufige Spindelbildung können wir nicht angeben.

Im intramuralen Bereich verlaufen die Fasern in Achsenrichtung des Ureters parallel. Man kann einen oberen und einen unteren Anteil differenzieren, wobei zu sehen ist, daß der obere Anteil im Gegensatz zu den Beobachtungen von Disse (1901) und von v. Möllendorff (1930) nicht in der Valvula urethris enden, sondern um das Orificium urethris verlaufen und sich mit den unteren Fasern vermischen. Diese Aussage deckt sich mit der von Tanagho (1963).

Die von Woodburne (1965) beobachteten Kreuzungen der Muskelfasern nach dem Durchtritt durch das Ostium fanden wir nur ganz vereinzelt.

Harnblase

Die klassische Anatomie der Harnblase spricht von einem dreischichtigen Aufbau der Wandstrukturen, der besonders deutlich im Blasenfundusbereich sichtbar wird. Jedoch betonen bereits die frühen Untersucher die gitterartige, dreidimensionale Verflechtung untereinander (Barkow 1858; Sappy 1873; Told 1897; Peterfi 1914). Es erscheint sinnvoll – und es ist von den meisten Untersuchern so gehandhabt worden – aus Verständnisgründen an dieser Einteilung festzuhalten.

Das am weitesten außen liegende *Stratum externum* besteht aus längsorientierten Muskelfaserbündeln, die sich im Blasenfundusbereich als Musculus longitudinalis posterior und an der Blasenvorderwand als Musculus longitudinalis anterior erstrecken. Beide Muskeln konvergieren gegen den Blasenhals und umgreifen seitlich die proximale Harnröhre. Der Musculus longitudinalis posterior besteht – wie bereits Barkow (1858) beschreibt – aus drei Portionen. Diese Dreiteilung ist von Hutch (1961, 1972) und Cupedo (1974) bestätigt worden. Wir können ebenfalls diese Aufteilung nachweisen, wobei der mittlere Anteil gradlinig in die Muskulatur der hinteren Harnröhre hineinverläuft, sich durchmischt und letztlich verliert. An der Blasenvorderwand läßt sich bei unseren Beobachtungen ein prinzipiell ähnlicher Aufbau des M. longitudinalis anterior nachweisen. Er zeigt ebenfalls eine Dreiteilung, wobei jedoch die lateralen Schenkel weniger muskelkräftig sind, stärker nach den Seiten hin divergieren und etwas weiter in ihrer Insertion zur lateralen Harnröhre versetzt sind (Abb. 4a). Aus dieser Beobachtung ergibt sich ein prinzipiell symmetrischer Aufbau des Stratum externum in diesem Bereich.

Das *Stratum medium* wird als eine Lage konzentrisch um den Meatus internus verlaufender Muskelfasern (Fundusring, Basisplatte, base plate) beschrieben (Uhlenhuth 1953; Hutch 1966; Tanagho 1966). Man unterscheidet einen zentralen und einen peripheren Anteil. Im Bereich der Blasenvorderwand liegt eine Verschmelzung der Fasern vor (ventral condensation – Tanagho 1966). Die Faserbündel des zentralen Anteiles sollen hufeisenförmig in den Rand des tiefen Trigonums einstrahlen, ohne sich zu einem Ring zu schließen, wie es beim peripheren Anteil der Fall ist (Abb. 3a).

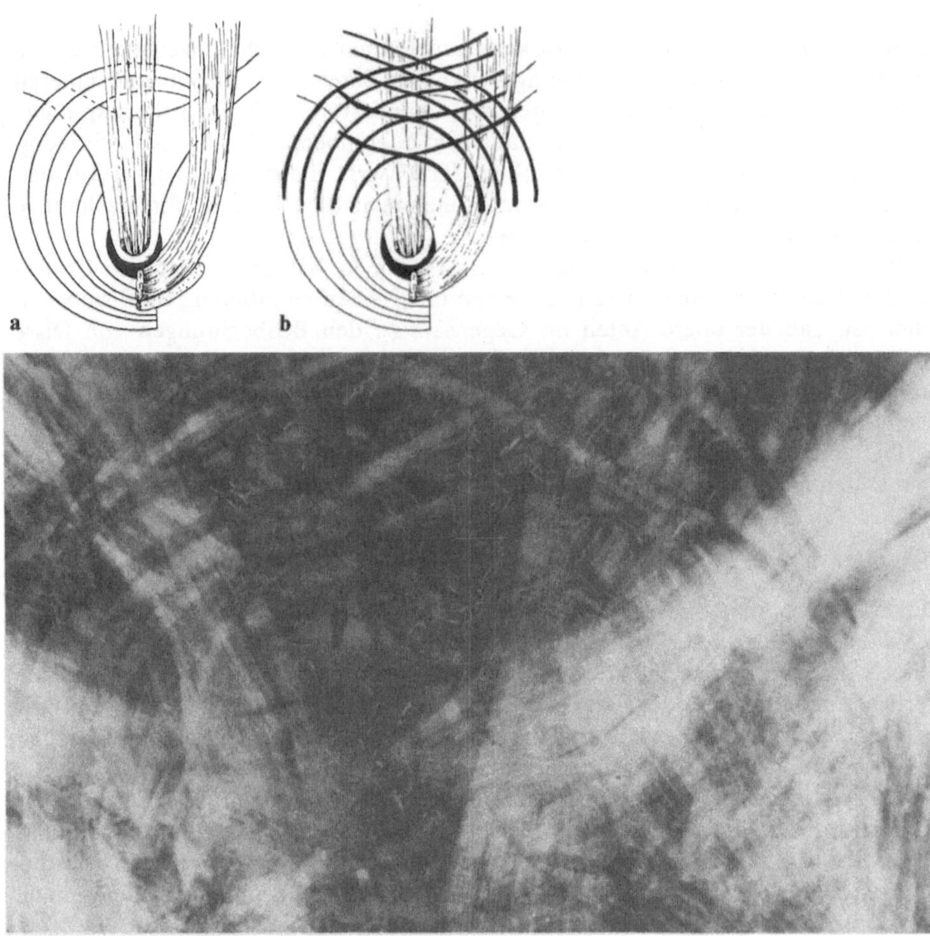

Abb. 3a–c. Teile der Basisplatte in Höhe des Trigonums. **a** Ein Schema modifiziert nach Hutch. **b** Hier ist der im Originalfoto (**c**) sichtbare Bereich durch breiten Strich hervorgehoben. Man sieht die sich kreuzenden Basisplattenfasern

Nach unseren Beobachtungen verlaufen die Basisplattenmuskelfasern zwar konzentrisch um die Harnröhre, unterkreuzen jedoch das tiefe Trigonum, um dann nach hinten oben abzubiegen (Abb. 3b, c). Basisplatte und tiefes Trigonum liegen nicht in einer Ebene, die Verknüpfung dieser beiden Strukturen miteinander ist primär bindegewebig. Einen Muskelfaseraustausch können wir nicht nachweisen.

Die Muskelfaserzüge des Stratum internum sind im Bereich des Blasenbodens vornehmlich längsorientiert und bilden das oberflächliche und tiefe Trigonum. Das oberflächliche setzt sich nach peripher in die Harnleitermuskulatur, das tiefe in die Waldeyersche Scheide fort. Nach zentral hin setzen sich die Trigonalfasern nach unseren Beobachtungen in die proximale Harnröhre fort. Diese Aussage deckt sich nicht mit der von Hutch (1963) und Cupedo (1974), nach der das Trigonum am Orificium urethrae endet.

Diskussion

Die von uns benutzte Methode zur Verlaufsanalyse langstreckiger Muskelfasern hat ihren Wert zweifelsfrei bewiesen. Wir können bezüglich der Anatomie der Harnwege dem bisher Bekannten einige Aussagen hinzufügen.

Ein wesentlicher Vorteil besteht darin, daß sie nicht invasiv ist und damit topographische Beziehungen gut aufgezeigt werden können. Dies wird verstärkt durch die Möglichkeit des stereoskopischen Sehens.

Ein unschöner Nachteil ist die mangelhafte Fotodokumentation. Sie leidet einerseits erheblich darunter, daß dreidimensionale Bilder in die Ebene projiziert werden und andererseits geschwungene Faserverläufe nicht durch eine einzige Einstellung der Polfilter sichtbar gemacht werden können. Auf diese Weise erlebt es der Untersucher oft, daß er durch kontinuierliches Bewegen der Filter einen Faserverlauf zweifelsfrei identifiziert, jedoch zur Fotodokumentation, d.h. in Ruhestellung des Filterpaares, nur ein kleiner Abschnitt zur Darstellung kommt. Problematisch ist weiterhin die Untersuchung dichter Gewebeschichten, wie wir sie z.B. im Bereiche der Nierenkelche, die ummantelt durch das Nierenparenchym sind, vorfinden. Hier ist eine Präparation unumgänglich. Daher können wir bisher die topographische Zuordnung des M. lavator fornicis (Narath 1951) und den M. sphincter fornicis (Henle 1866) zum Fasersystem nicht mit Sicherheit zeigen und keine Aussage über deren Integration treffen. Alle anderen von uns gesehenen Strukturen des Nierenbeckenkelchsystems sind in die Physiologie des Harntransportes gut einbeziehbar.

Ebenfalls bezüglich der Harnblasenfunktion stehen unsere Ergebnisse in keinem Widerspruch zu der gegenwärtigen Auffassung. Hutch stellte 1965 eine Kontinenztheorie auf, die sich weitgehend mit der von Tanagho (1966) deckt. Demnach bildet der von Uhlenhut et al. (1953) beschriebene „fundus ring", der von Hutch als „base plate" bezeichnet wurde, die zentrale kontinenzerhaltende Struktur. Im Kontinenz-

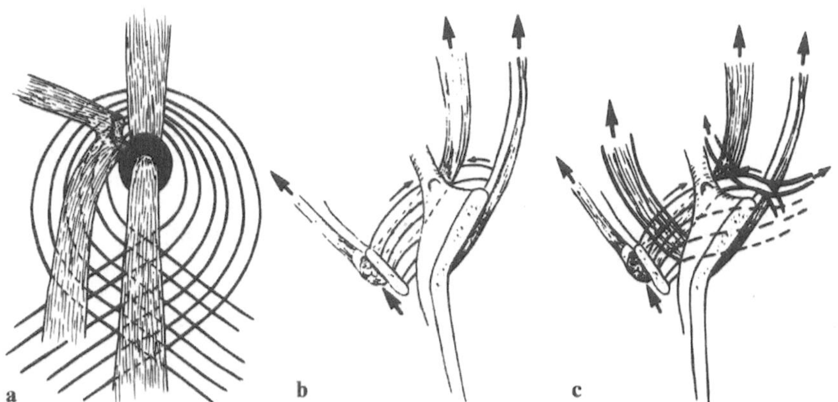

Abb. 4. a Schematische Darstellung des M. longitudinalis anterior und posterior sowie des Basisplattenfaserverlaufes. Der rechte Anteil ist aus Gründen der Übersichtlichkeit weggelassen; **b** zeigt das Schema der Blasenentleerung nach einer Darstellung von Hutch; **c** die Modifikation nach unseren Ergebnissen

zustand liegt diese Struktur flach ausgebreitet und bewirkt den Blasenverschluß durch ihren Ruhetonus. Die Miktion wird eingeleitet durch die Kontraktion des M. longitudinalis posterior und anterior, die damit die Ränder der Basisplatte anheben. In zeitlich definiertem Abstand kontrahiert sie sich dann selbst und bildet den sog. Miktionstrichter, die Miktion kommt in Gang (Abb. 4b). In dieses System fügen sich unsere Untersuchungsergebnisse nahtlos ein. Der symmetrisch zum M. longitudinalis posterior angeordnete M. longitudinalis anterior ist in seiner prinzipiell symmetrischen Anordnung eher besser geeignet, die Basisplatte aus ihrer Ruhestellung zu luxieren (Abb. 4c). Die Eigenkontraktion der Basisplatte ist nicht nur unbehindert, sondern durch die nach dorso-lateral ausstrahlenden Fasern wird der Miktionstrichter gestreckt und somit die Entleerung verbessert (Abb. 4a, c).

Literatur

Barkow BC (1858) Anatomische Untersuchungen über die Harnblase des Menschen. Breslau

Beck L (1944) Konstruktionsanalytische und experimentelle Untersuchungen an der Wand des Ureters und des Nierenbeckens bei Hund, Mensch und Schwein. Morphol Jb 94:345

Bors E, Comarr AE (1971) Neurological Urology. Karger, Basel München Paris New York

Cupedo, RNJ (1974) The ureterovesical junction and the musculature of the dorsal wall of the urinary bladder. Acta Anat 89:516

Disse J (1902) In: Bardeleben (Hrsg) Handbuch der Anatomie, Bd 7, Teil 1: Fischer, Jena

Farthmann E (1973) Die Faserstruktur der Muscularis propria des menschlichen Magens. Thieme, Stuttgart

Henle J (1873) Handbuch der systematischen Anatomie, Bd. 2, Eingeweidelehre. Braunschweig 1862, 2. Aufl.

Hutch JA (1961) The bladder musculature with special reference to the uretero vesical junction. J Urol 85:531

Hutch JA (1965) A new theory of the anatomy of the internal urinary sphincter and the physiology of micturation. Invest Urol 3:36

Hutch JA (1966) A new theory of the anatomy of the internal urinary sphincter and the physiology of micturation. II. The baseplate. J Urol 96:182

Hutch JA (1972) Anatomy and physiology of the bladder trogone and urethra. Butterworth, London

Hutch JA, Rambo Jr ON (1967) A new theory of the anatomy of the internal urinary sphincter and the physiology of micturation. III. Anatomy of the urethra. J Urol 97:696

Lapides J (1958) The structure and function of the internal vesical sphincter. J Urol 80:341

Lapides J, Sweet RB, Lewis LW (1957) The role of striated muscle in urination. J Urol 77:247

Leutert G, Flex G, Strobel T (1960) Die Tunica muscularis des Nierenbeckens. Anat Anz 238

Möllendorff, W von (1930) In: Handbuch der mikroskopischen Anatomie des Menschen: Der Exkretionsapparat und weibliche Genitalorgane. Bd. 7, Teil 1 Springer, Berlin

Möllendorff, W von (1963) Lehrbuch der Histologie, 29. Aufl. Fischer, Stuttgart

Muschat M (1926) Musculus spiralis papillae. J Urol 16:51

Narath P (1940) Hydromechanics of the calyx renalis. J Urol 43:145

Narath P (1951) Renal pelvis and ureter. Grune and Stratton, New York

Peterfi T (1914) Die Muskulatur der menschlichen Harnblase. Anat H 50:633

Renyi-Vamos F, Balogh F, Szendroi Z (1948) The musculature of the calyx renalis. Acta Urol 2:103

Sappey V (1873) Traité d'Anatomie. Paris

Schmidt WJ (1957) Polarisationsoptische Analysen tierischer Zellen und Gewebe. Naturwissenschaften 44:196

Schneider W (1939) Die Muskulatur der oberen harnableitenden Wege. Z Anat Entw-Gesch 109:187

Spaltenholz W (1911) Über das Durchsichtigmachen von menschlichen und tierischen Präparaten nebst Anhang über Knochenfärbung. Hirzel, Leipzig
Tanagho EA, Smith DR (1966) The anatomy and function of the bladder neck. Br J Urol 38:54
Told C (1887) In: Lehrbuch der Anatomie, 6. Aufl. Wien 1887
Uhlenhuth E, Hunter WT, Loechel WE (1953) Problems in the anatomy of the pelvis. Lippincott, Philadelphia
Woodburne RT (1960) Structure and function of the urinary bladder. J Urol 84:79
Woodburne RT (1965) The ureter, ureterovesical junction, vesical trigone. Anat Rec 151:243

Das Übergangsepithel der Harnblase: Ein mehrschichtiges Epithel *

S. Peter [1]

Äußere und innere Körperflächen werden von Epithelien überzogen. Sie sind geschlossene Zellverbände, die basal der Basalmembran aufsitzen und apikal an eine innere oder äußere Körperoberfläche grenzen. Nach der Anordnung ihrer Zellen spricht man von einschichtigen (einfachen), mehrreihigen (mehrstufigen) und mehrschichtigen (geschichteten) Epithelien. Weitere Charakterisierung erfolgt durch die Form der Zellschicht (platt, isoprismatisch, hochprismatisch).

Die Wand des Nierenbeckens, des Harnleiters und der Harnblase der Säugetiere wird von Urothel ausgekleidet. Eine Besonderheit des Urothels ist die Möglichkeit, sich verschiedenen Füllungszuständen anzupassen. Die Zellen im epithelialen Zellverband besitzen eine dehnungsabhängige Transformationsfähigkeit, weshalb sie den von Jakob Henle (1841) vorgeschlagenen Terminus „Übergangsepithel" zu vollem Recht tragen.

Eine weitere Besonderheit des Übergangsepithels der Säugetiere liegt in der Undurchlässigkeit des Epithels für Wasser und Elektrolyte. (Im Gegensatz dazu besitzen Amphibien die Fähigkeit, den Urin in der Harnblase chemisch noch zu verändern.) Diese Eigenschaft des Übergangsepithels erschwert die Bildung von künstlichen Blasen. Kein anderes Epithel konnte bis jetzt gefunden werden, welche diese Grenzfunktion erfüllen könnte, um den hohen chemischen Gradienten zwischen Urin und Blutplasma aufrecht zu erhalten.

Die elektrophysiologischen Arbeiten (Lewis und Diamond 1975; Schütz 1980), welche einen transepithelialen Natriumtransport am Übergangsepithel der Säuger nachweisen konnten, schränken den physiologischen Unterschied zwischen der Amphibien- und Säugerharnblase nur geringgradig ein, da die Hauptfunktion der Säugetierharnblase als Urinreservoir – im Gegensatz zum Konzentrations- bzw. Reabsorptionsorgan der Amphibienharnblase – nicht eingeschränkt werden kann.

Lange Zeit wurde das *Übergangsepithel* histologisch als eine Sonderform des *mehrschichtigen Epithels* angesehen. Seit der Arbeit von Petry und Amon (1966) wird das Übergangsepithel in den deutschsprachigen Lehrbüchern der Histologie entsprechend dem Konzept der Autoren als ein *einschichtiges, mehrreihiges Epithel* behandelt, was auch Eingang in weiterführende Literatur fand (Altwein 1979; Schütz 1980). Die angloamerikanische wie patho-histologische Literatur behandelte allerdings das Übergangsepithel weiterhin als mehrschichtiges Epithel.

Im mittleren Füllungszustand der Harnblase kann man drei Zellschichten – eine oberflächliche (luminale), mittlere (intermediäre) und untere (basale) – unterscheiden. Die Größe der Zellen sowie die Anzahl der Zellkerne nimmt von basal nach

* Frau M. Kopp möchte ich für die technische Hilfe herzlich danken. Die Arbeit entstand mit Unterstützung der Deutschen Forschungsgemeinschaft, SFB 90

1 Urologische Klinik, Theodor Kutzer Ufer, D-6800 Mannheim 1

Experimentelle Urologie
Hrsg. v. R. Harzmann et al.

luminal zu. Die basalen Zellen des Urothels ruhen auf einer Lamina propria, die hauptsächlich aus Fibrozyten und kollagenem Bindegewebe besteht. Dazwischen verlaufen kleine Blut- und Lymphgefäße. Unter der Lamina propria liegt die Tunica muscularis. Diese Muskelschicht aus platten Muskelzellen wird von Bindegewebszügen durchspannt.

In den von Petry und Amon (1966) untersuchten Präparaten (Harnblasenschleimhaut von Ratten, Meerschweinchen, Siebenschläfer, Kaninchen, Katze, Hund und Affe) fanden die Autoren in Querschnitten durch gedehntes Übergangsepithel Deckzellen, die mit stark verjüngten Cytoplasmaausläufern bis zur Basalmembran reichen. Bei stark gedehntem Überganseptithel konnten die Autoren viele Intermediär- und Deckzellen bis zur Basalmembran verfolgen. Dies gelang bei ungedehntem und damit entsprechend höherem Epithel nicht.

Viele Denkmodelle hängen von der genauen histologischen Definition des Übergangsepithels ab. So ist es nicht unerheblich, ob ein transepithelialer Natriumtransport, wie z.B. bei der Kaninchenharnblase nachgewiesen (Lewis und Diamond 1975), durch eine Zellschicht oder durch mehrere Zellschichten erfolgt. Es ist weiterhin von grundlegender Bedeutung, ob ein Urothelcarcinom der oberen Zellschichten der Harnblase im Stadium 0 (Klassifikation nach Jewett – Marshall – Whitemore) bzw. im Stadium Pis (TNM-System, UICC) durch die histozytologische Besonderheit auf der Basalmembran ruht, oder ob die Basalmembran von den tumorbefallenen Zellen durch weitere Zellschichten getrennt ist.

Die Frage nach der Anzahl der Zellschichten im Übergangsepithel sollte deshalb erneut am Beispiel der Rattenharnblase durch elektronenmikroskopische Serienschnitte untersucht werden.

Männliche Wistar-Ratten (ca. 200 g) hatten freien Zugang zu Wasser und Futter. Durch eine intraperitoneale Injektion von Inactin (100 mg/kg) wurden die Tiere betäubt. Die Urethra wurde unterbunden. Danach erhielten die Tiere 10 mg Furosemid intraperitoneal injiziert. Nach ca. 4 Stunden, wenn durch die Diurese und die unterbundene Urethra die Harnblase prall gefüllt war, wurde in die Abdominalaorta antegrad eine Kanüle eingeführt und die untere Körperhälfte mit Ringer-Lösung perfundiert. Nachdem das Blut aus dem Urogenitalsystem ausgewaschen war, erfolgte die Fixation, ebenfalls durch Perfusion, mit 3% Glutaraldehyd in 100 mM Cacodylat-Puffer (pH 7,3). Nach zehnminütiger Perfusionsfixation wurde die Harnblase vorsichtig entnommen und in schmale Streifen geschnitten. Die Streifen wurden nochmals für 12 Stunden in dem Glutaraldehyt-Puffergemisch nachfixiert. Entwässerung und Einbettung erfolgte nach den üblichen Methoden der Elektronenmikroskopie.

Von zwei verschiedenen Präparateblöcken konnten zweimal ca. 600 ultradünne Serienschnitte von ca. 900–1000 Å Dicke für die elektronenmikroskopische Untersuchung angefertigt werden. Die Ultradünnschnitte wurden auf einem Ultramikrotom OmU 3 (Reichert) hergestellt. Durch technische Zwischenfälle sind in den Serien zwischen zwei aufeinanderfolgenden Schnitten maximal drei Schnitte verloren gegangen, so daß in der Serie die Lücken nicht größer als ca. 300 nm waren.

Jeweils drei Schnitte wurden auf großflächigen, befilmten Kupfernetzen aufgenommen und nach Kontrastierung mit Uranyl-Azetat und Bleizytrat im Elektronenmikroskop Philips 301 untersucht. Ein ausgewählter Ausschnitt wurde über eine Breite von 100 μm in 1900facher Vergrößerung von allen Serienschnitten fotografiert. Neben dem Studium am Elektronenmikroskop erfolgte eine Kontrolle der Befunde an den angefertigten Aufnahmen.

Durch die Vergrößerungsstufe sowie den untersuchten Epithelausschnitt konnten auf den Serienschnitten mehrere Zellen in ihrer Ausdehnung genau verfolgt werden. In keinem der von uns untersuchten elektronenmikroskopischen Serienschnitte konnten wir Deckzellen finden, welche mit Cytoplasmafüßchen bis zur Basalmembran reichen.

Die Deckzellen des Überganseptithels der Rattenharnblase zeichnen sich durch die schon früher beschriebenen Charakteristika aus (Peter 1982). Nach der Kontrastierung der Ultradünnschnitte mit Uranyl-Azetat und Bleizitrat erscheinen alle Deckzellen im Epithelzellverband der Rattenharnblase dunkler, wodurch die Zellgrenzen der Deckzellschicht leichter zu verfolgen sind (Abb. 1). Die hervorstechende Besonderheit der Zellen in der oberflächlichen Zellschicht ist die große Zahl von spindelförmigen Vakuolen (fusiformen Vakuolen) im Cytoplasma. Bei der gedehnten Harnblase sind weniger spindelförmige Vakuolen anzutreffen als in der oberen Zellschicht der ungedehnten Harnblase, wo diese Vakuolen dicht bei dicht luminal angehäuft sind. Das luminale Plasmalemm besteht aus einer konkaven Doppelmembran mit einem breiten ca. 80 Å starken Membranblatt, welches direkten Kontakt zum Lumen hat, und einem darunterliegenden, schmäleren, ca. 40 Å breiten Membranblatt. Diese luminale Zellmembran ist jedoch nicht durchgehend einheitlich. Sie setzt sich aus einzelnen konkaven Doppelmembranplatten zusammen, welche untereinander durch scharnierartige, einschichtige, nachgiebige Membranstrukturen (interplaque areas) zusammengehalten werden. Diese Membranbesonderheit findet sich nur auf der luminalen Seite der apikalen Zellen (Deckzellen) des Übergangsepithels. Die basalen Membranen der apikalen Zellschicht sowie die Membranen der Intermediär- und Basalzellschicht besitzen keine Besonderheit in der Membranarchitektur.

Obwohl unsere gegensätzlichen Befunde nur an der Harnblasenschleimhaut der Ratte erhoben wurden, können sie unseres Erachtens dennoch für alle Säugetiere verallgemeinert werden. Es besteht kein Grund zur Annahme, daß bei gleicher physiologischer Aufgabe des Harnblasenepithels unter den Säugern eine grundsätzlich andere Histologie des Übergangsepithels vorkommen sollte. Unseres Erachtens beruhen die Beobachtungen von Petry und Amon (1966) auf einem Artefakt, das möglicherweise durch die Fixation der Präparate zustande gekommen ist. Auf den Bilddokumenten der Autoren sind die Charakteristika der Deckzellen nicht auszumachen. Die als Deckzellen interpretierte Zellen gleichen unseres Erachtens mehr den Intermediärzellen; die Deckzellschicht ist wohl im Laufe der elektronenmikroskopischen Präparation abgeschilfert.

Obwohl uns dazu keine entsprechenden Befunde vorliegen, möchten wir allerdings nicht ausschließen, daß im Rahmen einer Dysplasie des Urothels die Deckzellen auch Cytoplasmafortsätze bis zur Basalmembran haben können.

Beim gesunden Urothel der Harnblase waren jedoch niemals Cytoplasmafortsätze der Deckzellen bis zur Basalmembran auszumachen. Die Deckzellen ruhen immer auf der Intermediärzellschicht.

Aufgrund unserer Befunde muß das *Übergangsepithel* der Säugetierharnblase als eine Form des *mehrschichtigen Epithels* angesehen werden.

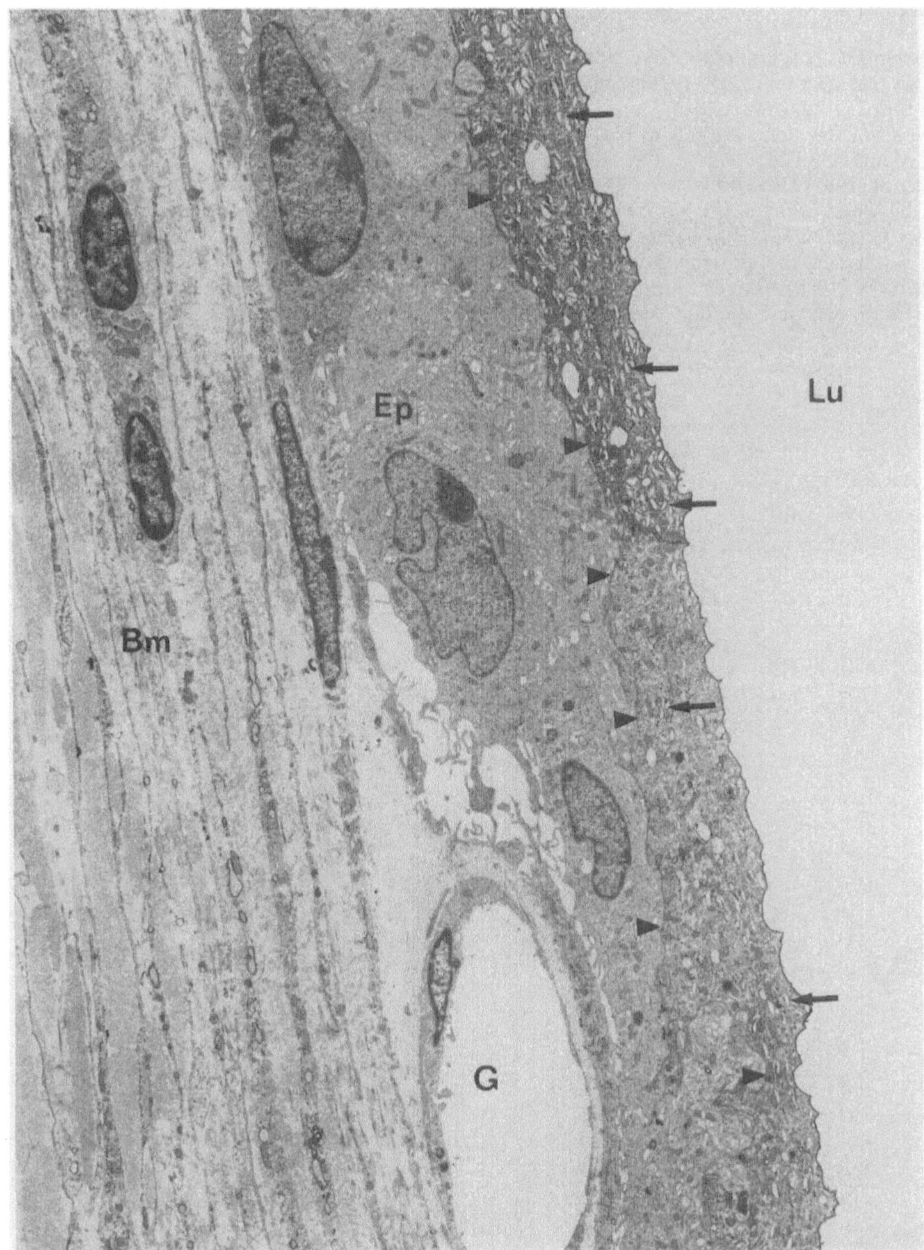

Abb. 1. Gedehntes Harnblasenepithel (*Ep*) mit Basalmembran (*Bm*). Die basalen Membranen (▶) der dunklen Deckzellschicht sind gut abgrenzbar. Einige spindelförmige Vakuolen sind durch Pfeile (←) markiert. Gefäß (*G*), Harnblasenlumen (*Lu*)

Literatur

Altwein E (1979) Urologie. Enke, Stuttgart

Lewis SA, Diamond JM (1975) Active sodium transport by mammalian urinary bladder. Nature 253:747–748

Lewis SA, Diamond JM (1976) Na^+ transport by rabbit urinary bladder, a tight epithelium. J Membr Biol 28:1–40

Peter St (1982) Ultrastrukturelle Untersuchungen am Uroepithel und Uroepithelcarcinom. Habil.-Schrift, Fakultät f. Klin. Med. Mannheim, Ruprecht Carl Universität Heidelberg

Petry G, Amon H (1966) Licht- und elektronenmikroskopische Studien über Struktur und Dynamik des Übergangsepithels. Zellforschung 69:587–612

Schütz W (1980) Aktiver transepithelialer Natriumtransport am isolierten Warmblüterurothel. Habil.-Schrift, Fakultät f. Med. der Technischen Universität München

Die Versorgung von mittelschweren stumpfen Nierenläsionen mit einem Vicryl-Netz als alloplastische Nierenkapsel

A. Schoenenberger[1], D. Mettler[2], P. Probst[3], A. Zimmermann[4], J. Bilweis[5] und E.J. Zingg[1]

Problemstellung

Die Diskussion, ob beim *stumpfen Nierentrauma* prinzipiell frühzeitig operativ interveniert werden soll, oder ob primär ein abwartend-konservatives Vorgehen indiziert ist, setzte in den Fünfzigerjahren ein und dauert noch an. Nachdem für geringfügige stumpfe Läsionen (Grad I) sowie schwerste Nierenzertrümmerungen (Grad III) keine therapeutischen Zweifel mehr bestehen, schränkt sich die Diskussion über das therapeutische Vorgehen auf die Gruppe der *mittelschweren* stumpfen Läsionen (Grad II) ein, die je nach Klassifikation 5–10% aller stumpfen Nierenverletzungen umfaßt (Rassweiler et al. 1984).

Kernfrage der Kontroverse bleibt das *Ausmaß des Nierenparenchymverlustes* bei den verschiedenen Behandlungswegen.

Wird die Analyse der Prozentsätze von notwendigen Nephrektomien bei stumpfen Läsionen im wesentlichen auf den Grad II (einzelne/multiple, inkomplette/komplette Rupturen des Parenchyms, mit/ohne Hohlraumläsion) eingeschränkt, sind beim abwartend-konservativen Vorgehen mit je nach Dringlichkeit aufgeschobener Operationsindikation Nephrektomie-Raten zwischen 3,5% und 7,5% festzustellen (Tabelle 1).

Bei aggressiverer Indikationsstellung und frühzeitiger operativer Intervention liegen die Prozentsätze wesentlich höher, d.h. zwischen 19% und 45% (Tabelle 2).

Rund drei Viertel der Patienten (73%) müssen wegen intraabdominellen Begleitverletzungen zwingend und *unverzüglich laparotomiert* werden (Cass u. Luxenberg 1983). Wichtige Begründung einer gleichzeitigen, d.h. frühen operativen Versorgung der Nierenläsion ist, dem Patienten einen zweiten, rein nieren-bezogenen Eingriff zu einem späteren Zeitpunkt unter oft ungünstigeren Voraussetzungen mit Urinextravasation, Infekt und Sepsis zu ersparen.

Dieses Vorgehen bringt aber – wie bereits dargelegt – eine *höhere Nephrektomie-Rate* mit sich. Möglicherweise ist dies darauf zurückzuführen,

- daß in vielen Fällen beim schockierten, kreislauf-labilen Patienten zeitraubende radiologische Abklärungen unterlassen werden, und damit das genaue Ausmaß der Nierenläsion mit der Funktion einzelner Nierenfragmente *unbekannt* ist,
- und daß für diese relativ kleine Patientengruppe mit mittelschweren Läsionen eine erfolgversprechende, *einfache, rasche, jederzeit verfügbare* Methode zur Versorgung der Läsionen *fehlt.*

1 Urologische Universitätsklinik, Inselspital, CH-3010 Bern
2 Experimentalchirurgische Station der Universität, Inselspital, CH-3010 Bern
3 Abteilung für Nuklearmedizin der Universität, Inselspital, CH-3010 Bern
4 Pathologisches Institut der Universität, Inselspital, CH-3010 Bern
5 Recherche chirurgicale Ethicon, F-7500 Paris

Experimentelle Urologie
Hrsg. v. R. Harzmann et al.

Tabelle 1. Prozentsätze von Nephrektomien mit konservativ-chirurgischem Vorgehen bei stumpfem Nierentrauma, d. h. je nach Dringlichkeit aufgeschobener Operationsindikation

		n	Klassierung/ Grad	%
Sargent u. Marquardt	1950	3/72	II	4%
Osias et al.	1976	4/75	II	5,3%
Thompson et al.	1977	1,5/43	II	3,5%
Wein et al.	1977	2,5/42	II	5,9%
Mogensen et al.	1980	3/40	II/III	7,5%

Tabelle 2. Prozentsätze von Nephrektomien mit aggressivem, frühzeitigem operativem Vorgehen bei stumpfem Nierentrauma

		n	Klassierung/ Grad	%
Hodges et al.	1951	8/23[a]	II	35%
Cass	1975	14/45[b]	II	31%
Peterson u. Stables	1977	9/20	II	45%
Jakse u. Putz	1982	100	II/III	19%
Cass u. Luxenberg	1983	23/59	II/III	39%

[a] inkl. Spätnephrektomien
[b] in 94% stumpfes Trauma

Es war Ziel der vorliegenden tierexperimentellen Untersuchung, eine solche Methode mit Hilfe einer *alloplastischen Nierenkapsel* zu prüfen.

Technik des experimentellen stumpfen Nierentraumas

Die Erzielung einer Nierenläsion im gewünschten Ausmaß ist erste Voraussetzung der experimentellen Untersuchung. Eine scharfe, willkürlich gesetzte Läsion muß viele Gefäße zerstören und ist damit unbrauchbar. Das Trauma sollte einen denkbaren Unfallmechanismus annäherungsweise imitieren und in situ zu vergleichbaren und bei verschiedenen Tieren reproduzierbaren, mittelschweren Parenchymläsionen, wenn möglich ohne Hohlraumverletzung führen, um die operative Versorgung nicht zu komplizieren.

Wir verwendeten hierzu einen eigens umgebauten AO-Extraktionshammer für Küntscher-Marknägel, wobei das definierte Hammergewicht von 2,8 kg mit einer leicht konkaven Platte aus einer mittleren Fallhöhe von 80 cm senkrecht auf die freigelegte, mit einer Gegenplatte unterlegte Niere fällt. Zur Erzielung möglichst identischer Läsionen mußte die Fallhöhe je nach Nierengröße leicht variiert werden.

Operatives Vorgehen

Bei jungen erwachsenen Mini-Pigs mit einem Idealgewicht von 30–35 kg wurde in Intubationsnarkose mit einem Halothan-Lachgas-Sauerstoff-Gemisch ohne Verwendung von Muskelrelaxantien in Rückenlage jeweils die linke Niere freigelegt. Die gewünschte Anästhesietiefe wurde durch wiederholte Kontrolle der Blutgase und die laufende Überprüfung des arteriellen Druckes (zentralvenöser Katheter, Kanülierung der A. carotis) sichergestellt. Hierdurch sollten vor allem exzessive Hypotonien im Hinblick auf eine mögliche zusätzliche Nierenschädigung vermieden werden.

Da das Nierenbecken beim Schwein streng intrarenal liegt (Nickel et al. 1979), haben wir mit den gewünschten Parenchymläsionen keine gleichzeitigen Verletzungen des Nierenhohlraumsystems beobachtet. Der Blutverlust hielt sich in engen Grenzen. In der Regel genügte die manuelle Kompression der Niere für die vorübergehende Hämostase bis zur definitiven Adaptation der alloplastischen Kapsel.

Ausgangsmaterial für diese Kapsel bildete das von Ethicon hergestellte, semielastische Vicryl-Netz mit einer Maschengröße von 2 mm, welche allfällige Sekrete unbehindert von „subkapsulär" nach perirenal abfließen läßt. Die Netzkapseln wurden nach unseren Angaben fabriziert und in verschiedenen Größen steril zur Verfügung gestellt (Abb. 1 u. 2).

Die Applikation dieses Modells mit paarweise vorgelegten Nähten zur provisorischen Festhaltung hat sich als sehr einfach erwiesen (Abb. 3 u. 4). Meist waren einzelne randständige Zügel zur exakten Adaptation nötig, worauf die vorgelegten Nähte in der Regel entfernt werden konnten. Die grobmaschige, semi-elastische Struktur erlaubt im Netz eine in allen Richtungen gleichförmige Zugspannung, die sich als sanfter, homogener Druck auf das Nierenparenchym überträgt. Die Zugspannung wurde so gewählt, daß die vollständige Hämostase unter exakter Adaptation der Parenchymwundränder ohne Ischämie der Nierenrinde erreicht wurde, was durch die rosige Farbe des Parenchyms leicht zu überprüfen war.

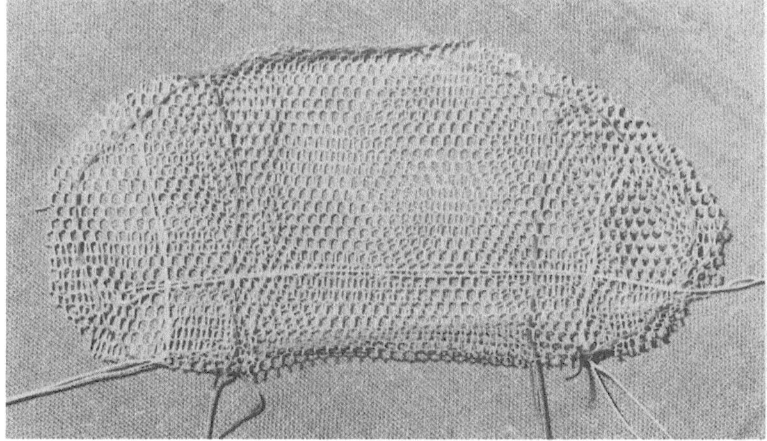

Abb. 1. Alloplastische Nierenkapsel aus Vicryl-Netz mit paarweise vorgelegten Nähten: Aufsicht

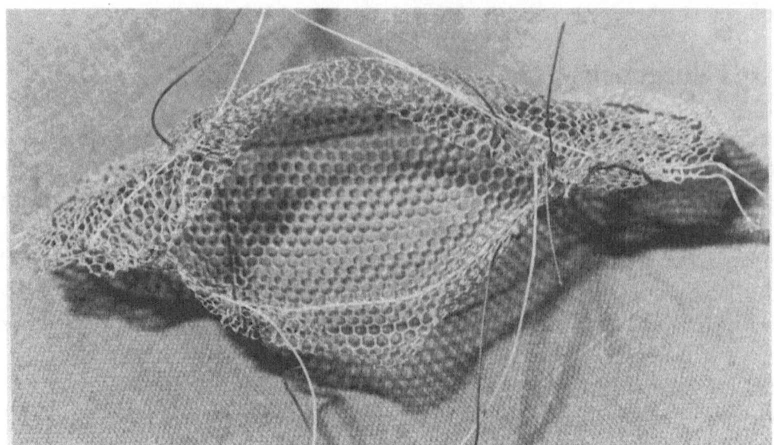

Abb. 2. Alloplastische Nierenkapsel aus Vicryl-Netz (geöffnet)

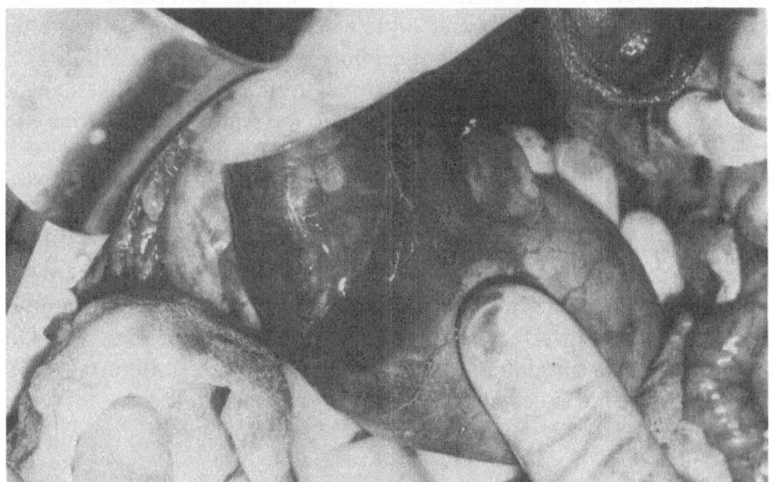

Abb. 3. Experimentelle stumpfe Nierenläsion in situ

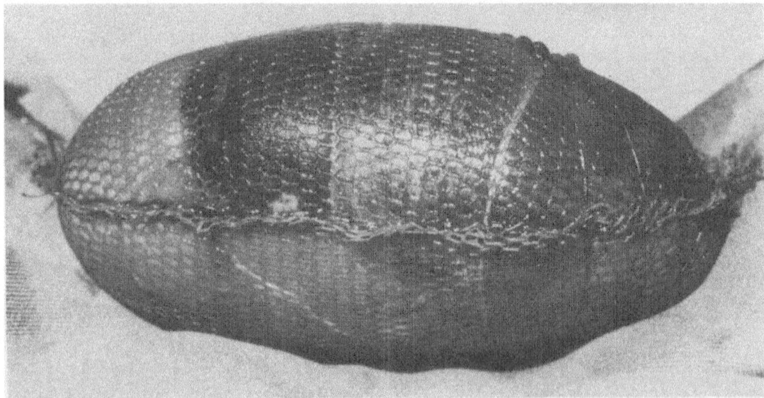

Abb. 4. Adaptierte Vicryl-Netzkapsel in situ

Untersuchungsmaterial und postoperative Kontrollen

Insgesamt wurden 12 Tiere operiert. In einem einzigen Fall war zur provisorischen Blutstillung eine kalte Ischämie während 23 min durch Oberflächenkühlung und Nierenstielabklemmung notwendig.

7 Nierenläsionen wurden mit der alloplastischen Nierenkapsel versorgt. Als Kontrollen dienten 5 mit homologem Schweine-Fibrinkleber oder mit durchgreifenden Chromcatgut-Nähten konventionell versorgte Nieren.

Präoperative *radionephrografische* Kontrollen lagen nur bei vereinzelten Tieren vor. Es zeigte sich dabei, daß die absolute Nierengröße von Tier zu Tier, auch im Verhältnis von links zu rechts, erheblich schwankte. Radionephrogramme wurden bei allen Tieren nach der 1. postoperativen Woche, nach 4 Wochen und unmittelbar vor der Nierenentnahme durchgeführt.

Nach 6–10 Tagen war der intraoperativ eingelegte *zentralvenöse Katheter* für Blutentnahme wie für Infusionen nicht mehr brauchbar, weshalb auf die Bestimmung der Gesamt-Clearance verzichtet werden mußte.

Konventionelle *Blutdruckmessungen* sind beim Schwein entweder unmöglich oder zu ungenau, um zur Abklärung einer postoperativen Hypertonie brauchbar zu sein. In dieser ersten Serie wurde auf blutige Messung des arteriellen Druckes postoperativ verzichtet.

Nach einer mittleren Beobachtungszeit von 84 Tagen wurden die Nieren entnommen und *histopathologisch* aufgearbeitet.

Ergebnisse

Ein einziges Tier ist in der unmittelbar postoperativen Phase wegen progredienter Niereninsuffizienz ad exitum gekommen. Nur bei diesem Tier wurde nach der mit der Netzkapsel versorgten Nierenläsion links die Nephrektomie der Gegenniere rechts vorgenommen.

Ein weiteres Tier starb nach 5 Wochen an einem generalisierten Infekt, wahrscheinlich von einer Rhinitis ausgehend. Immerhin konnte der Ausgangspunkt des Infektes nicht im Bereich der operierten Niere eruiert werden.

Bei allen übrigen Tieren war der postoperative Verlauf unter Antibiose während 10 Tagen ungestört.

Unbesehen der Versorgungsart der Nierenläsion waren die Verläufe in den *Radionephrogrammen* durchwegs vergleichbar. Sowohl die mit der Netzkapsel versorgten Tiere als auch die Kontrolltiere zeigten in der ersten Kontrolle nach 1 Woche schwer verminderte Nierenleistungen links gegenüber rechts, lagen doch neben den Rupturen z. T. ausgedehnte Kontusionsherde der Nieren vor. Es muß angenommen werden, daß in dieser Phase die Gegenniere dieser jung-erwachsenen Tiere einen Teil der Gesamt-Nierenfunktion übernahm, was dazu führte, daß bei den späteren Kontrollen sich die rechte Niere in der Regel etwas größer als die linke darstellte. Da aber auch präoperativ in einzelnen Fällen links kleinere Nieren als rechts gefunden wurden, und zudem nur wenige präoperative Kontrollen vorlagen, kann auf Grund dieser ersten Serie zur postoperativen Nierengröße nichts Definitives ausgesagt werden.

Hingegen zeigt die gemittelte, parenchym-volumenbezogene Clearance, daß sich die effektive Nierenleistung postoperativ im Laufe von mehreren Wochen *zur Norm verbesserte:* nach 75 Tagen im Mittel verlaufen die Radionephrogramme der linken Niere praktisch *deckungsgleich* zu denen der rechten bei allen Tieren.

Bei der Nierenentnahme konnten makroskopisch keine Reste des Vicryl-Netzes mehr gefunden werden, es wurde *vollständig resorbiert.*

Das *histopathologische Bild* der Parenchymheilung war bei allen mit dem Vicryl-Netz versorgten Tieren identisch: die Nieren zeigten zwar kollagenhaltige, aber außerordentlich schlanke, oftmals kaum sichtbare, meist radiär verlaufende Narbenzüge. Das eingelagerte Hämosiderin bewies, daß es sich an diesen Stellen wirklich um einen Zustand nach einer Läsion handelte. Die Rupturen erfolgten bei diesem stumpfen Trauma vor allem entlang der Aa. radiatae, ohne diese zu lädieren, wie dies bei einem scharfen Trauma zweifellos hätte der Fall sein können. In der Nachbarschaft dieser Narbenzüge ist das Parenchym intakt, es weist keine vorangegangene Parenchymnekrose auf, so daß wir im Bereich der Parenchymrupturen von einer *eigentlichen primären Heilung* des Parenchyms sprechen können. Auch in den nierenrandständigen Abschnitten unmittelbar unter der dünnen Kapsel sind die Glomerula völlig intakt. Sie zeigen eine normale Struktur ohne Zeichen der Atrophie.

Demgegenüber präsentieren die mit dem Fibrinkleber versorgten Nieren zwar ebenfalls den Rupturen benachbarte intakte Glomerulum- und Tubulusstrukturen, aber die ehemaligen Rupturstellen sind *wesentlich breiter fibrös* vernarbt. Dies läßt sich leicht durch die Tatsache erklären, daß der applizierte Kleber schon nach wenigen Tagen infolge Lyse die stabilisierte Kontinuität der Parenchymoberfläche nicht mehr garantieren kann.

Das histopathologische Bild der mit durchgreifenden Chromcatgut-Nähten konventionell versorgten Rupturen ist bekannt: Neben noch nach fast 3 Monaten nachweisbaren Chromcatgut-Resten im Gewebe finden sich ausgeprägte entzündliche Nachbarschaftsreaktionen, Infiltrate und Parenchymatrophie des zwischen den Nähten gefaßten Gewebes.

Die bisherigen Resultate der vorliegenden Serie lassen sich wie folgt *zusammenfassen:* Es scheint, daß die operative Stabilisierung einer Niere mit mehrfachen Parenchymrissen und -Rupturen durch stumpfes Trauma, wie sie bei den Läsionen des Grades II beobachtet werden können, tierexperimentell mit einem passenden Vicryl-Netz unter optimaler Hämostase, mit minimaler Narbenbildung, ohne histopathologisch faßbare Parenchymveränderung und guter resultierender Nierenfunktion auf einfache Weise erzielt werden kann.

Wir danken der Firma Mathys Robert Co., Instrumentenfabrik, CH-2544 Bettlach/Schweiz, für den nach unseren Angaben umgebauten und zur Verfügung gestellten AO-Küntscher-Marknagel-Extraktionshammer sowie der Firma Immuno Wien, Zürich für die Überlassung von homologem Schweine-Fibrinkleber.

Literatur

Cass AS (1975) Renal trauma in the multiple injured patient. J Urol 114:495–497

Cass AS, Luxenberg M (1983) Conservative or immediate surgical management of blunt renal injuries. J Urol 130:11–16

Hodges CV, Gilbert DR, Scott WW (1951) Renal trauma: a study of 71 cases. J Urol 66:627–637
Jakse G, Putz A (1982) Operative Sofortversorgung von 100 konsekutiven, stumpfen Nierenverletzungen. Akt Urol 13:239–245
Mogensen P, Agger P, Østergaard AH (1980) A conservative approach to the management of blunt renal trauma. Br J Urol 52:338–341
Nickel R, Schummer A, Seiferle E (1979) Harnorgane des Schweines. In: Nickel R et al. (eds) Lehrbuch der Anatomie der Haustiere, Vol. 2. Parey, Berlin Hamburg, p 297–299
Osias MB, Hale SD, Lytton B (1976) The management of renal injuries. J Trauma 16:954–957
Peterson NE, Stables D (1977) Blunt renal injuries of intermediate degree. Urology 9:11–16
Rassweiler J, Eisenberger F, Buck J, Miller K (1984) Das stumpfe Nierentrauma: eine differenzierte Klassifikation als Grundlage einer stadiengerechten Therapie. Akt Urol 15:60–65
Sargent JC, Marquardt CR (1950) Renal injuries. J Urol 63:1–8
Thompson IM, Latourette H, Montie JE, Ross G (1977) Results of non-operative management of blunt renal trauma. J Urol 118:522–524
Wein AJ, Murphy JJ, Mulholland SG, Chait AW, Arger PH (1977) A conservative approach to the management of blunt renal trauma. J Urol 117:425–427

Das Verhalten absorbierbarer Nahtmaterialien im infizierten Urin*

H. R. Osterhage [1]

Der Urologe muß bei der Auswahl seines Nahtmaterials in Betracht ziehen, daß dasselbe mit dem Urin in Berührung kommen kann. Beobachtungen von Sebeseri et al. (1975) als auch von Tauber (1983; Tauber et al. 1982) sprechen für eine frühzeitige Auflösung von Polyglykolsäurenahtmaterial in vitro bei alkalischem Milieu. Auch Holbrook (1981) wies bei in vitro Versuchen darauf hin, daß sich Polyglykolsäurefäden im mit Proteusbakterien infizierten Urin frühzeitig auflösen. Hovendal und Schwarz (1979) sahen keine beschleunigte hydrolytische Spaltung der Polyglykolsäure im mit Escherichia coli infizierten Urin. Für die Zugfestigkeit des Nahtmaterials scheint somit die Erregerart des infizierten Harns wie auch das Urin-pH von Bedeutung zu sein. Es stellte sich somit die Frage: Wie verhält sich Polyglykolsäurenahtmaterial in vivo im infizierten Urin, und sind in vivo und in vitro Untersuchungen überhaupt vergleichbar, nachdem die Klinik die Zuverlässigkeit der absorbierbaren synthetischen Fäden bewiesen hat.

Methodik

Die resorbierbaren bzw. absorbierbaren Nahtmaterialien Dexon, Vicryl, Chromcatgut und PDS wurden in der Stärke 4×0 auf Reißfestigkeit in vivo und in vitro im infizierten Harn geprüft.

Bei 21 Patienten mit infiziertem Urin und vorgesehenem operativen Eingriff wurden die 4 Nahtmaterialien am Katheter in die Blase eingebracht und für 7 Tage belassen. Der Patient wurde gezielt antibiotisch behandelt. Nach Entfernung des Katheters wurden die verschiedenen Nahtmaterialien bei einer Einspannlänge von 5 cm auf ihre Zugfestigkeit untersucht. Die Reißgeschwindigkeit betrug 300 mm pro Minute.

Parallel zu diesen in vivo Untersuchungen wurde der infizierte Harn mit Nahtmaterial im Brutschrank für ca. 7 Tage aufbewahrt. Die Fäden wurden mit einer 3 g schweren Kugel, ähnlich wie es von Sebeseri et al. (1973) beschrieben wurde, belastet. Das Nahtmaterial wurde rasterelektronenmikroskopisch untersucht (Chu und Campbell 1982).

Bei weiteren 3 Patienten mit Proteus-Harnwegsinfekt wurden die 4 Nahtmaterialien am Katheter in die Blase eingebracht und für 3 Tage belassen. In diesen wenigen Fällen erfolgte keine antibiotische Behandlung des Harnwegsinfektes.

---

* Die Zugfestigkeitsprüfungen erfolgten durch das Süddeutsche Kunststoffzentrum in Würzburg

1 Urologische Klinik und Poliklinik der Universität Würzburg, Josef-Schneider-Straße 2, D-8700 Würzburg

Experimentelle Urologie
Hrsg. v. R. Harzmann et al.

Auswertung und Ergebnisse

Das in vitro Verhalten resorbierbarer Nahtmaterialien bei Harnwegsinfekt ist in Abhängigkeit von der Erregerart in Abb. 1, 2 und 3 wiedergegeben. Bei Patienten mit Proteus mirabilis Harnwegsinfekt lösten sich die Dexon- und Vicryl-Fäden mit Beginn des 3. Tages bis zum 7. Tag vollständig auf. Demgegenüber zeigte PDS lediglich ein Reißen des Fadens mit Beginn des 3. Tages, keiner der Polydioxanonfäden hatte sich bis zum 7. Tag aufgelöst. Keiner der Chromcatgutfäden riß oder löste sich auf.

Das in vitro Verhalten der Nahtmaterialien bei verschiedenen Keimgemischen war unterschiedlich und möglicherweise pH-abhängig. Bei einem Keimgemisch von Pseudomonas aeruginosa und Streptococcus faecalis, bei einem grampositiven Keimgemisch und einem Serratia-Harnwegsinfekt lösten sich Dexon und Vicryl im alkalischen Harn auf. In 3 weiteren Fällen lag ein Staphylokokken-Infekt vor, hierbei kam es einmal zur Auflösung der Fäden im alkalischen Urin.

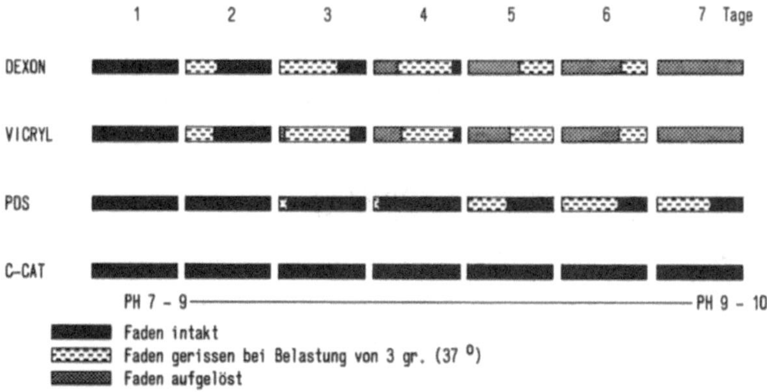

Abb. 1. In vitro Verhalten resorbierbarer Nahtmaterialien (4×0) bei Harnwegsinfekt mit Proteus mirabilis (n = 10)

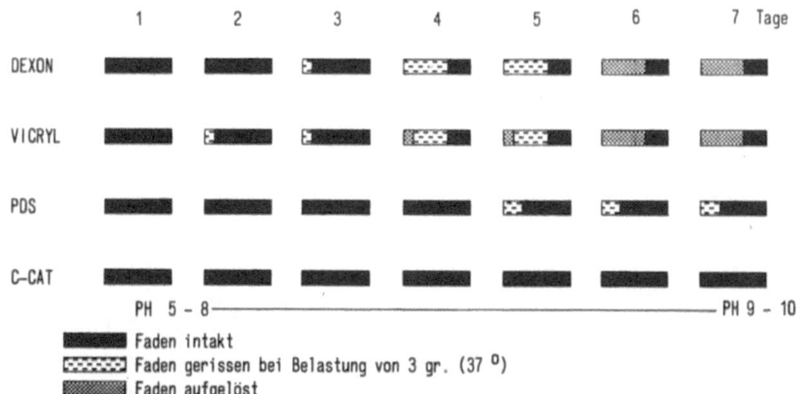

Abb. 2. In vitro Verhalten resorbierbarer Nahtmaterialien (4×0) bei Harnwegsinfekt mit Keimgemisch (n = 6)

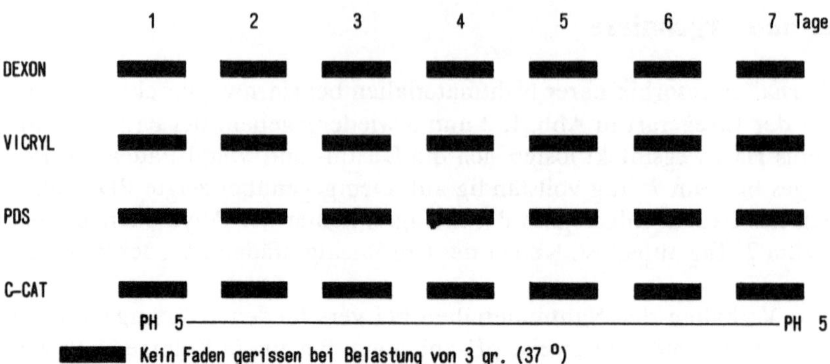

Abb. 3. In vitro Verhalten resorbierbarer Nahtmaterialien (4×0) bei Harnwegsinfekt mit E. coli (n = 5)

Bei einem E. coli-Harnwegsinfekt zeigte sich in vitro ein unveränderter pH, keiner der Fäden riß oder löste sich auf.

Überraschenderweise zeigte das Nahtmaterial 7 Tage nach Einbringung in die Blase nur einen geringen Verlust der Zugfestigkeit. Wie aus Abb. 4 ersichtlich, nimmt die Zugfestigkeit von Vicryl nur gering ab. Auch Dexon zeigt wenig Veränderungen in seiner Zugfestigkeit. Das Verhalten von PDS ist unverändert. Chromcatgut zeigt eine geringe Zunahme der Elastizität.

Bei 3 Patienten mit Proteus-Harnwegsinfekt wurde nach Nephrektomie für 3 Tage ein Dauerkatheter mit Nahtmaterialien in die Blase eingelegt. Eine antibiotische Behandlung erfolgte in diesen Fällen nicht. In allen 3 Fällen waren nach 3 Tagen die Dexon- und Vicryl-Fäden aufgelöst.

Diskussion

Ziel der vorliegenden Arbeit war es, das Verhalten der modernen absorbierbaren Nahtmaterialien in vitro und in vivo unter klinischen Kautelen zu vergleichen. Entsprechend den aus der Literatur bekannten Untersuchungen von Sebeseri, Tauber, Holbrook und Hovendal kam es bei den in vitro Versuchen in Abhängigkeit von der Keimart, dem Urin-pH und der Zeit zur teilweise sehr kurzfristigen Auflösung von Polyglykolsäure und Polyglactin 910. Elektronenmikroskopische Untersuchungen in jeweils 24stündigem Zeitabstand dokumentieren das frühzeitige quere Zerbrechen der Polyglykolsäurefäden. Bei Proteus-infiziertem Harn beginnt die Auflösung von Polyglactin 910 bereits am 3. Tag. Ursächlich hierfür wird die Ureasebildung und Harnstoffspaltung mit Verschiebung des Urin-pH's in den alkalischen Bereich angenommen. Bei Proteus-infiziertem Harn kam es in vivo ohne antibiotische Behandlung ebenfalls zur Auflösung von Polyglykolsäure und Polyglactin 910. Demgegenüber fand sich bei einer der Klinik entsprechenden Versuchsanordnung ein völlig anderes Verhalten. 7 Tage nach Einbringen der Nahtmaterialien in den infizierten Harn war bei gleichzeitiger testgerechter antibiotischer Behandlung die Zugfestigkeit der Nahtmaterialien nur minimal verändert. Eine Nahtinsuffizienz ist somit bei

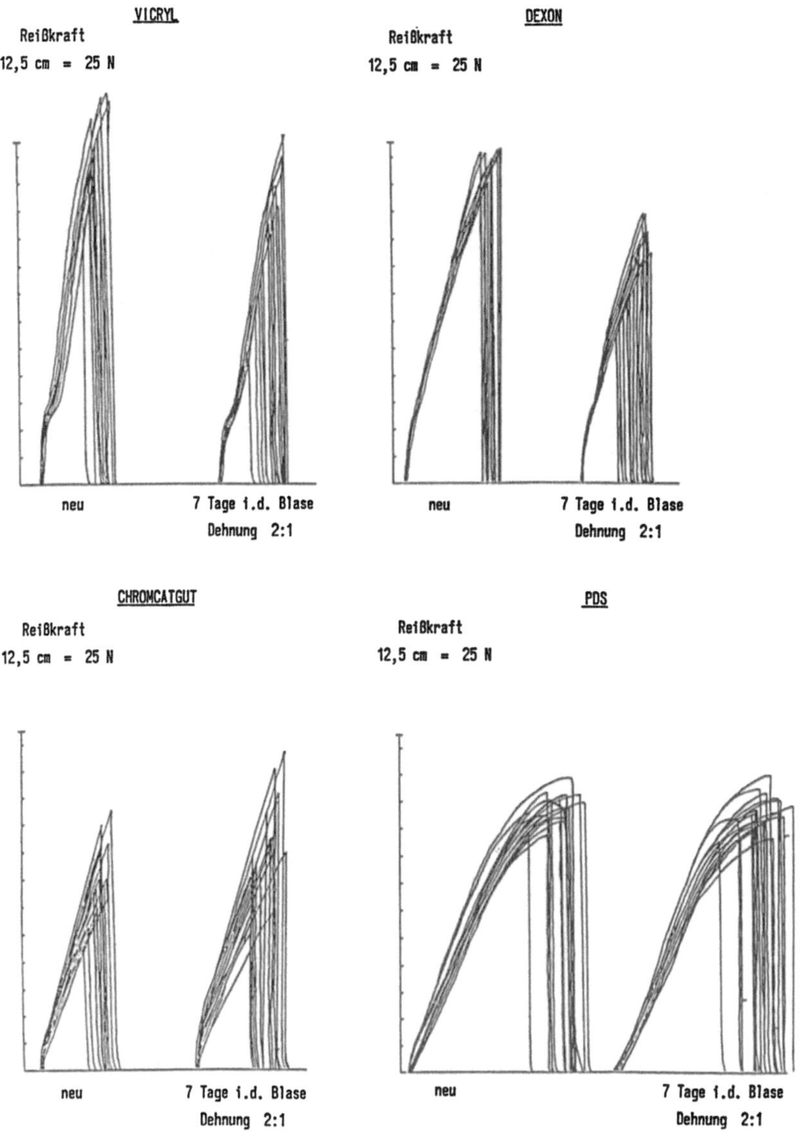

Abb. 4. Zugfestigkeit der Nahtmaterialien vor und nach Einbringung in die Blase. Einspannlänge 5 cm, Reißgeschwindigkeit 300 mm/min

adäquater Therapie nicht zu erwarten. Die in vitro Versuche lassen sich nicht ohne Einschränkung auf die Klinik übertragen. Die experimentell gewonnenen Ergebnisse zeigen, daß auch im infizierten Harn in vivo die modernen absorbierbaren Nahtmaterialien keine wesentliche Reißkraft einbüßen und zu einer suffizienten Naht mit der bekannten geringen Gewebsreaktion führen (Osterhage 1983). Aufgrund dieses Verhaltens empfehlen sich die modernen synthetischen Nahtmaterialien in der Urochirurgie.

Literatur

Chu CC, Campbell ND (1982) Scanning electron microscopic study of the hydrolytic degradation of polyglycolic suture. J Biomed Mat Res 16:417–430

Holbrook MC (1981) The Resistance of Polyglycolic Acid Sutures to Attack by Infected Human Urine. Br J Urol 54:313–315

Hovendal CP, Schwarz W (1979) Polyglycolic acid (Dexon) sutures in escherichia coli infected urine. Scand J Urol Nephrol 13:105–107

Osterhage HR, Wünsch HP (1983) Der Wert absorbierbarer Nahtmaterialien bei urologischen Eingriffen. In: Thiede A, Hamelmann H (Hrsg) Moderne Nahtmaterialien und Nahttechniken in der Chirurgie. Springer, Berlin Heidelberg New York, pp 162–173

Osterhage HR, Reichert HE, Wünsch HP (1983) Vergleichende Untersuchungen zur ein- und zweireihigen Naht der Harnblase. Urologe (B) 23:265–267

Sebeseri O, Spreng P, Tscholl R (1973) Dexon als Nahtmaterial in der Urologie. Urol 4:275–277

Sebeseri O, Keller U, Spreng P, Tscholl R, Zingg E (1975) The physical properties of polyglycolic acid suture in sterile and infected urine. Invest Urol 12:490–493

Tauber R (1983) Anatomische und funktionelle Grundlagen für die Wahl von Nahtmitteln und Nahttechniken in der Urologie. In: Thiede A, Hamelmann H (Hrsg) Moderne Nahtmaterialien und Nahttechniken in der Chirurgie. Springer, Berlin Heidelberg New York, pp 347–356

Tauber R, Sturm W, Schubert W (1982) Untersuchungen über das Verhalten verschiedener Nahtmaterialien im Urin. Wissenschaftliche Ausstellung, 34. Kongreß der Dtsch. Ges. für Urologie, Hamburg

Maschinelle intraoperative Autotransfusion in der Tumorchirurgie

B. HOMANN[1], R. ACKERMANN[2] und H. P. ZENNER[3]

Im Hinblick auf akuten raschen Blutersatz bei chirurgischen Eingriffen ist die maschinelle intraoperative Autotransfusion jeder anderen Methode überlegen (Homann und Klaue 1977). So erscheint die Anwendung der intraoperativen Autotransfusion gerade während kurativer Tumorchirurgie sinnvoll, wenn große Blutverluste auftreten. Dabei besteht jedoch das theoretische Risiko der Induktion von Metastasen durch im Autotransfusionsblut enthaltene vitale Tumorzellen. Die vorliegenden experimentellen Untersuchungen stellen einen Versuch zur Lösung dieser Frage dar.

Material und Methode

3×10^7 Carcinomzellen aus Langzeitzuchtlinien wurden in 2 Liter Hanks balanced-salt-solution suspendiert und unter Maximaldruck bis zu 5mal durch das Bentley Autotransfusions-System gepumpt. Anschließend wurden nach jeder Filterpassage jeweils 2×10 ml gut durchmischte Suspension entnommen, 10 Minuten lang mit 100 G (g) zentrifugiert und mehrmals 0,5 ml Sediment ausgezählt. Der Mittelwert der ausgezählten Zellen wurde auf das Gesamtvolumen von 2 Litern umgerechnet. Die verbliebenen Zellen wurden anschließend mit Medium RPMI 1640, das als Wachstumshilfe einen Zusatz von 10%igem FCS (fetal calf's serum) enthielt, und unter konstanten Bedingungen kultiviert (Zenner et al. 1979a, b). Bei schlechter Zellvermehrung wurden Ammenzellen (feeder layer) zugesetzt. Bei ausreichendem Zellwachstum wurden 3×10^6 bis maximal $1{,}2 \times 10^7$ dieser Zellen auf nu/nu-Mäuse, d.h. „nude" bzw. athymische Mäuse in die Milchleiste implantiert.

Es wurden sowohl die Zeit bis zu ausreichendem Wachstum in der Zellkultur als auch diejenige bis zur Entwicklung entweder eines Tumors von 1,2 cm Durchmesser oder von multiplen kleineren Tumoren auf der Maus gemessen. Parallel wurde zur Kontrolle regelmäßig derselbe Versuchsansatz mit nicht autotransfundierten Tumorzellen durchgeführt. Abschließend wurden die histologischen Befunde der aus autotransfundierten Zellen entstandenen Tochtergeschwülste mit denjenigen, die sich aus nicht autotransfundierten Zellen entwickelten, bzw. beim Larynx-Carcinom zusätzlich mit denen des menschlichen Primärtumors verglichen.

1 Institut für Anaesthesiologie, Josef-Schneider-Str. 2, D-8700 Würzburg
2 Direktor der Urologischen Klinik und Poliklinik der Universität, Moorenstr. 5, D-4000 Düsseldorf 1
3 Hals-Nasen-Ohrenklinik und Poliklinik der Universität, Josef-Schneider-Str. 11, D-8700 Würzburg

Experimentelle Urologie
Hrsg. v. R. Harzmann et al.

Für diese Untersuchungen wurden zwei Arten von Carcinomzellen herangezogen:

1. die im Patienten besonders *aggressiv* wachsende, aus Patientenblut gezüchtete (Zenner et al. 1983) des Larynx-Carcinoms HLaC 79 und die der Nierenzell-Carcinom-Zellinie CaKi 1 (Ackermann et al. 1981)
2. die im Patienten besonders *langsam* wachsende Zellinie des Larynx-Carcinoms HLaC 78 (Zenner et al., 1979) und der Zellinie des Prostata-Carcinoms PC 3 (Wirth et al., im Druck).

Ergebnisse

1. Die mittlere Aspirationszeit von 2 Liter Zellsuspension lag beim 1. Durchlauf bei 40 sec., bei allen weiteren Filterpassagen bei 35 sec. Die Reinfusionszeit betrug jeweils 65 sec. bzw. 60 sec. Es bestand kein zeitlicher Zusammenhang in Bezug zum verwendeten Zelltyp.

2. Der pH-Indikator der Zellsuspension zeigte innerhalb der Schläuche des Autotransfusions-Systems eine Verschiebung in den azidotischen Bereich an. Diese war im Auffangbehälter des Bentley-Geräts aufgehoben.

3. Der prozentuale Anteil an Tumorzellen, der durch das Bentley-Gerät in 12 Experimenten durchschnittlich zurückgehalten wurde, lag nach einem Durchlauf bei 87% der ursprünglichen Zellzahl von 3×10^7 (Tabelle 1). Berücksichtigt man nur die 5 Experimente mit Versuchswiederholung, so ergab sich eine durchschnittliche

Tabelle 1. „Recovery-rate" der ursprünglich 3×10^7 Tumorzellen in HANKS-Suspension nach der 1. bis 5. Filterpassage, ausgedrückt in % der Ausgangsmenge für die langsam wachsenden Stämme a. des Larynx-Ca HLaC 78 und b. des Prostata-Ca PC 3 und die aggressiv wachsenden Stämme c. des Larynx-Ca HLaC 79 und d. des Nierenzell-Ca CaKi I

Zellinie	Carcinom	Filterpassage Nr.				
		1	2	3	4	5
HLaC 78	Larynx-Ca	10	0			
		Spur	0			
PC 3	Prostata-Ca	13				
		20	17	13	8	3
		18	13	10	7	3
HLaC 79	Larynx-Ca	1				
		1				
		3				
		5				
		19	11	8	7	0
		25	20	15	10	6
CaKi 1	Nierenzell-Ca	23				
		19	13	10	8	5
		12	0			

Tabelle 2. Wachstumsverhalten vom Filter nicht zurückgehaltener Tumorzellen auf der „nackten Maus". Angegeben sind a. die Zellinie, b. der Carcinomtyp, c. die in die Milchleiste der „nude" Mäuse s.c. injizierte Zellzahl, d. die Anzahl der Tage bis die Tochtergeschwulst 1,2 cm Durchmesser oder multiple kleine Tumoren – normalerweise 21 Tage – entstanden waren, e. Wachstumskinetik auf der „nackten" Maus bei Wiederholung des Versuchs in identischer Anordnung

Zellinie	Carcinom	Injizierte Zellen	Wachstum nach „x" Tagen	Tumortypus
HLaC 79	Larynx-Ca	$1{,}2\times10^7$	47 (N: 21)	1,2 cm Ø
HLaC 78	Larynx-Ca	unendlich	0	0
CaKi 1	Nierenzell-Ca	3×10^6	24 (N: 21)	< 1,2 cm Ø multipel
PC 3	Prostata-Ca	3×10^6	20 (N: 21)	1,2 cm Ø
Wiederholungsversuche:				
CaKi 1	Nierenzell-Ca	unendlich	0	0
PC 3	Prostata-Ca	jede Dosis	< 20 (N: 21)	hochaggressive Filiae
HLaC 78	Larynx-Ca	: unveränderte Wachstumskinetik		
HLaC 79	Larynx-Ca			

Rückhalterate von 82%, die über 85%, 90%, 93% auf 97% nach der 5. Filterpassage anstieg. Es ergab sich kein Bezug zwischen Zelltyp und Rückhalterate. Nur in 3 der 5 Wiederholungsexperimente fanden sich nach dem 5. Durchlauf noch genügend Zellen für die Anlage einer Zellkultur und somit einer Wachstumskurve.

4. Die innerhalb des Bentley-Systems zurückgehaltenen Zellen widerstanden allen Elutionsversuchen (Druckspülung mit HANKS, mit 0,9%iger NaCl oder aqua dest.). Sie erwiesen sich mikroskopisch nachweisbar als irreversibel an die Filter und Innenwände der Schläuche und des Reservoirs fixiert.

5. In Kulturen aus nicht zurückgehaltenen Zellen war im Vergleich zu Kulturen nicht autotransfundierter Zellen eine Verzögerung der Proliferation um 2–3 Tage zu beobachten. Nach der Filterpassage sank die Proliferationsrate aller autotransfundierten Carcinomzellen deutlich ab (Abb. 1). Die Zellinie HLaC 78 konnte nicht weiter passagiert werden. Die Weiterzüchtung des Zellstamms CaKi 1 gelang erst unter Zusatz von Ammenzellen zum Medium. Nach der 5. Filterpassage zeigte sich die deutlichste Abnahme der Zellvermehrung beim Stamm HLaC 79. Die aus urogenitalen Tumoren angezüchtete Zellinie CaKi 1 und PC 3 wiesen ein mit den nicht filtrierten Zellen nahezu identisches Wachstum auf.

6. Bei der subcutanen Inokulation der autotransfundierten Zellen war das Wachstum der Larynx-Carcinom-Zellen HLaC 79 am ausgeprägtesten durch die vorangegangene Filterpassage gestört: $1{,}2\times10^7$ Zellen mußten injiziert werden, um ein Tumorwachstum zu bewirken. Nach 47 Tagen im Vergleich zu normalerweise 21 Tagen war ein Tumordurchmesser von 1,2 cm erreicht (Tabelle 2). Mäuse mit Zellimplantationen urologischer Tumoren entwickelten in signifikant kürzeren Zeitintervallen Tumoren. Nach 20 Tagen lag der Durchmesser des Prostata-Carcinoms PC 3

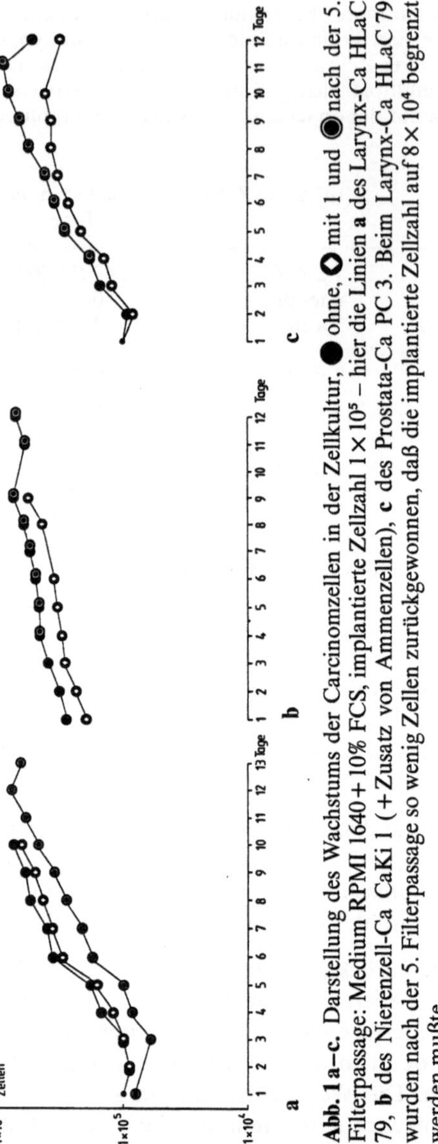

Abb. 1 a–c. Darstellung des Wachstums der Carcinomzellen in der Zellkultur, ● ohne, ○ mit 1 und ◉ nach der 5. Filterpassage: Medium RPMI 1640+10% FCS, implantierte Zellzahl 1×10^5 – hier die Linien **a** des Larynx-Ca HLaC 79, **b** des Nierenzell-Ca CaKi 1 (+Zusatz von Ammenzellen), **c** des Prostata-Ca PC 3. Beim Larynx-Ca HLaC 79 wurden nach der 5. Filterpassage so wenig Zellen zurückgewonnen, daß die implantierte Zellzahl auf 8×10^4 begrenzt werden mußte

bei 1,2 cm. Beim Nierenzell-Carcinom CaKi 1 fanden sich im gleichen Zeitraum multiple kleine Tumoren mit zentraler Einschmelzung. In Wiederholungsversuchen mit autotransfundierten Zellen von CaKi 1 und PC 3 war eine signifikante Änderung des Wachstumsverhaltens zu beobachten. Während sich Zellen von Zellinie CaKi 1 nicht mehr anzüchten ließen, war mit autotransfundierten Zellen der Zellinie PC 3 eine deutlich schnellere Tumorentwicklung feststellbar.

7. Morphologisch unterschieden sich die aus autotransfundierten bzw. nicht autotransfundierten Zellen entwickelten Tumoren nicht. Im Fall des Larynx-Carcinoms

HLaC 79 bestand auch Identität mit dem menschlichen Originaltumor. Die in Wiederholungsversuchen beobachtete raschere Tumorentwicklung bei PC 3 Zellen ging mit einer histologisch nachweisbaren Dedifferenzierung der Tumoren einher.

Diskussion

Es muß angenommen werden, daß Tumorzellen im Blut von Carcinom-Patienten zirkulieren, sobald der Primärtumor infiltrierend in Blutgefäße eingebrochen ist. Diese zirkulierenden Tumorzellen lassen sich daraus isolieren und unter Kulturbedingungen züchten (Zenner et al. 1979 I und II; Zenner et al. 1983). Eine Zunahme dieser Zellen im Kreislauf durch eine operativ notwendige Manipulation am Tumor, durch Biopsie und Probeexcision erscheint ebenso denkbar wie ein direktes Eindringen von malignen Zellen in den Kreislauf durch die Operation selbst (Bell 1978). Bislang sind die Voraussetzungen für ein Angehen der freigesetzten Tumorzellen, angefangen von der dafür notwendigen Zellzahl bis zu den biologischen Vorbedingungen, wie z. B. akute Eruptionsphase des Tumors oder biologisches Daniederliegen des Organismus und seiner Abwehrsysteme nur wenig bekannt. Theoretisch gesehen könnte eine intravasale Injektion von Tumorzellen auch eine eruptive generalisierte Metastasierung zur Folge haben. Nach der klinischen Erfahrung findet diese jedoch nur in Einzelfällen statt.

Die vorliegenden Untersuchungen beweisen eindeutig, daß Tumorzellen vom Autotransfusions-System zurückgehalten werden. Die Rate liegt mit ca. 80% nach dem 1. und nahezu 100% nach dem 5. Durchlauf verhältnismäßig hoch. Ein zusätzlicher Mikrofilter – wie Orr 1978 vorschlägt – mag diesen Anteil unter Umständen erhöhen. Eine Zusatzfilterung auf < als 40 μ jedoch würde eine Autotransfusion durch Blockierung des Blutstroms klinisch unmöglich machen. Eine Separation der Erythrocyten von Tumorzellen, eventuell mit dem Haemonetics-Cell-Saver (Orr 1978) scheint angesichts des dem Erythrocytendurchmesser ähnlichen Durchmessers der Tumorzellen und der Unmöglichkeit eines „Auswaschens“ solcher Zellen unmöglich. Im System verbliebene Zellen widerstanden allen Elutionsversuchen. Die Ursache mag in elektrostatischen und ionalen Austauschmechanismen zwischen den Carcinom-Zellen und dem Polyaethylenmaterial der Sets liegen.

Der Anteil von 3% der ursprünglich suspendierten Zellen, der auch durch wiederholte Filterpassagen nicht zurückgehalten werden kann, wies in Übereinstimmung mit den Vermutungen von Yaw 1975 eine ausreichende Vitalität auch für eine weitere in vitro Passagierung auf. Allerdings benötigen diese Zellen eine Latenzzeit, bevor sie in der Kultur wieder proliferieren. Eine ähnliche Erholungsphase durchlaufen autotransfundierte Tumorzellen bei subcutaner Inokulation in nu/nu Mäuse. Dieses Wachstumsverhalten der Zellen deutet darauf hin, daß sie durch die Filtration geschädigt werden, daß sie aber noch vital genug sind, um Xenotransplantattumoren zu bilden.

Als Hinweis auf eine möglicherweise mechanische Irritation der Tumorzellen könnte die kurzfristige flüchtige Verschiebung des pH's während der Filterpassage durch die Schläuche gelten.

In den ersten Versuchen wiesen die aus urogenitalen Tumoren angezüchteten Zellstämme CaKi 1 und PC 3 ein mit den autotransfundierten Zellen identisches

Wachstum auf. In Wiederholungsexperimenten veränderte sich das Verhalten der autotransfundierten Zellen insofern als sich CaKi 1 Zellen ähnlich wie die Zellen des Larynx-Carcinoms HLaC 78 verhielten und in vitro kaum noch gediehen: Eine Tumorentwicklung in nu/nu Mäusen war nicht mehr zu beobachten. Mit Zellen der Zellinie PC 3 dagegen war eine signifikant schnellere Tumorentwicklung im Vergleich zu vorhergehenden Experimenten feststellbar. Das geänderte proliferative Verhalten ein und derselben Tumorzellinie nach Filtration erklärt sich möglicherweise durch eine durch die Filtration bedingte klonale Selektion einer in bezug auf ihr Wachstumsverhalten heterogenen Ausgangszellpopulation. Dabei kann es systemunabhängig von Experiment zu Experiment zur Anreicherung mehr oder weniger aktiv proliferierender Zellen kommen. Die Tatsache, daß in einem Teil der Experimente die Vitalität der autotransfundierten Zellen so gestört war, daß eine nachfolgende in vitro Kultivierung bzw. Tumorzüchtung in nu/nu Mäusen nicht mehr möglich war, erlaubt den Einsatz des Bentley-Autotransfusions-Systems bei tumorchirurgischen Eingriffen nicht. Die Beobachtung, daß im anderen Teil der Experimente die weitere in vitro Passagierung und in vivo Weiterzüchtung auf „nude" Mäusen der autotransfundierten Zellen ohne histologische Abweichung vom Originaltumor erreicht wurde, beweist, daß bei der Autotransfusion Tumorzellen ohne wesentliche Einschränkung ihrer Vitalität das Filtersystem des Bentley-Geräts passieren. Inwieweit die Elimination verletzter und funktionsgestörter zirkulierender Tumorzellen durch Phagocytose und RES durch den Organismus erreicht werden kann, ist nicht geklärt. In den vorliegenden Versuchen wurde die Weiterzüchtung der autotransfundierten Zellen durch subcutane Inokulation in „nude" Mäuse erreicht. Ob die damit erreichten Ergebnisse auch nach einer in vitro Verhältnissen mehr entsprechenden i.v. Injektion autotransfundierter Tumorzellen in nu/nu Mäuse zu identischen Beobachtungen führen, kann erst nach dem Abschluß laufender Experimente entschieden werden. Solange diese Frage jedoch noch ungeklärt ist, ist die Autotransfusion von Blut während der Tumorchirurgie kontraindiziert.

Literatur

Ackermann R, Wirth MR, Hasler L, Okabe T (1981) Characterization of effector cells responsible for cell-mediated cytotoxicity in patients with carcinoma of prostate. Urol Int 36:46–52

Bell W (1978) The hematology of autotransfusion. Surgery 84:695–699

Homann B, Klaue P (1977) Erste Erfahrungen mit der maschinellen intraoperativen Autotransfusion. Anaesthesist 26:593–611

Orr M (1978) Autotransfusion: The use of washed red cells as an adjunct therapy. Surgery 84:728–732

Wirth MR, Schmitz Dräger BJ, Ackermann R (in press) Functional properties of natural killer cells in carcinoma of the prostate

Yaw PB, Sentany M, Link WJ, Wahle WM, Glover L (1975) Tumor cells carried through autotransfusion. JAMA 231:490–491

Zenner HP, Lehner W, Herrmann IF (1979a): Establishment of cell lines from larynx and submandibular gland. Arch Otorhinolaryngol 225:269–276

Zenner HP, Herrmann IF (1979b): Tumorantigene induzieren humorale und zelluläre Immunantworten bei Larynx-Carcinomen. Laryngol Rhinol Otol (Stuttg) 45:865–869

Zenner HP, Herrman IF, Bremer W, Stahl-Maugé LC (1983) Head and neck carcinoma models. Acta Otorhinolaryngol Belg 95:371–381

Tierexperimentelle Untersuchungen zur Quantifizierung der thorakalen Impedanzänderung, verursacht durch Spülflüssigkeiteinschwemmung während transurethraler Resektionen

T. ZWERGEL [1] und U. ZWERGEL [1]

Zusammenfassung

Unter konstanten Bedingungen im Tierversuch ist die pervenös zugeführte Flüssigkeitsmenge (Nettovolumenänderung) *indirekt* proportional der Impedanzänderung. Es besteht eine *lineare* Abhängigkeit.

Zu gängigen klinischen Parametern wie Hämoglobin, Hämatokrit, Serumelektrolyten und zentralvenösem Druck finden sich bei pervenös zugeführter Spülflüssigkeit nur *nicht-lineare* Beziehungen.

Dadurch finden erst zu einem späteren Zeitpunkt, bereits bei hohen Spülflüssigkeitsmengen, faßbare Rückgänge von Hämoglobin, Hämatokrit und Elektrolyten oder ein Anstieg des zentralvenösen Druckes statt.

Die mit Farbstoffverdünnungsmethoden gemessenen Volumenänderungen korrelieren gut mit den nicht invasiv bestimmten Impedanzänderungen (ΔZ).

Die Impedanzbestimmung eignet sich wegen ihrer Linearität und Empfindlichkeit zur Volumenbestimmung während der transurethralen Resektion. Es bedarf der weiteren Quantifizierung und Eichung der Messung bei der Anwendung am Patienten.

Einleitung

Aufgrund der Untersuchungen von van Deyk und Harzmann wurde die Messung der thorakalen Impedanz durch die sog. „Impedanzkardiographie" als eine Möglichkeit der nicht-invasiven Messung von Einschwemmflüssigkeitsvolumina aufgezeigt, ohne daß bislang eine exakte quantitative Beziehung aufgezeigt werden konnte (Zwergel 1983).

Aus der Herz-Kreislauf-Forschung, der Kardiologie, der anästhesiologischen Langzeitüberwachung von polytraumatisierten Patienten und aus der Geburtshilfe zur Bestimmung der plazentaren Durchblutungsverhältnisse (Kubicek 1974; Schuhmann 1979; Vontin 1981; Doehn 1976) sind bisher die folgenden nicht-quantitativen Beziehungen bekannt.

Die nicht-invasive Methode ist abhängig von der Herzleistung, der Flüssigkeitszufuhr, der Flüssigkeitsausfuhr und der Patientenlagerung. Die thorakale Impedanzänderung ist bei suffizienter Herzleistung, konstanter Lagerung und definierter Flüssigkeitszufuhr umgekehrt proportional dem Einschwemmvolumen bei transurethraler Resektion.

1 Urologische Universitäts- und Poliklinik des Saarlandes, D-6650 Homburg/Saar

Experimentelle Urologie
Hrsg. v. R. Harzmann et al.

Die vorgelegten tierexperimentellen Untersuchungen stellen den Versuch einer exakten Quantifizierung der Impedanzmessung bei pervenös zugeführten definierten Spülflüssigkeitsmengen dar.

Definition

Die Impedanz ist als Hochfrequenzwiderstand definiert und wird in Ohm gemessen. Bei Impedanzmessungen ist die am Körper abgegriffene Spannung proportional der Impedanzänderung, wenn die Stromstärke konstant niedrig und der Strom genügend hochfrequent ist (Schuhmann 1979). Bei praktisch unveränderter Dielektrizitätskonstante ist die so abgegriffene Spannungsänderung umgekehrt proportional den Volumenänderungen zwischen den beiden Elektroden.

Methodik

Die Abb. 1 zeigt die Versuchsanordnung beim Hund. Über 2 Erregerelektroden I_1 und I_2 wird ein Hochfrequenzoszillator mit konstantem Strom angelegt (40 kHz) und die Impedanz Z an 2 Meßelektroden (E_1 und E_2) abgegriffen. Diese Meßanordnung ergibt einen zusammengesetzten Hochfrequenzwiderstand. Die totale Impedanz Z_0 setzt sich aus dem geringen, sich ändernden Widerstand des Gewebes als (physikalischer) Elektrolyt und dem hohen nahezu konstanten Widerstand des Gewebes als Kondensator (Kapazitanz) zusammen.

Zur Messung dient ein Gerät der Firma Diefenbach Elektrotechnik, Frankfurt/M. (Abb. 2).

Das physikalische Meßprinzip ist eine Horton'sche Wechselstrombrücke. Hierbei wird die Gesamtimpedanz zwischen den Elektroden I_1 und I_2 bestimmt. Über eine

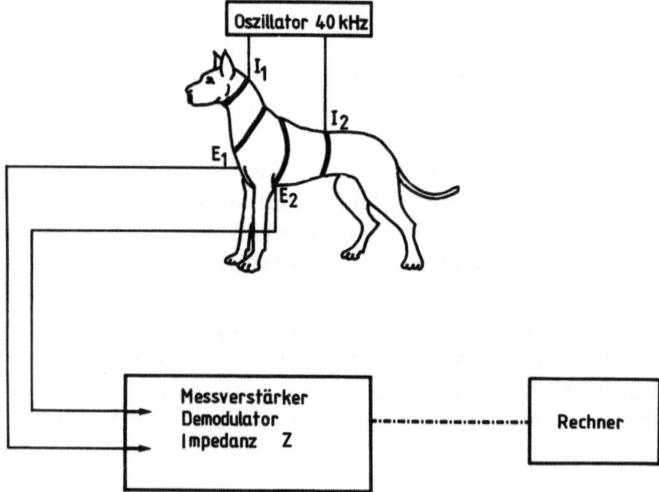

Abb. 1. Versuchsanordnung. Über die Elektroden I_1 und I_2 wird Hochfrequenzstrom an den Körper angelegt und über eine elektronische Verarbeitung an den Elektroden E_1, E_2, I_1 und I_2 die Impedanz Z bzw. die zeitliche Änderung der Impedanz festgehalten

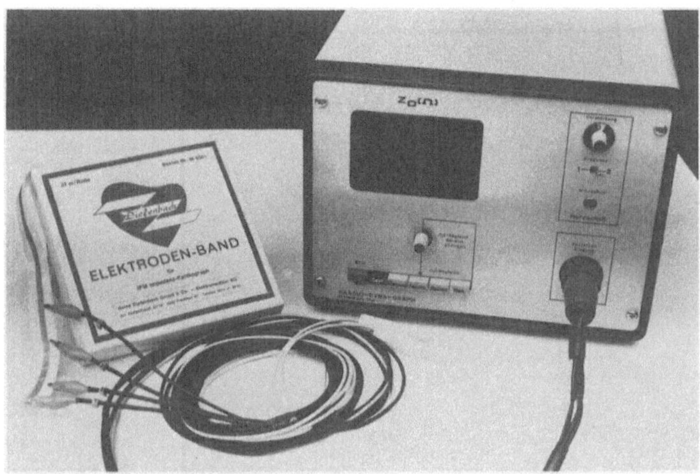

Abb. 2. Meßapparatur. Mit Elektrodenband und Elektrodenkabel (Firma Diefenbach Elektro-Technik, Frankfurt/Main)

elektronische Schaltung wird zwischen den Elektroden I_1 und I_2 die Gesamtimpedanz mit der Kapazitanz des Gewebes bestimmt, über eine Balanceschaltung ein Gleichgewicht erzeugt, das den unerwünschten kapazitiven Widerstand über einen Ohmschen Widerstand ausgleicht, und die Impedanzänderung (ΔZ) gemessen werden kann. Diese Impedanzänderung ist ein Äquivalent des Gewebewiderstandes als physikalischer Elektrolyt und beträgt etwa 1% der kapazitiven Impedanz. Die Abb. 2 zeigt die benutzte Impedanzmeßapparatur (Firma Diefenbach, Frankfurt/ Main.

In Nembutal-Narkose wurden 13 Beagle-Hunden definierte Flüssigkeitsvolumina der bei transurethralen Resektionen benutzten Spülflüssigkeit (Purisole SM, Firma Fresenius, Bad Homburg) über einen paravesikalen pervenösen Katheter zugeführt und neben der thorakalen Impedanz der zentralvenöse Druck, der Blutdruck, die Herzfrequenz, die Atemfrequenz, der Säurebasenstatus nach Astrup, das Hämoglobin, der Hämatokrit und die Serumelektrolyte bestimmt.

Die Lagerung des Hundes und die Narkosebedingungen wurden standardisiert (Zwergel 1983). Infusionsmenge und ausgeschiedene Urinmenge wurden in ihrem zeitlichen Verlauf festgehalten, so daß sich die *Nettovolumenzunahme,* resultierend aus der pervenös zugeführten Flüssigkeitsmenge pro Zeit, errechnen ließ. Unter diesen Bedingungen wurden die zeitlichen Veränderungen der oben aufgeführten Parameter ebenfalls festgehalten.

Resultate

Es besteht eine *lineare* Beziehung zwischen der Volumenänderung ΔV und der Impedanzänderung ΔZ, wenn man ihre *zeitlichen Veränderungen* gegeneinander aufträgt (Abb. 3). Die Regressionsgerade ergibt für 0,1 Ohm Impedanzänderung ein zugeführtes Spülflüssigkeitsvolumen von 78,4 ± 19,5 ml.

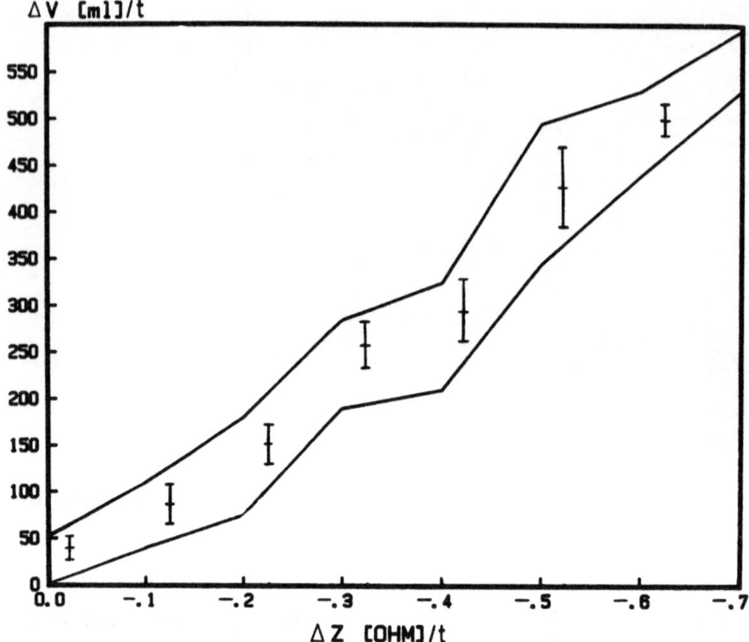

Abb. 3. Lineare Abhängigkeit zwischen der zeitlichen Volumenänderung und der zeitlichen Impedanzänderung bei parenteral definiert zugeführten Flüssigkeitsvolumina

Bestimmt man mit markiertem Albumin die Verteilung des Intravasalvolumens, so resultiert eine durchschnittliche Aktivitätsverteilung von rund ⅔ über der Thoraxregion. Es ergibt sich somit rechnerisch bei einer Aktivitätsverteilung von 65,8% über der Thoraxregion eine thorakale Volumenzunahme von 51,6 ± 24,2 ml bei einer Impedanzänderung von 0,1 Ohm.

Vergleicht man in der *gleichen* Versuchsanordnung Bestimmungen des intravasalen Volumens mittels Cardiogreen, einer Farbstoffverdünnungsmethode, so ergibt sich bei der Gesamtzufuhr von 78,4 ± 19,5 ml eine *Verteilungsvolumenänderung* von 89,7 ± 28,6 ml. Zwischen der Volumenbestimmung durch Farbstoffverdünnung und durch Impedanzbestimmung ergibt sich somit ein Korrelationskoeffizient von 0,96.

Die zeitliche Veränderung des zentralvenösen Drucks gegenüber den zeitlichen Volumenänderungen ergibt eine *nicht-lineare* Beziehung; ebenso ergibt der zeitliche Abfall des Hämoglobins oder des Hämatokrits und der Serumelektrolyte gegenüber den zeitlichen Volumenänderungen einen *nicht-linearen* Verlauf (Abb. 4).

Diskussion

Hämoglobinänderungen, ebenso wie Hämatokritänderungen, Serumelektrolytverschiebungen und Änderungen des zentralvenösen Druckes sind infolge ihres nichtlinearen Verlaufes *nicht* zur Quantifizierung des Einschwemmvolumens geeignet. Infolge nicht-linearer Abhängigkeiten bieten sie sich nur im Bereich großer zugeführter Spülflüssigkeitsmengen als *qualitative* Parameter an. Kleine Flüssigkeitsvo-

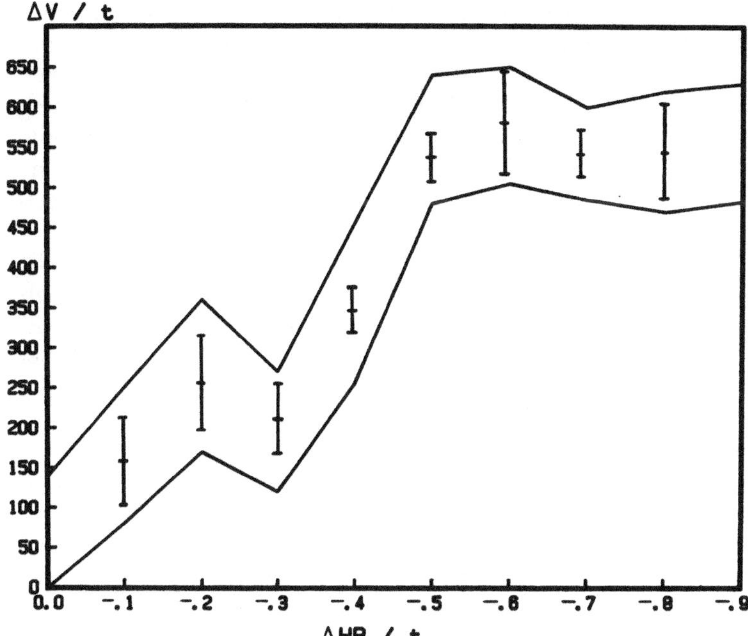

Abb. 4. Nicht-lineare Abhängigkeit zwischen zeitlicher Volumenänderung und zeitlicher Änderung des Hämoglobins während der Einschwemmung von transurethraler Spülflüssigkeit

lumina führen nur zu geringen Hämoglobin-, Hämatokrit-, Elektrolyt- und ZVD-Verschiebungen, die noch mit dem Normbereich überlappen; große Volumina führen jedoch zu überproportional großen Veränderungen der Parameter und dies zu einem zu späten Zeitpunkt für klinische Belange (vgl. Abb. 4).

Die aufgeführten Parameter eignen sich daher im Gegensatz zur Impedanzmessung *nicht* zur Früherkennung eines Einschwemmsyndroms.

Erhebliche Probleme zeigen sich bei der Methodik darin, daß die Lage des Versuchstieres und seine Flüssigkeitsbilanz exakt erfaßt werden muß. Bereits geringe Lageveränderungen führen zu erheblicher Verfälschung der Resultate der Impedanzbestimmung.

Die Impedanzmessung erfaßt auch hämodynamische, narkosebedingte Veränderungen des intrathorakalen Flüssigkeitsvolumens, die sich, auch im Tierversuch, nicht immer völlig durch ein standardisiertes Narkoseverfahren eliminieren lassen.

Allerdings decken sich die an dem Tiermodell gefundenen Impedanzwerte mit denen in der Herz-Kreislauf-Forschung gefundenen Werten, wobei hier in etwa 50 ml Flüssigkeitsvolumenänderung mit einer Impedanzänderung von 0,1 Ohm einherging (Kubicek 1970, 1974). Wegen der Erfassung kleiner Flüssigkeitsvolumina durch unblutige Messung wurde die Impedanzkardiographie auch zu geburtshilflichen Bestimmungen der Plazenta-Durchblutung und zur Herzzeitminutenvoluminabestimmung bei Kindern eingesetzt (Schuhmann 1979).

Wenn auch die tierexperimentellen Untersuchungen unter exakt standardisierten Bedingungen eine sehr gute Reproduzierbarkeit aufwiesen, so finden sich bei den ersten klinischen Messungen am Menschen, die sich unproblematisch mittels 4 Klebeelektroden, ähnlich wie die Ableitung eines Elektrokardiogrammes, durchführen lassen, erheblich mehr Störfaktoren, die eine größere Variabilität bewirken (Zwergel 1983, Harzmann et al. 1982). Die Vorteile einer rechtzeitigen Erkennung einer eingeschwemmten Spülflüssigkeitsmenge zu einem frühen Zeitpunkt konnte jedoch immer bestätigt werden. Hierbei muß jede operativ bedingte Lageänderung des TUR-Patienten als neuer relativer Ausgangspunkt der Impedanzänderung gelten.

Wesentlich stärker in den Vordergrund tritt bei der klinischen Anwendung die Tatsache, daß die Impedanzkardiographie im wesentlichen auch von kardiologischen Parametern, etwa Herzinsuffizienzerscheinungen oder -rhythmusstörungen direkt und kontinuierlich beeinflußt wird. Hierbei führt beispielsweise ein erheblicher Abfall des Herzzeitvolumens zu einem drastischen, überproportionalen Anstieg der thorakalen Impedanzänderung.

Wegen ihrer einfachen unkomplizierten Anwendung, lediglich mittels Klebeelektroden, erscheint die Bestimmung der thorakalen Impedanzänderung als Monitoring zur Bestimmung der Einschwemmflüssigkeit während transurethraler Elektroresektion trotzdem vielversprechend. Entscheidend hierfür scheint der tierexperimentell nachgewiesene lineare Zusammenhang zwischen Volumenänderung pro Zeit und Impedanzänderung pro Zeit unter Konstantbedingungen.

Danksagungen. Die Arbeiten wurden durchgeführt mit Unterstützung der Firma Fresenius, Bad Homburg v.d.H.

Besonderer Dank gilt Frau Iris Clohs und den Herren Thomas Gebhardt und Jörg Huwer von der Experimentellen Urologie der Urologischen Universitätsklinik Homburg/Saar.

Literatur

Doehn M, Roediger W, Grossner O (1976) Der Wert transthorakaler elektrischer Impedanzmessung für die frühzeitige Erkennung intrapulmonaler Flüssigkeitsansammlungen. Tagung der Dt. Gesell. für Anaesthesie und Wiederbelebung, 7.–9. Okt. 1976, Lübeck

Harzmann R, van Deyk K, Bichler KH, Flüchter SH (1982) Impedanzkardiographische Erfassung der Spülflüssigkeitseinschwemmung bei transurethralen Resektionen. Med Welt 33:1825–1828

Kubicek WG, Patterson RP, Lillehei RC, Form AHL, Castaneda A, Ersek R (1970) Impedance Cardiography as a Non-Invasive Means to Monitor Cardiac Function. J Am Ass for Advancement of Med. Instrumentation 4:79–84

Kubicek WG, Kottke FJ, Ramos MU, Patterson RP, Witsoe DA, Labree JW, Remole W, Layman TE, Schoening H, Smith D (1974) The Minnesota Impedance Cardiograph – Theory and Applications. Biomed Mass Spectrom 9 (9):410–416

Schuhmann R (1979) Zur Frage der ante- und subpartualen Regulation der fetalen Herzfrequenz (Fetale Impedanz Kardiographie) Schrift zur Erlangung der Habilitation für das Fach Geburtshilfe und Frauenheilkunde. Fachbereich Humanmed. der Joh. Wolfgang Goethe Universität Frankfurt/M.

van Deyk K, Harzmann R, Schorer R, Bichler KH (1981) Einschwemmung von Spülflüssigkeit bei transurethraler Prostataresektion. Anaesthesist 30:549–554

Vontin H, Leeser R, van Deyk K, Schorer R (1981) Überwachung der Myocardfunktion mit Hilfe der Impedanzkardiographie. Epple E et al. (Hrsg) Rechnergestützte Intensivpflege. INA Band 26. Thieme, Stuttgart

Zwergel T, Büch U, Zwergel U, Konrad G (1983) Nicht-invasive Messung der Einschwemmung bei transurethraler Resektion der Prostata. 29. Tagung der Nordrhein-westf. Gesell. für Urologie 9.–11. Juni 1983, Osnabrück

Experimentelle und phänomenologische Untersuchungen zum Schallbild der intracavitären Sonographie

H.-W. RADEKE[1], N. JAEGER[2], J. VOGEL[3] und L. WEISSBACH[4]

Das Prinzip der Bildgebung durch Ultraschall beruht auf der Reflexion von Schallimpulsen an Grenzflächen zwischen Gebieten unterschiedlichen Schallwiderstandes (Impedanz). Die aus verschiedenen Richtungen und Entfernungen empfangenen Ultraschallsignale werden in visuelle Informationen, in der Regel in Form des zweidimensionalen sog. „B-Bildes", umgesetzt. Dabei dient die Laufzeit der empfangenen Echos als Maß für die Entfernung der reflektierenden Struktur. Aufgrund dieser Prinzipien ergeben sich einerseits spezifische Bedingungen für einen optimalen diagnostischen Einsatz des Verfahrens, andererseits kann es zur Ausbildung von Störechos bzw. Artefakten kommen, die keinen realen Gewebsformationen entsprechen und vor einer Diagnose erkannt werden müssen (Skolnick et al. 1975). Wir haben deshalb verschiedene Experimente durchgeführt, um den Abbildungseigenschaften des Ultraschalls nachzugehen.

Reflexionsbedingungen und Auflösungsgenauigkeit

In der medizinischen Diagnostik dient der Ultraschallkopf (Transducer) gleichzeitig als Sender und Empfänger der Schallimpulse. Nur in Richtung des Transducers reflektierte Signale können daher registriert werden. Abbildung 1 zeigt 360°-Sonogramme eines Kunststoff-Meßbechers, die mit einem innerhalb des Gefäßes befindlichen rotierenden Intracavitär-Scanner aufgenommen wurden. Der Abstrahlwinkel beträgt 90°. Bei exzentrischer Lage des Sendekristalls werden nur diejenigen Wandanteile wiedergegeben, die der Ultraschall senkrecht trifft. Die übrigen Bereiche stellen sich dunkel dar (Abb. 1b). Ein ähnlicher Effekt läßt sich bei experimentellen Untersuchungen an der Schweineharnblase nicht feststellen, da die Harnblasenwand ein eher diffuser Reflektor ist und auch bei schrägem Schalleinfall abgebildet werden kann (Abb. 2). Ein senkrechtes Auftreffen des Ultraschalls ist bei der Harnblasendiagnostik jedoch dennoch zu fordern, da nur in diesem Falle die Grenzen zwischen pathologischem Befund, Blasenwand und perivesikalem Gewebe sichtbar werden (Abb. 3).

Oft fällt eine konzentrisch um den Schallkopf angeordnete, streifenförmige Struktur des dargestellten Gewebes auf (Abb. 4a). Ursache dieser Bildstrukturen ist der Unterschied zwischen axialem und lateralem Auflösungsvermögen des Schallkopfs. Das laterale Auflösungsvermögen ist durch den Durchmesser des Schallfeldes

1 Firma Brüel & Kjaer, Naerum-Hovedzade, DK-2850 Naerum
2 Urologische Universitätsklinik, Sigmund-Freud-Straße 25, D-5300 Bonn 1
3 Pathologisches Institut der Universität, Sigmund-Freud-Straße 25, D-5300 Bonn 1
4 Urologische Abteilung des Krankenhauses am Urban, Dieffenbachstraße 1, D-1000 Berlin 61

Experimentelle Urologie
Hrsg. v. R. Harzmann et al.

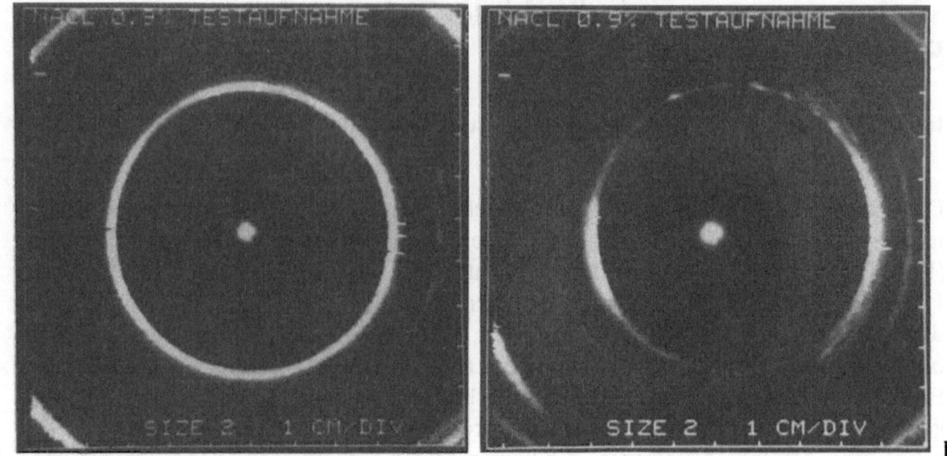

a b

Abb. 1. Sonogramme eines Kunststoff-Meßbechers bei zentraler (**a**) und dezentraler Lage des Schallkopfs (**b**). Oberer und unterer Anteil des Meßbechers werden nicht senkrecht getroffen und stellen sich nur schwach dar

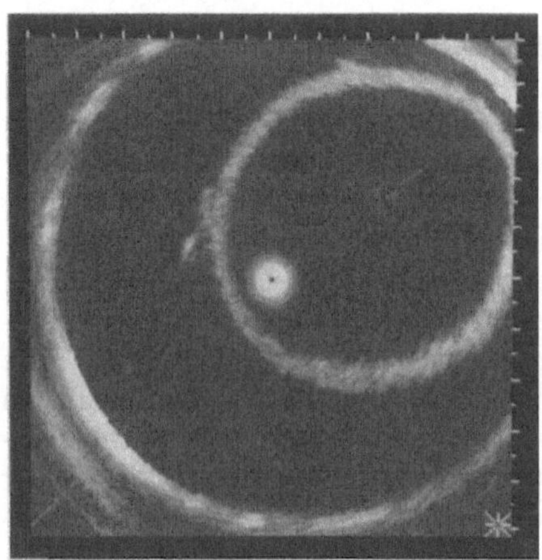

Abb. 2. Sonogramm einer Schweineblase in vitro bei dezentraler Lage des Schallkopfes. Aufgrund diffuser Reflexion werden alle Wandanteile gleichmäßig hell wiedergegeben

bestimmt und in der Regel erheblich schlechter als das axiale, welches in erster Linie von der Länge der ausgesandten Impulse festgelegt wird. Punktförmige Reflektoren werden dementsprechend als senkrecht zur Schallausbreitungsrichtung gelegene kurze Streifen abgebildet. Ihre Länge ist aufgrund der Fokussierung des Schallstrahls abhängig von der Entfernung zwischen Sendekristall und Reflektor. Abbildung 4b zeigt das Sonogramm einer Reihe von quer zur Richtung der Schallausbreitung gespannten Nylonfäden (näherungsweise punktförmige Objekte), aufgenommen mit dem transurethralen 90°-Transducer der Firma Brüel & Kjaer. Auf diese Weise gelingt eine experimentelle Darstellung des Schallfeldes. Außerhalb des Fokusbereiches divergiert der Strahl und die streifenförmige Abbildung der Fäden tritt besonders deutlich hervor. Um die Folgen für die Wiedergabe von Gewebetex-

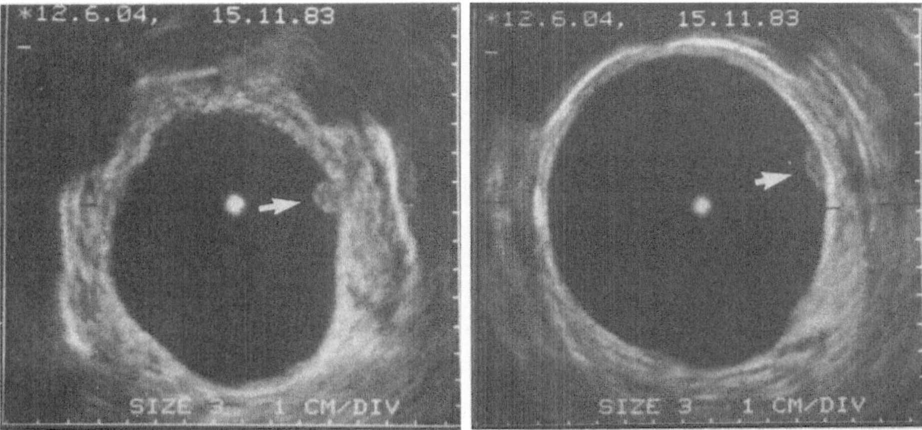

Abb. 3a, b. Harnblasensonogramm mit exophytischem Tumor im Bereich der Blasenhinterwand links. **a** Verwendung der 90°-Sonde (schräges Auftreffen des Schalls): Tumor, Blasenwand und perivesikales Gewebe sind nicht abgrenzbar. **b** Verwendung einer prograden 45°-Sonde (senkrechtes Auftreffen des Schalls): Die Harnblasenwand ist von Tumor und perivesikalem Gewebe gut zu differenzieren

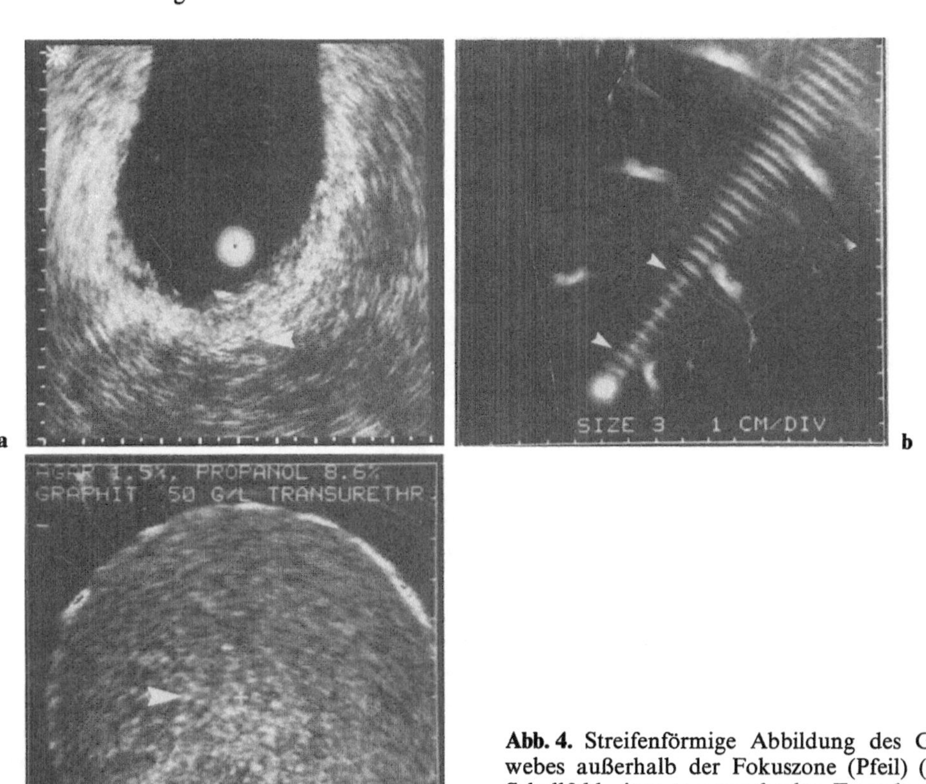

Abb. 4. Streifenförmige Abbildung des Gewebes außerhalb der Fokuszone (Pfeil) (**a**), Schallfeld eines transurethralen Transducers (Fokusbereich durch Pfeile markiert) (**b**) und Sonogramm eines Gewebephantoms (Fokusbereich durch Pfeile markiert) (**c**)

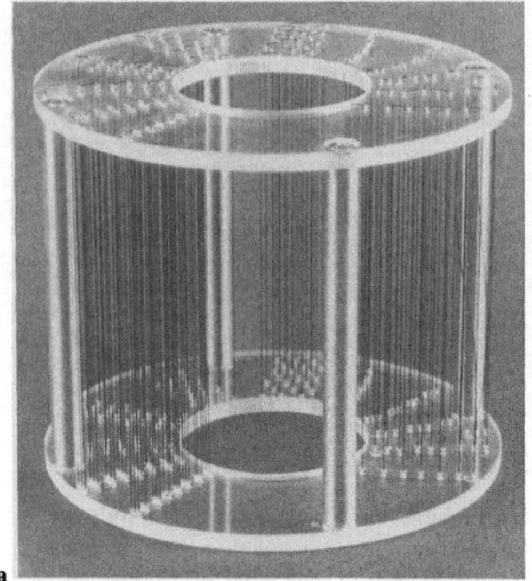

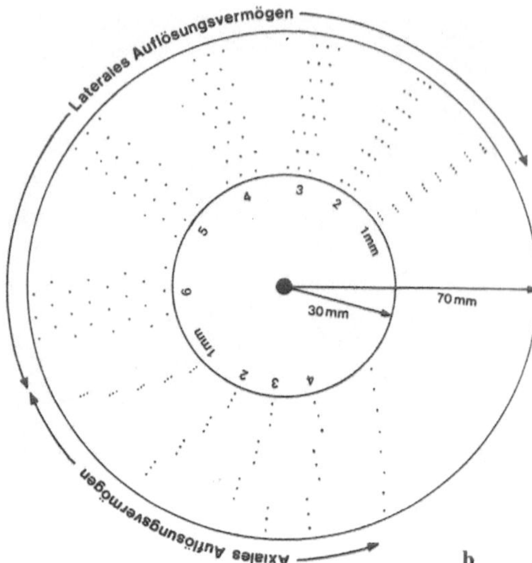

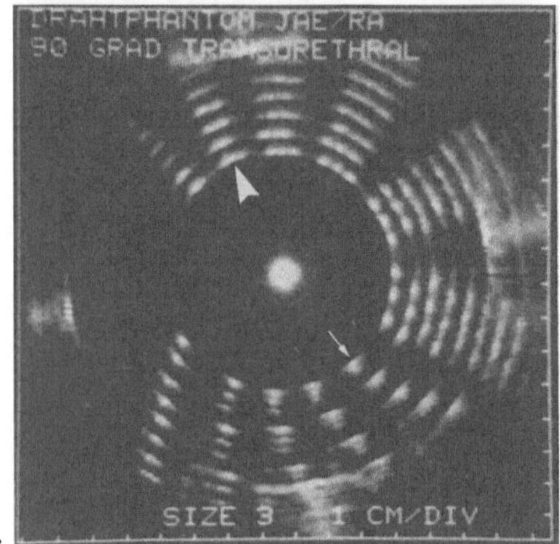

Abb. 5. Modell (**a**), Grundriß (**b**) und mit der transurethralen Sonde aufgenommenes Sonogramm (**c**) eines Ultraschallphantoms zur Bestimmung des lateralen und axialen Auflösungsvermögens. Lateral liegt die Grenze der Auflösung bei 2 mm (großer Pfeil), axial zwischen 1 und 2 mm (kleiner Pfeil)

turen zu veranschaulichen, wurde eine zu einem Block erkaltete Suspension von Graphit in handelsüblichem Agar mit Hilfe des transurethralen Transducers sonographisch untersucht (Abb. 4c). Dieses Material besitzt Eigenschaften bezüglich Schallgeschwindigkeit, Absorptionsverhalten und Textur, die denen des menschlichen Gewebes ähneln (Madsen et al. 1978, Burlew et al. 1980). Die Graphitteilchen stellen sich innerhalb des Fokusbereiches als Punkte, außerhalb dagegen als Streifen dar. Form und Ausdehnung der Streifen sind gleichzeitig ein Maß für das praktische Auflösungsvermögen des Systems. Es ist gegeben durch den Kehrwert des Abstandes zweier punktförmiger Objekte, die im Schallbild gerade noch getrennt wahrgenommen werden können. Zur Messung dieser Größe wurde das in Abb. 5a dargestellte Phantom entworfen. Es besteht aus einer Anordnung von Nylonfäden, deren gegenseitiger Abstand auf definierte Weise abnimmt (Abb. 5b, c). Innerhalb der Fo-

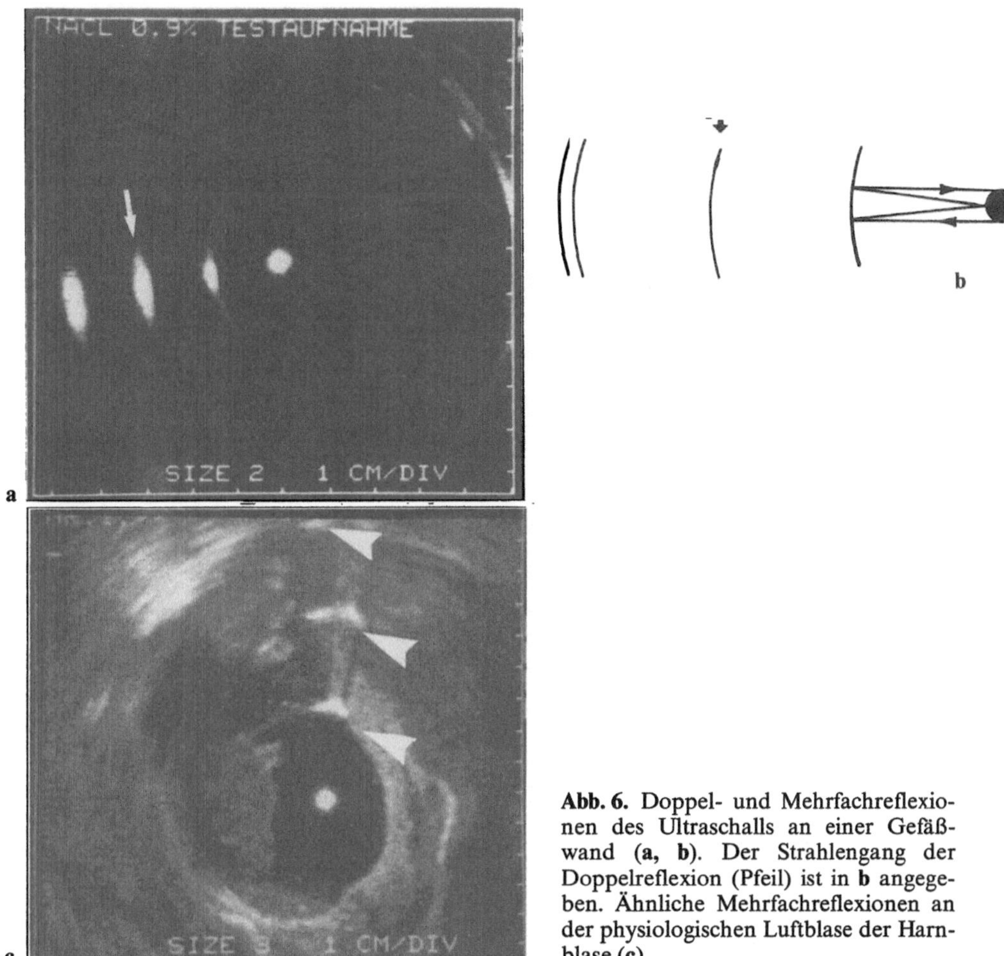

Abb. 6. Doppel- und Mehrfachreflexionen des Ultraschalls an einer Gefäßwand (**a, b**). Der Strahlengang der Doppelreflexion (Pfeil) ist in **b** angegeben. Ähnliche Mehrfachreflexionen an der physiologischen Luftblase der Harnblase (**c**)

kuszone des Transducers ergibt sich für das laterale Auflösungsvermögen ein Wert von ca. 2 mm, das axiale liegt bei 1 bis 2 mm. Außerhalb des Fokusbereichs wird die laterale Auflösungsgenauigkeit schnell schlechter.

Artefakte

Bei der intracavitären Ultraschalluntersuchung wirkt sich die Anwesenheit von Luftblasen oft störend aus. Da der Impedanzsprung zwischen Luft und Gewebe bzw. Wasser sehr groß ist, muß hier mit starken Echos gerechnet werden. Dabei können Doppel- und Mehrfachreflexionen zwischen Schallkopf und Luftblase auftreten, die sich in Form von „Geisterechos" im Sonogramm darstellen und echte Gewebsstrukturen vortäuschen. Abbildung 6a, b zeigt ihre Entstehung anhand der

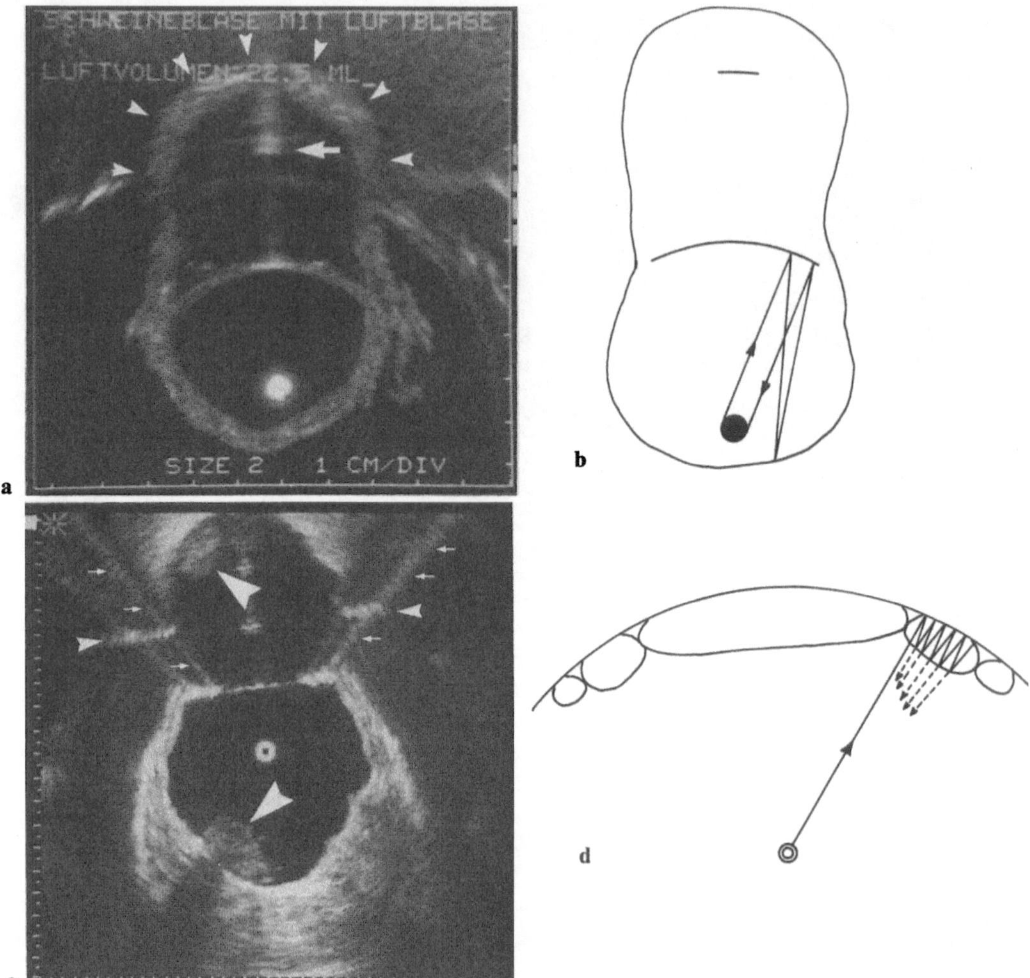

Abb. 7. Spiegelung der Harnblase an der physiologischen Luftblase, in **a** an einer teilweise mit Luft gefüllten Schweineblase (Spiegelung durch Pfeile markiert, in der Mitte eine Doppelreflexion). Der die Spiegelung verursachende Strahlengang ist in **b** dargestellt. Ähnliche Spiegelungen beim Menschen in vivo **c**. Ein Harnblasentumor ist durch Pfeile markiert. Gleichzeitig treten Doppelreflexionen (kleine Dreiecke) und das „Kometenschweif-Artefakt" auf (kleine Pfeile), dessen Enstehung in **d** erläutert wird. (Schematische Darstellung des Blasendachs mit Luftblasen)

Schallreflexion an der Innenwand eines Meßbechers. Durch die verdoppelte bzw. vervielfachte Laufzeit der ausgesandten Impulse entstehen zusätzliche Bilder der Becherwand in entsprechenden Entfernungen. Bei der Harnblasensonographie treten diese Erscheinungen durch Reflexion an der physiologischen Luftblase sehr häufig auf (Abb. 6c). Besonders große Luftblasen können zu einer vollständigen Spiegelung der Harnblase führen. Dieses Phänomen wurde sowohl experimentell an Schweineblasen (Abb. 7a, b) als auch in vivo an menschlichen Harnblasen beobach-

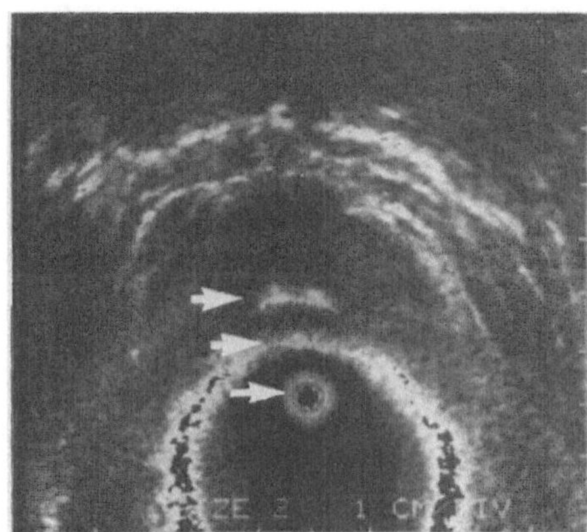

a

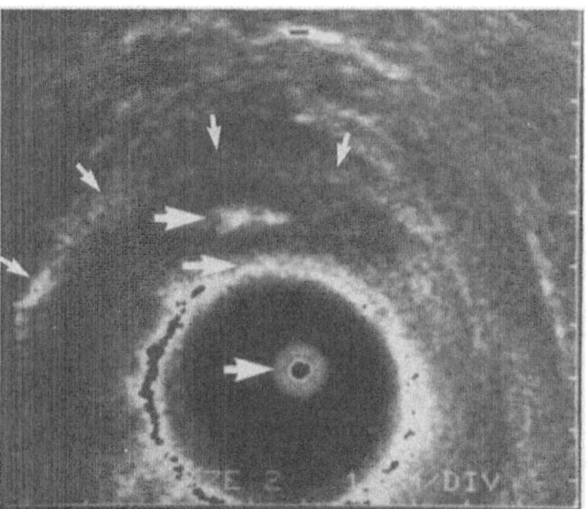

b

Abb. 8 a, b. Identifizierung einer echodichten Prostata-Binnenstruktur als echter Gewebereflex durch Verschiebung des Schallkopfs. Während in **a** Verwechslungsgefahr mit einer Doppelreflexion an der Darmwand besteht, führt die Schallkopfverschiebung (**b**) zu einer Klärung im Sinne eines echten Gewebeechos (Entfernung zwischen Schallkopf und Reflex beträgt nicht mehr das Zweifache der Darmwand-Entfernung). Eine zusätzlich auftretende, tatsächliche Doppelreflexion an der Darmwand ist durch kleine Pfeile markiert

tet (Abb. 7 c). Dabei zeigt sich eine scheinbare Fortsetzung des Blasenlumens, die in manchen Fällen erst durch Verschiebung des Schallkopfes als Artefakt erkannt wird.

Abbildung 7 c demonstriert darüber hinaus das sogenannte „Kometenschweif-Artefakt“. Es entsteht an Objekten, deren Schallwiderstand sich von dem der Umgebung stark unterscheidet. Durch mehrfache Reflexion der Ultraschallwellen innerhalb des betreffenden Objekts werden Echos in kurzer Folge erzeugt, die bei geringem Durchmesser des getroffenen Gegenstandes zu einem distalen „Kometenschweif“ verschmelzen (Ziskin et al. 1982; Thickman et al. 1983). In der transurethralen Sonographie tritt dieses Phänomen vor allem an kleinen „Satelliten“-Luftbläschen auf, die die physiologische Luftblase umgeben (vgl. Zeichnung in Abb. 7 d). Der durch die Luftblasen ebenfalls verursachte Schallschatten wird dadurch teilweise überstrahlt.

Auch in der transrektalen Prostatasonographie können Doppel- oder Mehrfachechos mit normalen Gewebereflexen verwechselt werden und daher sehr störend wirken. Wie beim transurethralen Vorgehen läßt sich auch hier durch Veränderung der Schallkopfposition in Zweifelsfällen eine Unterscheidung zwischen scheinbaren und realen Gewebereflexen erreichen (Abb. 8 a, b).

Transurethrale Sonographie nach TUR der Harnblase

Nach erfolgter transurethraler Resektion eines Harnblasentumors stellt sich das Resektionsgebiet an seiner Oberfläche sehr häufig äußerst echodicht dar. Dadurch wird eine starke Schallschattenbildung verursacht, die die sonographische Suche nach eventuell verbliebenen Tumorresiduen unmöglich macht (Abb. 9 a, b). Zusätz-

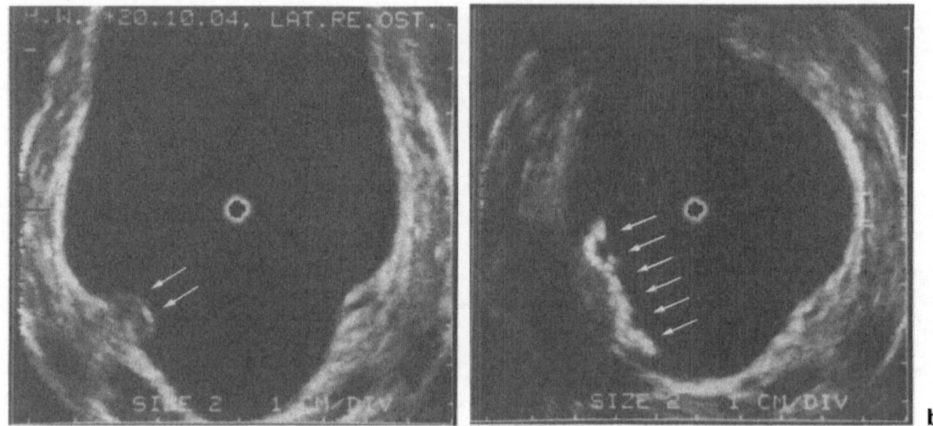

Abb. 9. Harnblasenkarzinom vor (**a**) und nach Resektion (**b**). Im Resektionsgebiet hat sich ein erhabener, großflächiger, echodichter Bezirk gebildet

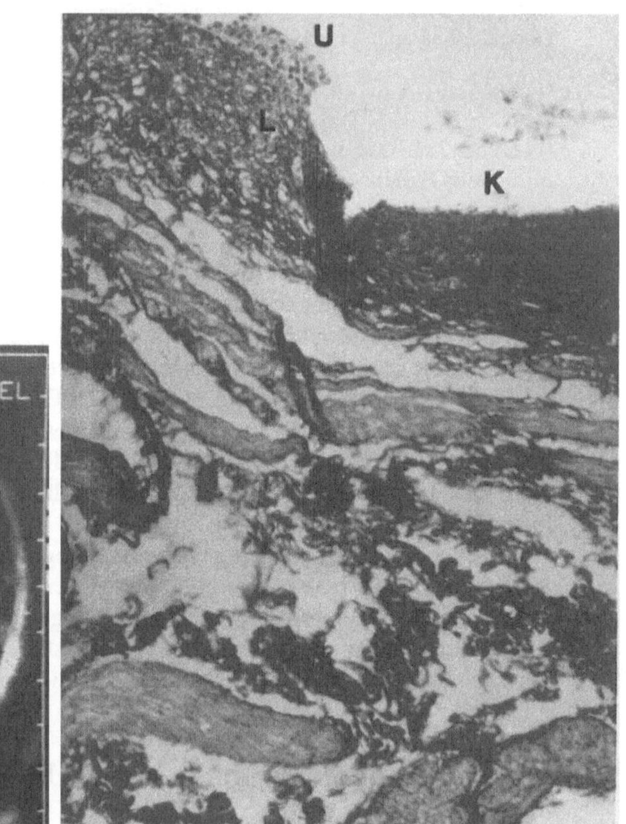

Abb. 10. Schweineblase nach Elektrokoagulation (**a**) mit echodichtem Reflexmuster im Resektionsgebiet. Histologischer Schnitt an der Grenze zwischen normaler und thermisch geschädigter Blasenwand (**b**). Urothel (*U*) und Lamina propria (*L*) sind durch die Koagulation (*K*) vernichtet bzw. erheblich verdichtet

lich ist im Sonogramm meist eine Verdickung des Resektionsgebietes zu beobachten, die auf ein postoperatives Ödem hinweist. Ultraschalluntersuchungen an transurethral resezierten und koagulierten Schweineblasen im Wasserbad ergaben ähnliche Resultate (Abb. 10a). Die beschriebene echodichte Zone war auch einen Tag nach Resektion unvermindert nachweisbar. Eine Schwellung des Bezirks trat erwartungsgemäß nicht auf. Der histologische Schnitt durch das betreffende Gebiet (Abb. 10b) zeigt eine Vernichtung der Mucosa durch die vorangegangene Elektrokoagulation. Das Netzwerk der Lamina propria ist erheblich verdichtet. Zwischen dem mit Flüssigkeit gefüllten Blasenlumen und der geschädigten Harnblasenwand entsteht infolgedessen ein großer Impedanzsprung mit entsprechend kräftigen Schallreflexen. Daß die thermische Alteration der Blasenwand die Hauptursache für die beobachteten Reflexe darstellt wird dadurch bestätigt, daß diese im Verlauf der Wundheilung gänzlich verschwinden.

Zusammenfassung und Diskussion

Aufgrund unserer Untersuchungen ergeben sich verschiedene praktische Konsequenzen für die intracavitäre Sonographie:

1. Ein senkrechter Einfall des Schalls auf die zu untersuchenden Grenzflächen ist stets anzustreben. Sind für die Sonographie der Harnblase retrograde bzw. prograde Schallköpfe vorhanden, so sollten diese bei fraglichen Befunden des Blasenausgangs sowie der Hinterwand eingesetzt werden, um eine bessere Abgrenzbarkeit dieser Wandbezirke gegenüber umliegenden Strukturen zu erreichen.
2. Während der Ultraschalluntersuchung sollten die Grenzen des Fokusbereichs des Transducers berücksichtigt werden. In der Harnblase ist es deshalb sinnvoll, den Schallkopf nicht weiter als 4 cm von fraglichen Strukturen entfernt zu plazieren. Weiter perivesikal gelegene Areale müssen wegen der schlechteren Auflösungsgenauigkeit mit Vorsicht interpretiert werden. Auch Reflexionsartefakte treten vorwiegend im perivesikalen Bereich auf.
3. Sind Doppel- oder Mehrfachreflexionen nicht zweifelsfrei als solche zu erkennen, so kann eine Unterscheidung zwischen Artefakt und echter Gewebsstruktur durch eine Positionsänderung des Schallkopfs gegenüber dem zu untersuchenden Organ erreicht werden.
4. Echoarme Räume im Bereich des Blasendachs sind häufig Folge von Spiegelungen an der physiologischen Luftblase. Auch in diesen Fällen kann eine Verschiebung des Schallkopfs die Natur der beobachteten Echostrukturen aufklären.
5. Unmittelbar nach transurethraler Resektion eines Blasenkarzinoms ist es wegen der auftretenden starken Reflexe nicht möglich, das Resektionsergebnis bezüglich evtl. verbliebener infiltrativer Tumoranteile sonographisch zu überprüfen.

Literatur

Bertermann H, Seppelt U, Rathcke J, Wand H (1983) Kontrolle transurethraler Blasentumor-Resektionen durch intravesikale Sonographie. In: Otto R et al. (Hrsg) Ultraschalldiagnostik 82, Thieme, Stuttgart

Burlew MM, Madsen EL, Zagzebski JA, Banjyvic RA, Sum SW (1980) A new ultrasound tissue-equivalent material. Radiology 134:517–520

Madsen EL, Zagzebski JA, Banjavie RA, Jutila RE (1978) Tissue mimicking materials for ultrasound phantoms. Med Phys 5:391–394

Skolnick ML, Meire HB, Lecky JW (1975) Common artifacts in ultrasound scanning. JCU 3: 273–280

Thickmann DI, Ziskin MC, Goldenberg NJ, Linder BE (1983) Clinical manifestations of the comet tail artifact. J Ultrasound Med 2:225–230

Ziskin MC, Thickmann DI, Goldenberg NJ, Lapayowker MS, Becker JM (1982) The comet tail artifact. J Ultrasound Med 1:1–7

II. Urodynamik

Perfusions- und nuklearmedizinische Studien am ungestauten und gestauten oberen Harntrakt des Schweines

R. M. Kuntz [1], W. Schütz [1], G. Huber [1], L. Karger [1], Ch. Rau [1], I. Wolf [2], W. Kanitz [2] und W. Erhard [3]

Eine Obstruktion der Harnwege ist grundsätzlich theraphiebedürftig, da sie bei ausreichend langem Bestehen zur irreversiblen Funktionseinschränkung der betroffenen Niere führt. Denn der Druckanstieg proximal der Enge verursacht neben einer Dilatation der gestauten ableitenden Harnwege einen Anstieg des Druckes in den Tubuli und im Bowmanschen Kapselraum. Dadurch wird der effektive Filtrationsdruck gesenkt, die glomeruläre Filtrationsrate vermindert und die Nierenfunktion eingeschränkt. Die intratubuläre Druckerhöhung steigert außerdem die passive tubuläre Wasserrückresorption, so daß nicht resorbierbare Substanzen wie Röntgenkontrastmittel oder radioaktive Substanzen verzögert aus der Niere ausgeschieden werden. Dies bedeutet jedoch nicht, daß jede Harntraktdilatation oder Tracerakkumulation notwendigerweise Ausdruck einer Obstruktion sein muß (Whitaker 1973; O'Reilly et al. 1978; Whitfield et al. 1978; Koff et al. 1979). Eine Dilatation kann auch bei einem primär atonischen Hohlraumsystem beobachtet werden, z. B. einem ampullären Nierenbecken oder einem nicht obstruktiven Megaureter. Die Urinstase führt dabei auch ohne Obstruktion zur Akkumulation der aktiven Substanz. Daraus ergibt sich, daß häufig ein konventionelles Ausscheidungsurogramm und/oder Funktionsszintigramm nicht zur Unterscheidung zwischen obstruktiver und nicht obstruktiver Dilatation des oberen Harntraktes ausreicht. Diese Differenzierung ist jedoch von erheblicher klinischer Bedeutung, da nur die Obstruktion einer Therapie bedarf. Die Fehldiagnose einer Obstruktion führt dagegen nicht nur zu einer überflüssigen Operation, sondern darüber hinaus kann durch operationsbedingte Komplikationen, z. B. postoperative narbige Strikturierungen, eine Obstruktion erst erzeugt werden.

Als differentialdiagnostische Methoden zur Abklärung der Abflußverhältnisse aus dem oberen Harntrakt werden heutzutage invasive Perfusionsstudien (Whitaker 1973) sowie die nuklearmedizinischen Verfahren der Diuresefunktionsszintigraphie (Lasixstudie) (O'Reilly 1979; Koff et al. 1979) und der Bestimmung der parenchymalen Transitzeit t-mean-p (Whitfield et al. 1978) angewandt. Allerdings wurde in den wenigen bisher vorliegenden Vergleichsstudien sämtlich über diskrepante Ergebnisse in ca. 10–20% berichtet, wenn am selben Patienten zwei der drei genann-

1 Urologische Klinik und Poliklinik der TU München, Klinikum rechts der Isar, Ismaningerstr. 22, 8000 München 80

2 Nuklearmedizinische Klinik und Poliklinik der TU München, Klinikum rechts der Isar, Ismaningerstr. 22, 8000 München 80

3 Institut für experimentelle Chirurgie der TU München, Klinikum rechts der Isar, Ismaningerstr. 22, 8000 München 80

Experimentelle Urologie
Hrsg. v. R. Harzmann et al.

ten Methoden gleichzeitig durchgeführt wurden (Whitfield 1978, Koff et al. 1979, O'Reilly 1980, Koff et al. 1980, O'Reilly und Lupton 1982): Während eine Methode eine Obstruktion anzeigte, ergab die andere Methode dagegen einen unbehinderten Harnabfluß. Eine Vergleichsstudie, in denen alle drei genannten Verfahren gleichzeitig angewandt wurden, existiert bisher nicht.

Zur Beurteilung der diagnostischen Treffsicherheit der genannten Methoden wurden deshalb eigene tierexperimentelle Untersuchungen am Schwein durchgeführt, wobei durch das experimentelle Modell eindeutig festlag, welche Untersuchungen unter obstruktiven und welche unter nicht obstruktiven Bedingungen durchgeführt wurden. Ziel dieser experimentellen Studien war die Definition der Bedingungen, unter denen bei gleicher diagnostischer Treffsicherheit die invasiven Perfusionsstudien durch nuklearmedizinische Untersuchungen ersetzt werden können. Da die Niere und der Harntrakt des Schweines denen des Menschen stark ähneln, erscheint es gerechtfertigt, diese experimentellen Ergebnisse als aussagekräftig auch für die klinische Problematik an Patienten mit Verdacht auf Obstruktion des oberen Harntraktes zu betrachten.

Material und Methoden

Versuche wurden an insgesamt 28 Harntraktsystemen von 19 Schweinen mit einem durchschnittlichen Körpergewicht von 25,6 kg durchgeführt (9 Schweine mit bilateralen Nieren, 10 Schweine mit Solitärniere nach einseitiger Nephrektomie). Bei allen Tieren wurde eine Woche vor Beginn der Untersuchungen die jeweilige Niere freigelegt und transparenchymal eine Nierenfistel ins Nierenbecken plaziert, die mit einer subcutan verlagerten Siliconmembran verbunden war. Diese war transcutan gut palpabel und punktierbar, wie auf Abb. 1 dargestellt. Die Blase war über eine permanente Blasenfistel abgeleitet. Bei nicht obstruktiven Versuchsbedingungen erfolgte der Urinabfluß über den offenen Blasenkatheter. Eine reproduzierbare standardisierte partielle Obstruktion des oberen Harntraktes wurde durch eine konstante Erhöhung des intravesikalen Blasendruckes auf 30 cm H_2O mit Blasenablauf über ein Überlaufsystem 30 cm über Blasenniveau erreicht. Alle Untersuchungen wurden in Intubationsnarkose durchgeführt. Vor Versuchen unter dehydrierten Bedingungen erhielten die Tiere 8 Stunden lang keinerlei Flüssigkeitszufuhr, vor Versuchen unter hydrierten Bedingungen während desselben Zeitraumes 2000 ml Ringerlösung. Während eines Untersuchungsvorganges wurden folgende Einzeluntersuchungen durchgeführt:

1. Perfusionsstudien mit konstanter Perfusion von 5, 10, 15, 20 ml/min. Die Perfusionsstudien wurden jeweils zweimal nacheinander durchgeführt, um die Reproduzierbarkeit der Ergebnisse zu überprüfen.
2. Nuklearmedizinische Gammakamera-Untersuchungen mit Bestimmung der renalen und seitengetrennten J-123-Orthojodhippuransäure (OJH)-Clearance, mit Bestimmung der mittleren parenchymalen Transitzeit t-mean-p und Durchführung einer Lasixstudie mit simultaner Nierenbeckendruckmessung.

Dieses Untersuchungsprogramm wurde an unterschiedlichen Untersuchungstagen am jeweils selben Tier unter Bedingungen der Dehydration und der Hydration, so-

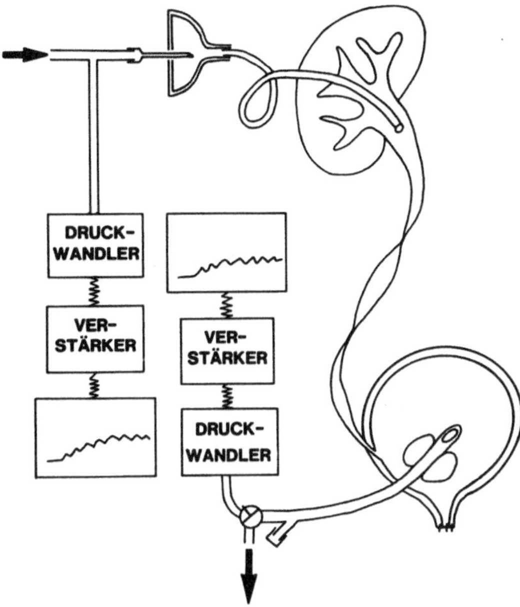

Abb. 1. Schematische Darstellung der experimentellen Perfusionsstudien. Die Nierenbeckenfistel war mit einer subcutan verlagerten Membran verbunden, die transcutan gut palpabel und leicht zu punktieren war. Über dasselbe Schlauchsystem, über das perfundiert wurde, erfolgte auch die Nierenbeckendruckmessung. Die Blase war über eine permanente Blasenfistel drainiert, und der Blasendruck würde intermittierend registriert

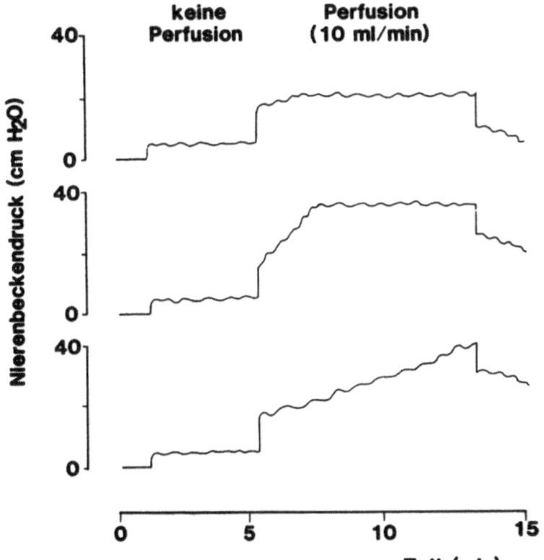

Abb. 2. Schematische Darstellung möglicher Nierenbeckendruckkurven bei Perfusionsstudien. Die obere Kurve zeigt keine Obstruktion an, da der Nierenbeckendruck während der Perfusion nur unwesentlich ansteigt. Die beiden unteren Kurven zeigen dagegen eine Obstruktion an. Der steile Druckanstieg zu Beginn der Perfusion repräsentiert den inneren Flußwiderstand des Schlauchsystemes, über das simultan der Nierenbeckendruck gemessen und der obere Harntrakt perfundiert wurde

wie des ungestauten und partiell gestauten oberen Harntraktes durchgeführt. Bei den Perfusionsstudien wurde ein Nierenbeckendruck von weniger als 22 cm H_2O als fehlende Obstruktion und von mehr als 29 cm H_2O als Obstruktion gewertet. Typische Beispiele für solche Nierenbeckendruckkurven sind in Abb. 2 dargestellt. In der Lasixstudie wurde eine Elimination der am Ende der Standardfunktionsszintigraphie im dilatierten Hohlsystem verbliebenen radioaktiven Substanz von mehr als 40% 10 min. nach Gabe von 0,5 mg/kg KG Lasix als fehlende Obstruktion gewertet,

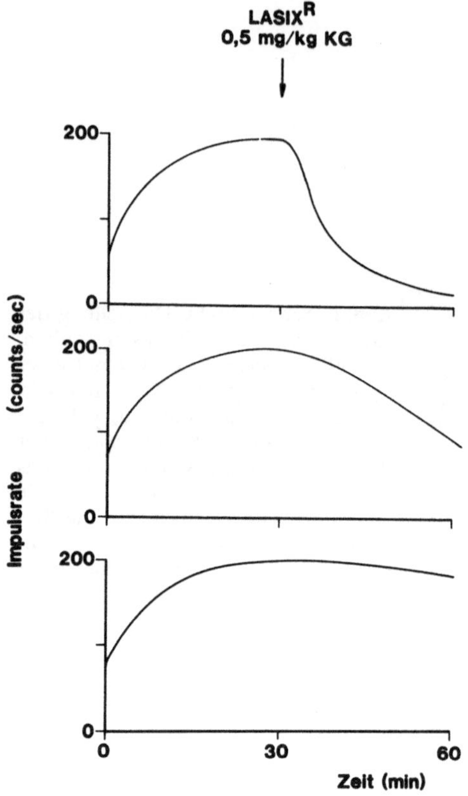

Abb. 3. Schematische Darstellung möglicher Zeitaktivitätskurven in der Lasixstudie. Die obere Kurve zeigt keine Obstruktion an, da die Elimination der radioaktiven Substanz 10 min nach i. v.-Injektion von 0,5 mg/kg/KG Lasix mehr als 40% beträgt, die untere Kurve dagegen eine Obstruktion, da die Elimination weniger als 20% beträgt. Bei einer Elimination von 20–40% (mittlere Kurve) kann keine eindeutige Aussage über die Abflußverhältnisse aus dem oberen Harntrakt getroffen werden

eine Aktivitätselimination von weniger als 20% als Obstruktion. Mögliche Zeitaktivitätskurven nach Gabe des Diuretikums sind in Abb. 3 dargestellt. Bei der durch Kompartmentanalyse errechneten mittleren parenchymalen Transitzeit t-mean-p wurde ein Wert von weniger als 4,5 min als fehlende, ein Wert von mehr als 4,5 min als Anzeichen einer Obstruktion gewertet.

Ergebnisse

1. Die Perfusionsstudien zeigten mit 99% richtigen Ergebnissen die höchste diagnostische Treffsicherheit. Die Ergebnisse waren in hohem Maße reproduzierbar. In 99,6% zeigten wiederholte Perfusionsstudien unter denselben experimentellen Bedingungen am selben Tier dasselbe Ergebnis. Perfusionsstudien mit einer Perfusionsrate von 5 und 10/min zeigten weder falsch-negative noch falsch-positive Ergebnisse. Mit zunehmender Rate (15, 20 ml/min) traten zunehmend häufiger falsch-positive (falsch-obstruktive) Ergebnisse auf.

2. Die Bestimmung der mittleren parenchymalen Transitzeit t-mean-p zeigte eine diagnostische Treffsicherheit von 84%. Immer, wenn t-mean-p nicht verlängert war, lag auch keine Obstruktion vor. Durch die Bestimmung von t-mean-p konnte

somit eine fehlende Obstruktion sicher nachgewiesen werden. Dies war in insgesamt 42% der Untersuchungen der Fall. Die diagnostische Treffsicherheit der Bestimmung von t-mean-p war jedoch durch falsch-positive Ergebnisse eingeschränkt. Als Ursache dafür war eine zu niedrige Harnflußrate bzw. eine eingeschränkte Nierenfunktion verantwortlich.

3. Immer, wenn die Tracerelimination weniger als 20% betrug, lag auch tatsächlich eine Obstruktion vor. Dies war insgesamt in 24% der Untersuchungen der Fall. Falsch-positive Ergebnisse traten somit nicht auf. Die diagnostische Treffsicherheit der Lasixstudie, die insgesamt 68% betrug, wurde jedoch durch falsch-negative (falsch nicht-obstruktive) Ergebnisse eingeschränkt. Durch die simultane Nierenbeckendruckmessung konnte nachgewiesen werden, daß als Ursache für falsch-negative Ergebnisse ein eindeutig erhöhter Nierenbeckendruck verantwortlich war, der trotz vorhandener Obstruktion eine normale Tracerelimination aus dem gestauten Harntrakt ermöglichte.

4. Durch Kombination der beiden nuklearmedizinischen Verfahren konnte die Anzahl eindeutiger Ergebnisse auf 62% aller Untersuchungen erhöht werden und die Diagnose sowohl einer Obstruktion als auch die einer fehlenden Obstruktion ermöglicht werden.

Diskussion

Seit den Arbeiten von Tanagho et al. 1965 und Tanagho und Hutch 1965 ist bekannt, daß eine Dehnung der Muskulatur des Trigonum vesicae im Rahmen einer Blasenfüllung oder -druckerhöhung zur Einengung des intramuralen Harnleiterlumens und somit zur Widerstandserhöhung im Harnleiter führt. Durch die Erhöhung des Blaseninnendruckes auf 30 cm H_2O während der Versuche unter obstruktiven Bedingungen war es möglich, eine gut reproduzierbare, standardisierte Obstruktion des oberen Harntraktes zu erzeugen, ohne die ein Vergleich der Ergebnisse der an mehreren Tieren angewandten Methoden nicht möglich gewesen wäre. Außerdem wurden durch dieses Versuchsmodell Manipulationen am Ureter, die bekanntermaßen zu einer erheblichen Beeinträchtigung der Harnleiterperistaltik und des Urintransportes führen können (Butcher u. Sleator 1955), vermieden. Entsprechend der von Whitaker 1973 angegebenen Klassifikation der Ergebnisse von Perfusionsstudien zeigten Perfusionsstudien mit 5 und 10 ml/min die höchste diagnostische Treffsicherheit, ohne falsch-negative oder falsch-positive Ergebnisse. Somit erscheinen, zumindestens für Individuen mit einem Körpergewicht von 25 kg, diese, auch von Whitaker 1973 und Hanna 1981 angegebenen, Perfusionsraten als die geeignetesten. Newhouse und Pfister 1981 empfehlen dagegen in unklaren Fällen auch bei Kindern eine Erhöhung der Perfusionsrate auf 15 oder 20 ml/min. Die eigenen Untersuchungen zeigten bei solchen Perfusionsraten unter nicht obstruktiven Bedingungen jedoch zunehmend falsch-positive Ergebnisse. Ripley und Somerville (1982) fanden in Perfusionsstudien mit hohen Perfusionsraten von mehr als 5 ml/min, im Gegensatz zu den eigenen Ergebnissen, eine schlechte Reproduzierbarkeit der Ergebnisse. Die wahrscheinlichste Ursache für diese Diskrepanz ist wohl die Tatsache, daß Ripley und Somerville eine zu hohe Perfusionsrate/Perfusor wählten. Denn wie aus eigenen Vorversuchen eindeutig hervorging, führt eine Perfusion/Perfusor von mehr als 5 ml/min häufig zum ruckweisen Vorschub des Perfusionsspritzenkolbens mit entsprechend artifiziell erhöhten Nierenbeckendruckwerten. Aus diesem Grund wurde in den eigenen Untersuchungen in keinem Fall eine Perfusionsrate von mehr als 5 ml/min/Perfusor gewählt. Durch die Bestimmung der parenchymalen Transitzeit t-mean-p konnte nur eine fehlende Obstruktion zweifelsfrei nachgewiesen werden. Die häufigste Ursache für falsch-positive Ergebnisse war eine Harnflußrate von mehr als 2 ml/min sowie eine eingeschränkte Nierenfunktion. Deshalb ist in Übereinstimmung mit Piepsz et al. 1982 zu fordern, daß Bestimmungen der parenchymalen Transitzeit nur unter Hydrationsbedingungen durchgeführt werden sollten, die eine Harnflußrate von mindestens 2 ml/min./Einzelniere ermöglichen. Wegen der eigenen falsch-positiven Ergebnisse erscheint es als nicht gerechtfertigt, wie Whitfield et al. 1978 die alleinige Bestimmung der parenchymalen Transitzeit t-mean-p als ausreichend zur Differenzierung zwischen fehlender und vorhandener Obstruktion anzusehen, da eine Verlängerung von t-mean-p auch durch nicht obstruktive Nephropathien verursacht wurde. Umgekehrt zeigten die eigenen Lasixstudien falsch-negative Ergebnisse. Dabei trat eine solche normale Tracerelimination trotz Obstruktion nur bei Nieren mit uneingeschränkter Funktion auf. Durch die simultane Nierenbeckendruckmessung und Bestimmung der Harnflußrate konnte nachgewiesen werden, daß die Ursache dafür ein pathologisch hoher Nierenbeckendruck war. Dieser war um so höher, je größer die durch Lasix induzierte Steigerung der Harnflußrate war. Dementsprechend wurden falsch-negative Ergebnisse auch doppelt so häufig bei Tieren mit Solitärniere als bei Tieren mit bilateralen Nieren gefunden, da die Urinmenge, die durch eine Solitärniere produziert wurde, größer war als die Urinproduktion einer Niere von Tieren mit bilateralen Nieren. Auch Koff 1982 fand an Tieren mit chronischer Harntraktobstruktion falsch-negative Ergebnisse in der Lasixstudie, allerdings wesentlich weniger häufig. Dabei waren die von Koff 1982 untersuchten Nieren sämtlich chronisch obstruiert und entsprechend insuffizient, so daß die Gabe des Diuretikums vermutlich seltener zu einer ausgeprägten Steigerung der Harnflußrate und des Nierenbeckendruckes führte, als dies bei den in der Regel normal funktionierenden Nieren der eigenen Versuchstiere der Fall war. Da Lasixstudien als ein nicht invasives Alternativverfahren zu den invasiven Perfusionsstudien angewandt werden und somit naturgemäß die Nierenbeckenpunktion mit simultaner Registrierung des Nierenbeckendruckes nicht vorgenommen wird, bleiben deshalb all die Obstruktionen unerkannt, die eine normale Tracerelimination nur aufgrund eines pathologisch hohen Nierenbeckendruckes ermöglichen, der auf Dauer zu einer obstruktiven Nephropathie führen würde. Aus diesem Grund schließt ein negatives Ergebnis in der Lasixstudie eine Obstruktion nicht notwendigerweise aus. Die eigenen experimentellen Untersuchungen zeigten somit, daß durch die alleinige Bestimmung von t-mean-p nur eine fehlende Obstruktion, durch die alleinige Lasixstudie nur eine vorhandene Obstruktion zweifelsfrei diagnostiziert werden können. Bei beiden diagnostischen Verfahren ist somit die diagnostische Aussagekraft eingeschränkt, wenn sie als Einzelverfahren angewandt werden. Bei gleichzeitiger Anwendung in *einem* nuklearmedizinischen Untersuchungsgang wird die Aussagekraft jedoch erheblich gesteigert, da potentiell falsch-positive Ergebnisse bei der Bestimmung von t-mean-p durch ein obstruktives Ergebnis der Lasixstudie als eindeutig obstruktiv und umgekehrt potentiell falsch-negative Ergebnisse in der Lasixstudie durch eine normale Transitzeit als eindeutig nicht obstruktiv bestätigt werden können. Daher erscheint als sinnvollstes Vorgehen bei der diagnostischen Abklärung einer fraglichen Obstruktion des oberen Harntraktes, zunächst die simultane Bestimmung der mittleren parenchymalen Transitzeit t-mean-p und die Durchführung einer Lasixstudie in *einem* nuklearmedizinischen Untersuchungsgang vorzunehmen. Invasive Perfusionsstudien sind nur indiziert, wenn die beiden nuklearmedizinischen Methoden diskrepante Ergebnisse zeigen.

Zusammenfassung

An 28 Harntraktsystemen von 9 Schweinen mit bilateralen Nieren und 10 Schweinen mit Solitärniere wurden unter definierten Bedingungen der Hydration und Dehydration am ungestauten und partiell gestauten oberen Harntrakt in jeweils *einem* Untersuchungsgang Perfusionsstudien (Perfusionsraten: 5, 10, 15, 20 ml/min) und Gammakamera-Untersuchungen mit Bestimmung der renalen J123-OJH-Clearance, Bestimmung der mittleren parenchymalen Transitzeit t-mean-p und Durchführung einer Lasixstudie mit simultaner Nierenbeckendruckmessung vorgenommen.

Perfusionsstudien zeigten in 99% jeweils die experimentell fehlende oder vorhandene Obstruktion an, wenn die Perfusionsrate 5 oder 10 ml/min betrug. Mit zunehmender Perfusionsrate (15, 20 ml/min) traten zunehmend häufiger falsch-positive Ergebnisse auf. Die diagnostische Treffsicherheit der Bestimmung der mittleren parenchymalen Transitzeit t-mean-p betrug 84%, war jedoch durch falsch-positive Ergebnisse eingeschränkt. Nur eine fehlende Obstruktion ließ sich zweifelsfrei nachweisen (42% aller Untersuchungen). Die diagnostische Treffsicherheit der Lasixstudie, die insgesamt 68% betrug, wurde durch häufige falsch-negative Ergebnisse eingeschränkt. Durch die Lasixstudie ließ sich nur eine Obstruktion zweifelsfrei nachweisen (24% aller Untersuchungen). Durch die kombinierte Durchführung der Transitzeitbestimmungen und der Lasixstudie in *einem* nuklearmedizinischen Untersuchungsgang wurde die Anzahl zweifelsfreier Ergebnisse auf 62% erhöht und der Nachweis sowohl einer fehlenden als auch einer vorhandenen Obstruktion ermöglicht. Daher wird der Schluß gezogen, daß bei der diagnostischen Abklärung einer fraglichen Obstruktion des oberen Harntraktes zunächst eine kombinierte nuklearmedizinische Untersuchung mit Bestimmung der mittleren parenchymalen Transitzeit t-mean-p und Durchführung einer Lasixstudie vorgenommen wird. Perfusionsstudien sind nur indiziert, wenn die beiden nuklearmedizinischen Methoden diskrepante Ergebnisse zeigen.

Summary

On 28 upper urinary tract (UUT) systems of 9 pigs with bilateral kidneys and 10 pigs with solitary kidneys perfusion studies, gamma camera determinations of J123-OJH-clearances and mean parenchymal transit times t-mean-p and diuretic renograms with simultaneous renal pelvic pressure registrations were performed as one diagnostic procedure, while the animals were either hydrated or dehydrated. The UUT was either partially obstructed or the urine flow was uninhibited. In 99%, perfusion studies correctly indicated obstruction and non-obstruction, respectively, when the perfusion rate was 5 or 10 ml/min. With higher rates (15, 20 ml/min) falsely-positive results became increasingly more frequent. The diagnostic accuracy of the determination of t-mean-p was as high as 84%. However, falsely-positive results occurred. Therefore, only non-obstruction could be reliably diagnosed (42% of all examinations). The diagnostic accuracy of the diuretic renogram was only 64%, due to frequent falsely-negative results. Therefore, only obstruction could be reliably diagnosed (24% of all examinations). By the combined performance of the determination of t-mean-p and of the diuretic renogram as *one* diagnostic radioisotope procedure the incidence of reliable results could be increased to 62% in which a reliable diagnosis of either non-obstruction or obstruction of the UUT became possible. It, therefore, is recommended that the combined performance of the diuretic renogram and the determination of t-mean-p should be the first step in the assessment of UUT-dilatation. Perfusion studies are only indicated when the results of both radioisotope studies disagree.

Literatur

Butcher HR, Sleator W jr (1955) A study of the electrical activity of intact and partially mobilized human ureters. J Urol 73:970–986

Hanna MK (1978) Clinical application of hydrodynamics of the ureter and renal pelvis. In: Bergman H (ed) The Ureter. Springer, New York Heidelberg Berlin p 163–178

Koff SA (1982) Experimental validation of diagnostic methods. In: O'Reilly PH, Gosling JA (eds) Idiopathic hydronephrosis. Springer, Berlin Heidelberg New York p 79–91

Koff SA, Thrall JH, Keyes JW jr (1979) Diuretic radionuclide urography: A non-invasive method for evaluating nephroureteral dilatation. J Urol 122:451–454

Koff SA, Thrall JH, Keyes JW jr (1980) Assessment of hydroureteronephrosis in children using diuretic radionuclide urography. J Urol 123:531–534

Kuntz RM, Schütz W, Wolf I, Kanitz W (1984) Urodynamic and radioisotope studies in the normal and obstructed upper urinary tract in pigs. 1984 Annual meeting, Am Urol Ass, New Orleans

Newhouse JH, Pfister RC (1981) Percutaneous upper urinary tract dynamics in equivocal obstruction (Whitaker). Urol Radiol 2:191–192

O'Reilly PH (1980) Diuresis renogram. Dialogues Pediatr Urol 3:4

O'Reilly PH, Lupton EW (1982) Nuclear medicine. In: O'Reilly PH, Gosling JA (eds) Idiopathic hydronephrosis. Springer, Berlin Heidelberg New York, p 49–61

O'Reilly PH, Lawson RS, Shields RA, Testa HJ (1979) Idiopathic hydronephrosis – the diuresis renogram: A non-invasive method of assessing equivocal pelvi-ureteral junction obstruction. J Urol 121:153–155

Piepsz A, Hamm HR, Hall M, Diffey BL, Goggin MJ, Hall FM, Miller JA, Lumbruso J, Di Paolo R, Bazin JP, Di Paolo M, Fries D (1982) A co-operative study on the clinical value of dynamic renal scanning with deconvolution analysis. Br J Radiol 55:419–433

Ripley SH, Somerville JJR (1982) Whitaker revisited. Br J Urol 54:594–598

Tanagho EA, Hutch JA (1965) Primary reflux. J Urol 93:158–164

Tanagho EA, Hutch JA, Meyers EH, Rambo ON jr (1965) Primary vesicoureteral reflux: experimental studies of its etiology. J Urol 93:165–176

Whitaker RH (1973) Diagnosis of obstruction in dilated ureters. Ann R Coll Surg Engl 53:153–166

Whitaker RH (1979) An evaluation of 170 diagnostic pressure flow studies of the upper urinary tract. J Urol 121:602–604

Whitfield HN (1980) Deconvolution analysis. Dialogues Pediat Urol 3:5

Whitfield HN, Britton KE, Hendry WF, Nimmon CC, Wickham JEA (1978) The distinction between obstructive uropathy and nephropathy by radioisotope transit times. Br J Urol 50:433–436

Die nuklearmedizinische Abbildung physiologischer und pathophysiologischer Ureterperistaltik beim Schwein und beim Menschen

W. Müller-Schauenburg [1], K. Anger [2], U. Feine [1], R. Lindenberger [1], M. Wolf [1], R. Hippéli [3], P. Reifferscheid [4] und R. Harzmann [5]

Einleitung

Die Nuklearmedizin gestattet die experimentelle und klinische Abbildung der physiologischen und pathophysiologischen Uretermotilität. Zwar wurde der Erfahrungsschatz, der über die Uretermotilität in den letzten Jahrzehnten gesammelt wurde, fast ausschließlich ohne nuklearmedizinische Methoden gewonnen (Kiil 1957; Lutzeyer and Melchior 1973; Boyarsky et al. 1971; Schmidt 1978; Melchior 1981; Constantinou and Djurhuus 1982), doch ist die Nuklearmedizin gerade dazu prädestiniert, die völlig ungestörte Ureterperistaltik zu studieren: Es bedarf keiner die Diurese beeinflussenden Kontrastmittel wie bei der Röntgendurchleuchtung, es bedarf keiner Einführung von Drucksonden oder Anbringung von Elektroden zur Messung der elektrischen Erregung. Der nuklearmedizinische Tracer folgt dem stationären Strom des inaktiven Urins und markiert ihn nur, ohne ihn diuretisch oder mechanisch zu stören.

Seit langem ist die Anwendung von Radioisotopen in Nephrologie und Urologie eingeführt zur Untersuchung der Durchblutung, der seitengetrennten Clearancefunktion und des Abflusses bis hin zur Lasixfunktionsszintigraphie und der direkten oder indirekten Prüfung auf vesico-ureteralen Reflux. Die eigentliche Ureterfunktionsszintigraphie begann dann 1978 mit der Einführung der Weg-Zeit-Bilder (auch UKG = Ureter-Kinetogramm oder Matrix-Synopsis-Plot genannt) durch Müller-Schauenburg (Müller-Schauenburg et al. 1979).

Das Prinzip ist methodisch nahe verwandt den durch Handvermessungen von Videofilmen des Harnleiters gewonnenen Weg-Zeit-Diagrammen von Gerlach und Mitarbeitern (vgl. Melchior 1981, S. 86). Eine weitere methodische Analogie ist durch den M-Mode der Sonographie gegeben.

Bei den nuklearmedizinischen Peristaltikbildern handelt es sich um eine komprimierte Weg-Zeit-Darstellung der im Ureter enthaltenen Radioaktivität. Die Abbildung ist unterteilt in einzelne Zeitsegmente, die zeitlich nacheinander liegen, in den Peristaltikbildern aber untereinander angeordnet sind. Innerhalb eines Segments ist die X-Achse die Zeit, die Y-Achse der Weg längs des begradigten Ureters.

1 Nuklearmedizinische Abteilung des Medizinischen Strahleninstituts der Universität, Röntgenweg, D-7400 Tübingen
2 Nuklearmedizinisches Institut des Kreiskrankenhauses, D-5880 Lüdenscheid
3 Radiologische Abteilung, Robert-Bosch-Krankenhaus, D-7000 Stuttgart
4 Abteilung für Kinderchirurgie der Chirurgischen Universitätsklinik, Calwer Str. 7, D-7400 Tübingen
5 Urologische Universitätsklinik, Calwer Str. 7, D-7400 Tübingen

Experimentelle Urologie
Hrsg. v. R. Harzmann et al.

Ein solches Segment enthält jeweils Ureterinformation aus 60 Originalbildern des Ureterfunktionsszintigrammes, welches mit einer zeitlichen Auflösung von 1–2,5 sec pro Bild aufgenommen wurde. Entsprechend bildet ein Segment 1–2,5 min Uretermotilitätsinformation ab.

Das nuklearmedizinische Methodenbündel im Spiegel klinischer Beispiele

Abbildung 1 zeigt ein normales Peristaltikbild, welches 8 Zeitsegmente zu je 2,5 min enthält. Daneben ist zum Vergleich die zugehörige Nierenfunktionskurve aus dem gesamten Untersuchungszeitraum von 20 min dargestellt. Das oberste Zeitsegment gehört zur ersten Anstiegsphase der Nierenfunktionskurve, in der noch keine Aktivität im Ureter ist. Im zweiten Segment darunter erkennt man dann deutlich die schrägen Linien der Ureterspindeln, die vom Nierenbecken oben zur Blase unten wandern. Ergänzt man die noch nicht dargestellte Spindel am Anfang des zweiten Segments, so ergibt sich eine regelmäßige Frequenz von 7 Abläufen pro 2,5 min oder 2,8 Abläufen pro min. Im 4. und 5. Segment wird die Abbildung zunehmend schwächer, weil die Aktivitäts-Konzentration im Urin absinkt, wie die Nierenfunktionskurve belegt. Am Ende des 6. Segments sind nochmals zwei Spindeln deutlich erkennbar, einer kleinen Irregularität in der Nierenfunktionskurve zugeordnet, welche für einen kurzen Zeitraum horizontal verläuft und dann eine kleine Stufe hat, die den beiden dargestellten Peristaltikabläufen entspricht.

Ein so vollständig regelmäßiger Rhythmus, wie er in den Segmenten 2–4 dargestellt ist, ist nur eine Form der normalen Peristaltik. Die Variation der Norm ist groß

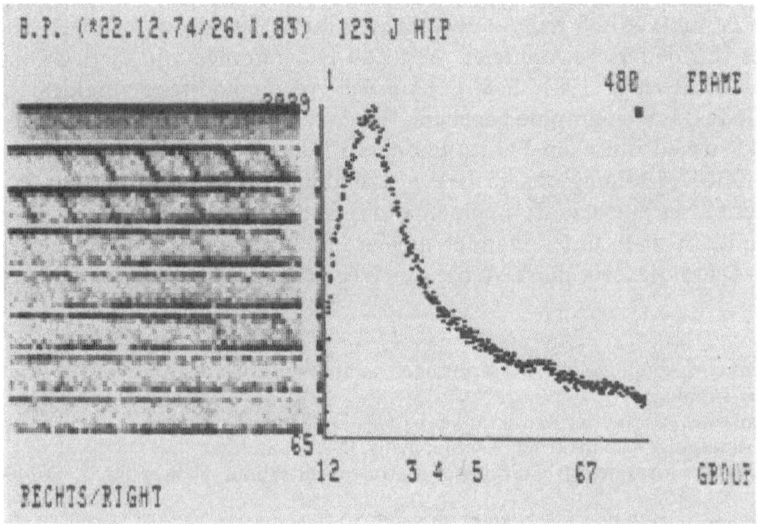

Abb. 1. Normales Peristaltikbild links und zugehörige Nierenfunktionskurve rechts (30 MBq 123 Jod-Hippuran)

(Lindenberger 1981). Periodische Rhythmen, wie sie Hajòs (1978) beschreibt, haben wir nicht gefunden. Dabei ist zu berücksichtigen, daß das nuklearmedizinische Beobachtungsintervall der Spindelperistaltik bei normalem Abfluß kürzer ist als es von Hajòs für die Durchleuchtung beschrieben wird. Für Technetium-DTPA und die Knochensubstanz Technetium-MDP sind die Beobachtungszeiträume wegen der langsameren Ausscheidung im allgemeinen länger als bei 123-Jod-Hippuran, welches bei der in Abb. 1 dargestellten Untersuchung verwendet wurde. Der Beobachtungszeitraum hängt von Radioaktivitätsdosis und Abfluß ab. Je länger die Aktivität im Ureter verweilt, also je schlechter der Abfluß ist, je länger ist die nuklearmedizinische Peristaltik-Beobachtungszeit.

Abbildung 2c zeigt das Peristaltikbild einer Stenoseperistaltik nach Lasix. Im größten Anteil des ersten Segments liegt noch eine normale Peristaltikfrequenz vor, weil das Lasix noch nicht gewirkt hat. Am Ende beginnt die Frequenz zuzunehmen und steigert sich dann weiter im zweiten und dritten Segment. Vom vierten Segment ab werden die peristaltischen Kontraktionen nicht mehr aufgelöst. Zusätzlich nimmt durch die Verdünnung die Aktivitätskonzentration im Ureter ab, wie die zugehörige Nierenfunktionskurve daneben belegt.

Betrachtet man die einzelnen peristaltischen Abläufe des ersten Segments von 2c genauer, so sieht man, daß jeweils mit Erreichen einer bestimmten Ureterstelle der Ureter im oberen Anteil wieder schlagartig gefüllt ist. Das ist das Muster eines intra-ureteralen Refluxes: Jede peristaltische Welle entleert den oberen Ureter, bis sie in einer bestimmten Höhe insuffizient wird und die Aktivität nach oben zurückschießt. Die Höhe des Rückflusses ergibt sich aus der Serie der Regions-of-Interest (Abb. 2b), welche die Zuordnung zwischen der Zeilennummer im Peristaltikbild und der Höhe längs des Ureters wiedergibt.

Abbildung 3 zeigt links ein Peristaltikbild mit deutlichen retroperistaltischen Wellen vor und nach der Miktion. Der schräge Verlauf des Unterrandes des von unten nach oben gerichteten Aktivitätsflusses ist das Korrelat der Ureterkontraktion. Man erkennt deutlich die peristaltische Welle, die hier bei einer Sekunde pro Originalbild entsprechend einer Minute pro Segment mit konstanter Geschwindigkeit von der Blase zur Niere läuft. Die retroperistaltisch beförderte Aktivität verbleibt dann jeweils eine Weile im Nierenbecken, ehe sie mehr oder weniger schlagartig ohne einen peristaltischen Vorgang nach caudal fließt. Der Miktionsvorgang ist im dritten Segment deutlich zu erkennen. In den darüberliegenden Segmenten ist die gefüllte Blase wegen der Untergrundsubtraktion bei der Peristaltikbilderstellung nur schwach dargestellt. Nach der Miktion sind die peristaltischen Wellen noch eine Weile zu erkennen und zwar diesmal bei der fehlenden Blasenüberlagerung in den unteren Ureteranteilen besonders deutlich.

Während die Retroperistaltik wegen ihrer langsamen Geschwindigkeit durch das Peristaltikbild dargestellt wird, gibt es für den schnellen intra-ureteralen Reflux ein weiteres nuklearmedizinisches Verfahren, welches es gestattet, den Ort des Refluxes genau zu lokalisieren. Dazu bildet man Bilddifferenzen wie in Abb. 4a wiedergegeben. Die oberen beiden Bilder stellen jeweils Nieren und Blase in Zwei-Sekunden-Intervallen dar. Die künstlichen Markierungen in den Bilderecken sorgen dafür, daß die oberen beiden Bilder A und B und die unteren beiden Bilder jeweils untereinander in der Aussteuerung vergleichbar sind. Bildet man die Bilddifferenz A–B (unten links), so wird der Bereich wiedergegeben, welcher im Bild A mehr als in B

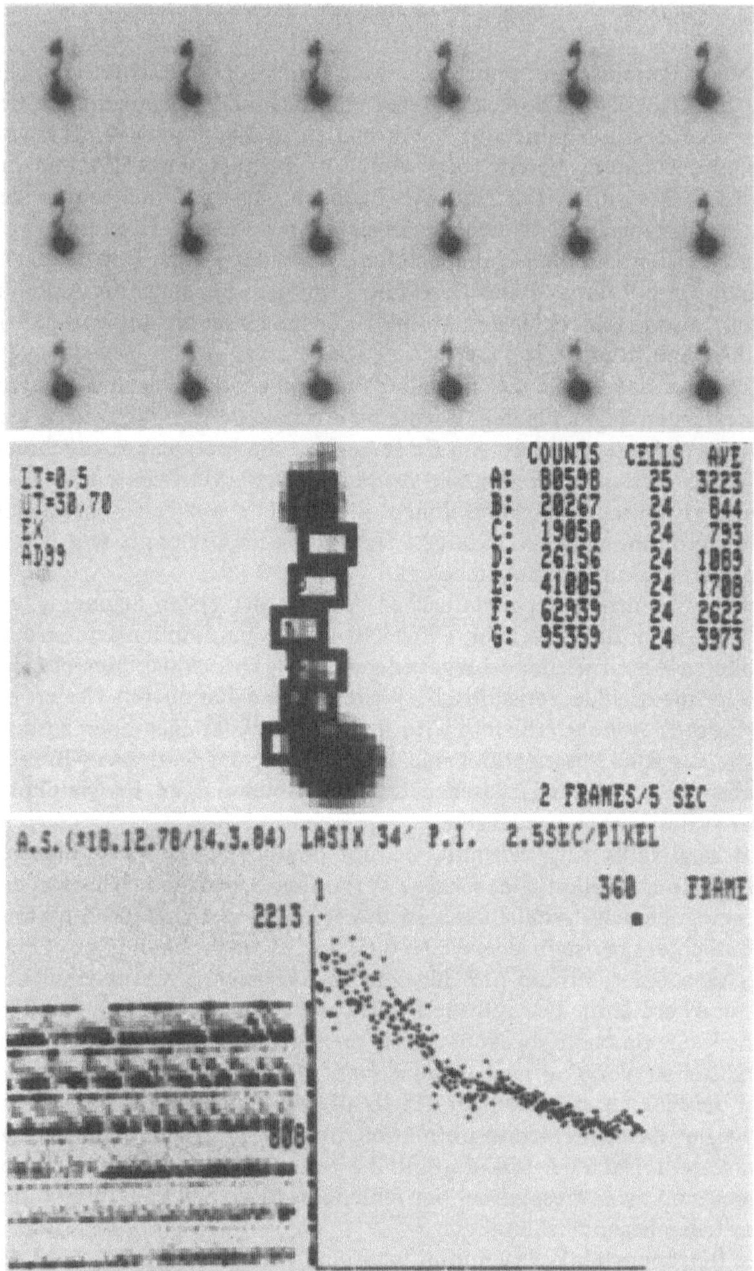

Abb. 2a–c. Prävesicale Ureterstenose bei 5jährigem Kind. Die Untersuchung wurde mit 40 MBq 123-Jod-Hippuran durchgeführt. 34 Minuten p.i. wurde noch 0,5 mg pro kg Lasix injiziert. **a** Analoge Abbildung, 1 Minute pro Bild. Wegen des verzögerten Abflusses sind linke Niere und linker Ureter deutlich zu erkennen, während die rechte Seite nur noch auf den ersten Bildern ganz schwach zu erkennen ist. **b** Region-of-Interest (ROI-)Serie auf dem linken Ureter. Über diese ROI-Serie wird der Ureter-Aktivitätsgehalt aus jedem der 360 2,5-Sekunden-Bilder zwischen 34 und 49 Minuten nach Aktivitäts-Injektion berechnet und (nach Untergrundsubtraktion) in das Peristaltikbild eingeschrieben. **c** Peristaltikbild und Nierenfunktionskurve ab Lasix-Injektion (34 min p. i.) mit deutlich sich entwickelnder Stenoseperistaltik

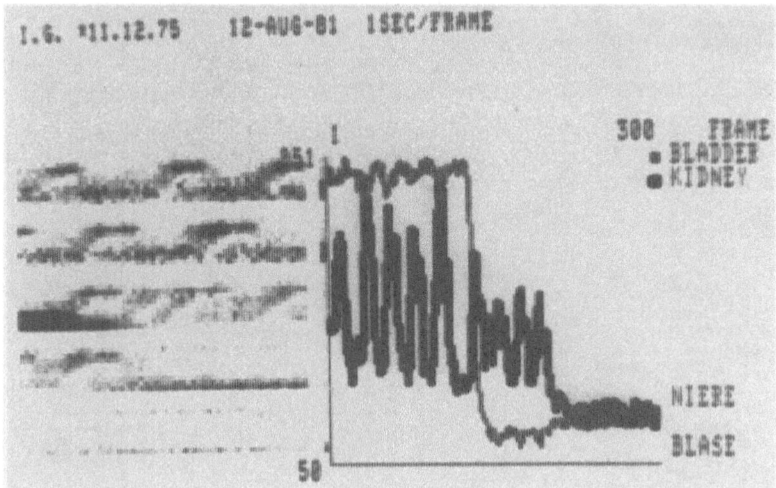

Abb. 3. Retroperistaltik bei Refluxprüfung (35 MBq 123 Jod-Hippuran, 1 Minute pro Segment bzw. Zeile). Peristaltikbild links mit vielen retroperistaltischen Wellen. Bei den Kurven rechts zeigt die Blasenkurve im wesentlichen nur den steilen Abfall bei Miktion, die Nierenkurven die vielen Spitzen der retroperistaltischen Wellen

enthält. Negative Zahlenwerte werden bei Bilddifferenzen immer auf 0 gesetzt, so daß sie nicht dargestellt sind. Um umgekehrt die Bereiche zu haben, welche in B mehr Aktivität enthalten als in A, bildet man das Differenzbild B – A (unten rechts). Auf diese Weise geben die Differenzbilder jeweils an, woher Aktivität kommt und wohin sie fließt: A – B = „woher“, B – A = „wohin“. In Ergänzung wurde in Abb. 4b die Summe der Differenzbilder dargestellt, welche in Kenntnis der Differenzbilder „woher“ und „wohin“ zusammenfaßt. Hier ist die Höhe der Stenose genau als lumbale Stenose erkennbar. Nach dem Röntgenbild war eher angenommen worden, daß nur eine prävesicale Stenose vorliegt, während Peristaltikbilder und Differenzbilder zusammen in Übereinstimmung mit dem operativen Befund eine Dominanz der lumbalen Stenose ergeben hatten.

Experimentelle Aspekte

Tierexperimentell ist als radioaktive Substanz zum Studium der Uretermotilität 99m-Tc-DTPA besonders geeignet. Es ist leicht verfügbar und bietet wegen der kurzen Halbwertszeit von 6 Stunden keine nennenswerten Strahlenschutzprobleme. Die langsamere glomeruläre Ausscheidung ist im Verhältnis zum Jod-123-Hippuran mit seiner schnelleren tubulären Sezernierung günstiger. Bei gleicher Aktivität bietet 123 Jod-Hippuran zwar einen ungleich besseren Kontrast der Ureteraktivität gegenüber dem Untergrund, doch läßt sich 99m-Tc-DTPA problemlos mit einer höheren Aktivitäts-Dosis verwenden. Entsprechend haben wir auch 99m-Tc-DTPA ganz vorwiegend bei einer von Reifferscheid geleiteten Versuchsserie zur Dokumentation

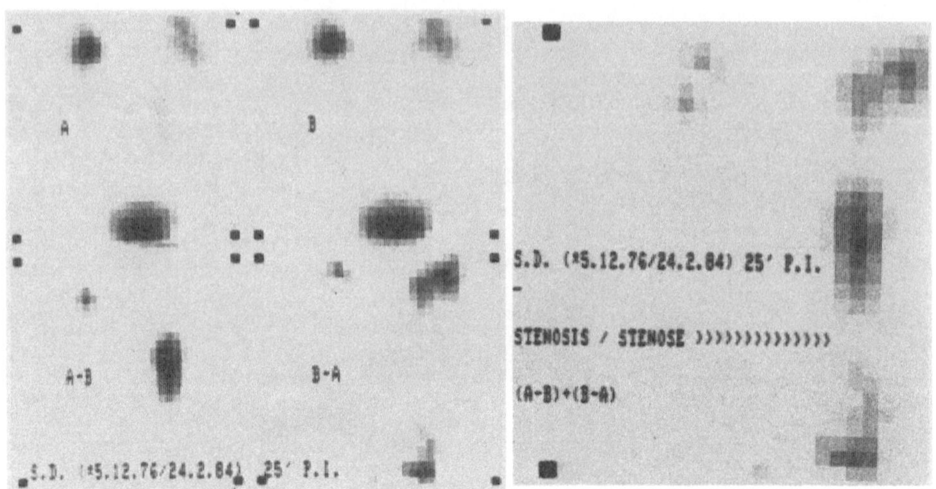

Abb. 4 a, b. Bildsubtraktion zur Belegung eines intraureteralen Refluxes. **a** Oben die geglätteten Bilder zu je zwei Sekunden, unten die Differenzen A – B (= „woher") und B – A („wohin"). **b** Summe der Differenzen, um die relative Lage der Bezirke des „woher" und „wohin" zu verdeutlichen. Die Summe der Differenzen zeigt klar den Ort der lumbalen Stenose

des experimentellen vesico-ureteralen Refluxes beim Schwein und zum Studium der zugehörigen Uretermotilität benutzt. Teilergebnisse finden sich bei Wolf (1980).

Für klinische Experimente gestattet 99m-Tc-MDP nebenbefundlich zum Knochenszintigramm die normale Peristaltik unter verschiedenen physiologischen Bedingungen der Diurese und der Körperlage zu studieren (Lindenberger 1981, Hippéli 1982, I. Werner 1984, P. Werner 1984).

Das Programm zur Erzeugung der Peristaltikbilder steht auf den beiden gebräuchlichsten nuklearmedizinischen Computersystemen zur Verfügung, dem Gamma 11-System und dem MDS-System (D'haene et al. 1984).

Zusammenfassung

Die nuklearmedizinische Abbildung der Ureterperistaltik basiert auf einem Methodenbündel, in dessen Mittelpunkt die Weg-Zeit-Bilder liegen, ergänzt durch Differenzbilder und klassische nuklearmedizinische Verfahren wie Region-of-Interest-Kurven und analoge Bilderserien. Das Verfahren ist geeignet für tierexperimentelle und klinische Untersuchungen, bei letzteren meist nebenbefundlich zu Knochenszintigrammen, ohne zusätzliche Strahlenbelastung für den Patienten.

Der nuklearmedizinische Zugang zur Uretermotilität erlaubt eine Untersuchung unter physiologischen Bedingungen, weil die Diurese völlig frei wählbar ist und weil keine innere Sonde benötigt wird, da die Abbildung von außen mit der Gammakamera erfolgt.

Literatur

Boyarsky S, Gottschalk CW, Tanagho EA, Zimskind PD (1971) (eds) Urodynamics, Academic Press, New York London

Constantinou CE, Djurhuus JC (1982) Urodynamics of the multicalyceal upper urinary tract. In: O'Reilly PH, Gosling JA (eds) Idiopathic Hydronephrosis. Springer, Berlin Heidelberg New York, p 16–43

D'haene EGM, Sterk C, van de Vusse EJ (1984) Time-space matrix display technique for the assessment of the ureteral peristalis. Softwhere. Medtronic Medical Data Systems, Ann Arbor, Vol 12, First Quarter 1984:8–14

Hajòs E (1978) Telescreen and radiographic examination of urinary transport, Académiai Kiadó, Budapest

Hippéli R (1982) Experimentelle und klinische Untersuchungen zur röntgenologischen und nuklearmedizinischen Diagnostik der Uretermotilität. Habilitationsschrift. Medizinische Fakultät (Klinische Medizin) der Eberhard-Karls-Universität Tübingen

Kiil F (1957) The function of the ureter and the renal pelvis. Saunders, Philadelphia

Lindenberger R (1981) Nuklearmedizinische Untersuchung zur Ureterperistaltik mit 99m-Tc-MDP als Nebenbefund zum Knochenszintigramm bei nierengesunden Patienten. Dissertation. Medizinische Fakultät (Klinische Medizin) der Eberhard-Karls-Universität Tübingen

Melchior H (1981) Urologische Funktionsdiagnostik. Thieme, Stuttgart New York

Melchior H, Lutzeyer W (1973) Urodynamics. Upper and lower urinary tract. Springer, Berlin Heidelberg New York

Müller-Schauenburg W (1983) Ein Verfahren zur nuklearmedizinischen Darstellung der Ureterkinetik. Attempto, Tübingen

Müller-Schauenburg W, Anger K (1985) The nuclear medical space time matrix approach to ureteral motility. In: Lutzeyer W, Hannappel J (eds) Urodynamics – Upper and Lower Urinary Tract II. Springer, Berlin Heidelberg New York

Müller-Schauenburg W, Anger K, Carl I, Feine U, Hippeli R (1979) Erste Erfahrungen mit einer neuen nuklearmedizinischen Peristaltikdarstellung der Ureteren (UKG). In: Schmidt HEA, Berrocal JO (eds) Nuklearmedizin – klinische Bedeutung nuklearmedizinischer Diagnostik und Therapie. Schattauer, Stuttgart New York

Schmidt H (1978) Motilität der oberen Harnwege. Springer, Berlin Heidelberg New York

Werner I (1984) Optimierung der Erzeugung und Darstellung von Ureterperistaltik-Bildern. Dissertation. Medizinische Fakultät (Klinische Medizin) der Universität Tübingen

Werner P (1984) Nebenbefunde zum Knochenszintigramm mit 99m-Tc-MDP bei Patienten mit pathologischen Prozessen im kleinen Becken. Dissertation, Medizinische Fakultät (Klinische Medizin) der Universität Tübingen

Die Bedeutung des Histamins für die Ureterdynamik

R. TAUBER[1], H. KERSTING[1], H.-J. REIMANN[2], A. SCHMÖLDER[3], P. SCHEUBER[3] und P. HERING[1]

Bereits 1980 und 1981 wurde auf die pathophysiologische Bedeutung des Histamin im Urogenitaltrakt hingewiesen (Tauber et al. 1980; Tauber et al. 1981). Bei der Bestimmung der Histaminspiegel in verschiedenen Gewebsarealen des Urogenitaltraktes fiel auf, daß der Harnleiter den höchsten Histamingehalt besitzt (Reimann et al. 1984). Im Vergleich mit anderen untersuchten Tierspezies zeigte der Harnleiter des Hundes einen extrem hohen Histamingehalt im Gewebe (Abb. 1).

Die Fragen, die wir uns stellten, waren:

1. Welche Bedeutung hat der hohe Histamingehalt des Harnleiters?
2. Läßt sich die Ureterdynamik durch Histamin, Histaminrezeptorenblocker, Antihistaminika oder durch Spasmolytika beeinflussen?
3. Wie verhält sich der Plasmahistaminspiegel in Abhängigkeit von den zugeführten Medikamenten?

Material und Methode

Wegen seines hohen Histamingehalts im Harnleitergewebe wählten wir als Versuchstier den Hund. Die Untersuchungen wurden an 10 weiblichen Schäferhunden mit einem mittleren Körpergewicht von 24 kg durchgeführt. Der Harnleiterdruck wurde nach Einlegen eines 4-Charr. Ureterkatheters in den Harnleiter vor und nach prävesicalem Unterbinden des Harnleiters mittels des Disa-Uro-Systems-2100 und dem Manometer 21 C15 gemessen. Simultan wurden die arteriellen Blutdruckwerte kontinuierlich bestimmt.

3 Minuten nach Unterbindung des Harnleiters wurde die jeweilige Wirksubstanz in physiologischer Dosierung in die Aorta oberhalb des Abgangs der Arteria renalis injiziert (Tabelle 1). Unmittelbar vor sowie 1, 3 und 10 Minuten nach der Injektion wurde Blut aus der Vena cava oberhalb der Einmündung der Vena renalis entnommen und der Plasmahistaminspiegel fluorometrisch bestimmt (Lorenz 1972).

Ergebnisse

Nach Gabe von Histamin (8 µg/kg) stieg der Harnleiterdruck an. Er konnte nach einem steilen Anstieg um 15 cm H_2O-Säule über eine Minute konstant registriert werden.

1 Urologische Klinik und Poliklinik der Ludwig-Maximilians-Universität München, Klinikum Großhadern, Marchioninistr. 15, D-8000 München 70

2 II. Medizinische Klinik der Technischen Universität München, Klinikum rechts der Isar, Ismaningerstr. 22, D-8000 München 80

3 Chirurgische Klinik Innenstadt der Ludwig-Maximilians-Universität München, Nußbaumstr. 20, D-8000 München 2

Experimentelle Urologie
Hrsg. v. R. Harzmann et al.

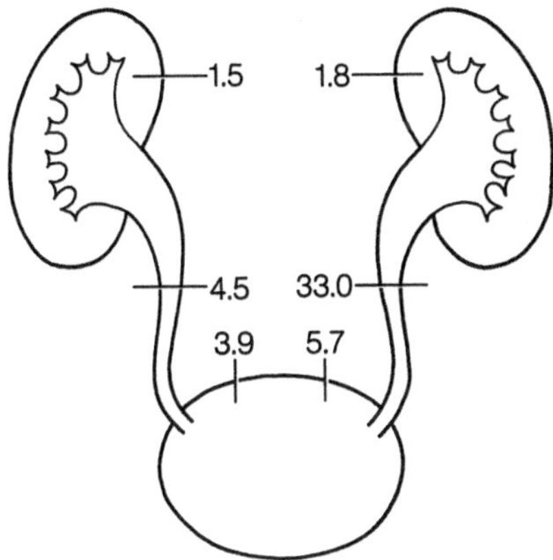

Abb. 1. Der Histamingehalt im Urogenitaltrakt (μg/g) des Menschen (links) und des Hundes (rechts)

Tabelle 1. Verzeichnis der verabreichten Pharmaka

Wirksubstanz	Medikamentenname	Dosierung
Histamin	Histaminchlorid	8 μg/kg KG
H_1-Rezeptor-Antagonist	Clemastinhydrogenfumarat	0,3 mg/kg KG
	Tavegil	
H_2-Rezeptor-Antagonist	Cimetidin-HCL	8 mg/kg KG
	Tagamet	
	Ranitidin	1 mg/kg KG
	Zantic, Sostril	
HDC-Blocker	3-0-methyl-catechin	10 mg/kg KG
Spasmolytika	Eupaverin	6,7 mg/kg KG
	Baralgin	0,25 ml/kg KG

Nach Injektion des H_2-Rezeptorblockers kam es nach einem Druckabfall von 37 cm H_2O in einer Minute auf 0 cm H_2O-Säule, anschließend in 2 Minuten zu einem Druckanstieg über das Ausgangsniveau. Parallel zu den abgefallenen Drucken des Harnleiters konnte ein Anstieg des Plasmahistamins gemessen werden (Abb. 2).

Nach kombinierter Gabe eines H_1- und H_2-Rezeptorenblockers (Tavegil und Zantic) kam es in 30 Sekunden zu einem steilen Druckabfall im Harnleiter von 50 cm H_2O- auf 20 cm H_2O-Säule. Der Druck steigt dann nur langsam über 10 Minuten auf das Ausgangsniveau an. Auch hier kommt es entsprechend dem negativen Druckverhalten im Harnleiter zu einem Anstieg des Plasmahistamins (Abb. 3).

Sowohl nach Anwendung des H_1- als auch des H_2-Rezeptorblockers konnte parallel zur Senkung des Harnleiterdruckes ein passagerer Abfall des zentralen arteriellen Druckes registriert werden.

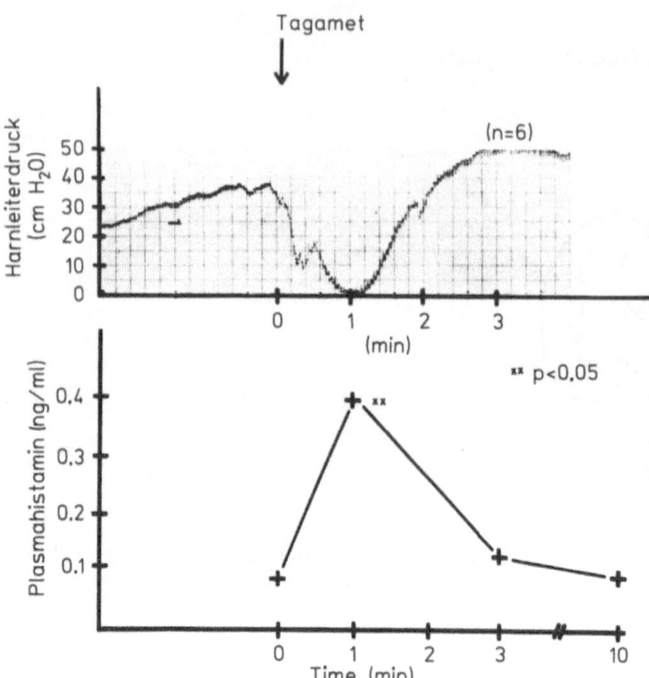

Abb. 2. Verhalten des Harnleiterdrucks und des Plasmahistaminspiegels nach Gabe des H_2-Rezeptorblockers Cimetidin

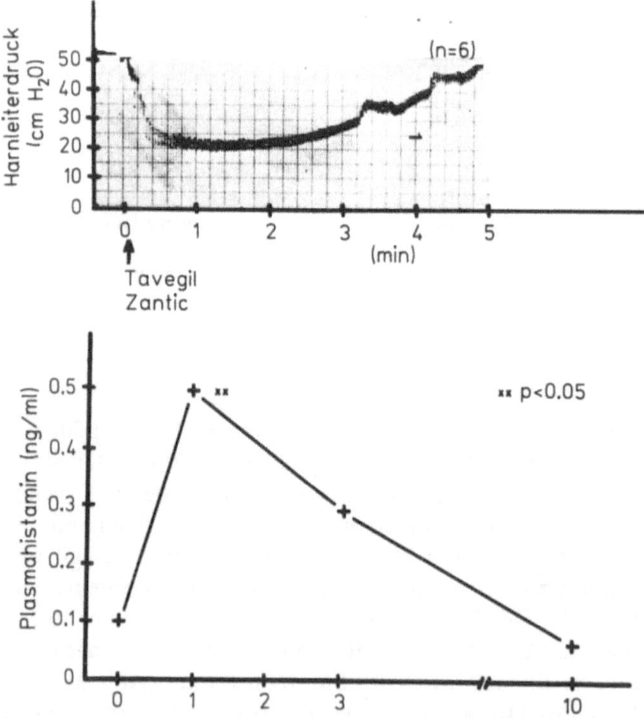

Abb. 3. Verhalten des Harnleiterdrucks und des Plasmahistaminspiegels nach der kombinierten Gabe von H_1-(Tavegil) und H_2-(Zantic) Rezeptorblockern

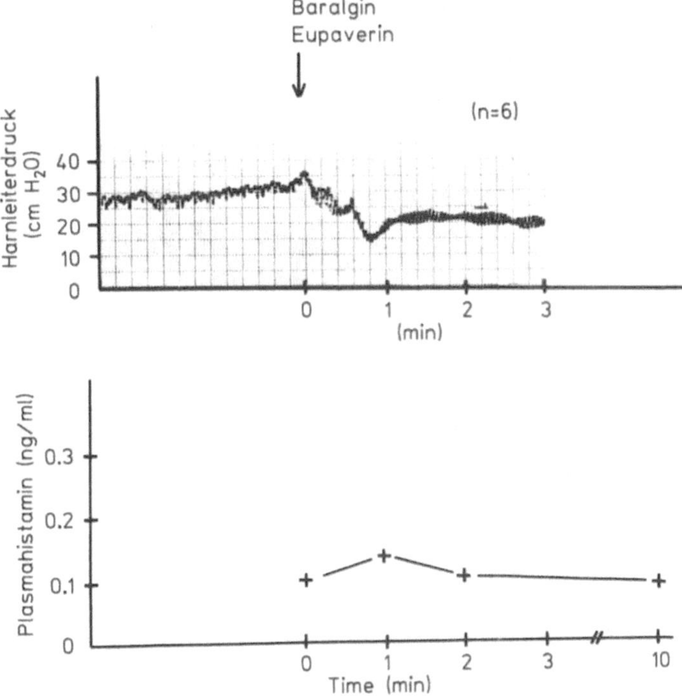

Abb. 4. Verhalten des Harnleiterdrucks und des Plasmahistaminspiegels nach Gabe von Baralgin und Eupaverin

Nach Injektion der Spasmolytica (Baralgin und Eupaverin) fiel der Druck im Harnleiter nur langsam um 15 cm H_2O-Säule ab. Im Gegensatz zu den Antihistaminika konnte ein wesentlicher Plasmahistaminanstieg nicht beobachtet werden (Abb. 4).

Diskussion

Bisher wurde dem Histamin im Urogenitaltrakt zu wenig Bedeutung zugesprochen (Reimann et al. 1984). Es zeigte sich jedoch, daß das Harnleitergewebe nicht nur sehr hohe Histaminspiegel enthält, sondern, daß auch das Histamin bei Nierentumoren eine Rolle zu spielen scheint (Tauber et al. 1981).

Durch Applikation verschiedener Medikamente (Tabelle 1) konnte eine Abhängigkeit der Uretermotilität und der Plasmahistaminspiegel von Histamin und Antihistaminika gezeigt werden. Der Harnleiter enthält nach den Untersuchungen von Bertaccini et al. 1983 Histaminrezeptoren. Er postulierte sowohl H_1- als auch H_2-Rezeptoren im Ureter, wobei er die kontrahierende Wirkung den H_1-Rezeptoren, die relaxierende Wirkung den H_2-Rezeptoren zusprach.

In unseren Untersuchungen konnte gezeigt werden, daß sowohl die Motilität als auch die Kontraktilität durch Histamin und Antihistaminika beeinflußt werden kann. Die erschlaffende Wirkung der Uretermotilität ist durch Histaminrezeptorenblocker größer als durch die herkömmlichen, häufig verwendeten Spasmolytika und Analgetika.

Unsere in vivo gewonnenen Ergebnisse stehen zum Teil in Widerspruch zu den Untersuchungen von Bertaccini et al., die an isolierten menschlichen Uretern durchgeführt wurden.

Wie weit diese experimentell gewonnenen Ergebnisse sich auf die Klinik und vor allem auf die Behandlung von Nierenkoliken übertragen lassen, müssen klinische Studien zeigen.

Literatur

Bertaccini G, Zappia L, Bezzi E, Potenzoni D (1983) Histamine receptors in the human ureter. Pharmacol Res Commun 15:157–166

Lorenz W, Reimann H-J, Barth H, Kusche J, Meyer R, Doenicke A, Hutzel M (1972) A sensitive and specific method for the determination of histamine in human whole blood and plasma. Hoppe Seylers Z Physiol Chem 353:911–920

Reimann H-J, Tauber R, Sturm W (1984) Histamin im Urogenitaltrakt. Urologe [Ausg A] 23:234–237

Tauber R, Reimann H-J, Gebauer A, Permanetter W, Chaussy Ch (1980) The effect of histamine on the canine kidney. Urol Res 8:229–230

Tauber R, Reimann H-J, Schmiedt E (1981) Hat das Histamin eine pathophysiologische Bedeutung bei Nierentumoren? In: Ziegler M, Konrad G (eds) Urologisch-nephrologische Probleme. Schnetzor, Konstanz, p 176–177

Zur Wirkung von Baralgin auf die glatte Muskulatur des menschlichen oberen Harntraktes

L. HERTLE[1] und H. NAWRATH[2]

Pharmaka mit relaxierender Wirkung auf die glatte Muskulatur werden vielfach zur Behandlung der Harnsteinkolik und zur Beschleunigung der Harnsteinpassage verwendet. Die Wirkung solcher Spasmolytika wird im allgemeinen als neurotrop oder muskulotrop klassifiziert. Die neurotrope Wirkung wird mit einer Beeinflussung des autonomen Nervensystems in Verbindung gebracht, während die muskulotrope Wirkung in einer direkten Beeinflussung der glatten Muskelzelle gesehen wird. Beispiele für Pharmaka mit neurotroper Wirkung sind Anticholinergika oder α-Rezeptorenblocker, während Papaverin eine klassische Substanz aus der Gruppe der muskulotropen Spasmolytika ist.

Die mechanische Aktivität der glatten Muskelzelle ist primär von der intrazellulären Konzentration von freien Calciumionen abhängig. Die zytoplasmatische Calciumionenkonzentration wird durch eine Reihe von Mechanismen reguliert. Dazu gehören insbesondere der Einstrom und der Auswärtstransport über die Zellmembran sowie die Freisetzung von Calciumionen aus und Sequestrierung in intrazelluläre Speicher. Spasmolytika mit direktem Angriffspunkt an der glatten Muskulatur vermindern wahrscheinlich über unterschiedliche Mechanismen die intrazelluläre Konzentration von Calciumionen und hemmen so die Kontraktionen der Muskelzellen.

Ein möglicher Mechanismus für relaxierende Wirkungen von Pharmaka ist die Hemmung der Phsophodiesteraseaktivität im Gewebe. Dieses Enzym inaktiviert zyklisches Adenosin-3′,5′-monophosphat (cAMP) zu 5′-Adenosinmonophosphat (5′ AMP). Eine erhöhte intrazelluläre Konzentration von cAMP führt zu einer erhöhten Sequestrierung von Calciumionen in intrazelluläre Speicher und damit zu einer Relaxation der Muskelzelle. Dieser Mechanismus ist für die relaxierende Wirkung von Papaverin postuliert worden (Kukovetz und Pöch 1970). Ein weiterer Mechanismus, der zur Relaxation der glatten Muskulatur führt, wird in einer Hemmung des transmembranären Einstroms von Calciumionen gesehen. Dieser Wirkungsmechanismus wird für die Gruppe der sogenannten Calciumantagonisten angenommen (Grün et al. 1969; Fleckenstein et al. 1971).

Die Komplexität der Mechanismen, die die intrazelluläre Konzentration von Calciumionen regulieren, hat zu verschiedenen experimentellen Modellen geführt, um die Wirkungsstärke und den Wirkungsmechanismus von relaxierenden Pharmaka zu untersuchen. Zwei gebräuchliche Aktivierungsmodelle der glatten Muskulatur sind die Aktivierung durch hohe extrazelluläre Konzentrationen von Kaliumionen

1 Urologische Klinik im Klinikum Marienhospital, Ruhr-Universität Bochum, Widumerstraße 8, D-4690 Herne 1
2 Pharmakologisches Institut der Universität, D-6500 Mainz

Experimentelle Urologie
Hrsg. v. R. Harzmann et al.

bzw. die Aktivierung durch Neurotransmitter, z. B. Noradrenalin. Die Aktivierung der glatten Muskulatur wird in diesen zwei Modellen über unterschiedliche Mechanismen vermittelt. Hohe extrazelluläre Konzentration von Kaliumionen führt zur Depolarisation der Zellmembran und damit zu einem verstärkten transmembranären Einstrom von Calciumionen, während die Stimulation z. B. von α-Rezeptoren überwiegend intrazellulär gespeicherte Calciumionen freisetzt und so eine tonische Aktivierung hervorruft (Bolton 1979; Golenhofen 1981).

Das Kombinationspräparat Baralgin wird seit einigen Jahren vielfach zur Behandlung der Harnsteinkolik und zur Förderung der Steinaustreibung verwendet. Baralgin ist eine Kombination aus Metamizol (Analgetikum), Pitofenon (myotropes Spasmolytikum) und Fenpiverinium (Anticholinergikum). Die 3 Substanzen stehen in der Ampulle Baralgin in einem Verhältnis von 25000 : 100 : 1. Außer dem Pitofenon und dem Fenpiverinium wurde auch gelegentlich dem Metamizol eine direkte spasmolytische Wirkung an der glatten Muskulatur zugeschrieben. Keine der Substanzen ist bisher an der isolierten glatten Muskulatur des Menschen untersucht worden. Die vorliegende Arbeit beschreibt die Wirkung der drei Inhaltsstoffe von Baralgin auf die Aktivierung von Muskelstreifen aus dem menschlichen oberen Harntrakt durch Kaliumdepolarisation und durch Noradrenalin.

Material und Methoden

Präparationen

Segmente des menschlichen oberen Harntrakts wurden aus Nieren gewonnen, die wegen eines polständigen Nierenkarzinoms exstirpiert wurden. Das Alter der Patienten lag zwischen 40 und 65 Jahren. Unmittelbar nach Entnahme einer Niere wurden Harnleiter und Nierenbecken bis in den Nierenhilus freipräpariert, dort abgetrennt und sorgfältig von adventitiellem Gewebe befreit. Um Kelchsegmente zu gewinnen, wurde der tumorfreie Pol der Niere abgetrennt und durch Sektionsschnitt halbiert. Nach Entfernung des Nierenparenchyms wurden die Kelchregionen dargestellt und entsprechende Segmente präpariert. Die Präparation wurde in einer warmen, oxygenierten Tyrodelösung durchgeführt. Zur Feinpräparation wurden die Segmente des Nierenhohlsystems in eine Präparierschale mit Tyrodelösung gebracht und die Lumina durch Längsschnitt eröffnet. Longitudinale Streifen von ungefähr 3 × 10 mm Größe und einem Gewicht von 50–120 mg wurden aus Harnleiter-, Nierenbecken- und Kelchsegmenten herausgetrennt. Die Enden der Präparate wurden mit feinen Seidenfäden (5/0) armiert und an einem Gewebehalter vertikal in ein Organbad gebracht, das 5 ml Tyrodelösung enthielt. Das obere Ende der Präparate wurde über eine feine Stahlstange mit einem induktiven Kraftaufnehmer (Eigenfertigung in unserer Werkstatt durch Herrn Fleck) verbunden. Die Registrierung der mechanischen Spannung erfolgte unter isometrischen Bedingungen nach Vorspannung der Präparate mit 10 mN mittels Trägerfrequenzverstärkung auf einem Hellige-Papierschreiber.

Lösungen

Die Tyrodelösung wurde aus deionisiertem destillierten Wasser zubereitet und hatte folgende Zusammensetzung (mmol/l): NaCl 136,9; KCl 5,4; $MgCl_2$ 1,05; NaH_2PO_4

0,42; $NaHCO_3$ 11,9; $CaCl_2$ 1,8 und Glukose 5,5. Die zur Depolarisation verwendete Tyrodelösung enthielt 85 mmol/l KCl und 57,3 mmol/l NaCl, die übrigen Bestandteile blieben unverändert. Die Tyrodelösung in den Organbädern wurde kontinuierlich mit 95% O_2 und 5% CO_2 begast, der pH lag bei 7,2 ± 0,2, die Temperatur betrug konstant 37 °C. Die experimentelle Anordnung erlaubte einen raschen Austausch von Lösungen innerhalb von 1–2 s. Die Stammlösungen von Metamizol, Fenpiverinium und Pitofenon wurden jeweils zu Versuchsbeginn frisch zubereitet, ebenso die Stammlösung von Noradrenalin, der 0,1 ml 1-N HCl zur Stabilisierung zugesetzt wurde. Ausgehend von den mit destilliertem Wasser hergestellten Stammlösungen wurden die gewünschten Konzentrationen der Substanzen durch Verdünnung in Tyrodelösung hergestellt und kumulativ den Organbädern zupipettiert. Die Verdünnung der Tyrodelösung im Organbad durch Zugabe der gelösten Substanzen betrug maximal 1%.

Pharmaka

L-Noradrenalinhydrochlorid (Serva/Heidelberg); Metamizol, Fenpiveriniumbromid, Pitofenonhydrochlorid (Albert-Roussel Pharma GmbH/Wiesbaden).

Versuchsanordnung

Kaliumaktivierung. Nach einer Stabilisierungszeit von 30 min wurden Harnleiter- und Nierenbeckensegmente mit einer 85 mmol/l KCl enthaltenden Tyrodelösung depolarisiert. Mit dieser Konzentration von Kaliumionen wurde eine submaximale Aktivierung des Muskels erreicht. Die Präparate zeigten unmittelbar nach Exposition einer kaliumreichen Tyrodelösung eine lang anhaltende Spannungsentwicklung, die nach einem initialen Maximum einen Gleichgewichtszustand erreichte. Das Äquilibrium war über mehrere Stunden stabil mit einer Abweichung von ± 5%. Nach Einstellung des Äquilibriums wurden die Substanzen in steigenden Konzentrationen kumulativ dem Organbad zupipettiert und die Hemmung der Kaliumaktivierung nach erneuter Gleichgewichtseinstellung ausgewertet. Wurde die 85 mmol/l KCl enthaltende Tyrodelösung gegen die normale 5,4 mmol/l Kalium enthaltende Tyrodelösung ausgetauscht, zeigte sich eine rasche Rückbildung der Spannungsentwicklung, wobei die Präparate nach etwa 5 min wieder die Ausgangswerte erreichten. Abbildung 1 zeigt in einer Originalregistrierung die Wirkung der Kaliumdepolarisation an einem isolierten Harnleitersegment.

Adrenerge Aktivierung. Nach einer Stabilisierungszeit von 30 min wurde bei Nierenbecken- und Kelchpräparaten Noradrenalin in steigenden Konzentrationen kumulativ dem Organbad zupipettiert. Die tonische Spannungsentwicklung wurde jeweils nach Einstellung des Maximums ausgewertet. Nach Auswaschen des Neurotransmitters und nach einer 30minütigen Vorgabe der zu prüfenden Substanzen wurden die Konzentrations-Wirkungs-Beziehungen für Noradrenalin erneut bestimmt.

Am Ende eines jeden Versuchs wurden die Muskelstreifen unter konstantem Druck (280 g) für 90 s mit Filterpapier ausgepreßt und gewogen. Die Ergebnisse sind als arithmetische Mittelwerte ± Standardfehler des Mittelwertes (SEM) dargestellt.

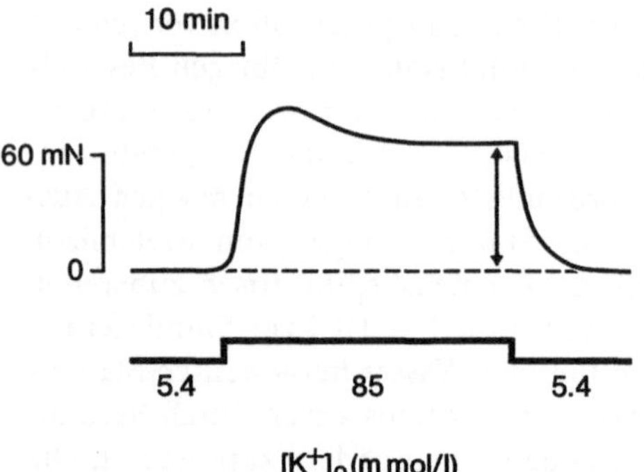

Abb. 1. Originalregistrierung der Spannungsentwicklung eines menschlichen Harnleitersegmentes nach Exposition einer 85 mmol/l Kalium enthaltenden Tyrodelösung. Die Gleichgewichtseinstellung (Doppelpfeil) nach Kaliumdepolarisation diente als Kontrolle zur Überprüfung der relaxierenden Wirkung der Substanzen. Reexposition des Präparates einer 5,4 mmol/l Kalium enthaltenden normalen Tyrode-Lösung führt zu einer prompten Aufhebung der Spannungsentwicklung

Ergebnisse

Metamizol und Fenpiverinium

Metamizol hatte in Konzentrationen von 10^{-6}–10^{-3} mol/l weder einen Einfluß auf die Kaliumaktivierung noch auf die adrenerge Aktivierung. Beide Aktivierungszustände wurden auch von Fenpiverinium in Konzentrationen von 10^{-6}–10^{-3} mol/l nicht beeinflußt.

Pitofenon

Abbildung 2 zeigt in einer Originalregistrierung die konzentrationsabhängige Hemmung einer durch 85 mmol/l Kalium induzierten Aktivierung eines isolierten Harnleitersegments durch Pitofenon. Die durch Kaliumdepolarisation induzierte Spannungsentwicklung betrug in diesem Experiment 50 mN, die Schwellenkonzentration von Pitofenon betrug 10^{-6} mol/l; die Konzentration, bei der eine völlige Aufhebung der Kaliumaktivierung eintrat, betrug 10^{-3} mol/l. Die Gleichgewichtseinstellung erfolgte bei jeder Konzentration etwa nach 25 min. Abbildung 3 zeigt die Beziehung zwischen Konzentration und Wirkung von Pitofenon an menschlichen Harnleitersegmenten, die mit 85 mmol/l Kalium enthaltender Tyrodelösung aktiviert wurden. Die Gleichgewichtseinstellung der mechanischen Spannung nach Depolarisation mit Kalium wurde 100% gesetzt und die Hemmung der Spannungsentwicklung durch Pitofenon in Prozent des Ausgangswertes aufgetragen. Die EC_{50}, d.h. die Konzentration, die eine halbmaximale Relaxation bewirkte, betrug für Pitofenon 2×10^{-4} mol/l.

Abbildung 4 zeigt die unter Kontrollbedingungen (offene Kreise) konzentrationsabhängige Steigerung des Ruhetonus von Nierenbecken- und Kelchpräparaten durch Noradrenalin. Die durch Noradrenalin (10^{-4} mol/l) induzierte maximale Spannungsentwicklung wurde 100% gesetzt und die anderen Werte in % des Maxi-

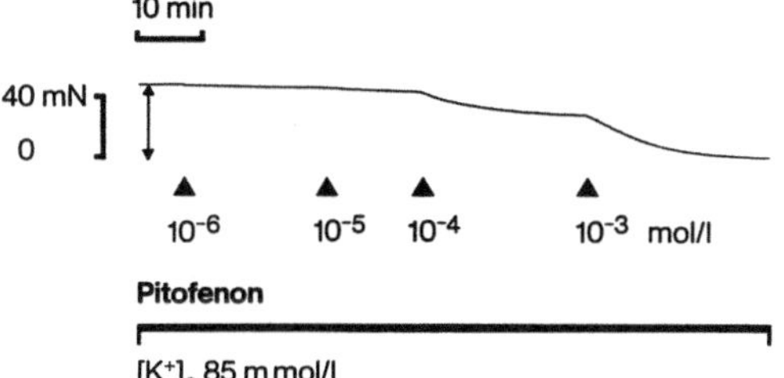

Abb. 2. Originalregistrierung der hemmenden Wirkung von Pitofenon an einem durch Kaliumdepolarisation aktivierten menschlichen Harnleitersegment. Der Doppelpfeil kennzeichnet die Gleichgewichtseinstellung nach Depolarisation mit 85 mmol/l Kalium

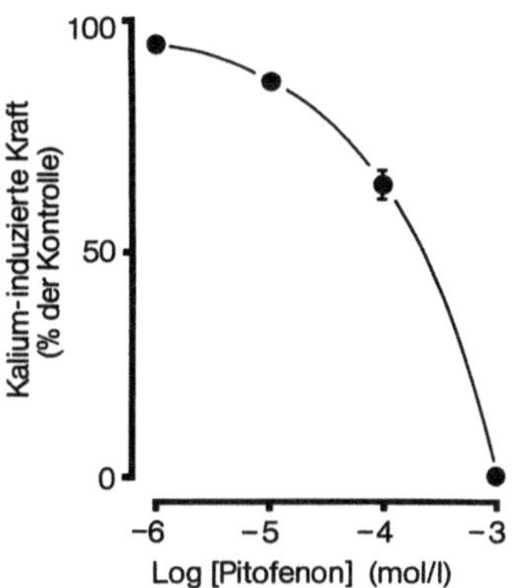

Abb. 3. Konzentrations-Wirkungs-Beziehungen von Pitofenon auf die durch 85 mmol/l Kalium induzierte Spannungsentwicklung an menschlichen Uretersegmenten. Die Gleichgewichtseinstellung nach Kaliumdepolarisation entspricht 100% der Kontrolle. Mittelwerte ± SEM (n = 8). EC_{50} von Pitofenon etwa 2×10^{-4} mol/l

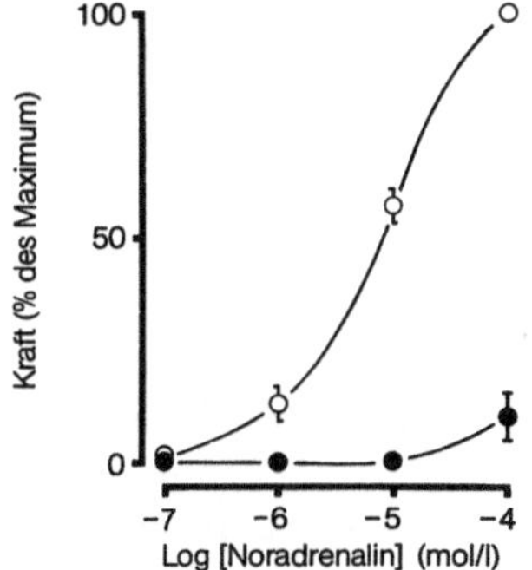

Abb. 4. Spannungsentwicklung von Nierenbecken- und Kelchsegmenten in Prozent des Maximums nach Aktivierung mit Noradrenalin (offene Kreise). Wiederholung der Konzentrations-Wirkungs-Kurve nach 30minütiger Vorgabe von Pitofenon (10^{-3} mol/l) (geschlossene Kreise). Mittelwerte ± SEM (n = 8)

mums aufgetragen. Die EC_{50} für Noradrenalin betrug 3×10^{-6} mol/l. Pitofenon (10^{-3} mol/l) hemmte die durch Noradrenalin zwischen 10^{-7} und 10^{-5} mol/l entwikkelte Spannungsentwicklung vollständig, die bei 10^{-4} mol/l um etwa 90% (geschlossene Kreise). Pitofenon (10^{-3} mol/l) unterdrückte ebenfalls vollständig die durch Noradrenalin induzierte Zunahme phasisch-rhythmischer Aktivität isolierter Nierenbecken- und Harnleiterpräparate.

Diskussion

Um die Wirkung relaxierender Pharmaka auf die glatte Muskulatur zu untersuchen, werden bei Untersuchungen in vitro die Präparate zumeist vorher aktiviert. Durch Erhöhung der extrazellulären Kaliumkonzentration wird eine Dauerdepolarisation und eine anhaltende Kontraktion hervorgerufen. Diese Spannungsentwicklung ist wegen ihrer Stabilität besonders für die Quantifizierung konzentrationsabhängiger Wirkungen von relaxierenden Pharmaka geeignet. Die Kontraktion der Muskulatur wird bei diesem Typ der Aktivierung wahrscheinlich überwiegend durch einen transmembranären Einstrom von Calciumionen vermittelt (Bolton 1979).

Der Neurotransmitter Noradrenalin hat an isolierten Muskelstreifen aus dem oberen Harntrakt des Menschen regional unterschiedliche Wirkungen. An normalerweise inaktiven Uretersegmenten induziert Noradrenalin vereinzelt phasisch-rhythmische Kontraktionen oder steigert die Frequenz phasischer Kontraktionen an spontan aktiven Präparaten. Demgegenüber induziert Noradrenalin an Muskelstreifen aus dem Pyelon oder den Kelchen konzentrationsabhängig eine tonische, lang anhaltende Kontraktion. Dieser Typ von muskulärer Aktivität wird nach allgemeiner Auffassung über eine rezeptorvermittelte Freisetzung von intrazellulär gespeicherten Calciumionen vermittelt (Bolton 1979; Golenhofen 1981).

Metamizol hatte in unseren Experimenten weder einen Einfluß auf die durch Kalium noch die durch Noradrenalin induzierte Aktivität der glatten Muskulatur des menschlichen oberen Harntraktes. Demgegenüber fanden Lindner (1956) und Graf und Weidmann (zitiert bei Lindner 1956) bei verschiedenen Spezies eine Hemmung glattmuskulärer Aktivität in vivo und in vitro. Andererseits konnte am Menschen nach alleiniger Applikation von Metamizol keine Reduktion der Druckamplitude im Ösophagus registriert werden (Jakob und Niemann 1972). Bei der Behandlung der Harnsteinkolik steht aufgrund unserer Befunde wahrscheinlich weniger eine direkte Beeinflussung der glatten Muskulatur, sondern vielmehr die analgetische Wirkung von Metamizol im Vordergrund.

Wie bereits früher mitgeteilt (Hertle und Nawrath 1984), wurde sowohl die durch Azetylcholin induzierte Zunahme der Frequenz phasisch-rhythmischer Kontraktionen als auch die Steigerung des Tonus von Nierenbecken- und Kelchpräparaten durch Fenpiverinium vollständig aufgehoben. Diese Befunde stehen in Einklang mit Untersuchungen von Lindner (1955), der eine parasympathikolytische Wirkung von Fenpiverinium am Ileum und Kolon des Meerschweinchens und der Ratte sowie auf den Gastrointestinaltrakt des Hundes nachweisen konnte. Beim Menschen führte Fenpiverinium in vivo zu einer geringen Reduktion der Druckamplitude im distalen Ösophagus (Jakob und Niemann 1972). Eine Wirkung von Fenpiverinium auf die Aktivierung durch Kalium oder durch Noradrenalin konnte in den vorliegenden Versuchen nicht beobachtet werden. Diese Befunde belegen die offenbar überwiegend anticholinerge Wirkung von Fenpiverinium.

Pitofenon hemmte sowohl die adrenerge als auch die durch Kalium induzierte Aktivierung der glatten Muskulatur. Lindner (1956) bezeichnete aufgrund von Befunden am isolierten Meerschweinchenkolon die Wirkung von Pitofenon als papaverinartig, parasympathikolytisch und antihistaminerg. Aufgrund unserer Befunde ist Pitofenon in die Gruppe unspezifischer Spasmolytika mit direktem Angriffspunkt an der glatten Muskulatur einzuordnen. Es ist bisher nicht bekannt, ob die Substanz die Aktivität der Phosphodiesterase hemmt. Andererseits kann nicht ausgeschlossen werden, daß Pitofenon unspezifische calciumantagonistische Eigenschaften besitzt. Die Wirkung von Pitofenon als Einzelsubstanz wurde am Menschen bisher nur von Jakob und Niemann (1972) mit Ösophagusmanometrie untersucht. Die Substanz führte zu einer signifikanten Reduktion der Druckamplitude im distalen Ösophagus; das Maximum der Amplitudenreduktion war bereits nach 6 min erreicht. Pitofenon war bezüglich der relaxierenden Wirkung am Ösophagus dem Fenpiverinium überlegen.

Zur Therapie von Harnsteinkoliken erscheinen Pharmaka geeignet, die einerseits eine zuverlässige Beseitigung des Kolikschmerzes garantieren und andererseits eine eventuell spastische Muskulatur relaxieren. Die analgetische Wirkung des Kombinationspräparates Baralgin ist eine seit vielen Jahren gesicherte klinische Erfahrung. Die vorgelegten Befunde belegen eine direkte relaxierende Wirkung von Pitofenon an der glatten Muskulatur des oberen Harntraktes, während Fenpiverinium ausschließlich anticholinerg wirkt. Metamizol hatte in den untersuchten Aktivierungsmodellen keine Wirkung. Die ausgeprägte analgetische Wirkung von Metamizol bleibt hiervon unberührt und steht klinisch möglicherweise im Vordergrund der pharmakologischen Wirkungen von Baralgin.

Danksagung. Herrn Prof. Dr. R. Hohenfellner (Direktor der Urologischen Klinik der Universität Mainz) danken wir für die freundliche Überlassung der Präparate. Frau Dr. O. Hall (Albert-Roussel Pharma GmbH/Wiesbaden) danken wir für die Überlassung der Inhaltsstoffe von Baralgin und für die Unterstützung bei der Herstellung der Abbildungen.

Literatur

Bolton TB (1979) Mechanism of action of transmitters and other substances on smooth muscle. Physiol Rev 59:606–718

Fleckenstein A, Grün G, Tritthart H, Byon K, Harding P (1971) Uterus-Relaxation durch hochaktive Ca^{++}-antagonistische Hemmstoffe der elektromechanischen Koppelung wie Isoptin (Verapamil, Iproveratril), Substanz D 600 and Segontin (Prenylamin). Klin Wochenschr 49:32–41

Golenhofen K (1981) Differentiation of calcium activation processes in smooth muscle using selective antagonists. In: Bülbring E, Brading AF, Jones AW, Tomita T (eds) Smooth muscle: an assessment of current knowledge. Edward Arnold Publishers Ltd, London, p 157–170

Grün G, Fleckenstein A, Tritthart H (1969) Elektromechanische Entkoppelung durch „muskulotrope" Relaxantien der Uterusmuskulatur. Naunyn Schmiedenbergs Arch Pharmacol 264:239–240

Hertle L, Nawrath H (1984) Zur Wirkung von Baralgin auf isolierte Präparate des menschlichen obereren Harntraktes. Urol Int 39:84–90

Jakob G, Niemann A (1972) Ösophagusmanometrische Befunde beim Menschen nach intravenöser Gabe eines Spasmolytikums. Arzneimittelforsch 22:1499–1501

Kukovetz WR, Pöch G (1970) Inhibition of cyclic-3′-5′-nucleotide-phosphodiesterase as a possible mode of action of papaverine and similarly acting drugs. Naunyn Schmiedebergs Arch Pharmacol 267:189–194

Lindner E (1955) Der Einfluß von Derivaten der Diphenylmethanreihe auf acetylcholinvermittelte Wirkungen. Arch Exp Pathol Pharmacol 224:357–367

Lindner E (1956) Experimente zur Beeinflussung der Wirkung eines Pyrazolon-Derivates an glattmuskulären Organen. Arzneimittelforsch 6:124–127

Künstlicher Harnleiter mit körpereigenem Antrieb

M. Graw [1]

Zusammenfassung

Für einen langfristigen Ersatz des Harnleiters muß die Ureterprothese den Ausflußwiderstand zur Blase überwinden und bei stark schwankenden Fördervolumina (0,2–2 ml/min) arbeiten. Diese Forderungen können nur mit aktiven Prothesen erfüllt werden. Die Antriebsenergie des hier vorgestellten Uretersersatzes wird den intraabdominalen Druckschwankungen entnommen. Die Laboruntersuchungen zeigen, daß die Prothese unter physiologischen Bedingungen die an das Förderverhalten zu stellenden Anforderungen erfüllt.

Einleitung

Bis heute hat sich aufgrund postoperativer Komplikationen beim alloplastischen Ureterersatz in der klinischen Praxis ein künstlicher Harnleiter nicht durchsetzen können. Die in der Literatur (Wagenknecht et al. 1981) mitgeteilten Komplikationen sind in Abb. 1 zusammengestellt.

Es lassen sich vier Problemkreise unterscheiden. Neben den an jede Prothese zu stellenden Anforderungen bzgl. der Biokompatibilität des Materials sind beim künstlichen Harnleiter einige spezielle Punkte bei der Materialauswahl zu beachten. Bei ungeeigneten Materialien werden Ablagerungen von Harnsalzen beobachtet, insbesondere bei einer Infektion des Harnleiters. Die Inkrustationen bilden sich vermehrt an Übergangsstellen und rauhen Oberflächen innerhalb der Prothese. Ebenso kann aber auch eine ungünstige Strömungsführung innerhalb der Prothese, bei der Totwassergebiete auftreten, die Bildung von starken Inkrustationen begünstigen.

Im Bereich von Nahtstellen kommt es häufig zu Fistelbildungen und damit zu Undichtigkeiten (Auvert 1974), die die Funktion der Prothese beeinträchtigen. Das Material für die Nahtstellen (textiles Gewebe und Fäden) ist sorgfältig auszuwählen, um Fixationsprobleme zu vermeiden.

Der „Kolbeneffekt" (Schreiber et al. 1978) tritt immer dann auf, wenn relativ starre Materialien für die Prothese Verwendung finden. Die Prothese führt dann aufgrund der Relativbewegung der inneren Organe zueinander kolbenförmige Oszillationen aus, und es kommt zu einer Migration (Stern et al. 1973; Varady et al. 1982) der Prothese ins Nierenbecken bzw. in die Blase. Die bei dieser Bewegung der

1 Aerodynamisches Institut, RWTH Aachen, Templergraben 55, D-5100 Aachen

Experimentelle Urologie
Hrsg. v. R. Harzmann et al.

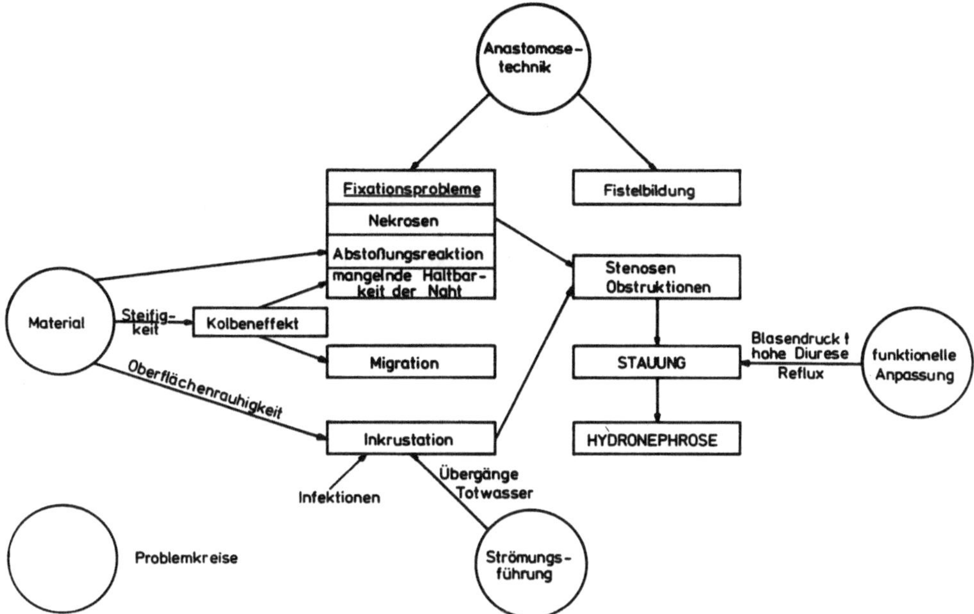

Abb. 1. Postoperative Komplikationen beim alloplastischen Uretersatz

Prothese auftretende Belastung der Nahtstellen kann weitere Fixationsprobleme verursachen.

Eine Stauung des Harns im Ureter führt in den meisten Fällen zur Hydronephrose (krankhaften Erweiterung des Nierenbeckens sowie degenerative Veränderung des Nierengewebes). Ursache sind oft – neben Stenosen und Obstruktionen – eine bei höheren Blasendrücken auftretende Insuffizienz der Prothese sowie ein vesico-uretero-renaler Reflux wegen fehlender Rückschlagventile. Häufige Folgen sind dann aszendierende Harnwegsinfektionen.

Ein großes Problem besteht schließlich in der meist unzureichenden funktionellen Anpassung (Melchior et al. 1972) der Ureterprothese. Hierbei arbeitet das künstliche Organ nicht im gesamten Bereich der stark schwankenden Diurese (physiologisch 0,2–2 ml/min) zufriedenstellend.

Ein großer Teil der aufgeführten Komplikationen wird durch Verwendung ungeeigneter Materialien hervorgerufen. Nachdem Boari (1895) ein Glasrohr als Uretersatz einsetzte (Kaufman et al. 1981), sind erst in neuerer Zeit entscheidende Fortschritte durch Verwendung von Silikon bzw. silikonbeschichteten Materialien erzielt worden (Auvert et al. 1974; Wagenknecht et al. 1980). Auch die chirurgischen Anastomosetechniken sind inzwischen soweit verbessert bzw. standardisiert worden (Melchior et al. 1972), daß Fistelbildung und Fixationsprobleme weitgehend vermieden werden können. Der Kolbeneffekt läßt sich durch Verwendung leicht biegsamer oder schraubenförmig gewendelter Schläuche (Apoil et al. 1977; Schreiber et al. 1979; Wagenknecht et al. 1980) verhindern.

Bisher ungelöst sind die mit der Stauung sowie der unzureichenden funktionellen Anpassung bei passiven Harnleiterprothesen verbundenen Probleme. Bei passiven Prothesen wird der Harnleiter durch mehr oder weniger flexible Schläuche ersetzt. Der sich im Nierenbecken aufbauende Filtrationsdruck wird zur quasi-kontinuierlichen Förderung genutzt. Passive Prothesen ohne Rückschlagventile können nur kurzfristig eingesetzt werden (Apoil et al. 1977; Melchior 1974), da die Gefahr aufsteigender Harnwegsinfektionen sonst zu groß wird. Harnstauungen können mit passiven Prothesen langfristig nicht ausgeschlossen werden. Das damit verbundene Risiko einer Hydronephrose mit nachfolgender Niereninsuffizienz kann nur mit aktiven Harnleiterprothesen vermieden werden (Leandri et al. 1978, 1981). Aufgrund der ungelösten Probleme bei bisherigen alloplastischen Harnleiterprothesen wird im folgenden das Konzept eines aktiven künstlichen Ureters vorgestellt, bei dem zum Antrieb körpereigene Energie verwendet wird. Eine unzulässige Nierenbeckendruckerhöhung und eine unzureichende funktionelle Anpassung sind durch das Konzept ausgeschlossen.

Methodik

Neben der Vermeidung unzulässig hoher Drücke im Nierenbecken (Kiil 1973) ist eine weitere physiologische Randbedingung durch den Blasendruck gegeben. Systematische Kathetermessungen bei Blasendruckvariation (Hund) in der Abteilung Urologie der Klinischen Anstalten der RWTH Aachen zeigen, daß der Ureter nur kurzfristig gegen erhöhte Blasendrücke (25–30 hPa) fördern kann. Dazu müssen entsprechend hohe Kontraktionsdrücke (30–35 hPa) vor der Blase aufgebaut werden. Nach etwa 8–10 peristaltischen Wellen ist der Kontraktionsring jedoch nicht mehr in der Lage, das Lumen vollständig zu schließen. Uretero-ureteraler Reflux tritt auf. Bei der Miktion wird keine Förderung in die Blase beobachtet. Der Urin staut sich vor der Blase. Ein künstlicher Harnleiter sollte somit auch gegen erhöhte Blasendrücke fördern, ohne daß eine Druckbelastung der Niere erfolgt.

Bei der Entwicklung eines eigenen Konzeptes zum künstlichen Ureter wurde folgender Anforderungskatalog an die Funktion der Prothese zugrundegelegt:

- Antrieb durch körpereigene Energie
- Überwindung des Strömungswiderstandes in der Prothese bei allen Fördermengen
- Keine Beeinflussung des Nierenbeckendruckes
- Refluxverhinderung
- Lageunabhängigkeit
- Förderung auch gegen hohe Blasendrücke

Der aus diesen Anforderungen entstandene Entwurf (Graw, 1984) einer pneumatisch arbeitenden Prothese ist in Abb. 2 schematisch skizziert.

Funktionsprinzip

Der künstliche Ureter besteht aus zwei Pumpkammern mit elastischen Wänden, die sich im Wechsel mit Harn füllen. Im Rhythmus der Atembewegungen werden beide Kammern über einen pneumatisch arbeitenden Wechselschalter alternierend aus ei-

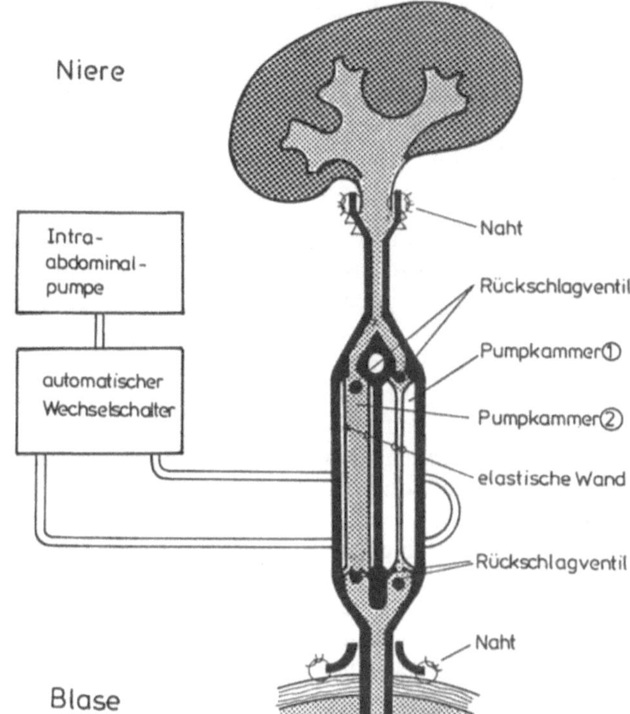

Abb. 2. Aktiver künstlicher Ureter (Prinzipskizze)

ner Intraabdominalpumpe mit Druck beaufschlagt. Durch Kollabieren der elastischen Wände wird der Inhalt der Kammern in die Blase verdrängt. Die beiden Rückschlagventile jeweils vor und hinter den Kammern verhindern ein Rückströmen von der Blase zur Pumpkammer bzw. von der Pumpkammer zum Nierenbecken. Reflux und Nierenbeckendruckerhöhung sind damit ausgeschlossen. Zur Druckversorgung werden die mit der Atembewegung verbundenen intraabdominalen Druckschwankungen ausgenutzt, die über einen Ballon erfaßt und über einen Druckumsetzer verstärkt werden (Teile der Intraabdominalpumpe), damit auch eine Förderung gegen erhöhte Blasendrücke erfolgen kann.

Ein Pumpzyklus läuft in folgender Weise ab. Wird, wie in Abb. 2 dargestellt, die rechte Kammer gerade leergedrückt, kann sich die linke Kammer füllen, so daß kein Aufstau des Harns vor der Prothese auftreten kann. Eine Nierenbeckendruckerhöhung infolge Aufstauung wird vermieden. Wenn die rechte Kammer vollständig leer ist, reicht der bis dahin in der Zuleitung vom Druckumsetzer zur Pumpkammer aufgebaute Druck aus, um den pneumatischen Wechselschalter zu betätigen. Damit wird die Verbindung zwischen Druckumsetzer und rechter Kammer unterbrochen und zeitlich verzögert die Verbindung zwischen Druckumsetzer und linker Kammer hergestellt. Beim nächsten Atemzug kann die linke Kammer leergedrückt werden.

Ausgangspunkt zur Dimensionierung der Prothese sind die folgenden Randbedingungen:

maximale Diurese	5	ml/min
Ruheatmungsfrequenz	12	min^{-1}
Fördervolumen pro Atemzug	0,42	ml
gewähltes Pumpkammervolumen	0,48	ml

Bei einer maximalen Diurese von 5 ml/min und einer Ruheatmungsfrequenz von zwölf Atemzügen pro Minute muß ein Fördervolumen von 0,42 ml verdrängt werden. Aus Sicherheitsgründen wird für die Konstruktion eine etwas größere Pumpkammer gewählt.

Die konstruktive Realisierung der Pumpkammern geht aus Abb. 3/*1* hervor. Das Pumpkammergehäuse aus Acrylglas besteht aus zwei Hälften, die durch eine dünne Arbeitsmembran aus Silikon getrennt sind. Am Gehäusedeckel sind die Anschlüsse zur Intraabdominalpumpe zu erkennen. Das durch die Intraabdominalpumpe bei jedem Atemzug verschobene Luftvolumen drückt die Membran in die Vertiefungen des unteren Gehäuseteils (links), welche die eigentlichen Pumpkammern bilden. Das darin befindliche Harnvolumen wird verdrängt. Die Form der Vertiefungen wurde hinsichtlich des Verdrängungswirkungsgrades optimiert.

Wegen der kleinen Fördervolumina muß bei der Auswahl der Rückschlagventile vor und hinter den Pumpkammern darauf geachtet werden, daß bereits sehr kleine Verschiebevolumina ausreichen, um die Ventile vollständig zu schließen. Der gewählte Ventiltyp ist in Abb. 3/*2*a schematisch skizziert. Der Strömungsquerschnitt wird durch eine Dichtlippe versperrt. Die Geometrie wurde so gestaltet, daß beim Öffnen das Harnvolumen zwischen Lippe und Wand weggespült wird. Damit ist gewährleistet, daß sich im Zwickel am Fußpunkt der Dichtlippe keine größeren, die Funktion beeinträchtigenden Inkrustationen bilden können. Das in mehreren Stufen miniaturisierte Ventil (Abb. 3/*2*b) wird in zwei Arbeitsgängen aus Silikon gegossen. Die Dicke der Dichtlippe wurde unter Berücksichtigung des Verschlußverhaltens (bei zu dünner Wandstärke wird die Lippe in die Bohrung gedrückt und deformiert sich so, daß ein Rückströmen auftreten kann) und eines geringen Öffnungsdruckes (max. 1 hPa) optimiert.

Die Wirkungsweise der als Druckverstärker ausgeführten Intraabdominalpumpe wird in Abb. 3/*3* verdeutlicht. Sie besteht aus einem Hoch- und einem Niederdruckteil, die durch einen Differentialkolben voneinander getrennt und durch Rollmembranen gegeneinander abgedichtet sind. Der Niederdruckteil wird mit den intraabdominalen Druckschwankungen beaufschlagt, die auf die größere Fläche des Differentialkolbens wirken. Proportional zum Flächenverhältnis A_1/A_2 baut sich im Hochdruckteil, der über den Wechselschalter mit einer der Pumpkammern verbunden ist, der zur Förderung gegen erhöhte Harnblasendrücke nötige Druck auf. Durch eine hier nicht eingezeichnete Feder kann das Füllen der Pumpkammern unterstützt werden, falls aufgrund der tatsächlichen Druckverhältnisse im Abdomen die Rückstellkräfte für den Differentialkolben zu klein sind.

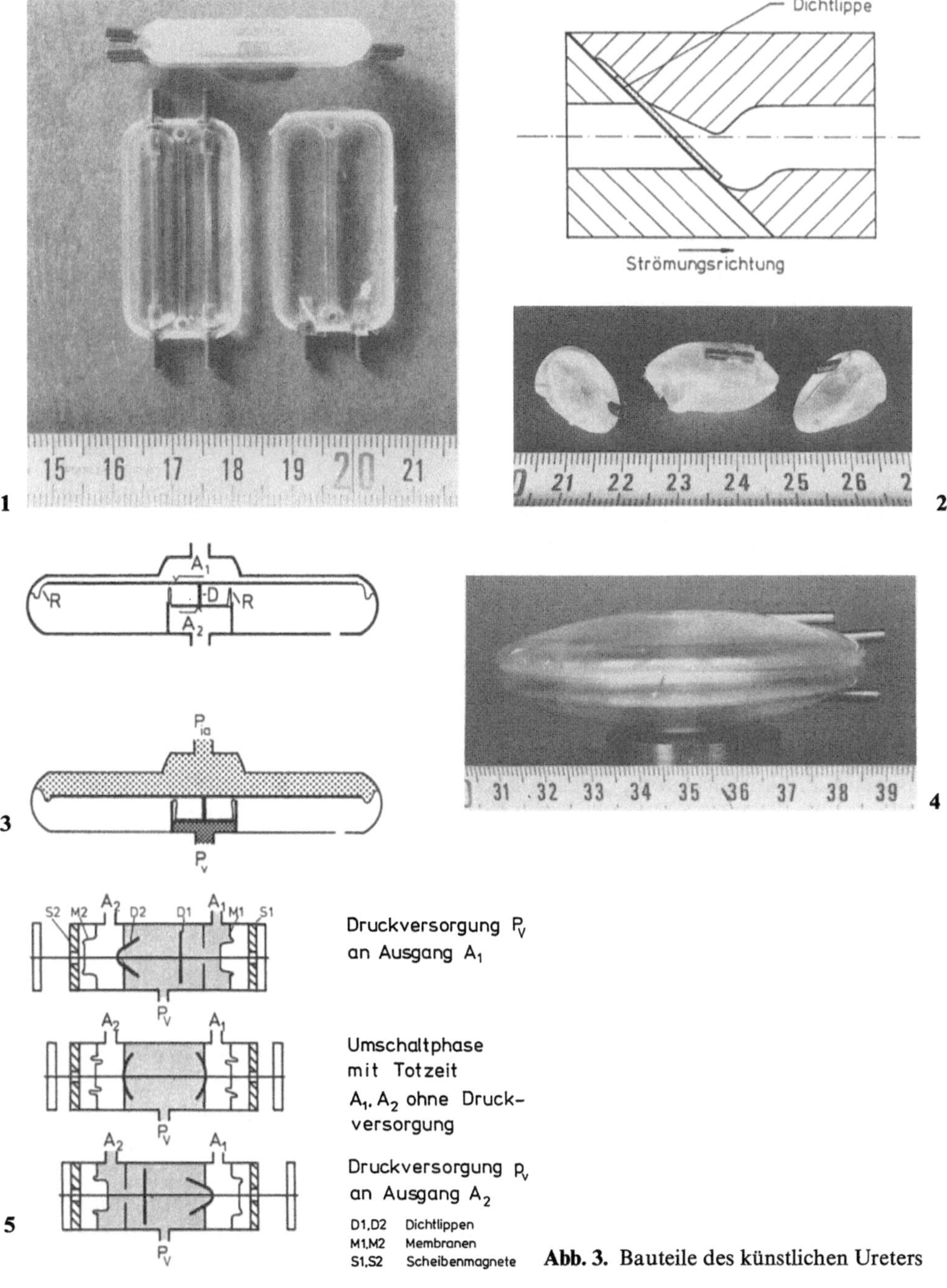

Abb. 3. Bauteile des künstlichen Ureters

Für die Auslegung des Druckumsetzers wird von folgenden Daten ausgegangen:

intraabdominale Druckschwankung	2 – 5 hPa
Annahme für die Auslegung	2 hPa
maximaler Blasendruck (Miktion)	100 hPa
Druck P_V beim Umschalten	110 hPa
Flächenverhältnis A_2/A_1	1:55
Durchmesserverhältnis	1:7,4

Der Druck im Abdomen schwankt infolge der Atembewegung mit einer Amplitude von 3–5 hPa. Aus Sicherheitsgründen wird angenommen, daß nur eine Amplitude von 2 hPa ausgenutzt werden kann. Um gegen einen Blasendruck von 100 hPa, der bei der Miktion durchaus auftreten kann, fördern zu können, muß der Druckumsetzer ein Flächenverhältnis von 1 : 50 aufweisen. Für die Konstruktion wurde aus Sicherheitsgründen ein Verhältnis von 1 : 55 gewählt.

Die konstruktive Ausführung des Druckumsetzers zeigt Abb. 3/*4*. Die Rollmembranen bestehen aus Polyurethan, das Gehäuse aus Acrylglas.

Für den druckgesteuerten Wechselschalter können keine handelsüblichen Steuerventile verwendet werden, da diese zur Betätigung erheblich höhere Drücke als die zur Verfügung stehenden benötigen. Bei einem Schieberventil mit Steuerkolben treten zu große Reibungs- und Massenkräfte auf. Mit einem Membranventil können diese Schwierigkeiten vermieden werden, da es für sehr kleine Betätigungskräfte ausgelegt werden kann.

Für die geforderte Funktion darf über den Wechselschalter immer nur eine Pumpkammer mit dem Versorgungsdruck P_V verbunden sein. Dazu muß beim Umschalten von einer Kammer auf die andere der Schaltvorgang eine Totzeit aufweisen. Parallel zum Umschalten muß die Leitung zur gerade entleerten Pumpkammer über eine Entlüftungsleitung druckentlastet werden. Die gewünschte Schaltfunktion kann mit dem 2/3-Wegeventil, das in Abb. 3/*5* skizziert ist, verwirklicht werden.

In der oberen Schaltstellung ist der Ausgang A1 zur Pumpkammer 1 mit dem Versorgungsdruckanschluß P_V verbunden. Der Ausgang A2 zur zweiten Pumpkammer ist durch die auf dem Sitz aufliegende Dichtlippe D2 von P_V getrennt. Der Scheibenmagnet S1 hält das Ventil lageunabhängig in dieser Schaltposition. Steigt der Druck in der Zuleitung zur Pumpkammer 1 auf über 110 hPa an, ist die resultierende Kraft auf die Steuerachse, an der Dichtlippen und Membranen befestigt sind, so groß, daß die Achse gegen die Magnetkraft nach rechts verschoben wird. Dabei wird zunächst die Verbindung von P_V nach A1 unterbrochen (Abb. 3/*5* b). Erst nach einem zusätzlichen Verschiebeweg hebt die Dichtlippe D2 vom Sitz ab und gibt die Verbindung P_V-A2 frei. Wegen der Massenträgheit der Steuerachse und Scheibenmagnete kann der Schalter bei der Bewegung von einer Schaltposition in die andere nicht in der Mittelstellung (Abb. 3/*5* b) stehen bleiben. Durch die Totzeit zwischen dem Unterbrechen der Verbindung P_V-A1 und dem Freigeben der Verbindung P_V-A2 wird vermieden, daß der Druckpuls zum Leeren der Kammer 1 noch auf die sich füllende Kammer 2 geleitet wird. Diese wird erst durch den Druckpuls beim nächsten Atemzug leergedrückt.

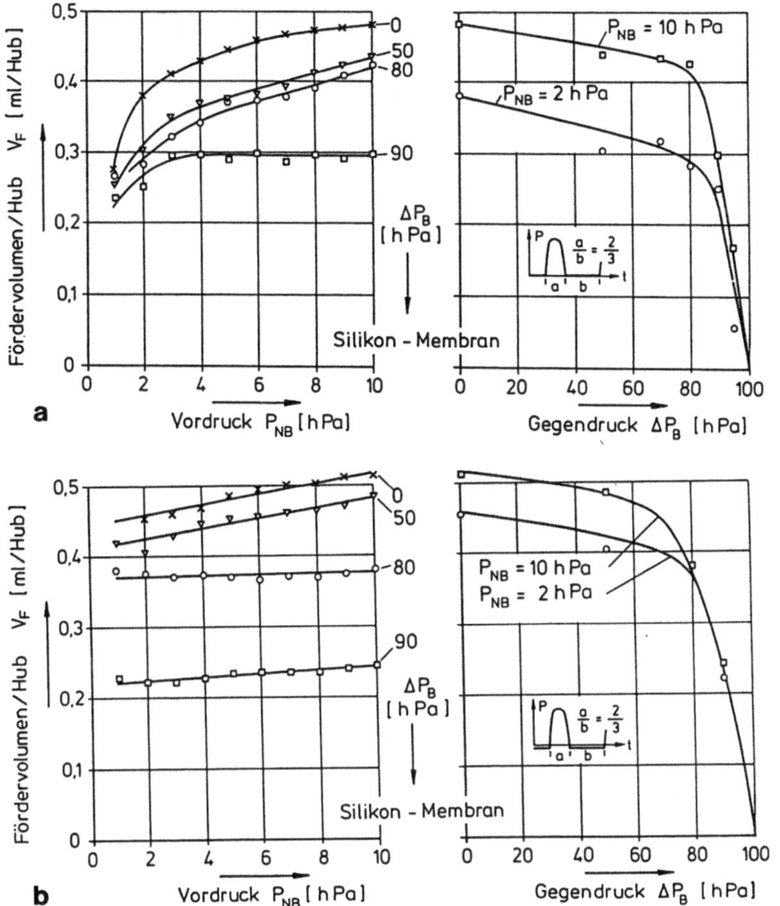

Abb. 4. Fördercharakteristik (Tastverhältnis 2/3) **a** ohne, **b** mit Ureterdruck (–2 hPa)

Ergebnisse

Das Förderverhalten des künstlichen Ureters wurde in Laboruntersuchungen durch Variation der Geometrie von Pumpkammer und Rückschlagventil optimiert. Für die Messungen wird entsprechend den physiologischen Randbedingungen der Nierenbeckendruck (Vordruck) zwischen 1 und 10 hPa und der Harnblasendruck (Gegendruck) zwischen 0 und 100 hPa variiert. Die intraabdominalen Druckschwankungen werden durch einen Kolben, der oszillierend gegen eine Kammer mit elastischer Wand arbeitet, simuliert. Bei einer Frequenz von 12 Kolbenhüben pro Minute wird das Tastverhältnis a/b (a: Systolen-, b: Diastolendauer) der „intraabdominalen" Druckpulse zwischen 1/3 und 1/1 geändert. Durch Wägung wird nach 20–30 Hüben das geförderte Flüssigkeitsvolumen ermittelt.

Die Fördercharakteristik der Urinpumpe geht für ein Tastverhältnis von 2/3 aus Abb. 4a hervor. Abbildung 4b zeigt, wie das Fördervolumen pro Hub bei sonst gleichen Parametern wie in Abb. 4a gesteigert werden kann, wenn in der Diastole ein Unterdruck von 2 hPa in der Zuleitung zur Druckversorgung anliegt.

Schlußfolgerung

Der Vergleich mit den Daten der Ureterperistaltik zeigt, daß unter physiologischen Randbedingungen die an das Förderverhalten gestellten Anforderungen erfüllt werden. Bei einem Nierenbeckendruck von 5 hPa wird gegen einen Blasendruck von 50 hPa ein Fördervolumen von 0,45 ml pro Hub erreicht. Bei einer Atemfrequenz von 12 min^{-1} entspricht dies einer Diurese von 5,4 ml/min bzw. 7,8 l/d.

Literatur

Apoil I et al. (1977) Long-term study of prosthetic ureteral replacement in dogs. Proc. ESAO IV, pp 137–146

Auvert et al. (1974) Prosthetic replacement of the urinary tract. Proc. ESAO I, pp 128–130

Graw M (1984) Druckmessung mit Kathetern und Teilersatz im harnableitenden System. Diss. RWTH Aachen; Forschung und Lehre, Schriftenreihe Medizin, Bd 14. Stippak, Aachen

Kaufman et al. (1981) Ureteral replacements. In: Bergman H (ed) The ureter. Springer, New York, pp 656–668

Kiil F (1973) Urinary flow and ureteral peristalsis. In: Lutzeyer W, Melchior H (eds) Urodynamics. Springer, Berlin Heidelberg New York pp 57–70

Leandri et al. (1978) Self-pumping ureteral prosthesis. Trans. ASAIO XXIV, pp 11–14

Leandri et al. (1981) Human application of a self-pumping ureteral prosthesis. Trans. ASAIO XXVII, pp 336–340

Melchior H et al. (1972) Die Problematik des segmentalen Uretersatzes durch alloplastisches Material. Urologe [Ausg A] 11:41–45

Schreiber B et al. (1978) Prosthetic replacement of the urinary tract by dacron lined silicon. Proc. ESAO V, pp 205–213

Schreiber B et al. (1979) Ureteral replacement with a new prosthesis. Trans. ASAIO XXV, pp 61–63

Stern A et al. (1973) A silicon polyester prosthesis for ureteral replacement. Trans. ASAIO XIX, pp 370–375

Varady S et al. (1982) Ureteral replacement with a new synthetic ureterial. Gore-tex. J Urol 128:171–175

Wagenknecht, LV et al. (1981) Genitourinary reconstruction with prostheses. Thieme, Stuttgart

Die motorische Reaktion isolierter Präparate des menschlichen Detrusor vesicae nach elektrischer Neurostimulation und ihre pharmakologische Beeinflussung

M. CH. MICHAILOV[1], E. ELSÄSSER[2] †, B. SEIERMANN[2], G. HOHLBRUGGER[3], E. NEU[1] und I. PRECHTER[1]

Die Pathogenese der Blasenfunktionsstörungen ist immer noch nicht ausreichend geklärt: das hängt eng mit den unvollständigen Kenntnissen über die Detrusorphysiologie und -pharmakologie zusammen. Grundfragen, wie z. B. die chemische Natur der Transmittersubstanzen bei den motorischen Detrusornerven – sind sie cholinerg oder nichtcholinerg – sind bis heute offen (Ambache und Zar 1970). Einige Arbeiten berichten über pharmakophysiologische Eigenschaften von menschlichen Detrusorpräparaten, aber nicht über ihre Elektrostimulierbarkeit (Awad et al. 1974; Benson et al. 1976; Downie et al. 1977; Nergardh und Boréus 1972; Nergardh und Gierup 1974; Nergardh und Boréus, 1977; Sundin et al. 1977; Todd und Mack 1969). Über die Möglichkeit einer transmuralen Neurostimulation von isolierten Organpräparaten des menschlichen Detrusors wurde erstmals 1977 berichtet (Michailov et al. 1977 a und b). Zusätzlich wurden wesentliche Differenzen in der pharmako-physiologischen Ansprechbarkeit bei tierischen und menschlichen Organpräparaten beobachtet, z. B. zeigen die beta-adrenergen tokolytischen Substanzen Fenoterol und Buphenin konträre Effekte bei Detrusorpräparaten von Menschen und Meerschweinchen (Michailov et al. 1977 a, b). Vas deferens von Menschen und Meerschweinchen reagiert unterschiedlich auf Prostaglandine, Röntgenbestrahlung und Temperaturänderung, außerdem haben die Präparate eine verschiedenartige Ultrastruktur (Michailov et al. 1983; Murray et al. 1981). In der vorliegenden Arbeit wird deshalb über elektroinduzierte neurogene motorische Reaktionen bei menschlichen Detrusorpräparaten und ihre pharmakologische Beeinflussung berichtet, wobei neue Informationen über die Neurostimulierbarkeit und die Transmitternatur bei der neuroeffektorischen Übertragung vermittelt werden.

Methode

Es wurde frisches menschliches Gewebe aus der distalen Vorderwand der Harnblase untersucht. Das Operationsmaterial wurde bei Eingriffen mit Eröffnung der Harnblase – Adenomektomie der Prostata und Verschluß von vesico-vaginalen Fisteln –

1 Institut für Biologie, Gesellschaft für Strahlen- und Umweltforschung, Ingolstädter Landstr. 1, D-8042 Neuherberg/München
2 Urologische Abteilung des Krankenhauses der Barmherzigen Brüder, Romanstr. 93, D-8000 München 19
3 Urologische Universitätsklinik, Anichstr. 35, A-6020 Innsbruck

Experimentelle Urologie
Hrsg. v. R. Harzmann et al.

gewonnen. Diese Gewebestücke wurden in McEwen-Lösung von 4 °C aufbewahrt und nach 1–2 Stunden im Labor präpariert. Die mechanische Aktivität der Organpräparate (etwa 1 cm Länge) wurde isoton registriert mit einem Harvard-Transducer auf einen Hellige-Rikadenki Pen-Recorder. Dabei wurde McEwen-Lösung bei 37 °C benützt: NaCl 130 mM; KCl 5,63 mM; $CaCl_2$ 2,16 mM; NaH_2PO_4 1,19 mM; $NaHCO_3$ 24,99 mM; Dextrose 10,09 mM; Saccharose 13,14 mM. Die Lösung wurde mit Carbogen (95% O_2 und 5% CO_2) begast. Der pH wurde konstant auf 7,4 gehalten (gemessen mit einem Digital-pH-Meter). McEwen-Lösung wurde gewählt, da bei Mg^{++}-haltigen Lösungen, wie z. B. Krebs oder Tyrode, die elektroinduzierten neurogenen Reaktionen viel kleiner waren. Die Präparate wurden zwischen zwei Platinelektroden aufgehängt und permanent mit Hilfe einer Schlauchpumpe (Desaga) betropft.

Zur Elektrostimulation wurden Hugo Sachs-Reizgeräte benützt, wobei die Impulse mit Hilfe eines Oszillographen kontrolliert wurden. Im Bereich von Spannungen über 20 V wurde ein belastungsabhängiger Spannungsabfall bis zu 80% am Innenwiderstand des verwendeten Reizgerätes beobachtet. Die Präparate wurden elektrisch stimuliert mit einer Frequenz von 10 und 100 Hz bei einer Impulsdauer von 0,3 ms und mit 10 Hz, 40 ms Impulsdauer. Abbildung 1 zeigt die Versuchsanordnung. Es wurden insgesamt über 100 Präparate bezüglich ihrer mechanischen Aktivität, ihrer hormonellen und ihrer Elektro-Stimulierbarkeit untersucht; etwa 43% der Präparate waren nicht verwendbar.

Pharmaka: Es wurden Tetrodotoxin (= TTX, Sankyo), Procain, Atropin, Eserin (Physostigmin), d-Tubocurarin, Phentolamin, Phenoxybenzamin, Succinylcholin, Bretylium, Neo-Bridal, u. a. verwendet.

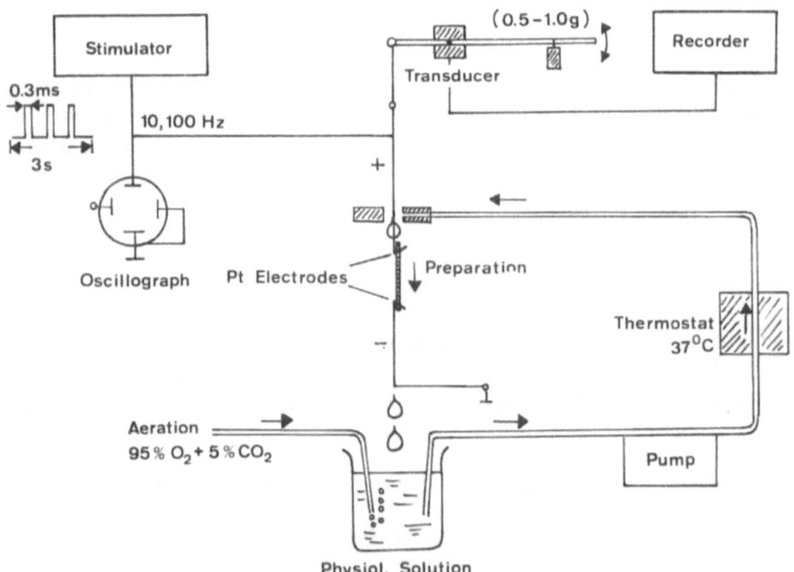

Abb. 1. Schematische Darstellung der Versuchsanordnung zur Untersuchung isolierter neuroglattmuskulärer Präparate mit Hilfe von Elektrostimulation

Ergebnisse

Die Adaptationszeit der Präparate betrug etwa 0,5 bis 1,5 Stunden (durchschnittlich 60 ± 15 min). Zu Versuchsbeginn war in der überwiegenden Zahl der Fälle eine kurzfristige Relaxation (etwa 15 min) zu sehen, gefolgt von einer langdauernden Kontraktion (bis 50 min), die dann in einen stabilen Grundtonus überging. Die meisten Präparate waren mehr oder weniger spontanaktiv (Abb. 2a und c_1). Nach Bestimmung der elektrischen Reizschwelle für 10 und 100 Hz, 0,3 ms Impulsbreite und einer Seriendauer von 3 s wurde die Schwellenspannung stufenweise erhöht, bis eine maximale Kontraktion in Erscheinung trat (Abb. 2 c_2). Supramaximale Reizspannungen führten zu einer Verkleinerung der Kontraktionen und einem irreversiblen Anstieg des Grundtonus. Die spontane Aktivität hörte bei den meisten Präparaten nach einer regelmäßigen Elektrostimulation auf.

Die Verteilung der Spannungswerte U (in Volt) bezüglich Schwellen-, Optimal- (60–70% der maximalen Kontraktion) und Maximalreiz bei 10 und 100 Hz, 0,3 ms, 3 s ist in Abb. 3 angegeben (n = Anzahl der Präparate): man sieht, daß bei 100 Hz die Schwellen- und optimalen Reizspannungen besser definiert sind als bei 10 Hz.

Abbildung 4 oben zeigt einen Vergleich der notwendigen durchschnittlichen Reizspannungen der elektroinduzierten Kontraktionen bei 10 und 100 Hz für Schwellen- (S_{10}, S_{100}), Optimal- (O_{10}, O_{100}) und Maximalreiz (M_{10}, M_{100}). Eine signifikant höhere Spannung des Schwellenwertes bei 10 Hz um etwa 3 V gegenüber 100 Hz war zu notieren. Bei 10 Hz war bei 50% der untersuchten Präparate (etwa 70) eine Elektrostimulation möglich, dagegen reagierten fast alle bei 100 Hz.

Wie auch früher berichtet wurde (Larsson 1978; Michailov 1977a), ist die Elektrostimulation des Detrusors bei den angegebenen Reizparametern neurogenen Ursprungs: Das Neurotoxin Tetrodotoxin hemmt reversibel die Kontraktion (Abb. 2b und c_2). Eine statistische Analyse bei 10 Präparaten zeigt eine signifikante ($p < 0,01$) dosisabhängige (0,1–1 µM) TTX-Hemmung um etwa 75% unabhängig von der Reizfrequenz (10 und 100 Hz). Bei 6 Präparaten hat das Lokalanästhetikum Procain in Konzentrationen von 1 µM–0,1 µM auch einen signifikanten ($p < 0,01$) dosisabhängigen hemmenden Effekt bis etwa 50%. Die kontraktile Reaktion nach Elektrostimulation mit 10 Hz, 40 ms bleibt nach TTX- und Procaingabe bestehen, d.h. sie ist myogenen Ursprungs. Hexamethonium hemmt ebenfalls dosisabhängig (10 und 100 nM) die elektroinduzierte Kontraktion bis über 40%. Die Hemmung der Kontraktion nach Elektrostimulation mit 10 und 100 Hz, 0,3 ms, 3 s durch TTX- und Procaingabe sowie durch Temperaturerniedrigung auf 25 °C (unveröffentlichte Ergebnisse gemeinsam mit Eva Göpfert) erlaubt einen standardisierten regelmäßigen Funktionstest für die motorischen Detrusornerven in vitro. Die Präparate reagieren sechs und mehr Stunden auf regelmäßige Neurostimulation.

Weitere Pharmaka wurden geprüft, um neue Informationen über cholinerge, adrenerge und/oder andere Komponenten der Blaseninnervation zu gewinnen.

Cholinerge und anticholinerge Pharmaka

Das klassische Anticholinergikum Atropin hemmt die neurale elektroinduzierte Kontraktion bis etwa 40%, aber erst bei sehr hohen Konzentrationen von 1–10 µM.

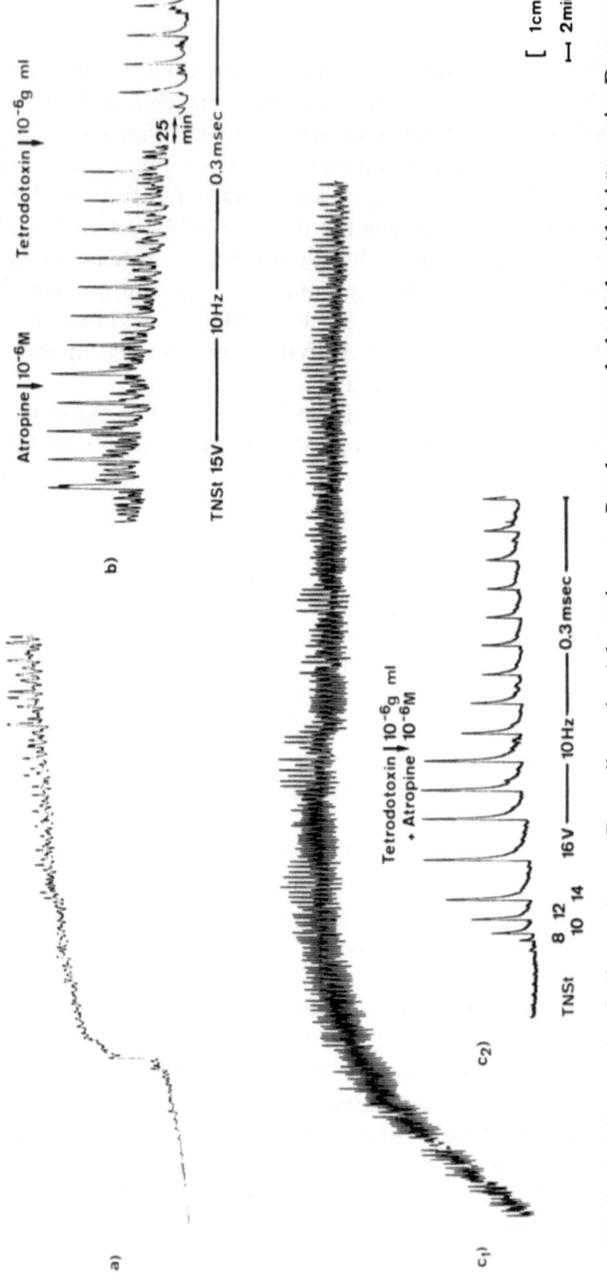

Abb. 2a–c. Vesica urinaria (human). **a, c_1** Darstellung der Adaptation von Basaltonus und phasischer Aktivität zweier Detrusorstreifen. **b, c_2** Hemmender Effekt von Tetrodotoxin und Atropin auf die elektroinduzierten Kontraktionen der Präparate

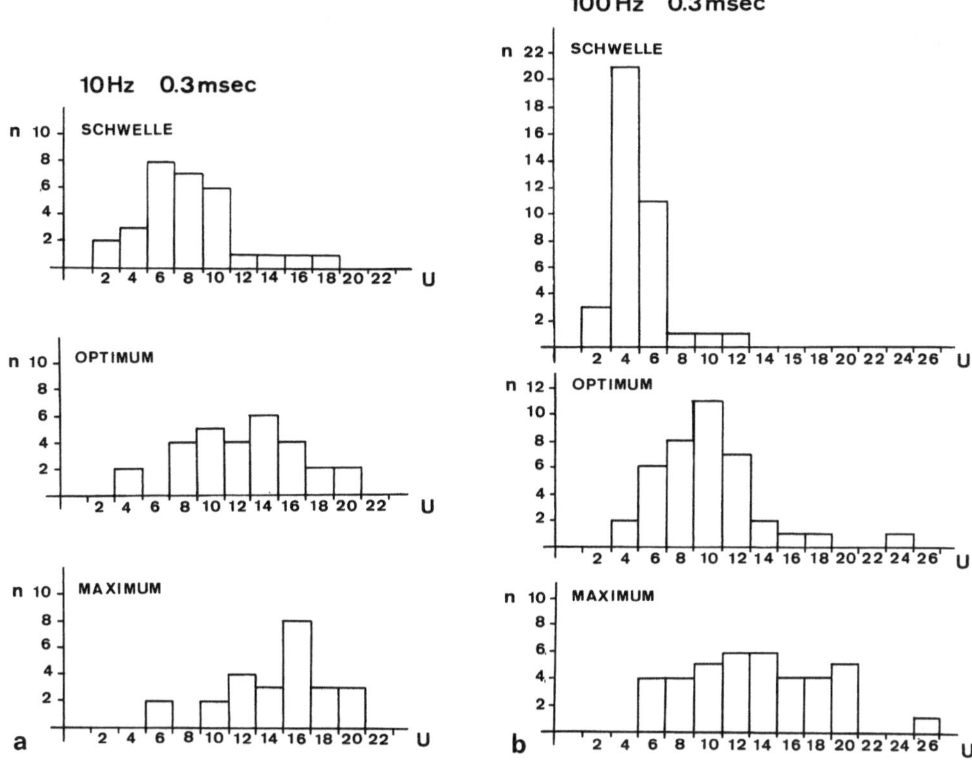

Abb. 3. Statistische Analyse der Verteilung der elektrischen Spannung bei Elektrostimulation für Schwellen-, Optimal- und Maximalreiz des Detrusors bei 10 (**a**) und 100 Hz (**b**). Abszisse: Spannung U in [Volt]. Ordinate: Anzahl n der Präparate

Im gleichen Konzentrationsbereich werden durch d-Tubocurarin die Kontraktionsamplituden bis etwa 70% verkleinert.

Der Cholinesterasehemmer Eserin (Physostigmin) vergrößert bei Konzentrationen von 1–100 nM die Kontraktionsamplituden bis über 150% (9 Präparate). In höheren Konzentrationen steigt der Tonus ebenfalls. Zugabe von Eserin (1–10 nM) zu mit Atropin (1 μM) vorbehandelten Präparaten (Atropin war in diesem Fall auswaschbar) zeigt keine Wirkung; jedoch führt die Zugabe von Atropin (1 μM) bei Eserin-vorbehandelten Präparaten (0,1–1 μM) zu einer sofortigen Tonussenkung und einer absoluten Verkleinerung der Kontraktionsamplituden (Abb. 5, oben). Eine statistische Analyse ergab eine signifikante ($p < 0,01$) Hemmwirkung von Atropin (1 μM) nach Eserin (1 μM) um etwa 27% gegenüber Atropin allein (9 Präparate).

Succinylcholin depolarisiert die Zellmembran durch Bindung an den postsynaptischen Acetylcholinrezeptor: Das Pharmakon (0,3–30 μM) hemmt bis etwa 50% die Kontraktionsamplituden nach neuraler Elektrostimulation (4 Präparate).

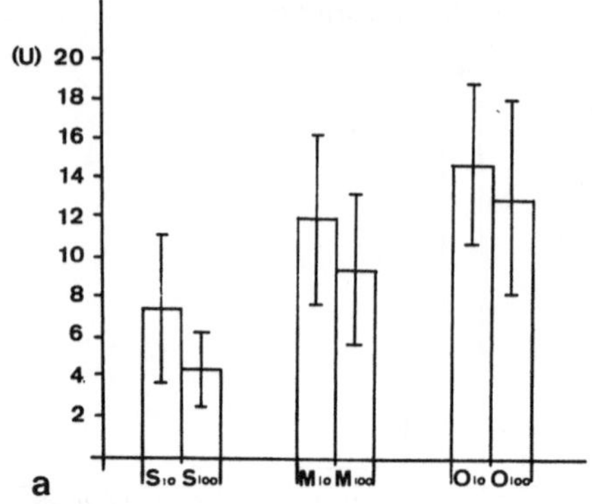

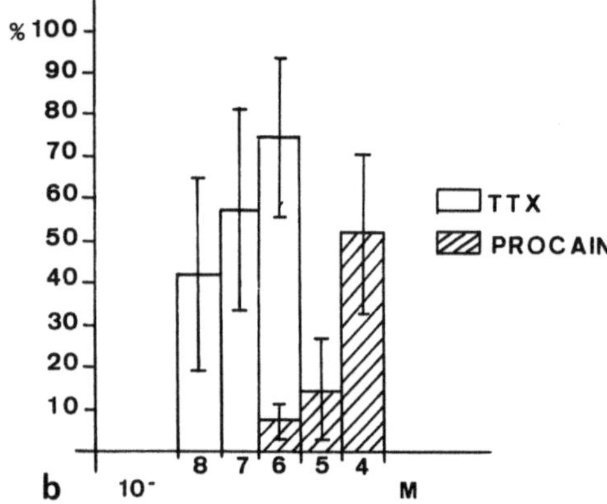

Abb. 4. a Vergleich der Durchschnittsspannungen U in [Volt] bei Elektrostimulation mit 10 und 100 Hz für Schwellen (S_{10}, S_{100}), Optimal- (O_{10}, O_{100}) und Maximalreiz (M_{10}, M_{100}). **b** Dosisabhängige Hemmung der elektroinduzierten Kontraktionen bei 10 und 100 Hz durch Tetrodotoxin und Procain (n = 10)

Adrenerge und antiadrenerge Pharmaka

Phentolamin, ein Pharmakon mit blockierenden Eigenschaften an den alpha-adrenergen Rezeptoren, vergrößert in Konzentrationen von 1–10 µM vorübergehend die elektroinduzierten neurogenen Kontraktionsamplituden, die sich anschließend verkleinern (4 Präparate). Ein ähnlich wirkendes Pharmakon, Phenoxybenzamin, führt auch zu einer dosisabhängigen Verkleinerung der Kontraktionsamplituden, bei 0,1 µM um etwa 34% und bei 1 µM um etwa 59% (4 Präparate).

Der Blocker der beta-adrenergen Rezeptoren, Propranolol (0,1–10 µM; 4 Präparate), das präsynaptische Sympatholytikum Bretylium und Guanethidin (10–100 nM; 7 Präparate) haben ebenso einen hemmenden Effekt auf die Kontraktionsamplituden des Detrusors.

Zellrezeptoren im Detrusor

Abb. 5b demonstriert die erregende Wirkung von Phenylephrin (alpha-adrenerge Stimulation) auf den Detrusor, die Aufhebung dieser Reaktion durch Phenoxybenz-

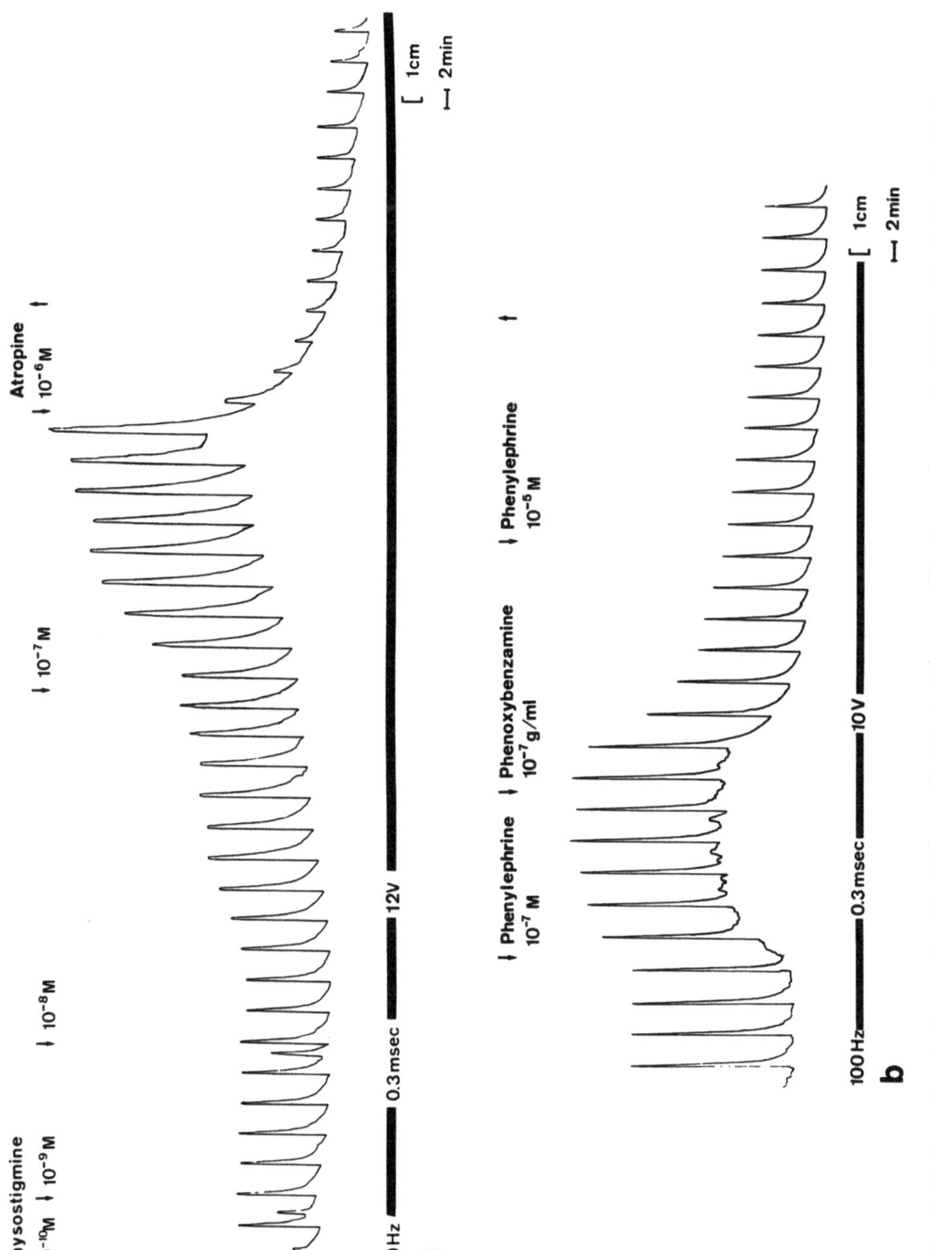

Abb. 5 a, b. Vesica urinaria (human). **a** Verstärkung der Kontraktionsamplituden nach neuraler Elektrostimulation des Detrusors durch den Cholinesterasehemmer Physostigmin; starke Hemmung der Reaktion durch Atropin. **b** Reaktion nach alpha-adrenerger Stimulation der Detrusorpräparate durch Phenylephrin; Aufhebung dieser Reaktion und Hemmung der elektroinduzierten Kontraktionen durch den alpha-adrenergen Blocker Phenoxybenzamin

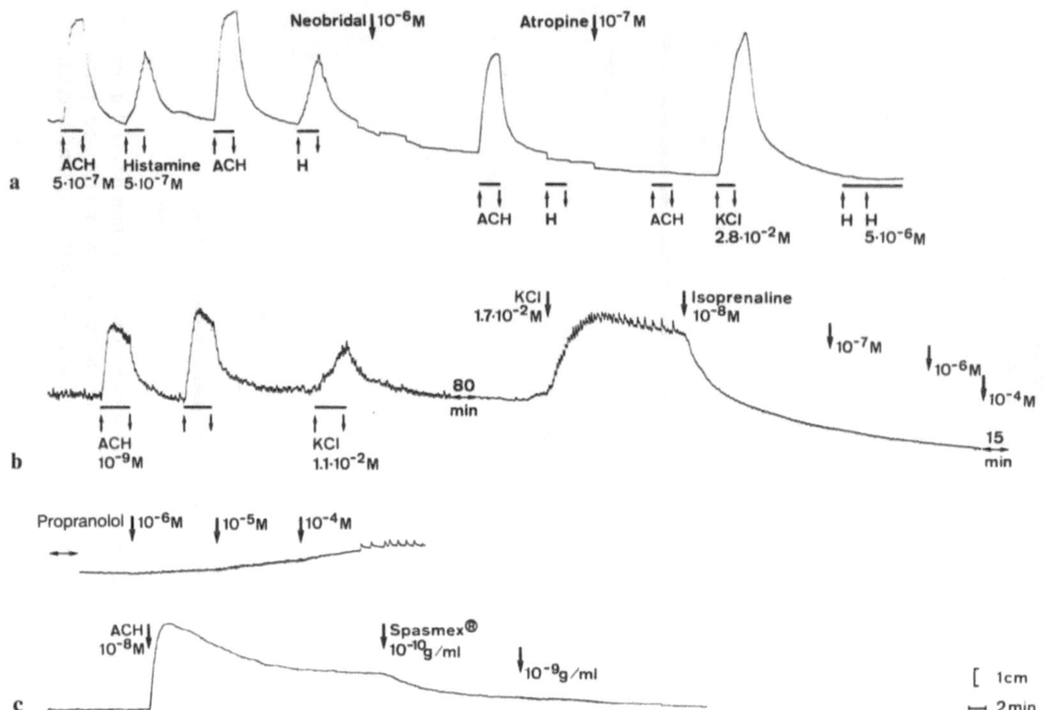

Abb. 6 a–c. Vesica urinaria (human): Kontraktile Reaktionen nach hormoneller Stimulation von Acetylcholin- und Histaminrezeptoren; Blockade der Reaktionen durch spezifisch wirkende Pharmaka Neo-Bridal bzw. Atropin (**a**); Detrusorrelaxation durch beta-adrenerge Stimulation über Isoprenalin bei mit Kalium präkontrahierten Präparaten und Antagonisierung dieser Reaktion durch Propranolol (**b**). Das Parasympatholytikum Spasmex hat ebenfalls einen relaxierenden Effekt (**c**)

amin sowie einen stark hemmenden Effekt dieses Alpha-Blockers (bei niedrigen Konzentrationen) auf die Kontraktionsamplituden nach neuraler Elektrostimulation mit 100 Hz.

Die menschlichen Detrusorpräparate reagieren auch sehr empfindlich auf Acetylcholin (cholinerge Stimulation) und Histamin (wirksame Konzentrationen kleiner als 0,1 μM). Die Reaktionen lassen sich durch die spezifischen Blocker Neo-Bridal (Antihistaminikum) und Atropin aufheben; eine Erhöhung der Konzentration von KCl wirkt aber weiter erregend (Abb. 6 a).

Isoprenalin (10 nM–0,1 mM) hat ähnlich wie das noch stärker wirkende Beta-Sympathomimetikum Fenoterol (Michailov et al. 1977 a) einen hemmenden Effekt auf die mechanische Aktivität des Detrusors (Basaltonus, phasische und elektro-induzierte Kontraktionen), wobei Propranolol antagonistisch wirkt (Abb. 6 b).

Auch andersartige Hormone oder hormonähnliche Substanzen, wie Prostaglandine, Enkephaline und Purine haben verschiedenartige spezifische Effekte bei Detrusorpräparaten.

Diskussion

Die verwendete Durchspülungsmethode für die Untersuchung der Detrusorreaktion nach Neurostimulation erlaubt wesentlich niedrigere Reizspannungen, z. B. wurden beim Detrusor vom Meerschweinchen im Organbad bei 10 Hz, 0,3 ms, für den maximalen Reiz etwa 27 V verwendet (Ambache und Zar 1970), bei menschlichem Detrusor in der vorliegenden Untersuchung im Durchschnitt 16 V. Die Adaptationszeiten für nicht-menschliche Präparate liegen bei anderen Autoren zwischen 30 min und 4 Stunden gegenüber 0,5 bis 1,5 Sekunden bei unseren Versuchen. Die Ausfallsquote bei den verwendeten Präparaten aus Operationsmaterial betrug bei der vorliegenden Untersuchung 43% gegenüber einer in der Literatur angegebenen Ausfallquote von etwa 58% (Burnstock 1972; Benson et al. 1976).

Die kontraktile Reaktion des menschlichen Detrusors nach Elektrostimulation wird mit Tetrodotoxin und Procain aufgrund der neurotropen Wirkungen dieser Substanzen reversibel gehemmt: TTX (und auch Procain) löscht die Na^{+}-abhängigen Aktionspotentiale in Nervenfasern aus (Downie et al. 1977), d.h. die Stimulation mit 10 und 100 Hz, 0,3 ms ist von neurogenem, dagegen die Stimulation mit 10 Hz, 40 ms (TTX-resistent) von myogenem Ursprung. Die Restkontraktion nach neuraler Elektrostimulation ist offenbar myogener Natur. In einer klinischen Studie wird über Elektrostimulation von Nervenendungen des Detrusors bei Patienten mit Miktionsstörungen berichtet mit einer Pulsdauer von 100–200 ms bei 4–15 V. Der Reizerfolg wurde mit 0,25%iger Tetracainlösung, intravesikal gegeben, aufgehoben (Bradley et al. 1975). In diesem Fall handelt es sich wahrscheinlich um eine Stimulation von sensorischen Nervenendungen, die indirekt eine motorische Reaktion auslösen. Systematische klinische Untersuchungen über eine Neurostimulation in vivo mit den in dieser Arbeit angegebenen elektrischen Reizparametern könnte zu neuen diagnostischen Möglichkeiten über neurogene Blasenstörungen („elektrischer Neurofunktionstest" des Detrusors) sowie zu einer Verbesserung der Detrusor-Therapie, z. B. bei Querschnittgelähmten, führen.

Die Untersuchung der Transmitternatur der motorischen Nervenendungen im menschlichen Detrusor deutet auf eine Komplexität hin. An der Stelle in der Blasenwand, aus der die Präparate entnommen wurden, existieren sehr wahrscheinlich motorisch erregende cholinerge und adrenerge Nervenfasern, da anticholinerge (Atropin, d-Turbocurarin) und -adrenerge (Phentolamin, Phenoxybenzamin) Substanzen einen hemmenden Einfluß auf die Reaktion nach neuraler Elektrostimulation zeigen. Sehr wahrscheinlich existieren bei der neuro-muskulären Übertragung im menschlichen Detrusor auch andere Transmitter in den Nervenelementen, da die obengenannten Substanzen nur teilweise die Reaktion hemmen und, wie demonstriert, Acetylcholin und adrenerge Substanzen (Phenylephrin) in viel niedrigeren Konzentrationen hochwirksam sind, verglichen mit den hohen Konzentrationen der antagonisierenden Pharmaka, die womöglich teilweise unspezifisch wirken. Die Beteiligung von Prostaglandinen an der neuromuskulären Übertragung im Detrusor des Menschen und des Meerschweinchens ist denkbar, da die Detrusorpräparate besonders empfindlich auf Prostaglandine reagieren; ferner verkleinert Indometacin (ein Prostaglandinsynthesehemmer) die elektroinduzierten neurogenen Kontraktionen (Larsson 1978, Michailov et al. 1977b, Michailov et al. 1983). Es wurde auch berichtet, daß bei der neuromuskulären Übertragung im Detrusor des Menschen und Meerschweinchens noch undefinierbare inhibitorische Transmitter (purinerge Substanzen (Burnstock 1972), Enkephaline) existieren (Michailov et al. 1983).

Zusammenfassung

Systematische Untersuchungen mit transmuraler Elektrostimulation am isolierten menschlichen Detrusorstreifenpräparat (mit einer Länge von etwa 1 cm) haben gezeigt, daß bei geeigneten elektrischen Reizparametern (10 und 100 Hz, 0,3 ms Impuls- und 3 s Seriendauer, bei 2 bis 16 V) die Möglichkeit einer in hohem Maße selektiven Erregung der Nervenelemente im Detrusor gegeben ist: die „neurotropen" Pharmaka Tetrodotoxin und Procain hemmen selektiv die Kontraktionen nach elektrischer Neurostimulation. Aufgrund der pharmakologischen Beeinflußbarkeit dieser neurogenen Kontraktionen mit cholinergen und anticholinergen sowie mit adrenergen Pharmaka konnte angenommen werden, daß parasympathische cholinerge und sympathische adrenerge exzitatorische Nervenelemente im menschlichen Detrusor vorhanden sind. Da die blockenden Pharmaka erst in höheren Konzentrationen teilweise die Kontraktionen hemmen, wurde die Vermutung über eine Beteiligung von anderen Kotransmitterstoffen (z. B. Prostaglandinen) bei der neuromuskulären Übertragung des Detrusors geäußert.

Die neurale Elektrostimulation (10 und 100 Hz, 0,3 ms, 3 s) könnte als Funktionstest bei Blasenentleerungsstörungen zur Diskussion gestellt werden. Durch Kombination dieses Tests mit gezielter medikamentöser Behandlung könnte man sowohl weitere Aussagen über die Blasenfunktionsstörungen als auch über die Arzneimittelwirksamkeit machen. Besondere Anwendung könnte die elektrische Neurostimulation mit geeigneten Parametern bei Querschnittgelähmten finden.

Literatur

Ambache W, Zar M (1970) Non-cholinergic transmission by postganglionic motor neurones in the mammalian bladder. J Physiol 210:761–783

Awad SA, Bruce AW, Carro-Ciampi G, Downie JW, Lin N (1974) Distribution of alpha- and beta-adrenoceptors in human urinary bladder. Br J Pharmacol 50:525–529

Benson GS, Wein AJ, Raezer DM, Corrière JN (1976) Adrenergic and cholinergic stimulation and blockade of the human bladder base. J Urol 116:174–175

Bradley WE, Timm GW, Rockswold GL, Scott FB (1975) Detrusor and urethral electromyelography. J Urol 114:891–894

Burnstock G (1972) Purinergic nerves. Pharmacol Rev 24:509–581

Downie JW, Twiddy DAS, Awad A (1977) Antimuscarinic and noncompetitive antagonist properties of dicyclomine hydrochloride in isolated human and rabbit bladder muscle. J Pharmacol Exp Ther 201:662–668

Kao CY (1972) Pharmacology of tetrodotoxin and saxitonin. Fed Proc 31:1117–1123

Larsson C (1978) Prostaglandin-related effects on the isolated, field-stimulated rat urinary bladder. In: Abstracts book, 7th Int. Congr. Pharmacol., p 685. Pergamon Press, Paris

Michailov MCh, Elsäßer E, Welscher UE, Weiss F (1977a) Die Beeinflussung der menschlichen Harnblase (Detrusormuskelpräparat) durch tokolytische Substanzen. In: Husslein (ed) Gynäkologie und Geburtshilfe. Egermann, Wien, pp 741–746

Michailov MCh, Riemer J, Welscher UE (1977b) Pharmacophysiological studies on isolated human and guinea-pig detrusor muscle. Proc Int Un Physiol Sci 13:506

Michailov MCh, Grindler-Greimel HW, Welscher UE (1983) Zur Pharmakophysiologie isolierter neuro-glattmuskulärer Präparate aus Pyeloureter und Detrusor vesicae von Mensch und Meerschweinchen. Beitr Urol 3: 188–201

Michailov MCh, Murray AB, Zettler F, Grindler-Greimel HW (1983) Differences in the physiological response and ultrastructure of human and guinea-pig vas deferens. Urol Int 38:234–242

Murray AB, Elsäßer E, Michailov MCh (1981) Human and guinea-pig vas deferens: differences in radiation and temperature sensitivity and in ultrastructure. In: Abstracts book, 7th Int. Biophysics Congr., Mexico City, p 277

Naharashi T (1972) Mechanism of action of tetrodotoxin and saxitonin on excitable membranes. Fed Proc 31: 1124–1132

Nergardh A, Boréus LO (1972) Autonomic receptor function in the lower urinary tract of man and cat. Scand J Urol Nephrol 6:32–36

Nergardh A, Gierup J (1974) Adrenergic receptor function in the urinary bladder. Scand J Urol Nephrol 8: 114–119

Nergardh A, Boréus LO, Naglo A-S (1977) Characterization of the adrenergic beta-receptor in the urinary bladder of man and cat. Acta Pharmacol Toxicol (Copenh) 40: 14–21

Sundin T, Dahlström A, Norlen L, Svedmyr N (1977) The sympathetic innervation and adrenoceptor function of the man lower urinary tract in the normal state and after parasympathetic denervation. Invest Urol 14:322–328

Todd JK, Mack AJ (1969) A study of human bladder detrusor muscle. Br J Urol 41:448–454

In-vitro-Versuche zur Wirkungsweise der beta-2-adrenergen Substanz Clenbuterol an der Schweineharnblase

J. HANNAPPEL[1], B. HERFF, R. GERLACH und W. SCHÄFER

Nachdem von Grüneberger u. Geier (1981) berichtet wurde, daß Clenbuterol, ein in der Asthmatherapie bewährtes beta-2-Sympathomimetikum, auch in der Therapie der instabilen Blase eingesetzt werden kann, haben wir die Wirkung dieser Substanz an isolierten Blasenstreifen geprüft. Dabei wurde die Wirkung von Orciprenalin, einem generellen beta-Stimulator, mit der Wirkung des selektiven beta-2-Stimulators Clenbuterol verglichen.

Material und Methode

Jeweils etwa 20 mm lange Muskelstreifen aus der Schweineharnblase mit einem Querschnitt von 1–2 mm^2 wurden in ein Organbad aus temperaturstabilisierter Krebslösung eingebracht (eine genaue Darstellung der Methode findet sich in Hannappel et al. 1982). Die Präparate wurden in genau definierter Schnittführung jeweils getrennt aus Blasendom und Blasenhals entnommen. Nach einer Adaptationszeit von mindestens 30 Minuten stellt sich an der Mehrzahl der Präparate eine konstante Spontanaktivität ein. Durch Hinzufügen von Orciprenalin und Clenbuterol in ansteigenden Dosen wurde eine Organbadkonzentration von 10^{-6} molar erreicht.

Ergebnisse

Nach Hinzufügen von Clenbuterol bzw. Orciprenalin kommt es zu einem unterschiedlich stark ausgeprägten Abfall des Grundtonus und der phasischen Spontanaktivität (Abb. 1 u. 2). Der Grundtonus wurde bestimmt in mN/mm^2. Um einen Zahlenwert der phasischen Aktivität zu erhalten, wurde das Produkt gebildet aus Amplitude der phasischen Kontraktionen in mN und aus ihrer durchschnittlichen Frequenz. Dieses Produkt wurde in der Auswertung mit dem Begriff phasische Aktivität und der Einheit mN/min belegt.

Von 104 Präparaten aus der Schweineblase entwickelten 80 Präparate eine regelmäßige Spontanaktivität. Von diesen 80 Präparaten waren 36 Streifen dem Blasendom und 44 Streifen dem Blasenhals entnommen. Unter Zugabe von Clenbuterol 10^{-6} molar trat im Bereich des Blasendomes eine Hemmung der phasischen Aktivität um 55% ± 1,0 und ein Abfall des Grundtonus um 2,7% ± 0,2 auf (Mittel-

1 Abteilung Urologie der Rheinisch-Westfälischen Technischen Hochschule, Pauwelsstraße, D-5100 Aachen

Experimentelle Urologie
Hrsg. v. R. Harzmann et al.

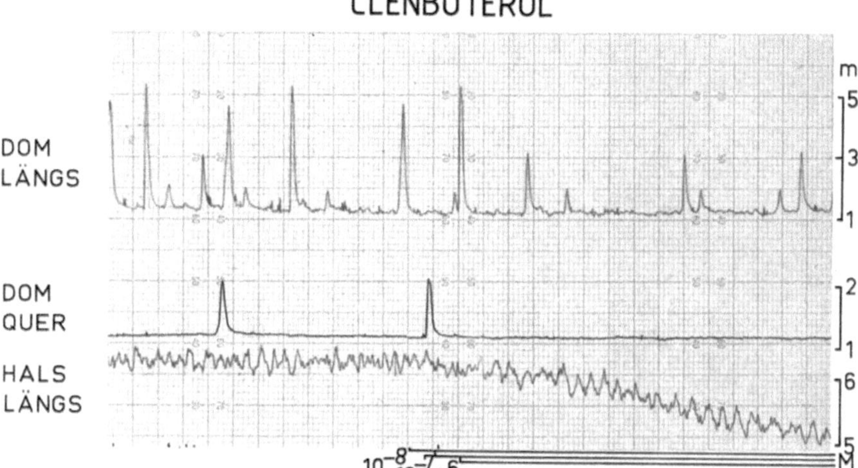

Abb. 1. Isometrische Registrierungen von spontanaktiven Muskelstreifenpräparaten aus dem Blasendom und dem Blasenhals (Schwein). Die beta-2 stimulierende Substanz Clenbuterol führt über inhibitorische beta-adrenerge Rezeptoren zu einer deutlichen Hemmung dieser Spontanaktivität

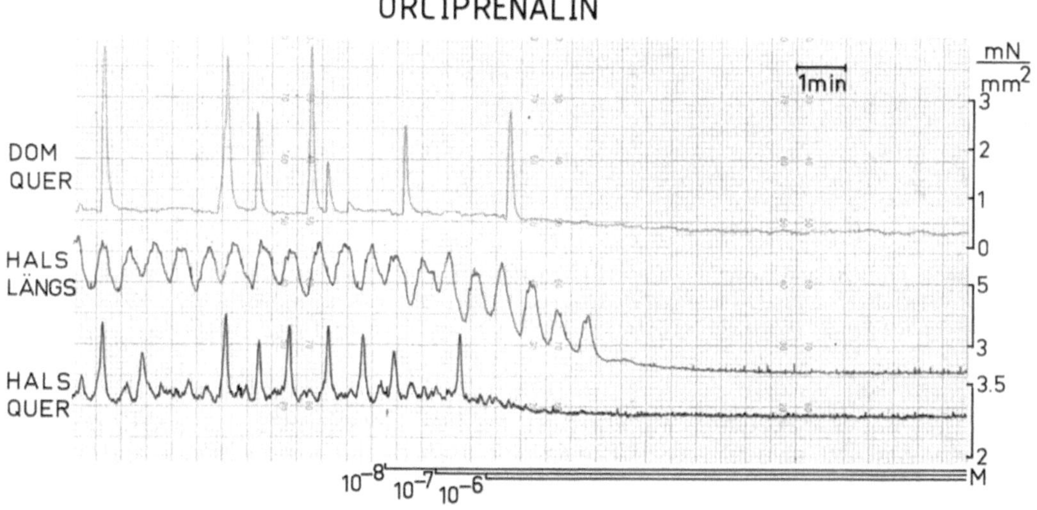

Abb. 2. Gleiche Versuchsbedingungen wie in Abb. 1. Auch die nicht selektive beta-adrenerge Substanz Orciprenalin führt zu einer Hemmung der Spontanaktivität isolierter Muskelstreifen im Organbad

Tabelle 1. Hemmung durch Clenbuterol 10^{-6} M

Schweineblase	80 aktive Präparate von 104	
	Dom (n = 36)	Hals (n = 44)
phasische Aktivität	55 % ± 1	50% ± 0,9
Grundtonus	27% ± 0,2	21 % ± 0,5

M ± SEM

Schweineblase	46 aktive Präparate von 56	
	Dom (n = 25)	Hals (n = 21)
phasische Aktivität	78% ± 1,2	83 % ± 1,3
Grundtonus	15% ± 0,9	26 % ± 0,9

M ± SEM

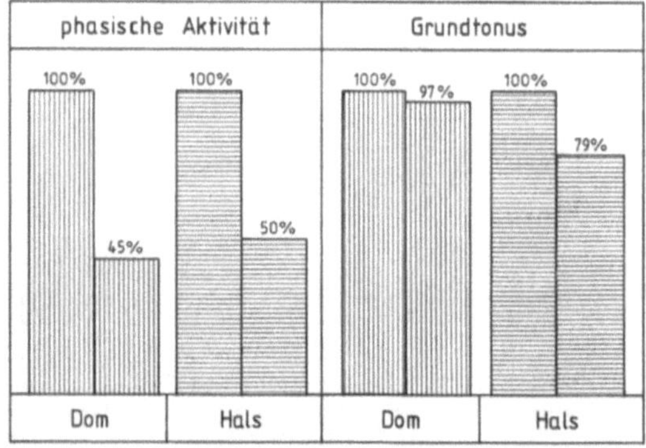

Abb. 3. Graphische Darstellung der prozentualen Hemmung der phasischen Aktivität und des Grundtonus spontanaktiver Muskelstreifen aus dem Blasendom und dem Blasenhals des Schweines durch Clenbuterol 10^{-6} M

wert ± mittlerer Fehler des Mittelwertes). Am Blasenhals verminderte sich die phasische Aktivität um 50% ± 0,9 bei einem Abfall des Grundtonus um 21% ± 0,5 (Tabelle 1).

In einer zweiten Versuchsserie zeigten von 56 Muskelstreifen aus der Schweineblase 46 Präparate Spontanaktivität. Diese 46 Präparate wurden mit Orciprenalin in einer Konzentration von 10^{-6} molar gehemmt. Dabei entstammten 25 Präparate dem Blasendom, 21 Präparate dem Blasenhals (Tabelle 2). Durch Orciprenalin wurde am Blasendom eine Hemmung der phasischen Aktivität um 78% ± 1,2 und ein Abfall des Grundtonus um 15% ± 0,9 erreicht. Für den Blasenhals sind die entspre-

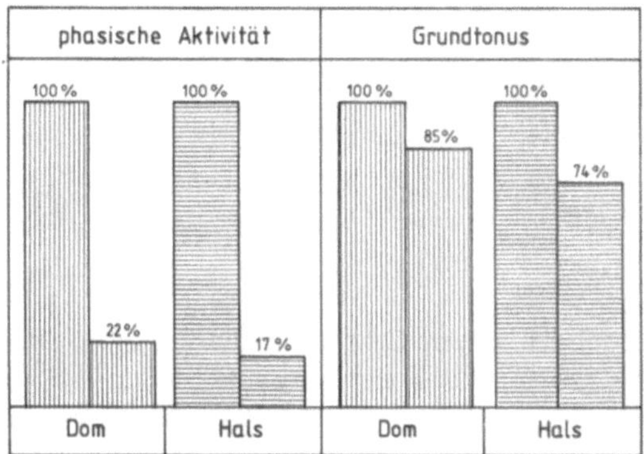

Abb. 4. Graphische Darstellung der prozentualen Hemmung der phasischen Aktivität und des Grundtonus spontanaktiver Muskelstreifen aus dem Blasendom und dem Blasenhals des Schweines durch Orciprenalin 10^{-6} M

chenden Werte: Abfall der phasischen Aktivität um 83% ± 1,3 und Abfall des Grundtonus um 26% ± 0,9.

Diskussion

Eine graphische Darstellung der erhaltenen Werte (Abb. 3 u. 4) zeigt, daß sowohl durch Clenbuterol als auch durch Orciprenalin eine ausgeprägte Hemmung der Spontanaktivität vom Muskelstreifen der Schweineblase im Organbad bewirkt wird. Dabei beeinflußt diese Hemmung deutlich stärker die phasische Aktivität als den Grundtonus. Darüber hinaus ist ersichtlich, daß bei gleichen Konzentrationen Orciprenalin eine stärkere Hemmung bewirkt als der selektive beta-2-Rezeptor-Stimulator Clenbuterol. Da Clenbuterol aber keine beta-adrenerge Wirkung am Herzen entfaltet und somit Frequenzanstieg und Hypertonus ausbleiben, ist diese Substanz bei der Behandlung der instabilen Blase Orciprenalin vorzuziehen und scheint, wie die bisherige klinische Anwendung zeigt, in der Tat geeignet zu sein, um Urge-Blasen, die sich durch eine phasische Instabilität auszeichnen, ruhig zu stellen.

Literatur

Grüneberger A, Geier G (1981) Die Therapie der motorischen Reizblase mit dem beta-2-Sympathomimetikum Clenbuterol. Urologe [Ausg A] 20: 153–154

Hannappel J, Golenhofen K, Hohnsbein J, Lutzeyer W (1982) Pacemaker process of ureteral peristalsis in multicalyceal kidneys. Urol Int 37:240–246

Entwicklung und Erprobung einer künstlichen Blase mit Sphinkter

R. GERLACH[1], J. HANNAPPEL[1], B. HEINRICHS[1] und M. GRAW[2]

Einleitung

Die Harnblase kann durch angeborene oder erworbene Erkrankungen funktionsunfähig sein. Die heutigen Methoden der Rekonstruktion der harnableitenden Wege sind nicht selten mit Komplikationen behaftet und stellen für den Patienten in nicht unerheblicher Weise psychosomatische und soziale Belastungen dar (Lutzeyer 1956/57). Die Indikation zur Implantation einer künstlichen Blase erscheint daher bei jeder Zystektomie angezeigt, zumal der Urin bei dieser Methode per vias naturales ausgeschieden werden kann.

In der Literatur wird schon seit mehreren Dekaden über den partiellen und totalen Harnblasenersatz mittels biologischer und alloplastischer Materialien berichtet (Wagenknecht et al. 1981). Auf Grund von Dilatationen der oberen Harnwege – hervorgerufen durch die veränderten Druckverhältnisse – hat sich trotz teilweise ermutigender Ergebnisse bisher keine dieser Methoden durchsetzen können. Zusätzlich sind für viele Mißerfolge aszendierende Infekte, Steinbildung und Inkrustationen der alloplastischen Materialen verantwortlich zu machen.

Die folgenden Anforderungen sind an eine künstliche alloplastische Harnblase zu stellen:

- kontinuierlicher Urinabfluß aus dem oberen Hohlsystem
- Vermeidung eines vesiko-renalen Refluxes
- keine Druckerhöhung im Nierenbecken-Kelch-System
- kontinenter Verschluß
- Körperverträglichkeit
- Barriere gegenüber aszendierenden Bakterien
- Verhinderung von Mineralablagerungen
- ausreichendes Füllungsvolumen
- einfache Entleerung

Methodik

Zur Vermeidung langfristig auftretender Stauung der Nieren wurde die neue künstliche Blase so konzipiert, daß während der gesamten Füllungsphase ein Unterdruck in der Blase herrscht. Die Blase besteht aus zwei miteinander verklebten Kugelka-

1 Abteilung Urologie der RWTH Aachen, Pauwelsstraße, D-5100 Aachen
2 Aerodynamisches Institut der RWTH Aachen, Templergraben 55, D-5100 Aachen

Experimentelle Urologie
Hrsg. v. R. Harzmann et al.

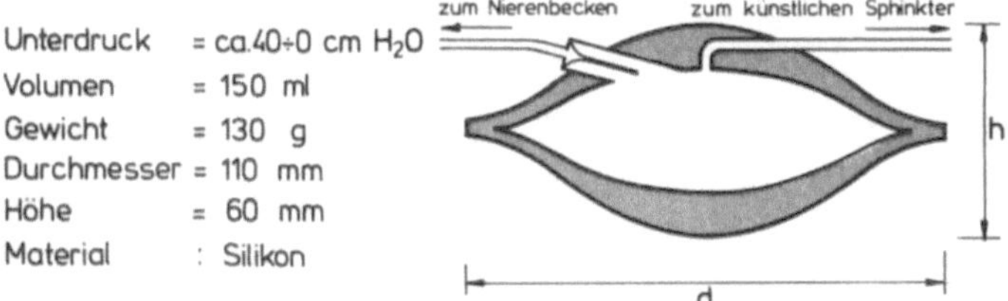

Abb. 1. Alloplastische Unterdruckblase

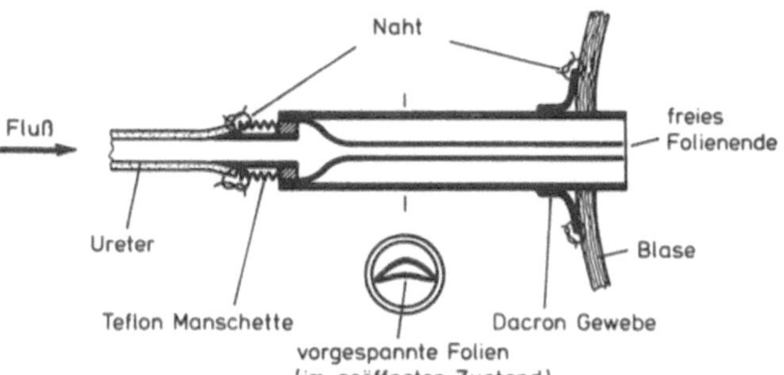

Abb. 2. Antirefluxventil

lotten. In Abb. 1 ist die Blase in ihrem Ruhezustand, d.h. dem gefüllten Zustand dargestellt, die Wände sind spannungsfrei.

Die Entleerung der Blase erfolgt durch Kompression von außen. Die Rückstellkräfte in der deformierten Wand erzeugen dann während der Füllung in der Blase einen Unterdruck, die die Urinförderung von der Niere zur Blase bewirkt. Gleichzeitig stellen diese Kräfte die Raumforderung bei zunehmendem Volumen im Abdomen sicher. Die Wandstärke nimmt vom Rand zur Mitte hin zu. Dadurch entleert sich die Blase von der Zirkumferenz zur Mitte hin, so daß eine restharnfreie Entleerung sichergestellt ist.

Die Implantation erfolgt in eine Tasche zwischen Haut und Muskulatur, so daß beim Entleeren die Muskulatur als Widerlager dient. Die Entleerungsintervalle werden je nach Flüssigkeitszufuhr nach der Uhr festgelegt, wie es z.B. auch bei allen Patienten mit gestörter Blasensensorik geschieht.

Der Urinrückfluß zur Niere wird mittels eines vorgeschalteten Rückschlagventils verhindert (Abb. 2). Das Ventil besteht aus einem Führungsschlauch und zwei miteinander verschweißten Ventilfolien. Bei Durchtritt von Urin öffnet sich das Folienpaar. Im geschlossenen Zustand steht eine Dichtfläche von ca. 120 mm^2 zur Verfügung. Damit ist ein dichter Verschluß auch bei geringen kristallinen Ablagerungen gewährleistet (Gerlach 1980).

Ein sicherer Verschluß der Blase nach distal wird über einen künstlichen Sphinkter erreicht. Alle bisher klinisch eingesetzten Sphinkter arbeiten nach dem Prinzip, daß die Harnröhre von einer umliegenden Manschette komprimiert wird. Bei unserem Konzept wird ein Segment der Harnröhre durch einen alloplastischen Schlauch substituiert (Abb. 3).

In diesem Druckschlauch befinden sich zwei dünne weiche Folien. Mittels Federkraft und einem Kolben wird in dem Druckschlauch ein Druck von 50 cm H_2O

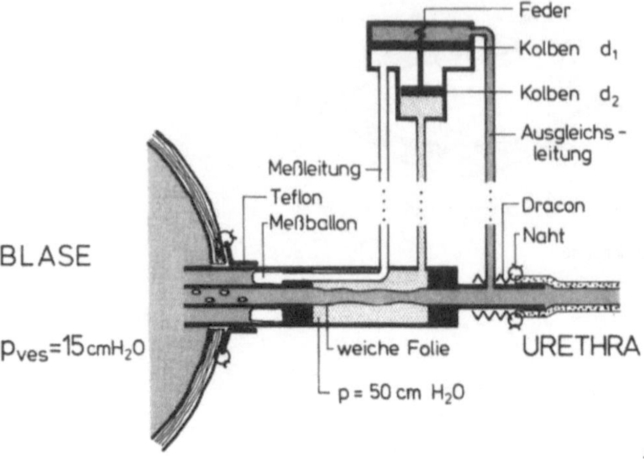

Abb. 3. Künstlicher Sphinkter

aufgebracht, der die Folien zusammenpreßt. Somit ist ein dichter Verschluß der Blase gewährleistet. Bei Beginn der Miktion steigt der Druck in der Blase an. Dieser Druckanstieg bewirkt eine Verdrängung der Flüssigkeit aus dem kleinen torusförmigen Meßballon in dem Differentialkolben. Dieser wird gegen die Federkraft angehoben und saugt Flüssigkeit aus dem Druckraum ab. Das Ventil gibt den Weg für den austretenden Urin frei. Nach beendeter Miktion fällt der Druck in der Blase ab, und die Feder verschließt das Ventil erneut.

Das System ist mit einer hochviskösen Flüssigkeit gefüllt, um eine mechanische Dämpfung zu gewährleisten. Somit wird eine Inkontinenz bei kurzzeitigen Druckerhöhungen, wie z.B. Hustenstößen, verhindert. Der Flüssigkeit wird ein Röntgenkontrastmittel zugegeben, um eine spätere radiologische Darstellung zu ermöglichen. Die Ausgleichsleitung, die in das distale Urethrasegment mündet, dient dem Flüssigkeitsausgleich bei Anheben des Differentialkolbens. Gleichzeitig bietet sie den Vorteil, daß bei Verschluß des Sphinkters nach beendeter Miktion die Flüssigkeit aus dem Übergangsbereich zwischen Sphinkter und Urethra aufgesaugt wird. Damit ist ein Nachträufeln von Urin weitgehend verhindert. Die Verbindung des Urethrasegmentes mit dem Differentialkolben wurde mit 10 cm relativ lang gewählt. Damit ist eine subkutane Implantation des Differentialkolbens gewährleistet; er liegt weit außerhalb des Operationsgebietes. Sein Durchmesser beträgt 52 mm bei einer Höhe von 18 mm.

Sowohl das Rückschlagventil als auch das Verschlußventil der Urethra wurden in Laborversuchen bezüglich ihrer Sperrfunktion gegenüber aszendierenden Bakterien getestet. Die Ventile wurden dazu zwischen einem sterilen und einem mit Coli-Bakterien (10^4/ml) infizierten Reservoir montiert. Das Rückschlagventil wurde mit der physiologischen Frequenz von 4 Boli pro Minute (0,13 ml/Bolus) durchspült, das Verschlußventil der Urethra mit 100 ml alle 3 Stunden. Unmittelbar vor und hinter den Ventilen wurden in regelmäßigen Zeitabschnitten Proben entnommen. Es zeigt sich, daß beide Ventile über eine Versuchsdauer von 8 Tagen eine Barriere für diese Bakterien darstellen. In vitro wurden 16 verschiedene Materialien bezüglich ihres Inkrustationsverhaltens mit sterilen, infizierten und Steinträgerurin getestet. Silikon, Polyurethan und Polyäthylen zeigten die geringste Inkrustationsneigung.

Ergebnisse

Alle beschriebenen alloplastischen Prothesen wurden in in vitro-Untersuchungen getestet. Es zeigte sich, daß alle Bauelemente funktionell die geforderten Parameter erfüllen. In einem Langzeittest überlebte das gesamte System rund 45 000 Lastwechsel, d.h. Füllungen und Entleerungen. Das entspricht bei einer Miktionsfrequenz von 4/Tag einer Lebensdauer von 32 Jahren.

Tierexperimentell wurden die Prothesen anfangs nur als Einzelorgane erprobt. Bei 8 Tieren wurden die *Rückschlagventile* beidseitig implantiert. Die Versuchsdauer betrug bis zu 18 Monaten. Es zeigte sich, daß die Ventile einen sicheren Refluxschutz bieten. Infektionen der Nieren traten nicht auf.

Rasterelektronenmikroskopische Untersuchungen der Materialoberfläche zeigten nur Einzelkristalle und kleine Kristallinseln, eine zusammenhängende funktionsbeeinträchtigende Schicht konnte nicht nachgewiesen werden. Der instationäre Füllungs- und Entleerungsvorgang bewirkt stetige Änderungen der Kontur der alloplastischen Prothesen. Das führt zum Zerbrechen größerer Kristallanhäufungen, die Bruchstücke werden mit Urin ausgespült. Die *künstlichen Sphinktere* wurden bei 16 Tieren implantiert. Anfangs mußten einige Tiere getötet werden, da es zu einem Abknicken der Verbindungsschläuche kam, woraus eine Dysfunktion der Ventile resultierte. Dieses Problem konnte durch Verstärkung der Schläuche gelöst werden. Dazu wurde ein spiralförmig gewickelter Nylonfaden in die Schlauchwand eingegossen.

4 Tiere wurden nach einer Versuchsdauer von 6 Monaten zur Untersuchung der Histologie der oberen Harnwege getötet. Bei keinem der Versuchstiere konnte eine Veränderung der Ureteren und Nieren nachgewiesen werden. Ein Versuchstier verloren wir wegen einer Harnretention auf Grund eines Verschlußsteines im alloplastischen System.

Die längste Überlebenszeit betrug bisher 50 Wochen, also rund 1 Jahr. Zur Zeit lebt noch ein Tier bei einer Implantationszeit von 9½ Monaten.

Langzeitmessungen der Miktionsvolumina ergaben bei allen Versuchstieren eine proportionierte Miktion mit Volumina zwischen 60 und 120 ml. Eine Streßinkontinenz trat bei keinem der Versuchstiere auf.

In einem akuten Tierversuch wurde der Druckverlauf der *künstlichen Blase* während der Füllungsphase über eine Versuchsdauer von 5 Stunden gemessen. Es zeigte sich, daß während der gesamten Füllungsphase ein Unterdruck herrscht, der die Urinförderung bewirkt. Langzeittierversuche müssen zeigen, ob der willkürlich gewählte Wert von 40 cm H_2O vom Hohlsystem toleriert wird, bzw. ob er langfristig nach Einbettung der Kunstblase in narbige Gewebestrukturen ausreichend ist. Zur Erprobung der Körperverträglichkeit des relativ großen Fremdkörpers wurde bei einem Versuchstier die Prothese ohne Anschluß an die Nieren implantiert. Die Versuchsdauer betrug 6 Monate ohne Komplikationen. Die künstliche Blase wurde bei 7 Versuchstieren einseitig implantiert. Die nicht ausreichende Fixation der Prothese

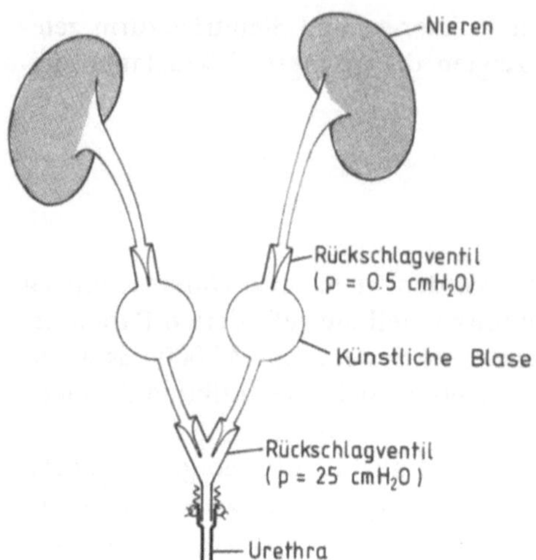

Abb. 4. Totalersatz des harnableitenden Systems

führte anfangs zum „Wandern" des Organs, was Undichtigkeit der Anastomosen und Verschluß der Schläuche zur Folge hatte. Durch einseitige Beschichtung der Prothese mit Dacron Velour wurde hier eine Besserung erzielt. Die einfache Fixation der Prothese an der Muskulatur und das Einwachsen biologischen Materials in den Dacron Velour lassen keine Verschieblichkeit der Kunstblase zu.

Drei Tiere wurden nach einer Versuchsdauer von 6 Monaten getötet. Bei einem Tier lag ein technischer Defekt an der Anastomose zwischen Blase und Sphinkter vor, der ein Entleeren der künstlichen Blase unmöglich machte. Die Nieren der beiden anderen Versuchstiere wurden histologisch und mikrobiologisch untersucht. Es zeigten sich weder Stauungszeichen im Nierenparenchym noch eine Infektion des ableitenden Systems. Eine rasterelektronenmikroskopische Untersuchung des alloplastischen Materials ergab keinen Anhalt für kristalline Ablagerungen. Ein Tier mußte wegen einer Schrumpfniere einseitig nephrektomiert werden. Das Tier lebt zur Zeit seit 5 Monaten mit einer Niere, die an das alloplastische System angeschlossen ist.

Zur Vereinfachung des mechanisch recht aufwendigen und damit unter Umständen langfristig anfälligen Sphinkters wurde für den Anschluß der Nieren an die künstlichen Blasen ein neues „Sphinktersystem" entwickelt (Abb. 4).

Beide Nieren werden separat an eine künstliche Unterdruckblase angeschlossen. Diese Methode bietet zwei Vorteile:

- beide alloplastischen Fremdkörper (Blasen) können bei einer ausreichenden Speicherkapazität von der Baugröße her klein gestaltet werden, die Gefahr einer Abstoßungsreaktion wird gering gehalten.
- bei Versagen eines Teilsystems kann das Tier mit dem verbleibenden funktionsfähigen System überleben.

Die Rückschlagventile zwischen Niere und künstlicher Blase haben auch hierbei einen sehr niedrigen Öffnungsdruck von 0,5 cm H_2O, um einen guten Urinfluß in die

Blase zu gewährleisten. Beide Systeme werden über einen y-förmigen Schlauch zusammengeführt, in dem sich zwei weitere separate Rückschlagventile befinden. Diese Ventile stehen unter einer Vorspannung, die eine Kontinenz gewährleistet. Für die vorliegende Untersuchung wurde willkürlich ein Öffnungsdruck von 25 cm H_2O gewählt. Mit diesem System sind zur Zeit 2 Tiere seit 4,5 Monaten versorgt.

Zusammenfassung

Es wird ein alloplastisches System der künstlichen Harnableitung beschrieben, das auf Grund eines Unterdruckes in der Kunstblase die Nieren entlastet. Der urethrale Sphinkter ist so konzipiert, daß er eine Streß-Inkontinenz verhindert und bei Druckerhöhung selbsttätig den Weg für den austretenden Urin freigibt. Ein „vesico"-renaler Reflux wird durch Rückschlagventile verhindert. Das System ist so konstruiert, daß es einen Schutzmechanismus gegenüber aszendierenden Bakterien enthält. Inkrustationen sind durch das instationäre Verhalten aller Bauelemente weitgehend vermieden. In Langzeituntersuchung sind alle Prothesen weiterhin zu erproben, evtl. zu miniaturisieren und zu optimieren.

Diese Arbeit entstand mit Unterstützung der Deutschen Forschungsgemeinschaft im Rahmen des Sonderforschungsbereiches 109.

Literatur

Gerlach R (1980) Harnleiterdynamik und Harnleiterersatz. Stippak, Aachen

Lutzeyer W (1956/57) Die Wiederherstellung des Harnleiters nach Resektion, und die Harnableitung durch kontralaterale Harnleiterimplantation. Langenbecks Arch Chir 183:316–360

Wagenknecht LV, Furlow WL, Auvert J (1981) Genitourinary Reconstruction with Prostheses. Thieme, Stuttgart New York

Kontinuierliche Urethra-Druckmessung: Therapeutische Konsequenzen

P. L. Venema[1] und A. E. J. L. Kramer

Zusammenfassung

71 Frauen wurden wegen Harninkontinenz urodynamisch untersucht. Anamnestisch wurde 24 mal Streß-Inkontinenz, 6mal Urge-Inkontinenz und 41mal eine gemischte Inkontinenz festgestellt. Nicht-inhibierbare Detrusor-Kontraktionen wurden bei 2 Streß-Inkontinenten, 5 Urge-Inkontinenten und 10 Frauen mit gemischter Inkontinenz, insgesamt also in 24% gefunden.

Eine urethrale Instabilität wurde mit Hilfe der kontinuierliche Messung des Urethradrucks bei 66% der Frauen entdeckt, 13mal Streß-, 5mal Urge- und 29mal gemischte Inkontinenz.

In 15 Fällen ging der Detrusorinstabilität eine Urethra-Instabilität voraus.

Die urethrale Instabilität erscheint pathognomisch für sensorische Urge-Inkontinenzen zu sein. Der dadurch bedingte Verlust der urethralen Schließfunktion kann eine Erklärung für ungeklärte Inkontinenzen oder Therapieversager bieten. Daher ist bei diesen Patienten auch zuerst eine auf die urethrale Instabilität gezielte Behandlung erforderlich.

Einleitung

Normalerweise weist der Urethradruck während der Blasenfüllung und Entleerung ein reproduzierbares Muster auf: eine allmähliche Druckzunahme während der Füllung und eine steile Abnahme kurz vor bzw. während der Detrusorkontraktion (Tanagho u. Miller 1970; Khalaf et al. 1979). Diese Urethradruckveränderungen sind durch eine Reflexaktivität sowohl der quergestreiften als auch der sympathisch innervierten glatten urethralen Schließmuskulatur erklärt (Jonas u. Tanagho 1975; Kiruluta et al. 1981).

Bei Patienten mit Urge-Inkontinenz scheint sich dieser normale Urethradruckverlauf zu verändern, Druckvariationen sind nachweisbar (Fossberg u. Beisland 1982).

Die Messung des Urethraldrucks während der Blasenfüllung scheint daher eine wertvolle Ergänzung zur urodynamischen Diagnostik zu sein.

In dieser Arbeit werden die Befunde von 3 Gruppen inkontinenter Frauen präsentiert, bei denen der Urethraldruck kontinuierlich registriert wurde. Die Häufig-

1 Urologische Universitätsklinik, Akademisches Krankenhaus Leiden, Rijnsburgerweg 10, NL-2333 AA Leiden

Experimentelle Urologie
Hrsg. v. R. Harzmann et al.

Tabelle 1. Patienten (n = 71, weiblich)

Gruppe	n	Alter	(Mittelwert)
Streßinkontinenz	24	30–66	(38)
Urgeinkontinenz	6	24–67	(39)
Gemischte Inkontinenz	41	18–80	(34)

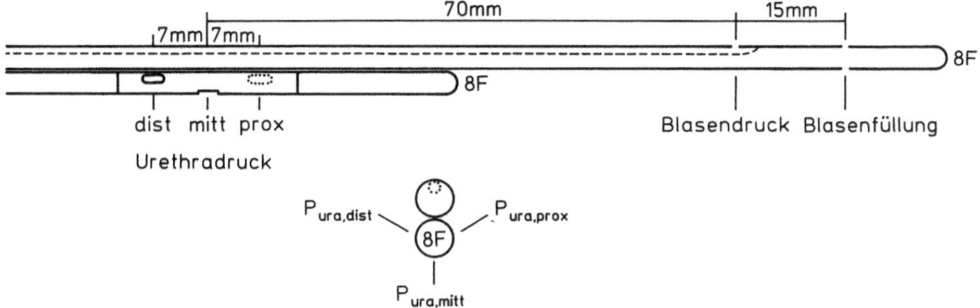

Abb. 1. Dreifacher Urethradruckkatheter zusammen mit Blasenfüll- und -druckkatheter. Die drei Urethradrucksensoren liegen um 120° versetzt

keit der verschiedenen Formen einer instabilen Urethra werden aufgezeigt und die klinischen Konsequenzen diskutiert.

Patienten und Methode

Bei Patienten, die zur Aufklärung ihrer Inkontinenz eine urodynamische Untersuchung benötigten, wurden zuerst die anamnestischen und allgemeinen und spezifischen klinischen Befunde aufgenommen. Basierend auf diesen Ergebnissen wurden 71 Frauen im Alter zwischen 18 und 80 Jahren (Mittelwert 36 Jahre) in 3 Inkontinenzgruppen eingeteilt (Tabelle 1). Die allgemeine Anamnese und der allgemeine Untersuchungsbefund war einschließlich des neurologischen Status unauffällig. In keinem Fall bestand ein Harnwegsinfekt. Auch Zystoskopie und radiologische Untersuchungen zeigten keine spezifische Pathologie von Blase bzw. Urethra.

Bei allen Patienten wurde die Zystometrie in liegender Position durchgeführt. Rektumdruck, Blasendruck, Harnfluß und Urethradruck (kontinuierlich an 3 Meßstellen) wurden registriert. Zusätzlich wurde noch das EMG des urethralen und analen Sphinkters abgeleitet.

Zur Messung des Urethradrucks wurde ein Halbleiter-Urethradruck-Katheter entwickelt, der gleichzeitig an 3 Stellen den Urethradruck ableitet. Dieser Katheter wurde mit einem Doppel-Lumen Zystometrie-Katheter verbunden (Abb. 1). Zuerst wurde das Urethradruckprofil bei leerer Blase bestimmt und anschließend der o.a. Katheter in der Urethra fixiert, der mittlere Druckaufnehmer lag etwa in Höhe des maximalen Druckpunktes. Die Blasenfüllung erfolgte mit mittlerer Füllungsgeschwindigkeit, alle Meßdaten wurden simultan auf einem 8-Kanal Tintenstrahlschreiber aufgezeichnet.

Ergebnisse

Viele Messungen zeigten schon in der Füllphase mehr oder weniger regelmäßig auftretende Druckschwankungen in der Urethra (Abb. 2). Erreichten die Amplituden Werte von mehr als 15 cm H_2O, dann wurden diese Variationen als *urethrale Instabilität mit klinischer Relevanz* angesehen. Drei Formen dieser Variationen wurden unterschieden (Kramer und Venema 1984):

- schnell wechselnde Schwankungen innerhalb einiger Sekunden (Abb. 2a);
- langsam wiederholende Schwankungen mit einer Dauer von mehr als 5 Sekunden (Abb. 2b);
- plötzliches Absinken des Urethradrucks während einer Dauer von mehr als 5 Sekunden (Abb. 2c).

Diese letzte Form war oft von einer Detrusor-Kontraktion begleitet. Die Variationen waren synchron in allen 3 Meßkanälen zu sehen und traten entweder bei Füllungsbeginn oder nach dem ersten Harndrang auf. Nie löste ein willkürlicher Miktionsversuch diese Variationen aus. Verschiedene Varianten konnten auch gleichzeitig bei einem Patient auftreten, wie aus Tabelle 2 zu ersehen ist. In dieser Tabelle ist das Auftreten von Urethra-Instabilität und von Blaseninstabilität bei den verschiedenen Patientengruppen aufgezeigt.

Die urethrale Instabilität trat also mit einer Häufigkeit von 66% bei allen Gruppen auf. Ein instabiler Detrusor dagegen wurde nur in 24% gefunden und dann noch in 15 von 17 Fällen kombiniert mit einer Urethra-Instabilität. In allen diesen Fällen nahm zuerst der Urethradruck ab. Die meisten Patienten gaben während dieser urethralen Druckvariationen Harndrang an, auch die Frauen mit anamnestischer Streß-Inkontinenz spürten dabei einen leichten Harndrang.

Bei 3 von 9 Patientinnen, die Streß-Inkontinenz mit einer schnellen Urethra-Instabilität aufwiesen, war eine frühere Inkontinenz-Operation erfolglos geblieben,

Tabelle 2. Häufigkeit von Urethra- und Blaseninstabilität

	Inkontinenz		
	Stress n=24	Urge n=6	Gemischt n=41
Schnelle Urethra-Instabilität	9	2	18
Langsame Urethra-Instabilität	11	4	21
Plötzlicher Urethra-Druckverlust	1	1	5
Stabile Urethra	11 (46%)	1 (17%)	12 (29%)
Kombinierte Detrusor- und Urethra-Instabilität	2	4	9
Nur Detrusor-Instabilität	–	1	1
Stabiler Detrusor	22 (92%)	1 (17%)	31 (76%)

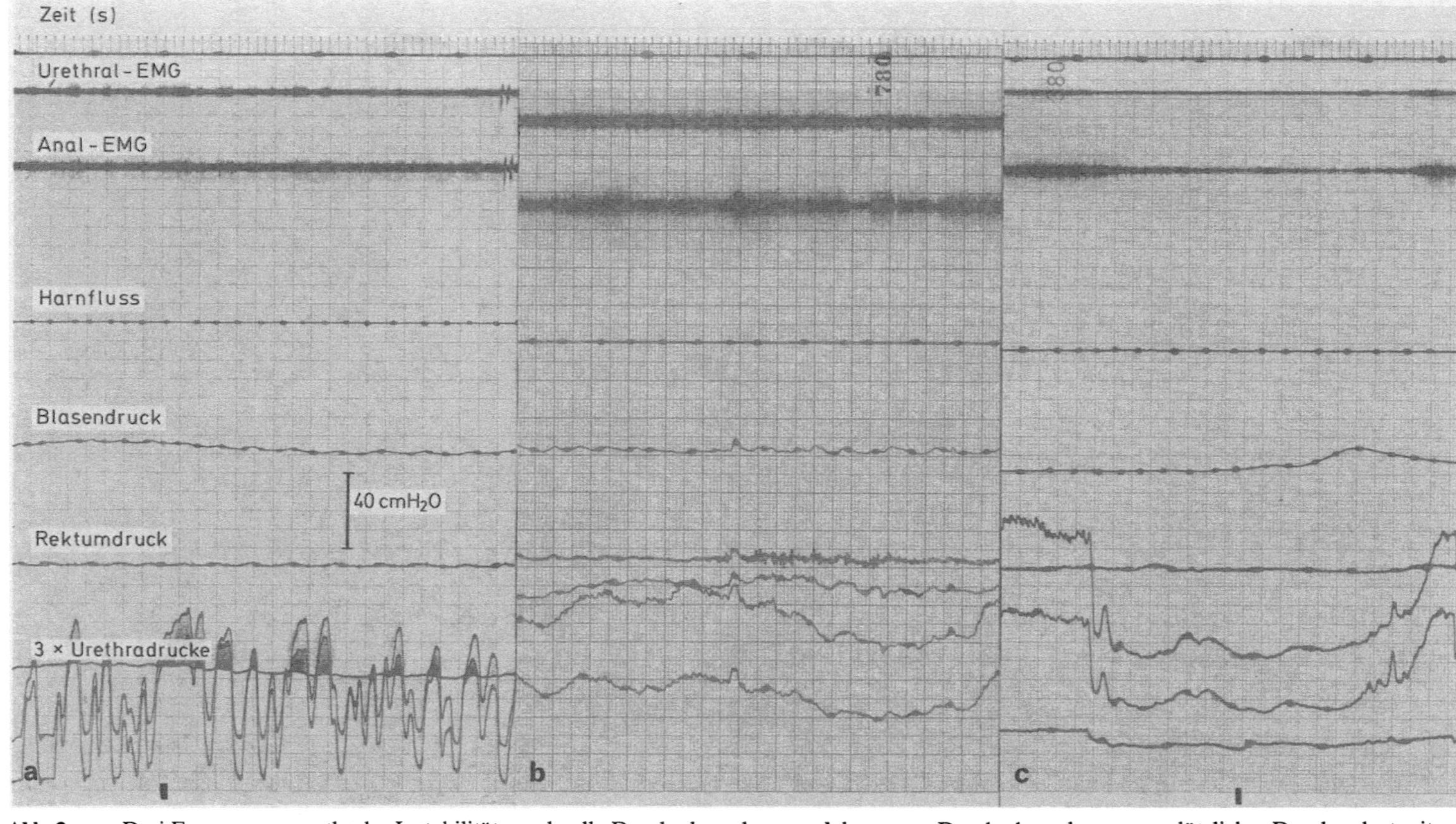

Abb. 2a–c. Drei Formen von urethraler Instabilität: **a** schnelle Druckschwankungen, **b** langsame Druckschwankungen, **c** plötzlicher Druckverlust mit folgender Blaseninstabilität

ebenso wie medikamentöse Behandlungsversuche bei Urge und gemischter Problematik bei 24 von 34 Patienten.

Bei 10 Patienten mit schnellen urethralen Druckschwankungen wurden während der urodynamischen Messung Medikamente appliziert: Regitin 10 mg i. v. (5 Patienten) und Probanthin 15 mg i. v. (5 Patienten). Beide Medikamente konnten das instabile Verhalten der Urethra nicht beeinflussen, obwohl nach Gabe von Probanthin die Instabilität weniger ausgeprägt war.

Behandlungen mit Probanthin oder Urispas (=Spasuret) mit und ohne Kombination mit Ephedrin oder Tofranil verringerten die subjektiven Beschwerden in 30%. Objektiv konnte dieses Ergebnis nicht bestätigt werden.

Diskussion

Bei den hier gezeigten Patienten mit Harninkontinenz traten während der Blasenfüllung Urethradruckvariationen von mehr als 15 cm H_2O in 66% aller Fälle auf. Lag die Diagnose Streß-Inkontinenz vor, dann zeigten 54% der Frauen Urethra-Instabilität, bei Urge-Inkontinenz 83% und bei gemischter Inkontinenz 71%. Eine Detrusorinstabilität dagegen wurde nur in 24% aller Fälle, bzw. 8%, 83% und 24% in den verschiedenen Gruppen gefunden, und dann noch meistens sekundär nach einer Urethra-Instabilität. Diese Verteilung stimmt mit Literaturangaben überein (Öbrink und Bunne 1978; Frewen, 1980).

Die urethralen Druckveränderungen (in ihren drei Formen: schnelle Schwankungen, langsame Schwankungen und plötzlicher Verlust) treten auch öfters bei willkürlichen Miktionsversuchen auf und werden dann als eine durch die Untersuchung bedingte Inhibition angesehen. In dieser Arbeit sind diese Patienten jedoch nicht inbegriffen.

Die schnellen urethralen Druckschwankungen sowie der plötzliche Druckverlust waren meistens im urethralen EMG gut, jedoch im analen EMG weniger gut erkennbar, und wurden daher als Kontraktion und Relaxation des quergestreiften urethralen Sphinkters angesehen. Die langsamen Variationen zeigten sich nicht im EMG und wurden wahrscheinlich durch Aktivität der glatten Urethramuskulatur verursacht.

Stimuli aus Blase und Urethra können reflektorisch Relaxationen des externen Sphinkters auslösen, umgekehrt kann die Relaxation des Sphinkters per se ein Dranggefühl mit folgender Blasenkontraktion bewirken (McGuire 1978; Mahony et al. 1980). Andererseits aber führt eine willkürliche Kontraktion des Beckenbodens zu einer starken Inhibition der Detrusorkontraktion (Mahony et al. 1980). Der Druckanstieg bei schnellen urethralen Druckschwankungen und nach plötzlichen Drucksenkungen erscheint daher ein Kontinenzreflex zu sein, mit dem der Harndrang unterdrückt wird. Die primäre Ursache ist noch ungeklärt. Es könnte sich z. B. um abnormale Relaxationen der glatten Urethramuskulatur handeln, die zu einem Harndrang leiten, der dann bei einigen Patienten unterdrückt wird. Wenn aber kein Drang gespürt wird, kann die Urethra-Instabilität sich als Streß-Inkontinenz manifestieren.

Da die instabile Urethra eine wichtige Rolle in der Ätiologie der weiblichen Inkontinenz hat (McGuire 1978; Fossberg und Beisland 1982) und nicht leicht weder durch Anamnese noch durch EMG-Messungen während der urodynamischen Untersuchung diagnostizierbar ist, sollte eine kontinuierliche Urethradruckregistrierung während der Zystometrie speziell bei Patienten mit sensorischen Urgeproblemen durchgeführt werden. Ist die Urethra-Instabilität *primär,* dann soll die Therapie zunächst darauf gerichtet sein, diese Instabilität zu unterdrücken (McGuire 1978; Fossberg und Beisland 1982).

Literatur

Frewen WK (1980) The management of urgency and frequency of micturition. Br J Urol 52:367–369

Fossberg E, Beisland HO (1982) Incompetent urethral closure mechanism in females. Urol Int 37:34–41

Jonas U, Tanagho EA (1975) Urethral sphincteric responses to detrusor stretch. Invest Urol 12:357–373

Khalaf M, Toppercer A, Elhilali MM (1979) Urethral pressure changes in reflex micturition. Invest Urol 17:141–145

Kiruluta HG, Downie JW, Awad SA (1981) The continence mechanisms: The effect of bladder filling on the urethra. Invest Urol 18:460–465

Kramer AEJL, Venema PL (1984) Dynamic urethral pressure measurements in the diagnosis of incontinence in women. World J Urol 2:203–207

Mahony DT, Laferte RO, Blais DJ (1980) Incontinence of urine due to instability of micturition reflexes. Part I. Detrusor reflex instability. Urology 15:229–239

McGuire EJ (1978) Reflex urethral instability. Br J Urol 50:200–204

Öbrink A, Bunne G (1978) Treatment of urgency by instillation of Emepronium bromide in the urinary bladder. Scand J Urol Nephrol 12:215–218

Tanagho EA, Miller ER (1970) Initiation of voiding. Br J Urol 42:175–183

Entwicklung eines neuen alloplastischen Sphinkters zur Behandlung der männlichen Sphinkterinsuffizienz*

U. Jonas[1]

1971 beschrieb Berry verschieden geformte Plastikteile, die ventral der Urethra implantiert wurden, um damit den infravesikalen Widerstand zu erhöhen. Eine Kontinenz wurde jedoch nur in 13,6% der Fälle erreicht. Kaufman (1972) entwickelte ein Teflon-mash-Band, das um die Krura plaziert wurde, später eine Silikonprothese, wiederum mit der Zielsetzung, durch Erhöhung des Auslaßwiderstandes Kontinenz zu erreichen. Mit diesen beiden Varianten wurde in etwa 55% Kontinenz beschrieben. Da jedoch keine willkürliche Öffnung und Schließung dieser Prothesen möglich war, konnte man sie nicht als echte „Sphinkter" ansehen.

Scott et al. entwickelte 1973 den ersten „künstlichen Schließmuskel", der in den letzten 10 Jahren wiederholt verbessert wurde. Kontinenz wird in etwa 80% angegeben. In dieser Erfolgsquote sind jedoch auch die Patienten einbezogen, die in bis zu 30% Rezidivoperationen unterzogen wurden. Rosen publizierte 1978 eine alternative Prothese, bei der die Langzeitergebnisse jedoch nur einen Erfolg von 27% aufwiesen.

Penoskrotalsphinkter

Aufgrund dieser Literaturberichte sowie eigenen operativen Erfahrungen mit der Scott- und Rosen-Prothese wurde ein künstlicher Schließmuskel entwickelt, der folgende Kriterien aufweisen sollte:

- einfaches Design,
- elastomere Eigenschaften,
- einfach zu bedienen, ohne „Fernbedienung",
- widerstandsfähig, mit einer geringen Gefahr für mechanische Fehler,
- einfach zu implantieren,
- keine komplizierte intraoperative Sphinkterpräparation,
- Limitierung des Maximaldruckes
- Deaktivierung möglich.

Implantationsort

Als Implantationsort wurde der Penoskrotalwinkel gewählt, da er aus zwei Gründen geeignet erschien:

---

* Walter Koss OHG, Geisenheim

1 Urologische Universitätsklinik, Rijnsburgerweg 10, NL-2333 Leiden

Experimentelle Urologie
Hrsg. v. R. Harzmann et al.

1. Ein Sphinkter, der am Penoskrotalwinkel implantiert ist, kann durch die Haut vom Patienten leicht erreicht und ohne „Fernbedienung" bedient werden.
2. Nach ausgiebigen Druckmessungen bei inkontinenten Männern (mit Hilfe eines Mikrotipkatheters) wurde deutlich, daß die intraluminären Druckverhältnisse am Penoskrotalwinkel nie 40 cm H_2O überstiegen, auch wenn die simultan gemessenen Intraabdominaldrücke über 200 cm H_2O reichten. Aus diesen Beobachtungen wurde interpretiert, daß trotz einer totalen Inkontinenz ein signifikanter Druckverlust (von intraabdominal nach urethral) auftritt. Daher sollte es möglich sein, mit weniger hohen Drücken Kontinenz zu erzielen.

Experimente

In einem Zeitraum von 8 Jahren wurden 8 verschiedene Generationen alloplastischer Sphinkter entwickelt und getestet, zuletzt kam der Typ einer „internen Penisklemme" zur Anwendung (S-8).

Zur Erprobung wurden drei Versuchsserien durchgeführt:

1. *Versuche an der männlichen Leiche*
   An der männlichen Leiche wurde der Sphinkter in-situ getestet, um festzustellen, inwieweit kosmetisch und funktionell ein Sphinkter penoskrotal einsetzbar war. Darüber hinaus wurden in-situ Druckflußmessungen durchgeführt.
2. *Simulatorexperimente*
   Es wurde ein etwa 8 cm langes Urethraexplantat (vom Penoskrotalwinkel) am Simulator getestet (Druckflußmessungen mit den unterschiedlichen Sphinkteren).
3. *Langzeitversuche am Tier*
   Beim weiblichen Schwein und Hund wurden die verschiedenen Sphinkteren am Blasenhals implantiert, eine Stelle, an der die Urethra ein ähnliches Kaliber im Vergleich zur männlichen Urethra am Penoskrotalwinkel aufweist. Der aktivierte Sphinkter wurde zwei Monate belassen. Nach diesem Zeitraum wurden Druckflußmessungen unter fluoroskopischer Kontrolle durchgeführt, um den Okklusionseffekt des Sphinkters zu testen. Anschließend wurden die Präparate entnommen und makroskopisch und mikroskopisch untersucht. Es zeigte sich, daß die später klinisch angewandten Sphinkteren in keinem Fall (weder makroskopisch noch mikroskopisch) zu Gewebeveränderung geführt hatten.

S-8

S-8, die „interne Penisklemme" war der Sphinkter, der letztlich klinisch angewandt wurde (Abb. 1 a): es handelt sich um einen 3,5 × 1,5 × 1,1 cm großen Silikon-„Gürtel", an der einen Seite offen, der um die Harnröhre plaziert und mit einer Stahlklemme verschlossen wird. Zur Fixation ist ein Dacron-mash eingelegt, das den Sphinkter an den Corpora cavernosa fixiert. An der geschlossenen Seite befindet sich eine getrennte Kammer, in der eine Teflonkugel durch Seitendruck zwischen die beiden Branchen geschoben werden kann, somit wird der Sphinkter „deaktiviert". Durch Druck *auf* den Sphinkter gleitet die Kugel wieder nach außen und es kommt zur Aktivierung. Die Bedienung erfolgt somit (Abb. 1 b) durch Druck von beiden Seiten (Pfeile). Die Experimente erbrachten, daß etwa 3 mm ausreichend

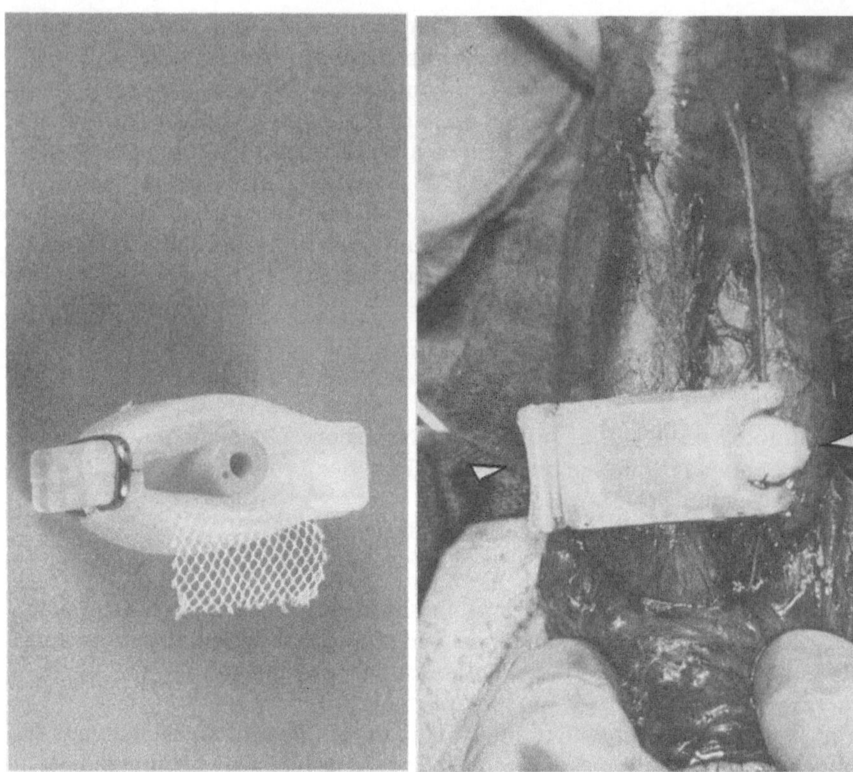

Abb. 1a,b. Alloplastischer Sphinkter S-8: er ist auf der einen Seite (links) zu öffnen, wo er mit einer Stahlklemme verschlossen wird. Das Dacron-mash dient zu Fixation an den Corpora cavernosa (**a**). Der Sphinkter wird zirkulär um die Urethra gelagert und mit der Stahlklemme verschlossen. Das manuelle Öffnen erfolgt durch Druck von beiden Seiten (*Pfeile*), eine Teflonkugel (*rechts*) kann zwischen die Branchen geschoben werden; damit wird der Sphinkter deaktiviert und somit geöffnet (**b**)

sind, um den Sphinkter zur Miktion genügend zu öffnen. Wird bei diesem Vorgang die Teflon-Kugel nicht bewegt, genügt anschließend das einfache Loslassen des Sphinkters: durch die Rückstellkraft des Silikon-Kautschuks schließt sich der Sphinkter und verschließt die Urethra. Die Experimente an der männlichen Leiche zeigten, daß diese Manipulation (durch die Haut) mühelos möglich war.

Die erste Implantation fand im November 1983 statt: wie in Abb. 1b zu sehen ist, wird die Penishaut nach Zirkumzision bis zum Penoskrotalwinkel zurückgestreift, die Harnröhre an dieser Stelle zirkulär freipräpariert, der Sphinkter angelegt und verschlossen. Anschließend wird die Haut wieder zurückgeschoben und im Sulcus coronarius am Innenblatt des Präputiums fixiert.

Druckmessungen 3 Monate nach Implantation zeigen einen guten Urethralverschlußdruck (Abb. 2a), sowie einen Harnfluß von etwa 14 ml/s bei infravesikalen Drücken von etwa 40 cm H_2O (Abb. 2b). Im Miktionszystourethrogramm sowie bei der Urethroskopie sind die gute Durchgängigkeit (nach Öffnung des Sphinkters) sowie der komplette Verschluß (nach Aktivierung) (Abb. 3) erkennbar.

a

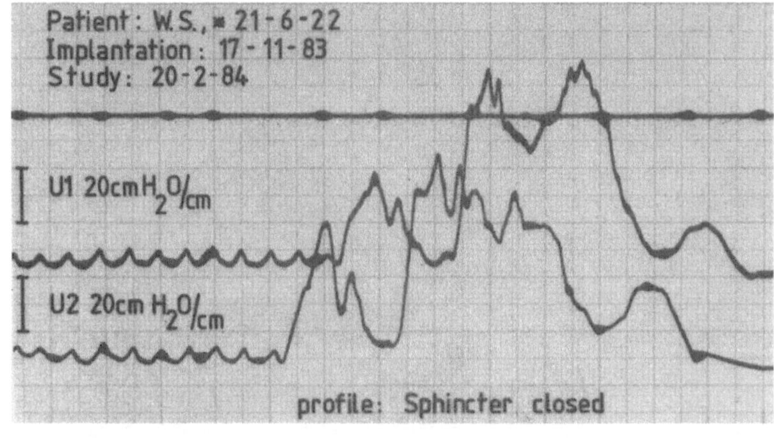

b

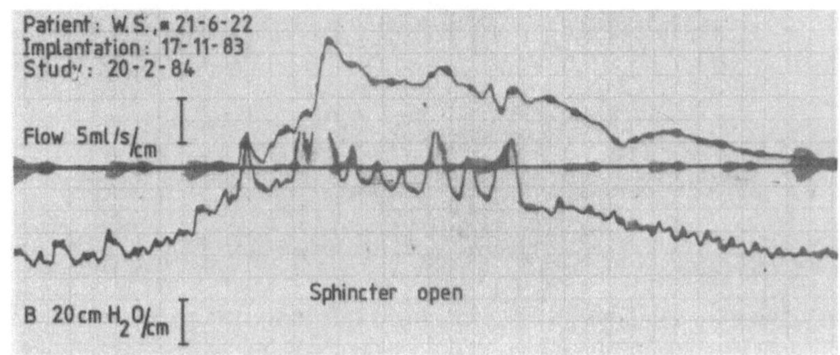

Abb. 2a,b. Urodynamik nach Implantation: es zeigt sich ein urethraler Verschlußdruck von etwa 60 cm H_2O (**a**), nach manuellem Öffnen eine gute Miktion mit einem Flow von 14 ml/s und einem Blasendruck von ±50 cm H_2O

Die Tabelle gibt die ersten (vorläufigen) Ergebnisse bei der klinischen Anwendung des penoskrotalen Sphinkters an: 3 der 9 Sphinkteren mußten wieder entfernt werden, einmal auf Grund eines Operationsfehlers (es fand eine Verletzung des Korpus spongiosum während der Implantation statt), bei zwei Patienten wurde der Sphinkter wieder entfernt, da der Implantationsort zu proximal gewählt war bzw. ein blinder Patient mit der Manipulation nicht zurecht kam. Die beiden ersten implantierten Patienten waren nicht komplett kontinent, ab der dritten Implantation wurde ein etwas modifizierter Sphinkter (S-8-2) mit einer veränderten inneren Konfiguration gewählt. 4 von 6 Patienten waren kontinent.

Diese Ergebnisse sind unzureichend, um Schlußfolgerungen ziehen zu können. Es scheint, daß die exakte Wahl des Implantationsortes (insbesonders, daß die Implantation nicht zu proximal erfolgt) entscheidend ist. Weiterhin wird sich zeigen müssen, inwieweit das System der De-/Aktivierung geeignet ist um – insbesondere beim älteren und manuell ungeschickteren Patienten – eine problemlose Bedienung zu gewährleisten. Somit haben sich die Ergebnisse, die aus den Experimenten gewonnen wurden, zum Großteil auch klinisch bewiesen, es werden jedoch sicherlich noch Anpassungen erforderlich sein, um das System zu optimieren.

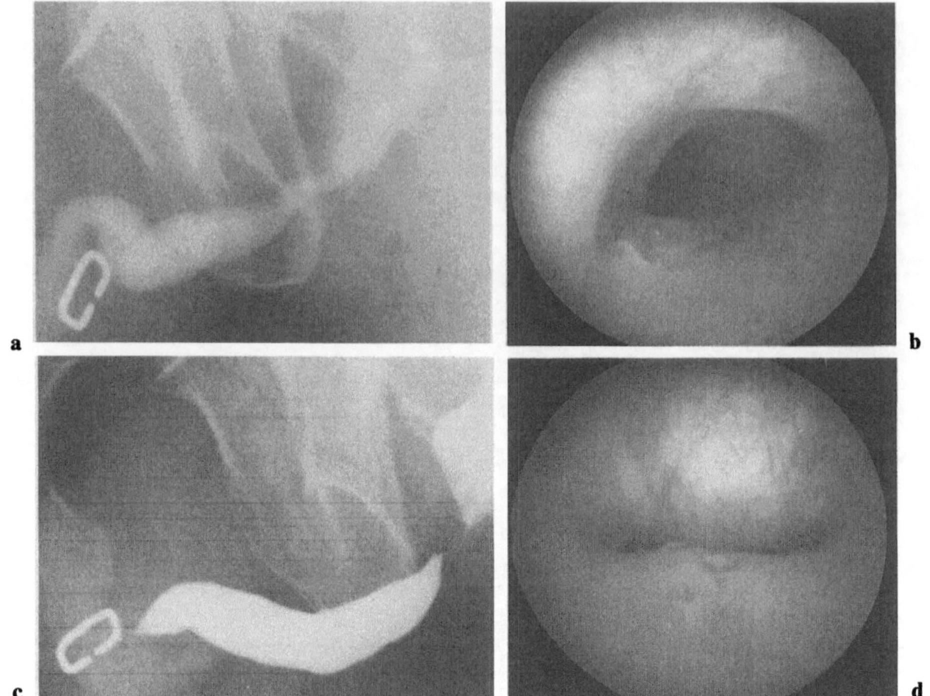

Abb. 3. Miktionszystourethrogramm (**a, c**) sowie Urethroskopie (**b, d**). Die manuelle Öffnung des Sphinkters führt zu einer guten Miktion (**a, b**), der geschlossene Sphinkter zeigt Kontinenz mit einem guten Harnröhrenverschluß (**c, d**)

Tabelle 1. Erste (vorläufige) Ergebnisse bei der klinischen Anwendung des penoskrotalen Sphinkters

Implantationen:	10
Aktiviert:	9
Beobachtungszeit:	2 Wochen – 6 Monate
Explantiert 3/9:	Perforation (1): intraoperative Läsion des Corpus spongiosum
	Probleme mit Bedienung (2)[a]: Implantation zu weit proximal (1), Patient ist blind (1)
Verbessert 2/6:	(No. 1 und 2 der Serie)
Kontinent 4/6	

[a] beide Patienten waren kontinent

Literatur

Berry SL (1971) Evaluation of a procedure for correction of urinary incontinence. J Urol 105:105–107

Kaufman JJ (1972) Surgical treatment of post-prostatectomy incontinence: use of the penile crura to compress the bulbous urethra. J Urol 107:293–297

Kaufman JJ (1973) Treatment of post-prostatectomy urinary incontinence using a silicone gel prosthesis. Proc. 16th Congress SIU, Amsterdam

Rosen M (1978) The Rosen inflatable incontinence prosthesis. Urol Clin North Am 5:405

Rosen M (1980) Die Harninkontinenzprozedur nach Rosen. In: Weber W, Jonas D (Hrsg) Die postop. Harninkontinenz des Mannes. Thieme, Stuttgart New York, p 70

Scott FB, Bradley WE, Timm GW (1973) Treatment of urinary incontinence by implantable prosthetic sphincter. Urology 1:252

Scott FB et al. (1981) Current results with the AMS artificial sphincter. June 1978–april 1981. AUA Boston

III. Harnsteinleiden

Untersuchungen zur Geschlechtsabhängigkeit der Ausscheidung von lithogenen und inhibitorischen Substanzen im 24-h-Harn von Gesunden und Calciumoxalat-Steinpatienten*

A. HESSE[1], A. CLASSEN, K. KLOCKE und W. VAHLENSIECK

In epidemiologischen Untersuchungen der letzten Jahre wurde für den mitteleuropäischen Raum festgestellt, daß Männer 1,5–2,0mal häufiger Harnsteine bilden als Frauen (Hesse et al. 1976; Scott et al. 1977; Joost et al. 1984). Jedoch wird auch registriert, daß Frauen gegenwärtig vermehrt an Harnsteinen erkranken, und in einer Studie mit INFAS (Bad Godesberg) ermittelten Vahlensieck et al. (1980) ein Geschlechtsverhältnis Männer/Frauen von 1 : 1 bei ein und zwei Steinepisoden. Erst bei über zehn Steinepisoden verschiebt sich das Geschlechtsverhältnis auf 2,3 : 1 und damit zuungunsten der Männer.

Die Ursachen der häufigeren Steinbildung bei Männern wurden bisher noch wenig erforscht. Für die Zitronensäure, einen wichtigen Inhibitor der Calciumoxalat-Kristallisation, werden von verschiedenen Autoren höhere Ausscheidungen bei Frauen gegenüber Männern beschrieben (Welshman et al. 1976; Tiselius 1981; Strenge et al. 1984).

In einer Studie zur Oxalsäure-Ausscheidung bei Gesunden und Calciumoxalat-Steinpatienten fanden wir, daß sowohl unter individueller Ernährung als auch unter Standardkost männliche Patienten mehr Oxalsäure im 24-h-Harn ausscheiden als weibliche (Hesse et al. 1984). Deshalb haben wir an einer größeren Gruppe von Calciumoxalat-Steinpatienten und einer kontrollierten Gruppe von Gesunden die Geschlechtsabhängigkeit einer Reihe an der Steinbildung beteiligter Harnparameter geprüft.

Material und Methode

Bei 26 gesunden Probanden (13 Frauen, Durchschnittsalter 33,9 Jahre; 13 Männer, Durchschnittsalter 30,2 Jahre) und 71 Calciumoxalat-Steinpatienten (19 Frauen, Durchschnittsalter 43,2 Jahre; 52 Männer, Durchschnittsalter 44,1 Jahre) wurden unter individueller Kost und nach einer 7tägigen Standardkost der 24-h-Harn untersucht.

Die Standardkost bestand aus einem festgelegten Speiseplan mit berechneten Inhaltsstoffen: durchschnittlich 750 mg Ca, 80 mg Oxalsäure, 1650 mg Na und 10 000 kJ pro Tag. Über den Tag verteilt wurden 2400 ml Flüssigkeit zugeführt (200 ml coffeinfreier Kaffee, 1000 ml Apfelsaft, 1200 ml Hagebuttentee).

---

* Mit Unterstützung der Deutschen Forschungsgemeinschaft

1 Urologische Universitäts-Klinik, Sigmund-Freud-Str. 25, D-5300 Bonn 1

Experimentelle Urologie
Hrsg. v. R. Harzmann et al.

Der 24-h-Harn wurde unter Thymol-Stabilisierung (10 ml 5%ige Lösung von Thymol in Isopropanol) gesammelt. Die Bestimmung der einzelnen Parameter wurde mit folgenden Methoden vorgenommen:

Parameter	Methode
pH-Wert	sensitive Elektrode
spez. Gewicht	Urometer
Oxalsäure	Gaschromatographie
Calcium	Atomabsorption
ionisiertes Ca	berechnet (Finlayson 1977)
Phosphor, anorg.	Phosphormolybdat-Reaktion
Harnsäure	enzymatisch
Zitronensäure	enzymatisch
Magnesium	Atomabsorption
Sulfat, anorg.	nephelometrisch
Natrium	Flammenphotometrie
Kalium	Flammenphotometrie
Kreatinin	Jaffé-Reaktion

Ergebnisse

Gesunde Probanden (Tabelle 1)

Unter individueller Kost ist das 24 h-Harnvolumen bei Frauen etwas geringer als bei Männern. Der pH-Wert und die Dichte unterscheiden sich unter diesen Kostbedingungen nicht. Unter der Standardkost nehmen das Harnvolumen und der pH-Wert zu und folgerichtig fällt die Dichte deutlich ab. Zwischen Männern und Frauen besteht bei diesen Parametern auch unter Standardkost kein Unterschied. Ebenso wird für die Oxalsäure-, Harnsäure-, Sulfat-, Natrium- und Kalium-Ausscheidung bei gesunden Probanden unter individueller Kost keine Differenz zwischen Männern und Frauen gemessen. Dagegen ist die Calcium-, Magnesium-, Sulfat- und Phosphor-Ausscheidung unter individueller Kost bei Männern leicht erhöht. Bei der Calcium- und Magnesium-Ausscheidung werden unter Standardkost die erhöhten Werte der Männer ausgeglichen, dagegen bleiben die höheren Sulfat- und Phosphor-Ausscheidungen bestehen. Charakteristisch ist, daß gesunde Frauen signifikant mehr Zitronensäure ausscheiden als die Männer (Abb. 1).

Calciumoxalat-Steinpatienten (Tabelle 2)

Auch bei den weiblichen Calciumoxalat-Steinpatienten ist das 24-h-Harnvolumen unter individueller Kost etwas geringer als bei den männlichen Patienten. Besonders auffallend ist, daß die männlichen Patienten eine Reihe an der Steinbildung beteiligte Substanzen unter individueller Kost signifikant vermehrt ausscheiden, das sind: Oxalsäure, Calcium, Phosphor, Sulfat, Natrium und Kalium. Auch Harnsäure und Magnesium wird deutlich erhöht im 24-h-Harn von männlichen Calcium-

Tabelle 1. Untersuchung des 24-h-Harns von gesunden Frauen (w) und Männern (m) unter individueller Kost und Standardkost, x̄ (± s), mmol/24 h

		Individuelle Kost	Standardkost
Volumen	w	1231 (508)	2670 (198)
(ml)	m	1508 (613)	2573 (140)
pH	w	6,24 (0,49)	6,55 (0,29)
	m	6,24 (0,32)	6,52 (0,17)
Dichte	w	1,015 (0,005)	1,006 (0,002)
(g/cm^3)	m	1,014 (0,006)	1,005 (0,002)
Oxalsäure	w	0,402 (0,130)	0,380 (0,073)
	m	0,397 (0,148)	0,375 (0,073)
Ca	w	3,71 (1,99)	3,99 (2,67)
	m	4,83 (2,18)	3,11 (1,16)
Ca^{++}	w	1,23 (0,69)	0,63 (0,46)
	m	1,77 (1,02)	0,53 (0,37)
P	w	24,8 (9,6)	19,4 (3,4)
	m	28,3 (9,0)	28,8 (6,8)*
Harnsäure	w	3,22 (1,03)	2,52 (0,73)
	m	3,32 (1,10)	2,71 (0,44)
Zitr.säure	w	3,18 (1,30)*	4,27 (1,51)*
	m	2,01 (1,05)	2,93 (2,93)
Mg	w	3,54 (1,58)	4,44 (1,81)
	m	4,28 (2,51)	4,54 (1,68)
SO_4	w	19,9 (6,6)	18,5 (7,3)
	m	22,8 (8,7)	23,9 (16,3)
Na	w	140,1 (71,9)	113,8 (40,3)
	m	150,1 (65,0)	100,3 (40,3)
K	w	40,4 (13,1)	35,5 (9,9)
	m	41,0 (19,9)	32,3 (9,3)

* Signifikant zum anderen Geschlecht $p < 0,05$

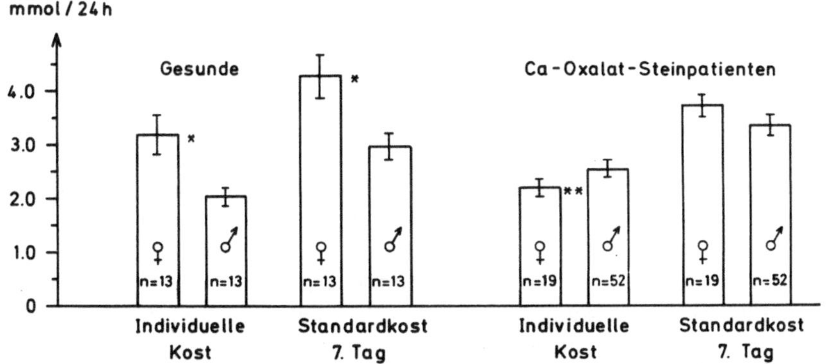

Abb. 1. Ausscheidung von Zitronensäure bei Gesunden und Calciumoxalat-Steinpatienten unter individueller Kost und Standardkost. x̄ ± SEM. * signifikant zwischen den Geschlechtern $p < 0,05$; ** signifikant zwischen Gesunden und Calciumoxalat-Steinpatienten $p < 0,05$

Tabelle 2. Untersuchung des 24-h-Harns von weiblichen (w) und männlichen (m) Calciumoxalat-Steinpatienten unter individueller Kost und Standardkost. x̄ (± s), mmol/24 h

		Individuelle Kost	Standardkost
Volumen	w	1516 (573)	2446 (324)
(ml)	m	1836 (757)	2352 (329)
pH	w	6,09 (0,60)	6,43 (0,43)
	m	6,07 (0,42)	6,54 (0,34)
Dichte	w	1,012 (0,005)	1,006 (0,002)
(g/cm^3)	m	1,012 (0,005)	1,007 (0,002)
Oxalsäure	w	0,381 (0,121)	0,383 (0,083)
	m	0,633 (0,420)*	0,527 (0,357)*
Ca	w	4,14 (2,24)	4,14 (2,38)
	m	7,17 (3,30)*	5,98 (4,49)
Ca^{++}	w	1,59 (0,99)	0,74 (0,44)
	m	2,26 (1,16)*	1,21 (1,08)
P	w	27,1 (10,3)	21,6 (4,5)
	m	36,4 (10,3)*	27,9 (6,5)*
Harnsäure	w	3,57 (1,48)	2,61 (0,66)
	m	4,27 (1,57)	3,06 (1,37)
Zitr. säure	w	2,18 (0,71)	3,74 (0,84)
	m	2,52 (1,23)	3,35 (1,48)
Mg	w	4,49 (1,92)	4,00 (1,50)
	m	5,15 (2,19)	4,86 (2,70)
SO_4	w	16,9 (7,5)	12,5 (4,3)
	m	24,1 (7,9)*	17,1 (5,3)*
Na	w	163,4 (67,0)	110,2 (22,9)
	m	225,4 (71,7)*	124,0 (35,3)
K	w	26,3 (9,8)	32,5 (8,9)
	m	41,9 (19,0)*	43,2 (19,4)*

* Signifikant zum anderen Geschlecht $p < 0,05$

oxalat-Steinpatienten gemessen. Für Oxalsäure, Phosphor, Sulfat und Kalium bleibt die signifikante Geschlechtsdifferenz auch unter Standardkost erhalten.

Bei den Männern wird durch den Wechsel von individueller zu Standardkost ein deutlicher Abfall der Oxalsäure-, Calcium-, Phosphor-, Harnsäure-, Magnesium-, Sulfat- und Natrium-Ausscheidung registriert. Dies ist zugleich ein Beweis dafür, daß durch alimentäre Mehrzufuhr ein erheblicher Einfluß auf die Ausscheidung im 24-h-Harn stattfindet. Die Erhöhung der Oxalsäure-Ausscheidung bei Männern gegenüber Frauen ist jedoch nicht von der Ernährung abhängig (Abb. 2) und kann damit eine wesentliche Ursache der größeren Steinfrequenz bei Männern darstellen. Für die Zitronensäure-Ausscheidung wird bei den Steinpatienten kein Geschlechtsunterschied festgestellt, jedoch scheiden weibliche Steinpatienten weniger Zitronensäure aus als weibliche gesunde Probanden (Abb. 1). Dagegen ist die Calcium-Ausscheidung bei weiblichen Steinpatienten deutlich erhöht und die männlichen Steinpatienten scheiden ca. 100% mehr Calcium aus als Gesunde (Abb. 3).

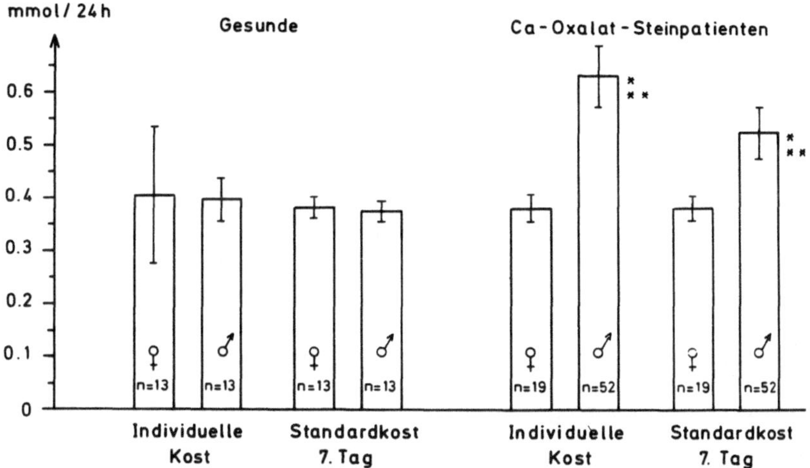

Abb. 2. Ausscheidung von Oxalsäure bei Gesunden und Calciumoxalat-Steinpatienten unter individueller Kost und Standardkost. $\bar{x} \pm$ SEM. * signifikant zwischen den Geschlechtern $p < 0{,}05$; ** signifikant zwischen Gesunden und Patienten $p < 0{,}05$

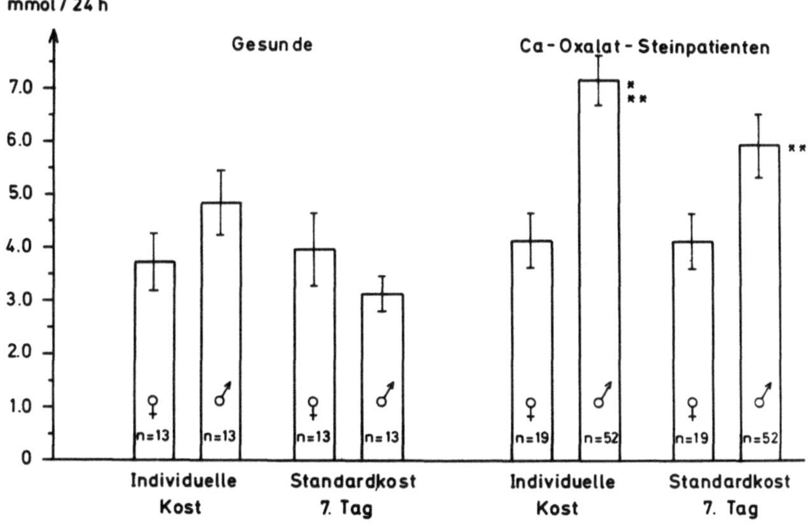

Abb. 3. Ausscheidung von Calcium bei Gesunden und Calciumoxalat-Steinpatienten unter individueller Kost und Standardkost. $\bar{x} \pm$ SEM. * signifikant zwischen den Geschlechtern $p < 0{,}05$; ** signifikant zwischen Gesunden und Patienten $p < 0{,}05$

Diskussion

Die größere Häufigkeit von Harnsteinen bei Männern kann nach den vorliegenden Messungen durch eine Reihe von Unterschieden zwischen Frauen und Männern in der Ausscheidung der an der Steinbildung beteiligten Substanzen erklärt werden.

So liegt die Oxalsäure-Ausscheidung unabhängig von der Kostform signifikant über der von weiblichen Patienten und auch signifikant über den von gesunden Männern (Abb. 2). Dies deutet darauf hin, daß bei männlichen Steinpatienten eine Hyperabsorption von Oxalsäure oder eine vermehrte endogene Bildung vorliegt.

Des weiteren wird bei den männlichen Steinpatienten unter individueller Kost eine signifikant erhöhte Calcium- und Phosphor-Ausscheidung gemessen, die mit einer ebenso signifikanten Natrium-Ausscheidung parallel geht. Unter Standardkost fällt die Natrium-Ausscheidung signifikant ab (Tabelle 2) und parallel dazu auch die Calcium- und Phosphor-Ausscheidung bei männlichen Steinpatienten.

Dies ist ein Beweis dafür, daß über eine erhöhte Kochsalzzufuhr auch das Harnsteinbildungsrisiko erhöht wird. Denn durch erhöhtes Angebot von Natrium-Ionen in der Nahrung wird auch die intestinale Absorption von Calcium (Cuisinier-Gleizes et al. 1971) und Phosphor (Mc Hardy et al. 1956) gesteigert. Des weiteren ist nicht ausgeschlossen, daß eine Hyperabsorption von Calcium vorliegt, da nach anderen Untersuchungen 44% aller Steinpatienten Anomalien im Ca-Stoffwechsel zeigen (Hesse et al. 1984).

Ein weiterer Risikofaktor der Calciumoxalat-Steinbildung ist die Harnsäure-Ausscheidung. Auch diese liegt bei den männlichen Steinpatienten unabhängig von der Kostform deutlich über der von weiblichen Patienten. Dagegen ist bei den gesunden Probanden keine Differenz zwischen den Geschlechtern in der Harnsäure-Ausscheidung festzustellen. Auch für die Harnsäure ist sehr wahrscheinlich, daß männliche Steinpatienten durch die Nahrungsaufnahme und eine endogene Mehrbildung erhöhte Ausscheidungswerte zeigen.

Die signifikante Erhöhung der Sulfat-Ausscheidung bei männlichen Patienten gegenüber weiblichen kann mit einer erhöhten Zufuhr von Protein (schwefelhaltige Aminosäuren) gedeutet werden. Sulfat ist jedoch ein Komplexor für Calcium, so daß ein inhibierender Einfluß auf die Steinbildung erwartet werden müßte (Hesse et al. 1977). Zum anderen kann in den vorliegenden Untersuchungen eine deutliche Minderausscheidung von Sulfat bei Calciumoxalat-Steinpatienten gegenüber Gesunden nachgewiesen werden (Tabellen 1 und 2). Dies deckt sich mit unseren früheren Untersuchungen (Hesse u. Bach 1982) und wird für Normokalziuriker auch von Hamper et al. 1984 gemessen, so daß dadurch die Steinbildung begünstigt wird. Die Ergebnisse der vorliegenden Untersuchungen zeigen deutlich, daß durch signifikante Ausscheidungsdifferenzen im 24-h-Harn von männlichen und weiblichen Calciumoxalat-Steinpatienten das Harnsteinbildungsrisiko bei Männern erhöht ist.

Zusammenfassung

Einige Ursachen der epidemiologisch festgestellten Tatsache, daß Männer häufiger Harnsteine bilden als Frauen, werden durch Untersuchung des 24-h-Harns ermittelt. Männliche Steinpatienten scheiden unter individueller Kost signifikant mehr Calcium, Oxalsäure, Phosphat, Sulfat, Natrium und Kalium als weibliche Patienten aus. Auch die Harnsäure-Ausscheidung ist bei männlichen Steinpatienten erhöht. Durch die Untersuchung unter Standardkost werden alimentäre Einflüsse ausgeschlossen, jedoch bleiben auch dann Geschlechtsdifferenzen erhalten, die auf metabolische Abweichungen bei den männlichen Patienten hinweisen.

Literatur

Cuisinier-Gleizes P, Mathieu H (1971) Effect of low sodium diet on the intestinal absorption of calcium in rats. Rev Europ Etudes Clin Biol 16:273–277

Finlayson B (1977) Calcium stones: Some physical and clinical aspects. In: David DS (ed) Calcium metabolism in renal failure and nephrolithiasis. John Wiley and Sons, New York, p 337–382

Hamper A, Hanisch E, Schwille PO, Sigel A (1984) Urin-Sulfat bei Kalzium-Urolithiasis. Fortschr Urol Nephrol 22:83–86

Hesse A, Bach D (1982) Harnsteine, Pathobiochemie und klinisch-chemische Diagnostik. Thieme, Stuttgart, p 221–222

Hesse A, Schneider HJ (1976) Results of the standardization and centralization of stone analysis in the German Democratic Republic. In: Fleisch H, Robertson WG, Smith LH, Vahlensieck W (eds) Urolithiasis Research. Plenum Press, New York London, p 295–298

Hesse A, Berg W, Schneider H-J, Hienzsch B (1977) Erarbeitung eines Ca-Oxalat-Screening-Programms auf der Grundlage biochemischer Meßdaten. Fortschr Urol Nephrol 9:278–285

Hesse A, Schneeberger W, Strenge A, Vahlensieck W (1984) Differenzierung von Hyperkalziurietypen bei Kalziumoxalat-Steinpatienten durch Anwendung des Ca-Belastungstests. Fortschr Urol Nephrol 22:314–319

Hesse A, Strenge A, Vahlensieck W (1984) Oxalic acid excretion of calcium oxalate stone formers and of healthy persons. In: Ryall R, Brockis JG, Marshall V, Finlayson B (eds) Urinary stone. Churchill Livingstone, Melbourne Edinburgh London New York, p 57–62

Joost J, Putz A, Marberger H (1984) The pattern of stone disease in different parts of Austria. In: Ryall R, Brockis JG, Marshall V, Finlayson B (eds) Urinary stone. Churchill Livingstone, Melbourne Edinburgh London New York, p 11–17

McHardy GJR, Parsons DS (1956) The absorption of inorganic phosphate from the small intestine of the rat. Quant J Exp Physiol 41:398–409

Scott R, Freeland R, Mowat W, Gardiner M, Howthorne V, Marshall RM, Ives JGJ (1977) The prevalence of calcified upper urinary stone disease in a random population – Cumbernauld Health Survey. Br J Urol 49:584–595

Strenge A, Hesse A, Claßen A, Vahlensieck W (1984) Die Bedeutung der Zitronensäureausscheidung bei Kalziumoxalatsteinpatienten und Gesunden. Fortschr Urol Nephrol 22:125–133

Tiselius H-G (1981) Urinary excretion of citrate in normal subjects and patients with urolithiasis. In: Smith LH, Robertson WG, Finlayson B (eds) Urolithiasis. Plenum Press, New York London, p 39–44

Vahlensieck W, Hesse A, Bach D (1980) Zur Prävalenz des Harnsteinleidens in der Bundesrepublik Deutschland. Urologe [Ausg B] 20:273–276

Welshman SG, McGeown MG (1976) Urinary citrate excretion in stone formers and normal controls. Br J Urol 48:7–11

Untersuchungen über den Einfluß von Inhibitoren auf das Wachstum von Calcium-Oxalat-Kristallen

J. Joost [1], M. Lusser [2] und K. Kleboth [2]

Bekanntlich wird bei jedem Menschen das Löslichkeitsprodukt steinbildender Substanzen im Harn oft überschritten, und es kommt zur Kristallurie. Die Frage ist, warum nur manche Menschen Harnsteine bilden, die meisten jedoch nur Kristalle ausscheiden. Neben urodynamischen Faktoren und eventuellen Epithelveränderungen bzw. Läsionen, die zur Kristallretention führen, dürften Inhibitoren des Kristallwachstums und der Aggregation eine Rolle spielen.

Eine der besten Möglichkeiten zur Untersuchung des Wachstums von Calcium-Oxalat-Kristallen und deren Beeinflussung ist die „Constant Composition-Methode" von Nancollas 1980. Der Vorteil dieser Methode gegenüber anderen liegt darin, daß die Experimente bei konstanter und relativ geringer Übersättigung durchgeführt werden. Sie entspricht den natürlichen Gegebenheiten besser als ältere Versuche, bei denen eine anfänglich hohe Konzentration rasch absinkt. Zusätzlich wird eine eventuelle Bildung von Calciumtri- und -dihydrat sowie eine anschließende Umwandlung in das thermodynamisch stabile Monohydrat verhindert.

Folgende Fragestellungen wurden mittels dieser Methode untersucht. Inwieweit beeinflussen unterschiedlich hergestellte Calcium-Oxalat-Monohydrat-Impfkristalle (COM) die Kinetik des Kristallwachstums? Welche Inhibitoraktivität üben verschiedene Substanzen auf das Kristallwachstum aus? Hat Urin eine Inhibitorwirkung auf COM-Kristalle, und unterscheiden sich die Harne von Oxalatsteinträgern gegenüber denen von Normalpersonen hinsichtlich ihrer Inhibitoraktivität?

Methodik

Die Experimente werden in einem Doppelwandgefäß, das auf 37 ° thermostatisiert ist, durchgeführt. Durch langsame Zugabe einer Natrium-Oxalat-Lösung zu einer Calcium-Chlorid-Lösung wird eine an Calcium-Oxalat übersättigte Lösung im metastabilen Bereich hergestellt. Nun wird die zu untersuchende Substanz bzw. Harn hinzugefügt. Die Kristallisation wird durch Zugabe von COM-Impfkristallen ausgelöst. Durch die potentiometrisch gesteuerte Nachtitration (Metrohm-Herisau-pH-stat) von Calcium- und Oxalatlösungen über eine Calcium-selektive Elektrode wird die Übersättigung konstant gehalten. Die Kristallwachstumsrate ist durch die Zugabegeschwindigkeit der Calcium- und Oxalatlösungen gegeben.

1 Urologische Universitätsklinik, Anichstr. 35, A-6020 Innsbruck
2 Institut für Anorganische und Analytische Chemie der Universität, A-6020 Innsbruck

Experimentelle Urologie
Hrsg. v. R. Harzmann et al.

Calcium-selektive Elektrode: Carrier ETH (Fluka), Kaliumtetrakis(p-chlorophenyl)borat, DOS in PVC. Nernst-Verhalten ab $5 \cdot 10^{-5}$ mol/l.
Selektivität gegenüber Natrium und Magnesium: $K_{Ca/M} < 10^{-3,4}$.

Reaktionslösungen: $4{,}50 \cdot 10^{-4}$ mol/l $CaCl_2$ und $Na_2C_2O_4$. Die Ionenstärke betrug 0,150 durch NaCl.
Temperatur: 37 °C.
pH: 6,0–6,2.
Anfangsvolumen: 270 ml.
Rührgeschwindigkeit: Stufe 5.

COM-Impfkristalle wurden folgendermaßen hergestellt:

a) 1 mol Natrium-Oxalat wurde in 2 Liter Wasser gelöst. Bei ca. 50 ° wurde innerhalb von 17 Stunden eine Calcium-Chloridlösung (1 mol $CaCl_2$ in 4 Liter Wasser gelöst) der Rührung zugetropft. Der Niederschlag wurde zweimal mit je einem Liter Wasser (60 °) gewaschen. Die erhaltene Suspension alterte 3 Wochen bei 37 ° im Trockenschrank. Nach Verdünnung mit einer 0,150 NaCl-Lösung (im Verhältnis 10/190 oder 5/195) und einwöchigem Aufbewahren im Trockenschrank wurde sie für Experimente verwendet.

b) ¼ mol Calcium-Chlorid wurde in einem Liter Wasser gelöst und innerhalb von einer Stunde bei 70 ° zu einer Natrium-Oxalat-Lösung (¼ mol in 1 Liter Wasser gelöst) zugetropft. Der Niederschlag wurde einmal mit einem halben Liter Wasser (80 °) gewaschen und wie die Impfkristalle a) behandelt. Das Löslichkeitsprodukt war in Übereinstimmung mit der Literatur.

Urin: Es handelte sich um Morgenharne von nüchternen Probanden. Der Harn wurde zentrifugiert und bei 4 ° bis zur Verwendung gelagert. 1 oder 2 ml wurden zu 270 ml der mit Calcium-Oxalat übersättigten Lösung hinzugefügt. Die Calcium-Aktivität wurde durch die Zugabe von $CaCl_2$ und $Na_2C_2O_4$ oder 0,15molarer NaCl-Lösung konstant gehalten.

Folgende Substanzen wurden auf ihre Inhibitorwirkung auf COM-Kristalle getestet: Polyacrylsäure (EGA-Chemie) mit einem mittleren MG von 2000 (PAA-2000), Poly-L-Asparaginsäure (Sigma) mit einem ungefähren MG von 26 000 (PAsA 26 000) und 14 000 (PAsA-14 000), Poly-L-Glutaminsäure (Sigma) mit einem MG von 21 000 (PGA-21 000), Polyvinylpyrrolidon (Sigma) mittleres MG 40 000 (PVP-40 000) und 10 000 (PVP-10 000), L-γ Carboxyglutaminsäure (Gla) (Bachem Feinchemikalien, Schweiz), Citrat.

Resultate

Die unterschiedlich hergestellten COM-Kristallsuspensionen a und b ergaben eine lineare Abhängigkeit zwischen der Wachstumsgeschwindigkeit und der Impfkristallkonzentration (Abb. 1). Hierbei wurde die für eine Wachstumsgeschwindigkeit von $R_0 = 2{,}7 \cdot 10^{-6}$ mol/min notwendige Menge an Impfkristallen a und b in Abwesenheit von Fremdsubstanzen bestimmt. Diese Versuche wurden mit der gleichen Menge einer Harnprobe bzw. Polyacrylsäure und den bestimmten Suspensionsvolumina (ca. 0,5 ml) durchgeführt. Die Ergebnisse stimmten ebenfalls überein.

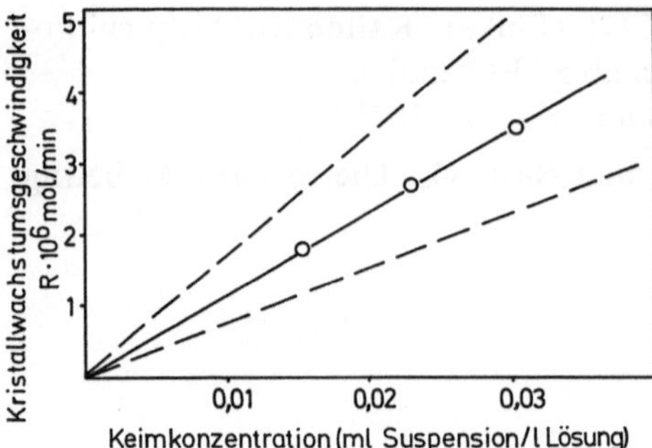

Abb. 1. Abhängigkeit der Kristallwachstumsgeschwindigkeit von der Konzentration verschiedener Impfkristallsuspensionen

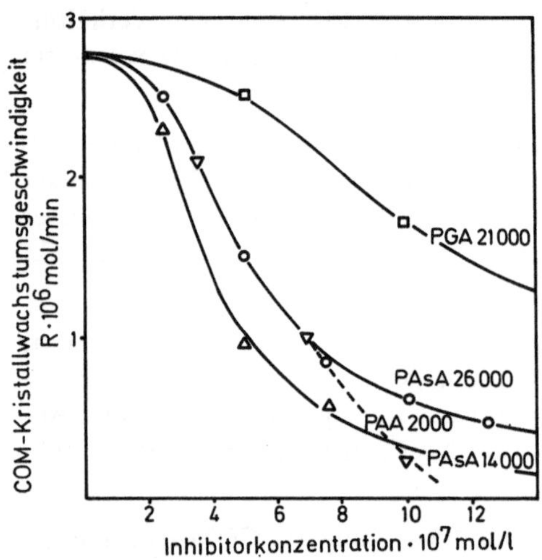

Abb. 2. Einfluß verschiedener Substanzen auf die Kristallwachstumsgeschwindigkeit (Abkürzungen s. Text)

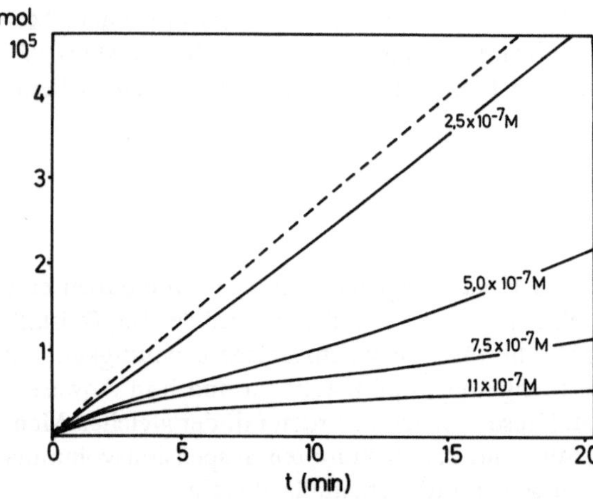

Abb. 3. Einfluß unterschiedlicher Konzentrationen von PAsA 14 000 auf die Kristallwachstumsgeschwindigkeit. Gestrichelte Linie: $R_0 = 2{,}7 \cdot 10^{-6}$ mol/min

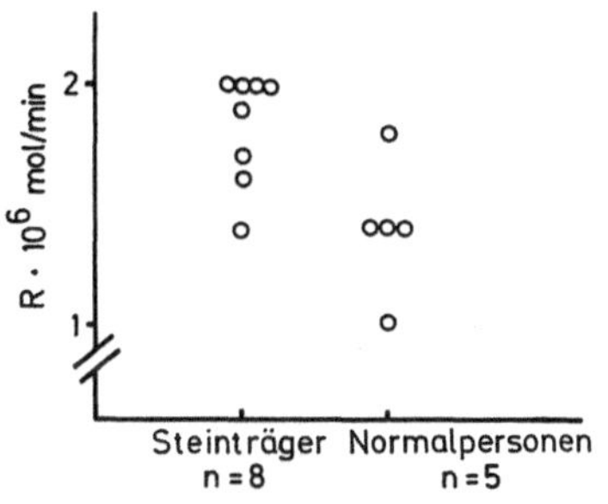

Abb. 4. Hemmung des COM-Kristallwachstums durch Harn (0,37%) von Calcium-Oxalat-Steinpatienten und Normalpersonen

Die stärkste Retardierung des Kristallwachstums (Abb. 2) zeigte die PAsA mit einem MG von 14 000, gefolgt von der PAsA-26 000, deren Wirkung etwa gleich war wie die der PAA 2000, jedoch deutlich stärker als die der PGA 21 000. Das Ausmaß der Hemmung ist abhängig von der Konzentration der zugegebenen Substanz (Abb. 3). Keine nennenswerte Beeinflussung des Kristallwachstums zeigten PVP, Gla und Citrat.

Der Harn einer Normalperson führt in einer Konzentration von 0,39 und 0,76% zu einer deutlichen Retardierung des Kristallwachstums. Vergleicht man die Inhibitorwirkung der Harne von Oxalatsteinpatienten mit denen von Normalpersonen (Abb. 4), sieht man eine deutlich geringere Aktivität der Proben von Steinträgern gegenüber denen von Normalpersonen ($p < 0{,}05$ im t-Test).

Diskussion

Bei den Untersuchungen zeigte sich, daß unterschiedlich hergestellte COM-Kristalle für vergleichbare Experimente verwendet werden können, wenn man sie über die Wachstumsrate bei Abwesenheit von Fremdsubstanzen eicht. Es ist nicht notwendig, die Oberfläche mit BET-Messung zu bestimmen, außerdem muß diese nicht mit der aktiven Oberfläche der Kristalle übereinstimmen.

Bei den Substanzen, die das Wachstum der COM-Kristalle hemmen können, muß zwischen Komplexbildnern, welche die Calcium- und Oxalataktivität herabsetzen, und Inhibitoren im engeren Sinne unterschieden werden. Die bekanntesten Komplexbildner sind Citrat für Calcium und Magnesium für Oxalat. Inhibitoren im engeren Sinne sind Substanzen, die eine Verringerung der aktiven Oberfläche durch Absorption bewirken dürften. Bei uns zeigten polymere Substanzen mit negativ geladenen Endgruppen (COO^-, SO_3^-) bereits in geringer Konzentration eine Hemmung des Wachstums. Polymere mit einem niederen Molekulargewicht entwickelten eine stärkere Wirkung, die durch eine schnellere Diffusion an die Kristalloberfläche erklärt werden könnte. Neutrale Polymere, wie z. B. PVP und monomere Formen, wie z. B. Gla waren in entsprechender Konzentration unwirksam. Komplexbildner wie Citrat zeigten in dieser Versuchsanordnung keine Beeinflussung des Kristallwachstums, da immer die gleiche vorgegebene Calciumaktivität eingestellt wurde.

Harn führte ebenfalls zu einer deutlichen Retardierung des Kristallwachstums, die konzentrationsabhängig ist. Die Harne der untersuchten Steinpatienten ergaben trotz der geringen Zahl an Messungen eine deutlich geringere Inhibitoraktivität als die von gesunden Probanden. Welche Substanzen hierfür in Frage kommen, soll das Ziel weiterer Untersuchungen sein.

Allerdings besteht ein gewichtiger Nachteil auch dieser Methode darin, daß nur stark verdünnte Harne bis etwa 1% verwendet werden können, da bei hohen Konzentrationen zum einen Schwierigkeiten mit der Calciumelektrode auftreten und zum anderen Spontankristallisationen erfolgen können. Es wäre möglich, daß unverdünnte Harnproben zu einer stärkeren Unterscheidung von Steinträgern und Normalpersonen führen würden; es wäre zum anderen denkbar, daß die Inhibitorwirkung von manchen Substanzen eine andere ist als bei niedrigeren Konzentrationen. Wir versuchen derzeit, das Problem dadurch zu lösen, indem die Calciumkonzentration im Harn durch Verwendung eines Ionenaustauschers gesenkt wird, wobei die Schwierigkeit allerdings darin liegt, gleichzeitig die Inhibitorwirkung des Harnes nicht zu beeinflussen. Auch die Verwendung einer Dialysemembran, um die Calciumelektrode zu schützen, ist in Erprobung.

Literatur

Sheehan Mary E, Nancollas GH (1980) Calcium oxalate crystal growth: a new constant composition method for modelling urinary stone formation. Invest Urol 17:446–450

Vitamin A-Mangel der Ratte – Einfluß auf Vitamin D-Stoffwechsel und Kalziumausscheidung

W. L. Strohmaier [1], K. H. Bichler [1], H. Weiser [2], H. J. Nelde [1], I. Gaiser [1], E. Schulze [1], K. Krüger [1] und M. Schreiber [1]

Einleitung

In früheren Untersuchungen fanden wir bei Ratten im Vitamin A-Mangel eine erhöhte Kalziumausscheidung im Urin (Bichler et al. 1983 a, b). Verschiedene pathophysiologische Mechanismen müssen diskutiert werden: Unter anderem kann die verminderte Uromukoidsynthese und Schädigung im distal-tubulären Bereich bei A-Hypovitaminose Ursache sein (Bichler et al. 1983 a, b). Ferner muß eine Beeinträchtigung der $1{,}25(OH)_2$-D-Synthese in Betracht gezogen werden.

De Luca (1976) zeigte die Abhängigkeit der mitochondrialen 1-Alpha-Hydroxylierung des 25-OH-D von Cytochrom P 450. Ferrando et al. (1977) konnten die Beteiligung des Vitamin A bei der Synthese des Cytochrom P 450 zeigen (Abb. 1). Da die Kalziumresorption in den Tubuli durch $1{,}25(OH)_2$-D gesteigert wird, könnte die von uns beobachtete Hyperkalziurie auch auf ein unzureichendes Angebot des aktiven D-Metaboliten zurückzuführen sein.

Um diese Zusammenhänge zu prüfen, untersuchten wir den Einfluß des Vitamin A auf den Vitamin D-Stoffwechsel und die möglichen Auswirkungen auf die Kalziumausscheidung im Urin.

Methoden

Weibliche Ratten wurden in 2 Kollektive eingeteilt:

1. Vitamin A-Mangelkollektiv (n = 20),
2. Kontrollkollektiv (n = 20)

Die Tiere wurden über 9 Monate gehalten und zur Urinsammlung in Stoffwechselkäfige gesetzt. Am Ende des Versuchs wurden alle Tiere getötet. Dabei wurden Leber und Nieren entnommen sowie Blutproben gewonnen.

Kalzium, Natrium und Kalium wurden flammenphotometrisch bzw. mittels Atomabsorbtion (FL 6, Zeiss, Oberkochen), Phosphat, Zitrat und Kreatinin mit Testkits (Boehringer Mannheim GmbH bzw. Behringwerke, Marburg/Lahn) bestimmt. Uromukoid wurde mit der Laurell-Technik (Kirchner u. Bichler 1976; Laurell 1966), Glykosaminoglykane nach Blumenkrantz (1973) gemessen. Vitamin A in der Leber wurde mit HPLC bestimmt. Für 25-OH-D und $1{,}25(OH)_2$-D benutzten wir einen kompetitiven Proteinbindungsassay (Mallon et al. 1980). Die Nierenschnitte wurden mit der Kalziumfärbemethode nach Voigt (1957) aufgearbeitet.

---

1 Abteilung für Urologie der Universität Tübingen, Calwer Str. 7, D-7400 Tübingen
2 Hoffmann-La Roche & Co. AG, CH-4000 Basel

Experimentelle Urologie
Hrsg. v. R. Harzmann et al.

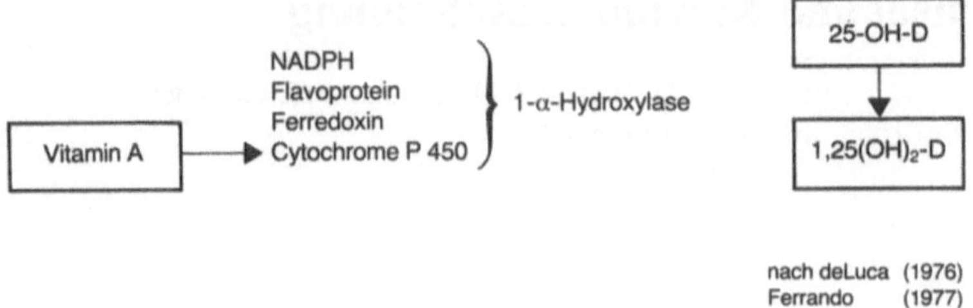

Abb. 1. Einfluß des Vitamin A auf die 1-Alpha-Hydroxylierung des 25-OH-D in der Niere

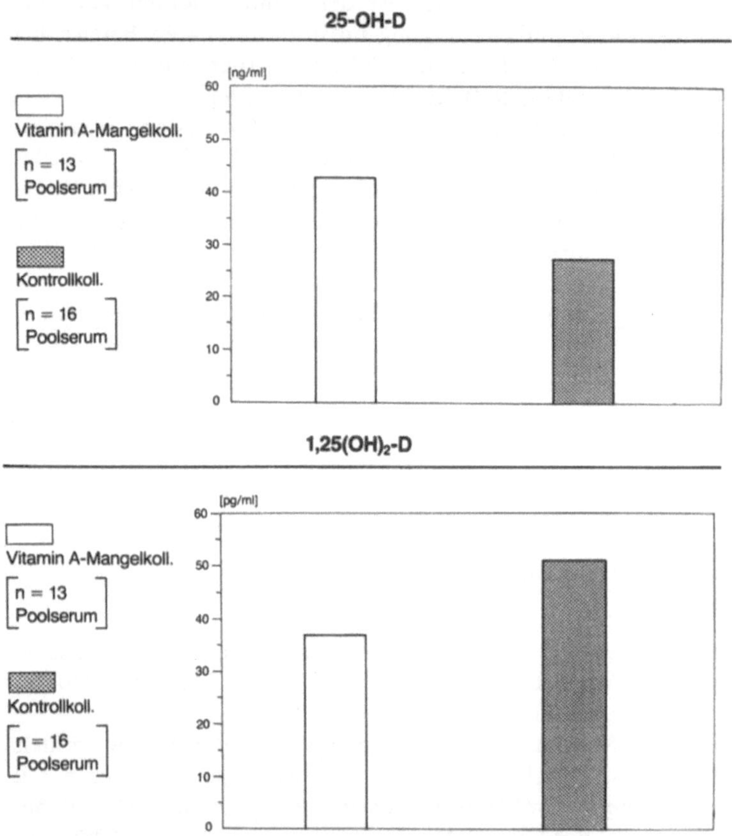

Abb. 2. 25-OH-D und 1,25$(OH)_2$-D im Serum bei Vitamin A-Mangelratten (n = 13) und Kontrolltieren (n = 16). Die Bestimmungen wurden im Poolserum durchgeführt

Ergebnisse

Die 25-OH-D-Spiegel waren im Vitamin A-Mangel erhöht (Abb. 2).

Die 1,25$(OH)_2$-D-Werte waren erniedrigt (Abb. 2).

Die Vitamin A-vermangelten Tiere zeigten erniedrigte Kalzium- und Phosphatwerte im Serum (Tab. 1).

Tabelle 1. Mittelwerte und Standardabweichungen der Calcium- und Phosphatwerte im Serum und Urin von Vitamin A Mangelratten (n = 13) und Kontrollratten (n = 16). $p \leqq 0{,}05$ (u-Test nach Mann-Whitney)

	Vit.-A-Mangelratten	Kontrollratten
Kalzium i. Serum (mmol/l)	2,48 ± 0,31	2,92 ± 0,32
Kalzium i. Urin (mmol/mmol Kreat.)	0,35 ± 0,09	0,28 ± 0,01
Phosphat i. Serum (mmol/l)	1,75 ± 0,24	1,93 ± 0,29
Phosphat i. Urin (mmol/mmol Kreat.)	7,54 ± 1,09	9,15 ± 1,91

Die Kalziumausscheidung im Urin war signifikant erhöht, Phosphat erniedrigt (Tab. 1).

Die Uromukoidwerte waren bei beiden Kollektiven – verglichen mit männlichen Tieren unserer früheren Studien (Bichler et al. 1983a, b) – ca. zwanzigfach erniedrigt. Die Glykosaminoglykane im Urin waren bei den Mangelratten – wie schon in unseren früheren Studien – deutlich erniedrigt.

Das Serumkreatinin gab keinen Hinweis auf eine Niereninsuffizienz im Vitamin A-Mangel.

Die Histologie zeigt bei den Mangelratten Kalzifikationen im Bereich der äußeren Markzone, weitgehend einer Lokalisation im distalen Nephron entsprechend (Abb. 3).

Diskussion

Unsere Ergebnisse zeigen, daß der Serumspiegel das $1{,}25(OH)_2$-D im Vitamin A-Mangel absinkt. Die 25-OH-D-Werte lagen höher als bei den Kontrollen. Diese Konstellation spricht dafür, daß die $1{,}25(OH)_2$-D-Synthese auf der Stufe der 1-Alpha-Hydroxylierung in der Niere gestört ist.

Nach de Luca (1976) läuft dieser Schritt über Cytochrom P 450 ab. Ferrando et al. (1977) zeigten die Beteiligung des Vitamin A an der Bildung des Cytochrom P 450 (Abb. 1). Hiernach ließen sich die von uns beobachteten erniedrigten $1{,}25(OH)_2$-D-Werte durch eine Störung der 1-Alpha-Hydroxylierung des 25-OH-D in der Niere erklären.

Die Vitamin A-depletierten Ratten zeigten weiterhin niedrige Kalzium- und Phosphatwerte im Serum, die mit dem niedrigen $1{,}25(OH)_2$-D in Einklang stehen.

Wie aus unseren Vorstudien bekannt, zeigen Ratten im Vitamin A-Mangel eine Hyperkalziurie (Bichler et al. 1983a, b). Dafür müssen zwei wesentliche Ursachen diskutiert werden:

1. Spielt möglicherweise die verminderte Uromukoidsynthese eine Rolle. Eine Schädigung des distalen Tubulus mit beeinträchtigter Kalziumrücksorption ist denk-

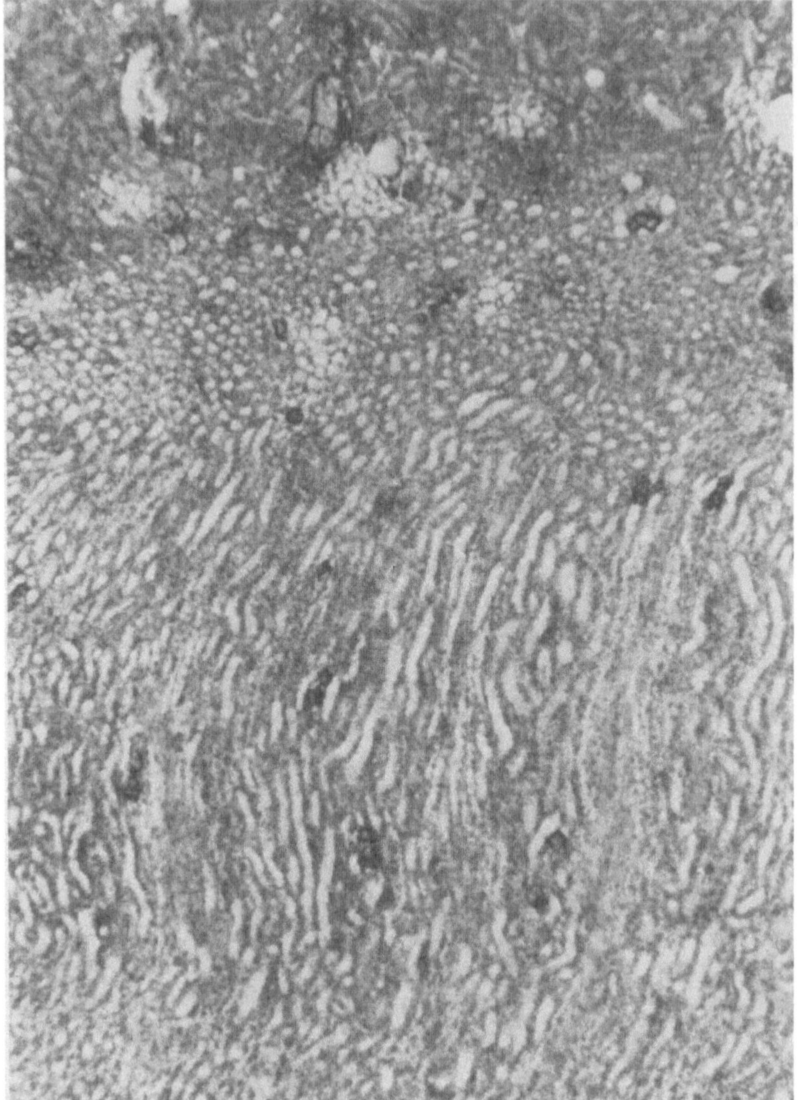

Abb. 3. Histotopochemischer Nachweis von Kalzifikationen (Färbemethode nach Voigt, 1957) im Bereich der äußeren Markzone der Niere einer Vitamin A Mangelratte

bar. In der vorliegenden Studie bei weiblichen Ratten (in langdauernden Vitamin A-Mangelversuchen resistenter) fanden wir jedoch bei der Uromykoidausscheidung keinen Unterschied zwischen den beiden Kollektiven. Sie lag im Vergleich mit männlichen Ratten um den Faktor 20 niedriger. Beim Menschen existiert auch ein Geschlechtsunterschied der Uromukoidausscheidung, jedoch ist er wesentlich geringer (Haussmann, 1979). Eine Ursache für den großen Unterschied bei Ratten konnten wir bisher nicht finden.

2. Muß als Ursache der Hyperkalziurie im Vitamin A-Mangel das verminderte Angebot an 1,25$(OH)_2$-D diskutiert werden. Nach Lassiter, 1963, und Deetjen, 1982, findet die Feinregulation des Kalziumhandlings im distalen Teil des Nephron statt. Hier wird die Kalziumresorption durch 1,25$(OH)_2$-D erhöht. Stumpf et al., 1979, konnten dort mit radioaktiv markiertem 1,25$(OH)_2$-D Anreicherungen lokalisieren.

Somit könnte die vermehrte Kalziumausscheidung der Vitamin-A-Mangelratten auch auf eine reduzierte distale Kalziumresorption durch mangelhaftes Angebot an 1,25$(OH)_2$-D erklärt werden. Die Tatsache, daß bei der vorliegenden Studie kein Unterschied in der Uromukoidsynthese zwischen den Kollektiven bestand, spricht auch für diese Hypothese.

Die Lokalisation der Kalzifikationen zeigt die Bedeutung des distalen Tubulus bei der Steinentstehung.

Um die Zusammenhänge weiter abzuklären, sind neue Experimente – z.B. an Vitamin D-vermangelten Ratten – erforderlich.

Literatur

Bichler K-H, Kirchner C, Weiser H, Korn S, Strohmaier W, Schmitz-Moormann P, Hanck A, Nelde HJ (1983) Influence of vitamin A deficiency on the excretion of uromucoid and other substances in the urine of rats. Clin Nephrol 20:32–39

Bichler K-H, Strohmaier W, Weiser H, Kirchner C, Korn S (1983) Influence of vitamin A deficiency on the excretion of parameters related to urolithiasis. 2nd International Urinary Stone Conference Singapore 1983

Blumenkrantz N, Asboe-Hansen G (1973) New Method for Quantitative determination of uronic acids. Analyt Biochem 54:484–489

Deetjen P (1982) Physiologie der Niere und des Salzwasserhaushaltes. In: Hohenfellner R, Zingg PJ (Hrsg) Urologie in Klinik und Praxis, Bd 1. Thieme, Stuttgart, p 30–45

Ferrando R, Fourlon Cl, Clech I (1977) Rapport vitamine A vitamine D_3 chez le rat en croissance. J Int Vitaminol Nutr 47:157–161

Haussmann A (1979) Wertigkeit proteinchemischer Untersuchungsmethoden in der Diagnostik von Nieren- und Harnwegserkrankungen. Med. Diss. Tübingen

Kirchner C, Bichler K-H (1976) Uromucoid in the rat: Its isolation, localisation in the kidney and concentration in the urine. Urol Res 4:119–123

Lassiter WC, Gottschalk CW, Mylle M (1963) Micropuncture study of renal tubular reabsorption of calcium in normal rodents. Am J Physiol 204:771–775

Laurell CB (1966) Quantitative estimation of proteins by electrophoresis in agarose gel containing antibodies. Analyt Biochem 15:45–52

De Luca HF (1976) Vitamin D endocrinology. Ann Intern Med 85:367–376

Mallon JP, Hamilton JG, Nauss-Karol C (1980) An improved competitive protein binding essay for 1,25-Dihydroxyvitamin D. Arch Biochem Biophys 201:277–285

Stumpf WE, Sar M, Reid FA, Tanaka Y, De Luca HF (1979) Target cells for 1,25-Dihydroxyvitamin D_3 in intestinal tract, stomach, kidney, skin, pituitary and parathyroid. Science 206:1188–1194

Voigt GE (1957) Ein neuer histotopochemischer Nachweis des Kalziums (mit Naphtalhydroxamsäure). Acta Histochem (Jena) 4:122–131

Zerstörung von Harnsteinen durch Laserstrahlung

R. HOFMANN[1] und W. SCHÜTZ[1]

Abstract

Mit Hilfe eines Neodym-YAG-Lasers wurden Bedingungen zur Lithotrypsie von Harnsteinen in vitro untersucht. Bei Verwendung eines Continuous-wave-Lasers und einer Laserenergie bis zu 88 W, sowie mit einem Hochenergie-gepulsten Laser (200 µsec/24,5 mJ–10 msec/20 J) konnte jeweils nur ein Schmelzen oder Verbrennen der Steine erreicht werden. Unter Bestrahlung der Steine mit einem Q-switched-Laser (12 nsec/13,6 mJ) kam es zum Abspringen von Steinteilen jedoch ohne komplette Zersprengung des Steines, wohingegen bei Verwendung eines Q-switched-Lasers (12 nsec/13,6 mJ) mit einem optomechanischen Ankoppler eine Zerstörung des Steines in kleine Teilchen erreicht werden konnte.

Hauptentstehungsorte für Harnsteine stellen das Nierenbecken und die Blase dar. Der größte Teil der Steine mit etwa 70–80% wird aus Calciumoxalat gebildet. Etwa 10–15% aller Steine bestehen aus Harnsäure, die einer Lysetherapie zugänglich sind (Gebhardt et al. 1983). Aus dem oberen Harntrakt ist die Mehrzahl aller Steine spontan abgangsfähig. Trotzdem müssen viele mit invasiven operativen, transcutanen oder extrakorporalen Methoden entfernt werden. Die Wirkung eines Continuous-wave-Lasers war bereits von einigen Autoren beschrieben, ebenso eine in vivo Anwendung zur Harnsteinzertrümmerung (Tanahashi 1980a, 1981). Pensel berichtet 1981 über Möglichkeiten der Anwendung von Laserstrahlung in vitro. Ziel dieser Studie war es, nochmals die experimentellen und theoretischen Grundlagen für eine Anwendung von Laserstrahlung zur Harnsteinzertrümmerung zu untersuchen und zu prüfen.

Material und Methoden

Zur Zertrümmerung von Harnsteinen mit Laserstrahlung kommen im wesentlichen folgende Anwendungsmöglichkeiten in Betracht:

1. Continuous-wave-Laser (CW-Laser)
2. Gepulster Laser – direkte Bestrahlung – Hochenergielaser
   – Q-switched-Technik
   – optomechanische Ankoppelung

1 Urologische Klinik und Poliklinik rechts der Isar der Technischen Universität München, Ismaninger Str. 22, D-8000 München 80

Experimentelle Urologie
Hrsg. v. R. Harzmann et al.

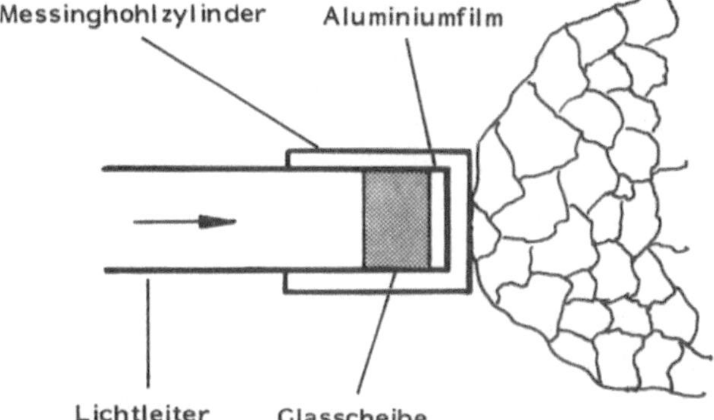

Abb. 1. Versuchsaufbau zur optomechanischen Ankoppelung von Laserenergie aus einem Q-switched Laser. (Nach Fair 1978)

Neodym-YAG-Laser oder CO_2-Laser können als Energiequelle verwendet werden, jedoch stehen bis jetzt nur für den Neodym-YAG-Laser verwendbare Glasfibern zur Verfügung.

Der Lichtleiter des Neodym-YAG-Lasers wurde mit Hilfe eines Statives senkrecht so fixiert, daß der Stein unterhalb davon auf einer Asbestplatte bestrahlt werden konnte. Zur Bestrahlung des Steines in Wasser, öliger Lösung, unter Stickstoff-, Kohlendioxyd- oder Vakuumatmosphäre wurde der Lichtleiter in einen Erlenmayer-Kolben eingetaucht, in dem auch die Steinbestrahlung erfolgte. Durch Abstandsvariation des Lichtleiters vom Stein wurde der Focusdurchmesser des Laserstrahles verändert (Abstand 2–8 cm mit Focusdurchmesser 1–7 mm). Als Steine wurden Harnsäure- sowie Calciumoxalatsteine (Whewellit und Weddellit) verwendet.

Mit Hilfe eines Q-switched-Lasers wurden Stoßwellen durch Absorption der gepulsten Laserenergie im Stein erzeugt (FAIR 1978). Hierbei wurde die Spitze eines Laserlichtleiters mit einem Messinghohlzylinder (Wandstärke 2 mm) überzogen. Der Laserstrahl wurde am Ende des Lichtleiters über ein Ankoppelungsmedium (Glasscheibe mit 4 mm Dicke) auf ein Aluminiumplättchen (Dicke 1 μm) geleitet. Durch explosionsartiges Verdampfen des Aluminiumplättchens mit allseitiger Ausweitung der Energie nach Absorption des Laserpulses, konnte eine Streßwelle direkt vom Metallzylinder auf den Stein übertragen werden (Abb. 1).

Ergebnisse

Continuous-wave-Laser (CW-Laser)

Bei direkter Bestrahlung von Calciumoxalat- und Harnsäuresteinen kommt es zum Erhitzen, Schmelzen oder Verbrennen des Steines. Die Energieaufnahme im Stein ist unter Luft so groß, daß er zum Schmelzen gebracht werden kann. In Wasser oder öliger Lösung kommt es nur zur Erhitzung des Mediums mit Gasblasenbildung, die die Lichtenergie zerstreut. Kühlung des Wassers oder direkt des Steines (Eisbad) verzögert den Schmelzprozeß. In Vakuum, unter Stickstoff oder CO_2 findet keine Verbrennung des Steines statt, jedoch ebenfalls ein Schmelzen. Dunkle Steine nehmen mehr Energie auf und schmelzen daher schneller. Harnsäuresteine zerbrechen häufig gleich nach wenigen Sekunden durch thermische Spannung, jedoch kann dieses Ergebnis nicht exakt reproduziert werden und hängt von der Kristallstruktur des jeweiligen Steines ab (Tabelle 1).

Gepulster Laser

Durch Bestrahlung des Steines mit Einzelimpulsen von 24 mJ bei 200 µsec bis 20 J bei 10 msec kommte es nach jeweils 1–3 Impulsen zum Absprengen von Steinteilen. Auch hier lag wiederum, wie bei Continuous-wave-Lasern ein thermischer Prozeß mit Erwärmung des Steines zugrunde. Ein vollständiger Zerfall des gesamten Steines sowie eine Schockwelle mit Zerstörung der Kristallstruktur konnte mit gepulsten Lasern nicht erreicht werden. Bei Berührung der Glasfiber mit dem Stein unter Wasser kommt es zu keiner signifikanten Erwärmung des umgebenden Wassers, da hauptsächlich akustische Effekte auftreten. Bei Verwendung von Laserenergie aus einem Q-switched-Laser mit 12 nsec Impulsdauer bei 13,6 mJ Leistung, tritt eine Absprengung von Steinteilen auf. Ein direkter Schockpuls mit Auflösung der Kristallstruktur des Steines konnte auch bei dieser Energie nicht erreicht werden (Tabelle 2).

Optomechanische Ankoppelung

Mit Hilfe eines Q-switched-Lasers (Leistung 13,5 mJ bei 12 nsec) wurde der Laserpuls über ein Ankoppelungsmedium (Glasscheibe) auf die kleine Aluminiumscheibe geleitet und somit Lichtenergie in mechanische Energie verwandelt. Bei direktem Kontakt der Aluminiumhülse mit dem Stein kam es zum Zerspringen des Steines. Oberfläche, sowie Farbe der Harnsteine haben keinen Einfluß auf die Zertrümmerung. Nachteilig ist, daß die Energie ungerichtet abgegeben wird, so daß außer dem Stein auch jedesmal die kleine Glasscheibe sowie das Ende des Laserlichtleiters zerstört wurden.

Diskussion

Der Neodym-YAG-Laser erzeugt Infrarotstrahlung mit einer Wellenlänge von 1,06 µm. Gegenüber dem Argon- und CO_2-Laser hat diese Strahlung den Vorteil einer größeren Eindringtiefe in Gewebe (Boucher 1981 und Hall 1982). Für den Neodym-YAG-Laser gibt es gute Glasfiberlichtleiter, die nur einen relativ geringen Verschleiß aufweisen, während für CO_2- und Argon-Laser bis heute keine dünnen, flexiblen und hitzeresistenten Fibern zur Verfügung stehen (Mimura 1982). Bei der Zerstörung von Harnsteinen durch Laserstrahlung mit Hilfe eines Continuous-wave-Lasers treten hauptsächlich thermische Wirkungen auf. Steine werden entweder geschmolzen oder verbrannt. Die Zerstörung des Steines hängt dabei wesentlich von der Dichte, der Kristallstruktur und der Farbe der Oberfläche ab (Abb. 2 und 3). Das experimentelle Problem besteht in der Energieübertragung auf den Stein. Bei Bestrahlung in Luft wird ein Hauptteil der Laserenergie von der Oberflä-

Tabelle 1. Bestrahlung von Ca-ox- und Hanrsäuresteinen mit einem Neodym-YAG Laser. Fokusdurchmesser 2,5 cm; Steingröße 0,4–0,6 cm

Leistung	Zeit (s)	Effekt bei	
		Ca-ox	Harnsäure-steinen
88 W	1	–	–
	2	–	+ +
	3	+ +	
53 W	1	–	–
	2	–	+ +
	3	+	
	4	+ +	
30 W	1–2	–	–
	3	–	+
	4	+	+ +
	5	+ +	
20 W	1–5	–	–
	6	+	+
	7	+ +	+ +
12 W	1–6	–	–
	7–8	+	+
	9	+ +	+ +
5 W	1–6	–	–
	7	–	+
	8	+	+ +
	9	+ +	

\+ Glühen des Steines, + + Zerfall

Tabelle 2. Bestrahlung von Ca-ox- und Harnsäuresteinen mit einem Neodym-YAG Laser (gepulst und Q-switched). Stein im Fokus. Steingröße 0,4–0,6 cm

Leistung	Impulsdauer	Zahl der Impulse	Effekt
24,4 mJ	0,2 ms	1	+ +
250 mJ	1 ms	1	–
		2	+ +
940 mJ	10 ms	1	+ +
20 J	10 ms	1–2	–
		3	+ +
5 mJ	12 ns	1–3	–
		4	+ +
9 mJ	12 ns	1	+ +
13,5 mJ	12 ns	1	+ +

\+ + Absprengung von Steinteilen

2 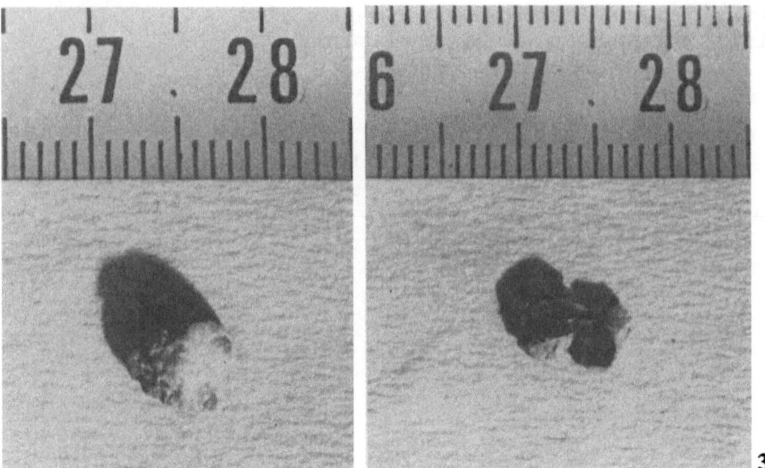 3

Abb. 2. Ca-Oxalat-Stein, Durchmesser etwa 0,6 cm

Abb. 3. Thermische Zersprengung eines Steines mit 30 W und 4 sec Impulsdauer. Verbrennungsstellen an der Steinoberfläche

4 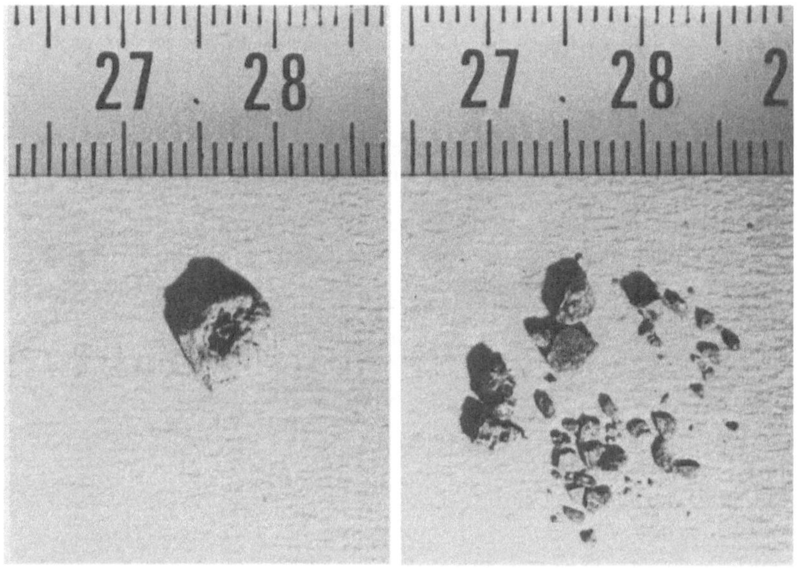 5

Abb. 4. Ca-Oxalat-Stein, Durchmesser etwa 0,5 cm

Abb. 5. Steinfragmente nach Zersprengung mit Hilfe der optomechanischen Ankoppelung (Q-switched Laser 13,5 mJ, 12 nsec)

che des Steines reflektiert, bei Bestrahlung unter Wasser ein Großteil der Energie durch Erhitzung des Wassers absorbiert. Eine Stoßwelle kann mit einem Continuous-wave-Laser, der monochromatisches Licht aussendet, nicht erzeugt werden, da kein Überschallvorgang erzeugt wird. Mit gepulstem Neodym-YAG-Laser können höhere Energien bei kurzer Expositionszeit erreicht werden. Hierbei kann eine Schock- oder Stoßwelle durch extreme Beschleunigung einer Oberfläche (fest-gasförmige Stoffgrenze) erreicht werden. Durch Absorption der Laserenergie durchwandert eine Stoßfront, die sich kontinuierlich abschwächt, den Stein. Die Stoßfront kann an der Steinoberfläche selbst erzeugt werden. Je höher die Absorption im Verhältnis zur Reflexion (α/ε-Koeffizient) im Feststoff ist, desto größer wird die Schockwelle. Bei der Verwendung von gepulsten Lasern sind drei Anwendungsmöglichkeiten denkbar:

1. gepulste Laserenergie trifft auf den Stein und erzeugt eine Stoßwelle, die sein Kristallgitter zerstört.
2. Eine Serie von Q-switched-Impulsen trifft den Stein, erzeugt eine Resonanz im Stein, die dann zur Auflösung des Steines führt.
3. Optomechanische Ankoppelung. Mit Hilfe eines Q-switched-Lasers wird über ein Medium mechanische Energie erzeugt. Ein Streß- oder Schockpuls, der unabhängig von Steinart und -farbe ist, führt zur Disintegration des Steines.

Gepulste Laser mit hoher Energie führen bei Bestrahlung eines Steines in Luft, Stickstoff, CO_2 oder Vakuum zu thermischen Effekten. Ein Zerfall von Steinen vor der Verbrennung tritt nur bei Harnsäuresteinen auf, wobei dieses Ereignis nicht reproduzierbar ist, da es von der individuellen Kristallstruktur des jeweiligen Steines abhängt. Wurde gepulste Laserenergie unter Wasser verwendet, so kam es bei direktem Steinkontakt hauptsächlich zu akustischen Effekten mit Absprengen von Steinteilen ohne wesentliche Erhitzung des umgebenden Wassers. Eine vollständige Steinzertrümmerung konnte mit dieser Methode nicht erreicht werden. Wurde die Laserenergie vor der Einstrahlung in den Stein zunächst durch eine Wasservorlaufstrecke gestrahlt, so kam es hauptsächlich zur Erhitzung des Wassers, Gasblasenbildung und Zerstreuung der Lichtenergie. Eine ausreichende Energieaufnahme in den Stein war mit dieser Versuchsanordnung nicht möglich.

Q-switched-Riesenimpulslaser führten zur Absprengung von Steinteilchen ohne thermischen Prozeß. Eine Resonanzfrequenz des Steines (etwa 40–60 kHz) oder eine Zertrümmerung mit Hilfe einer Schockwelle, konnte nicht erreicht werden. Die Resonanzfrequenz von Harnsteinen ist abhängig von der jeweiligen Steinart und der Temperatur des Steines. Die optomechanische Ankoppelung der Laserenergie an den Stein führte zur Zertrümmerung des gesamten Steines (Abb. 4 und 5), jedoch auch zur Beschädigung des Lichtleiters und des Ankoppelungsmediums durch ungerichtete Abgabe der mechanischen Energie. Bei ausreichender Leistungsdichte des Laserimpulses könnte möglicherweise direkt im Wasser eine Stoßwelle erzeugt werden. Ein ähnliches Prinzip verwendet die extrakorporale Stoßwellenlithotrypsie (ESWL). Eine hochgespannte Funkenentladung führt zur explosionsartigen Verdampfung von Wasser, wobei durch die plötzliche Ausdehnung ein Überschallvorgang erzeugt wird. Die Energie kann dabei durch einen elyptischen Reflektor in dessen Focus maximiert werden (Chaussy 1982). Mit Hilfe eines Uratlithotryptors, bei dem Stoßwellen, die sich durch eine Funkenentladung zwischen einer zentralen und ringförmigen coaxialen Elektrode ausbilden, kann bei direktem Steinkontakt eine vollständige Zertrümmerung erreicht werden (Raney 1975).

Harnsteine können derzeit mit Laserstrahlung nicht in angemessener Zeit zerstört werden, ohne daß es zu thermischen oder mechanischen Schäden des umgebenden Gewebes (Blase, Harnleiter, Nierenbecken) kommt. Praktisch anwendbar scheinen nur 3 Möglichkeiten zu sein:

1. Optomechanische Ankoppelung, wenn es gelänge, die Energieübertragung zu richten,
2. möglicherweise können Riesenimpulslaser mit noch höherer Energie (>100 Mio. W) eine vollständige Disintegration des Steines durch Schockwelle auslösen,
3. Erzeugung einer Stoßwelle unter Wasser und Focussierung der Energie. Der Vorteil der Verwendung von Laserenergie zur Steinzertrümmerung wäre die Verwendung von Glasfiberlichtleiter in allen Endoskopen und an jedem Ort des Urogenitalsystemes.

Literatur

Boucher D (1981) Proc 4th congress of Int. Soc. for laser surgery. Laser, Tokio 17-19–17-21

Chaussy C, Schmiedt E, Jocham D, Brendel W, Forssmann B, Walther V (1982) J Urol 127:417–420

Fair HD Jr (1978) Med Instrum 12:100–105

Gebhardt M, Bastian HP, Vahlensieck W (im Druck) Pathogenese und Klinik der Harnsteine Band VII. Steinkopff, Darmstadt

Hall RR (1982) Br J Urol 54:421–426

Mimura J, Ota C (1982) Appl Phys Lett 40:773–775

Pensel J, Frank F, Rothenberger K, Hofstetter A, Unsöld E (1981) Proc 4th congr. of Int. Soc for laser surgery. Laser, Tokio 10-4–10-6

Raney AM (1975) J Urol 113:345–347

Tanahashi Y, Orikasa S, Numata I, Miyakawa T, Tahira K, Satoh K, Yamamoto H (1980a) Jpn J Urol 71:28–32

Tanahashi Y, Harada K, Numata I, Kambe K, Chiba Y, Orikasa S (1980b) J Jpn Soc Laser Med 1:83–87

Tanahashi Y, Numata I, Kambe K, Chiba Y, Toyota S, Orikasa S (1981) Proc.4th congr. of Int. Soc. for laser surgery. Laser, Tokio 10-30–10-33

IV. Nephrologie

Charakterisierung kultivierter renaler Parenchymzellen mit Hilfe monoklonaler Antikörper*

G. A. Müller[1], L. Hofmann[1] und T. Risler[1]

Einleitung

In der Pathogenese verschiedener Glomerulonephritiden, sowie bei den Abstoßungsreaktionen im Rahmen der klinischen Nierentransplantation spielt das Immunsystem eine wichtige Rolle. Unterschiedliche renale Zellen scheinen dabei spezifische Angriffspunkte für das Immunsystem zu bieten, wobei sowohl über humorale als auch zelluläre Mechanismen renale Strukturen geschädigt werden können. Welche Interaktionen zwischen Zellen der Niere und des Immunsystems stattfinden, ist bislang weitgehend unbekannt. In wieweit Oberflächenmerkmale epithelialer oder mesangialer Zellen des Glomerulus, des tubulären Apparates, des Interstitiums oder der Gefäßendothelien bei diesen immunologischen Vorgängen eine Rolle spielen, läßt sich beim Menschen häufig nur in in-vitro-Versuchen an kultivierten Zellen der Niere untersuchen. Dabei stellen die genaue morphologische Charakterisierung und Reinkultivierung verschiedener renaler Zellen nach wie vor schwierige Probleme dar (Fish et al. 1975). Kultivierte Nierenzellen behalten wesentliche Funktionen bei, wie z. B. die Synthese von Hormonen. Um auch solche Eigenschaften einzelner Zellen unter verschiedensten Bedingungen näher analysieren zu können, ist die Identifizierung der jeweilig untersuchten Zellpopulation von größtem Interesse. Mit Hilfe immunhistochemischer und -histologischer Methoden, wie z. B. durch den Nachweis von C3b Rezeptoren auf glomerulären epithelialen Zellen (Burkholder et al. 1977), wurde die Beurteilung dieser kultivierten Zellen verbessert. In dieser Studie wurde eine Charakterisierung kultivierter „Nierenzellen“ mit Hilfe von monoklonalen Antikörpern versucht, die Determinanten auf renalen Zellen erkennen.

Material und Methode

Nierengewebe

Aus drei menschlichen Spendernieren, die wegen anatomischer Gefäßmißbildungen nicht transplantiert wurden, konnten Nierenzellen gewonnen werden.

Herstellung von Nierenzellkulturen

Nach Entfernung der Nierenkapsel wurde die Nierenrinde vom Nierenmark getrennt und in ca. 1 mm^3 große Gewebsstücke zerschnitten. Die weitere Isolierung

* Mit Unterstützung der Deutschen Forschungsgemeinschaft, DFG, Projekt Mu 523/3-2
1 Medizinische Universitätsklinik Tübingen, Abteilung 3, Otfried-Müller Str. 10, D-7400 Tübingen

Experimentelle Urologie
Hrsg. v. R. Harzmann et al.

erfolgte dann sowohl mechanisch über Stahlsiebe und anschließender Kollagenasebehandlung oder ausschließlich enzymastisch mit Hilfe von Trypsin. Bei der mechanischen Isolierung wurden zur Gewinnung von glomerulären Zellen die ca. 1 mm^3 großen Nierenrindenstücke zunächst durch Stahlsiebe mit unterschiedlicher Porengröße passiert (500 μ, 250 μ, 125 μ). Im Stahlsieb mit einer Porengröße von 125 μ blieben die meisten intakten Glomeruli hängen, während einzelne glomeruläre und alle tubulären Zellen, sowie alle Blutzellen dieses Sieb passierten. Die so gewonnenen intakten Glomeruli wurden etwa 30 Minuten lang bei 37,5 °C in Kollagenase (Typ V) inkubiert. Durch diese enzymatische Behandlung wurde die Bowmansche Kapsel aufgebrochen, so daß die verschiedenen glomerulären Zelltypen freigelegt wurden. Die glomeruläre, sowie die tubuläre Fraktion wurde getrennt kultiviert.

Bei der ausschließlich enzymatischen Isolierung mit Trypsin wurden die 1 mm^3 großen Gewebsstücke zweimal jeweils für eine Stunde bei 37,5 °C in 0,25% Trypsin (Seromed, München, FRG) unter ständigem Umrühren inkubiert. Nach Entfernung des Trypsins wurde das nachfolgend beschriebene Kulturmedium zugegeben und die Suspension kräftig geschüttelt, wobei die renalen Zellen aus dem Gewebeverband herausgelöst wurden. Dieses Gemisch aus verschiedenen „Nierenzellen" wurde danach entweder ebenfalls über Siebe nach obiger Technik wieder aufgetrennt oder als Gemisch in Kulturen eingesetzt.

Kulturbedingungen

Die isolierten glomerulären und tubulären Zellen wurden bei 37,5 °C in feuchter Atmosphäre und 5% CO_2 im folgenden Kulturmedium inkubiert: Waymouth MB 725/1 (Gibco-Europe, Karlsruhe, FRG) wurde mit MEM (Eagle) (Gibco-Europe, Karlsruhe, FRG) v/v vermischt und 10% hitzeinaktiviertes, dialysiertes foetales Kälberserum (FCS), Penicillin (60 U/ml), Streptomycin (60 μg/ml) und Insulin (10^{-5} M) zugesetzt. Das Wachstum von Fibroblasten in diesen Kulturen wurde durch die Zugabe von D-Valin an Stelle von L-Valin verhindert (Gilbert u. Migeon, 1975). Nach Ablauf der ersten 24 Stunden wurde das Medium gewechselt, um tote Zellen und Zelltrümmer aus der Kulturflasche zu entfernen. Die primär nichtadhärenten intakten Zellen wurden gewaschen und erneut im oben beschriebenen Kulturmedium ausgesät. Nachdem die Zellen dicht gewachsen waren, wurden sie mit Hilfe einer 0,125%igen Trypsinlösung vom Boden der Kulturflasche abgelöst und 1 : 3 verdünnt rekultiviert oder für Testzwecke, wie z. B. Immunfluoreszenzuntersuchungen verwendet.

Monoklonale Antikörper

Zur Charakterisierung der kultivierten „Nierenzellen" wurden monoklonale Antikörper gegen MHC kodierte Antigene (Tabelle 1) und gegen Oberflächenmerkmale auf renalen Zellen (Tabelle 1) verwendet, die bereits früher ausführlich beschrieben wurden (Müller u. Müller 1983).

Indirekte Immunfluoreszenz

Die Austestung der kultivierten „Nierenzellen" in der indirekten Immunfluoreszenz erfolgte nach der früher publizierten Methode (Uchańska-Ziegler et al. 1980). Die

Tabelle 1. Beschreibung der eingesetzten monoklonalen Antikörper

Monoklonaler Antikörper	Spezifität	Literatur
W6/32.HL	Anti-HLA-A, B, C; schwere Kette	Barnstable et al. (1978), Cell 14:9
W6/32.HK	Inaktive Variante	Ziegler u. Milstein (1979), Nature 279:243
TÜ35	Anti-Ia-ähnliche Antigene	Pawelec et al. (1982), J Immunol 129:1070
TN1	Proximale Tubulusepithelien	Müller u. Müller (1983), Klin Wochenschr 61:893
TN3	Dicker Teil der Henleschen Schleife, distale Tubulusepithelien	
TN5	Dicker Teil der Henleschen Schleife, distale Tubulusepithelien, Sammelrohre	
TN7	Parietale glomeruläre Epithelien, proximale Tubulusepithelien, Henlesche Schleife	
TN8	Parietale, viscerale glomeruläre Epithelien, Mesangiumzellen, Henlesche Schleife, distale Tubulusepithelien	
TN10	Viscerale glomeruläre Epithelien	

Auswertung wurde unter einer 200 W Halogenlampe mit Hilfe des Fluoreszenzmikroskopes, Orthoplan II (Leitz, Wetzlar, FRG), vorgenommen.

Ergebnisse

Aufgrund der Isolierungsbedingungen ließen sich glomeruläre grob von tubulären Zellen bereits vor Kultivierung trennen. Die verschiedenen isolierten „Nierenzellen" konnten über sechs bis acht Wochen in Kultur gehalten und bis zu sieben Mal subkultiviert werden. Nach einer anfänglich raschen Proliferationsphase konnte nach der vierten Subkultur häufig eine Verlangsamung des Wachstums beobachtet werden.

Morphologische Kriterien erlaubten epitheliale und mesangiale Zellen (Abb. 1) der Glomeruli voneinander zu trennen (Foidart et al. 1981). Eine Differenzierung in viscerale und parietale glomeruläre Epithelzellen war lichtmikroskopisch jedoch nicht möglich. Ebensowenig konnten verschiedene Tubulusepithelien morphologisch identifiziert werden.

Die Reaktivität solcher kultivierten „Nierenzellen" mit monoklonalen Antikörpern in der indirekten Immunfluoreszenz ist am Beispiel der Niere TK35 in Tabelle 2 schematisch dargestellt. Die Zellen von TK35 wurden enzymatisch isoliert und in einer gemischten Kultur von glomerulären und tubulären Zellen kultiviert. Alle frisch isolierten sowie kultivierten „Nierenzellen" exprimierten auf ihrer Zelloberfläche MHC Klasse I Antigene, wohingegen nur etwa 8% der primären Zellen MHC

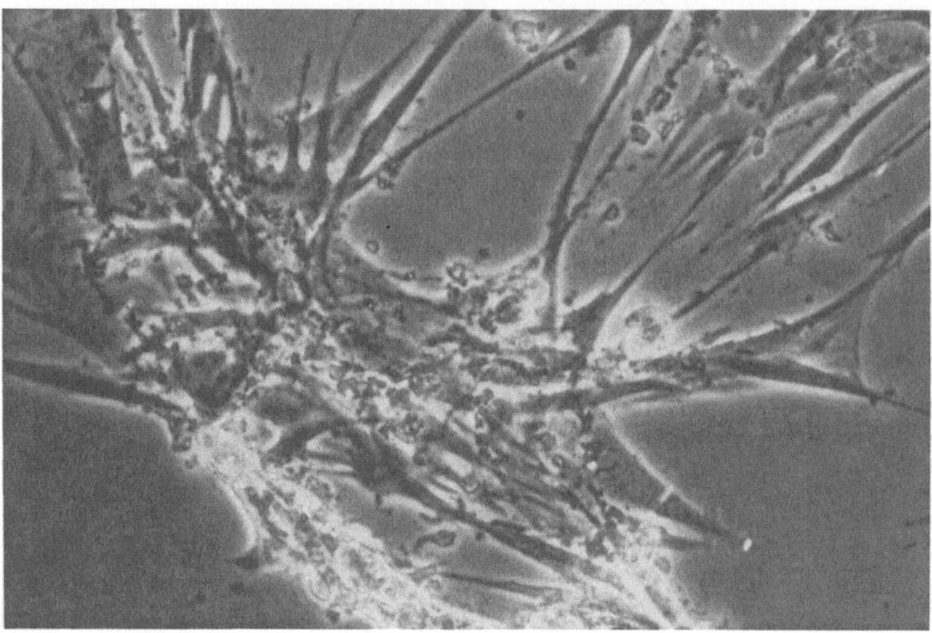

Abb. 1. Ausgewachsene mesangiale Zellen der Niere TK35 am Tag 20. (×250)

Tabelle 2. Reaktionsmuster der monoklonalen Antikörper mit kultivierten renalen Zellen der Niere TK35

Monoklonaler Antikörper	primäre Kultur Tag 0 (%)	1. Subkultur Tag 7 (%)	2. Subkultur Tag 14 (%)	3. Subkultur Tag 21 (%)
W6/32.HK	0	0	0	0
W6/32.HL	100	100	100	95
TÜ35	8	6	4	4
TN1	5	0	0	0
TN3	30	42	52	60
TN7	43	50	31	40
TN8	91	93	90	88
TN10	0	0	0	0

Klasse II Antigene trugen und der Anteil Tü35 positiver Zellen nahm in den Folgekulturen sogar noch ab (Tabelle 2). Im Verlauf der weiteren Subkulturen schien auch eine Abnahme der HLA-Klasse I Antigene mit Verminderung der Proliferation einherzugehen.

In dieser gemischten Nierenzellkultur mit glomerulären und tubulären Zellanteilen fanden sich sowohl in der primären Kultur als auch in den nachfolgenden Subkulturen keine TN10 positiven Zellen. Viscerale glomeruläre Epithelien schienen somit in diesen Kulturen zu fehlen. Der Anteil TN8 positiver Zellen war in allen

Kulturen nahezu gleich (ca. 90%), wohingegen der Prozentsatz TN7 positiver Zellen (Tabelle 2) größere Schwankungen mit Abnahme der positiven Zellen in den Subkulturen nach mehreren Wochen zeigte (Tabelle 2). Diese TN7 positiven Zellen konnten unter Berücksichtigung des Reaktionsmusters der Antikörper TN8, TN3 und TN1 am ehesten als Anteile der Henleschen Schleife identifiziert werden (ca. 15%). Die übrigen TN7 negativen, TN8 positiven Zellen wurden auf Grund ihrer Reaktivität mit TN3 bei fehlender Markierung mit TN1 als Epithelien des distalen Tubulus charakterisiert. Zellen mit Oberflächenmerkmalen proximaler Tubuli konnten in diesen Kulturen nicht nachgewiesen werden. Auch morphologisch schien das Zellgemisch TN8 positiver Zellen vorwiegend aus tubulären Zellen zu bestehen (Tabelle 2). Ca. 10–20% der Zellen konnten mit monoklonalen Antikörpern auf Grund ihrer Membranmerkmale nicht bestimmten Nephronabschnitten zugeordnet werden. Zum Teil zeigten sie jedoch morphologisch Merkmale von glomerulären, mesangialen Zellen. Insgesamt war nach mehr als sechs Subkulturen eine Abnahme der Zellen zu beobachten, die sich mit monoklonalen Antikörpern noch charakterisieren ließen.

Diskussion

Isolierte renale Zellen in in-vitro Kulturen, die entweder enzymatisch oder mechanisch gewonnen wurden, ließen sich mit Hilfe monoklonaler Antikörper aufgrund verschiedener Membranmerkmale unterschiedlichen Abschnitten des Nephrons zuordnen. In diesen gemischten Kulturen unterschiedlicher renaler Zellen fanden sich schon nach den ersten Tagen vorwiegend Epithelzellen des tubulären Nephronabschnittes, wobei sich insbesondere Zellen der Henleschen Schleife, sowie der distalen Tubuli differenzieren ließen. Glomeruläre Endothel- oder Epithelzellen waren mit Hilfe der spezifischen monoklonalen Antikörper unter den genannten Kulturbedingungen nicht nachweisbar.

Ca. 10–20% der kultivierten Zellen konnten bereits nach den ersten Tagen bestimmten Abschnitten des Nephrons nicht zugeordnet werden. Die Zunahme dieser Zellfraktion in den weiteren Subkulturen spricht für eine Dedifferenzierung renaler Zellen in-vitro mit Verlust von Oberflächenmerkmalen.

Etablierung und Charakterisierung von Reinkulturen verschiedener renaler Zellen mit Hilfe monoklonaler Antikörper sollen dazu beitragen, Differenzierung und Wechselwirkung solcher Zellen mit dem Immunsystem zu analysieren, um so weiteren Einblick in die Pathogenese von Nierenerkrankungen zu gewinnen.

Danksagung. Die Autoren danken Herrn PD. Dr. H. Bockhorn (Chirurgische Universitätsklinik Tübingen) für die Überlassung von nicht transplantierbaren Spendernieren.

Literatur

Burkholder PM, Oberley TD, Barber TA, Beacom A, Koehler C (1977) Immune adherence in renal glomeruli: Complement receptor sites on glomerular capillary epithelial cells. Am J Pathol 86:635–654

Fish AJ, Michael AF, Vernier RL, Brown DM (1975) Human glomerular cells in tissue culture. Lab Invest 33:330–341

Foidart JB, Dechenne C, Dubois C, Deheneffe J, Mahieu P (1981) Tissue culture of isolated renal glomeruli: Present and future. In: Hamburger J, Crosnier J, Grünfeld J-P, Maxwell MH (eds) Advances in nephrology, Vol. 10. Year Book Medical Publishers, Chicago, pp 267–292

Gilbert SF, Migeon BR (1975) D-Valine as a selective agent for normal human and rodent epithelial cells in culture. Cell 5: 11–17

Müller GA, Müller C (1983) Characterisation of renal antigens on distinct parts of the human nephron by monoclonal antibodies. Klin Wochenschr 61: 893–902

Uchańska-Ziegler B, Wernet P, Ziegler A (1980) Rapid preparation of multiple cell samples for immunofluorescence analysis using microtiter plates. J Immunol Methods 39: 85–93

Veränderungen des Gesamt-Säuren-Basen-Haushaltes im Frühstadium der Urämie

K. F. Rothe[1], K. Kühn[1] und R. Harzmann[2]

Einleitung

Diagnostik und Überwachung der Therapie von Störungen des Säuren-Basen-Haushaltes erfolgen in der Klinik mit Hilfe sogenannter Blutgasanalysen. Die klinischen Methoden und Therapievorstellungen haben sich hierbei in den letzten Jahren nicht mehr wesentlich verändert und sind inzwischen weitgehend standardisiert. Das ist einigermaßen erstaunlich, denn neuere experimentelle Untersuchungen konnten zeigen, daß die sogenannte Blutgasanalyse nicht in allen Fällen die Gesamt-Säuren-Basen-Verhältnisse schwer kranker Patienten zuverlässig anzeigen kann (Holtz et al. 1977, Vaupel et al. 1979, Schönleben et al. 1979, Rothe 1982, Rothe und Harzmann 1983, Rothe 1983). Mit diesen Messungen können lediglich Aussagen über die Verhältnisse im Extrazellulärraum unserer Patienten gemacht werden. Der wesentlich wichtigere Intrazellulärraum, der das eigentliche Erfolgsorgan der Therapie darstellt und immerhin etwa 80% des Körpergewichtes ausmacht, wird mit den uns heute in der Klinik zur Verfügung stehenden Meßmethoden nicht erreicht.

Grundsätzliche Überlegungen und entsprechende Untersuchungen haben denn auch gezeigt, daß die intrazelluläre Wasserstoffionenkonzentration nicht der des extrazellulären Kompartimentes entspricht und daß bei der Therapie schwerer Entgleisungen des Säuren-Basen-Haushaltes nicht nur dem extrazellulären Kompartiment, wie es in der Klinik üblich ist, sondern dem wesentlich wichtigeren intrazellulären Anteil mehr Bedeutung geschenkt werden muß. Die den Säuren-Basen-Haushalt betreffenden Regulationsmechanismen zwischen beiden Körperkompartimenten, deren Kenntnis die Voraussetzung für jede gezielte Therapie sein sollte, erfolgen zumindest weitgehend über Bikarbonataustauschvorgänge (Abb. 1).

Unser Wissen über den Säuren-Basen-Haushalt und um die Therapie seiner Störungen muß unbedingt auf den intrazellulären Bereich erweitert werden, auch wenn das zur Zeit aus methodischen Gründen nur tierexperimentell möglich ist.

Uns interessierte in diesem Zusammenhang der Einfluß der beginnenden Urämie auf den intra- und extrazellulären Säuren-Basen-Status.

Methoden

32 männliche Sprague-Dawley Ratten im Gewicht um 400 g wurden mit Halothan narkotisiert, intubiert und über einen Intratrachealtubus mit einer Starlingpumpe

1 Zentralinstitut für Anaesthesiologie der Universität Tübingen, Calwerstr. 7, D-7400 Tübingen
2 Urologische Klinik der Universität Tübingen, Calwerstr. 7, D-7400 Tübingen

Experimentelle Urologie
Hrsg. v. R. Harzmann et al.

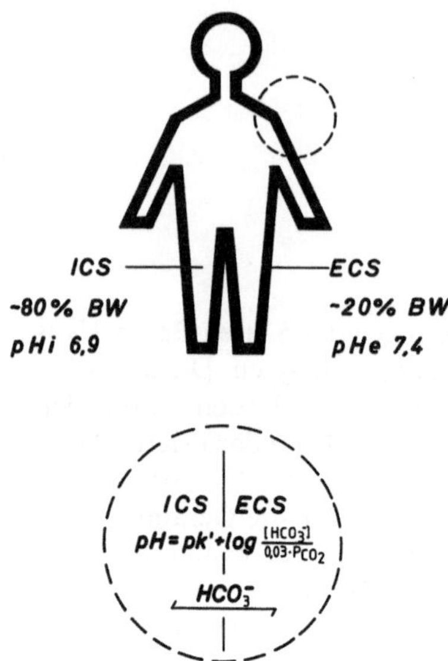

Abb. 1. Darstellung eines Patienten im Zweikompartimentesystem mit Extrazellulärraum (*ECS*) und Intrazellulärraum (*ICS*). Der ECS des Patienten macht etwa 20% des Körpergewichtes aus und ist uns mit Hilfe blutgasanalytischer Messungen direkt zugänglich, wenn man diese Parameter als repräsentativ für den Extrazellulärraum ansieht. Der pH-Wert beträgt hier unter Normalbedingungen um 7,4. Der gesamte Intrazellulärraum beträgt ungefähr 80% des Körpergewichtes und ist uns mit Hilfe der Blutgasanalyse nicht direkt zugänglich. Er führt zur Zeit noch ein weitgehend unerforschtes Eigenleben. In diesem Kompartiment findet sich ein pH-Wert um 6,9. Die den Säuren-Basen-Haushalt betreffenden Regulationsvorgänge zwischen beiden Körperkompartimenten erfolgen weitgehend über Bikarbonataustauschvorgänge, wie im unteren Teil der Abbildung angèdeutet wird

beatmet. Es erfolgte die Implantation je eines venösen und arteriellen Polyäthylenkatheters, sowie die Nephrectomie beidseits. Die Katheter wurden fixiert und in der Nackengegend herausgeleitet. Nach der Präparation, Narkoseausleitung und Extubation wurden die Tiere in Drahtkäfigen gehalten und die Katheter über ein Laufrad, das über dem jeweiligen Käfig angebracht war, durch ein kleines Gegengewicht unter Spannung gehalten, um die freie Beweglichkeit der Ratten zu gewährleisten. Anschließend erhielten sie zur Bestimmung des „mean whole body pHi" (Robin et al. 1960, Albers et al. 1978), eines rechnerischen mittleren pH-Wertes des gesamten intrazellulären Kompartimentes, ^{14}C markiertes DMO (5,5-dimethyl-2,4-oxazolidinedion) mit genau bekannter Aktivität i.v. verabreicht. Den Tieren wurde eine Ruhepause von zwei Stunden zugestanden, um Nachwirkungen der Anaesthesie auszuschließen und um die Verteilung von DMO sicherzustellen. Jedes Tier diente als eigene Kontrolle.

Zu Versuchsbeginn und dann in vorausbestimmten Abständen von 3 Minuten bis zu 6 Stunden wurden pHe, PCO_2 und pHi ermittelt und für jedes Tier mit dem jeweiligen Kontrollwert verglichen. Aufgrund des begrenzten Blutvolumens kleiner Labortiere und um Artefakte durch zu häufige Blutentnahmen zu verhindern, wurden bei 16 Tieren pHe und pHi, sowie bei den restlichen 16 Ratten der PCO_2 und als Kontrolle zur Vorserie wiederum pHe gemessen.

Die Bestimmung des extrazellulären Bezugswertes pHe wurde mit einer Mikro-Glaselektrodenanordnung mit Kalomel-Bezugselektrode und offener 3-molarer KCl-Brücke (BMS2 MK3 Radiometer Copenhagen) bei 37 °C vorgenommen. Die Eichung wurde mit Präzisionsphosphatpuffern der gleichen Firma durchgeführt.

Zur Bestimmung der Radioaktivität der Plasmaproben wurden 100 µl Plasma mit 8 ml Szintillatorflüssigkeit (Zinser Unisolve) gemischt und die Aktivität mit einem Liquid Szintillation Spectrometer (Packard 2650) bestimmt.

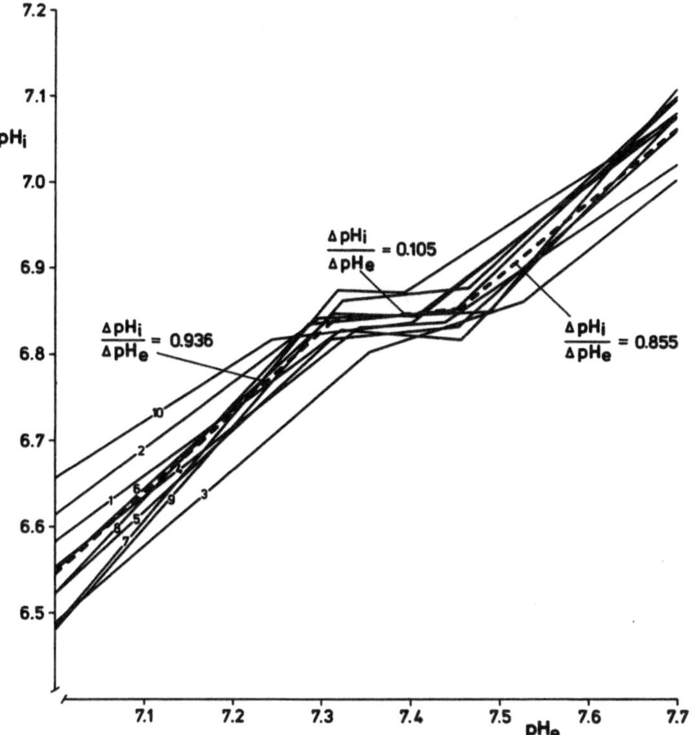

Abb. 2. Darstellung des intrazellulären pH-Wertes in Abhängigkeit von akuten Veränderungen des extrazellulären pH als Mittel von 10 verschiedenen Muskelspezies (- - -). Im Bereich von pHe 7,312–7,455 finden sich nahezu keine Veränderungen des pHi. Die Steigung der Regression in diesem Bereich unterscheidet sich nicht signifikant von 0. Das Verhalten des pHi des Skelettmuskels ist mit Hilfe blutgasanalytischer Messungen nicht vorauszusagen

Die PCO_2-Messungen wurden mit Einzelelektroden der Firma Radiometer Copenhagen bei 37 °C vorgenommen.

Ergebnisse

Über den Untersuchungszeitraum zeigt sich ein deutlicher Abfall des extrazellulären pH-Wertes, der ständig zunimmt und nach 6 Stunden um 0,06 pH-Einheiten unter dem Ausgangswert liegt. Der PCO_2 nimmt kompensatorisch ab und vermindert sich im Laufe der Untersuchung um 6 mm Hg. Im Gegensatz zum Verhalten des pH-Wertes im extrazellulären Kompartiment kommt es im Intrazellulärraum zu einem leichten Anstieg des pHi um 0,02 pH-Einheiten. Diese Veränderung des pHi war gegenüber dem Ausgangswert nicht signifikant erhöht ($p = 0,01$). In beiden Körperkompartimenten kam es zu einem fortschreitenden Bikarbonatverlust.

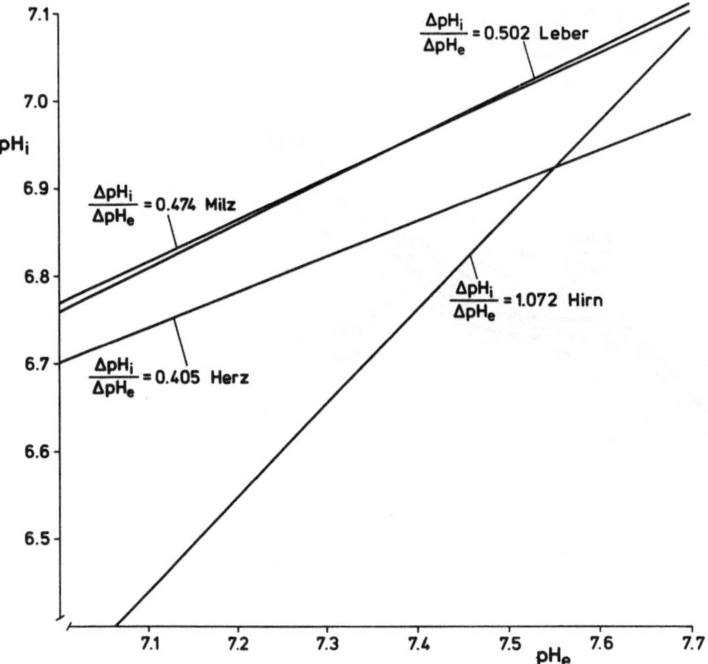

Abb. 3. Darstellung des pHi von Herz, Leber, Milz und Gehirn bei akuten Veränderungen des pHe. Hier kommt es zwar zu gleichgerichteten Veränderungen des pHi mit dem pHe, doch variieren die intrazellulären pH-Werte bei gleichem extrazellulären pH in den verschiedenen Organen zum Teil beträchtlich

Diskussion und Schlußfolgerungen

Akute Störungen des Säuren-Basen-Status, die durch Infusion von Salzsäure, Natriumbikarbonat, Tris oder auch durch Veränderung der inspiratorischen CO_2-Konzentration hervorgerufen werden, verursachen im Intrazellulärraum in der Regel gleichgerichtete Veränderungen (Heisler 1975, Gonzalez et al. 1976, Rothe 1979), die sich aber von Gewebe zu Gewebe quantitativ zum Teil erheblich unterscheiden (Abb. 2 und 3). Grundsätzlich andere Verhältnisse scheinen sich zwischen intra- und extrazellulärem Kompartiment bei chronischen Störungen des Säuren-Basen-Haushaltes einzustellen, wie sie zum Beispiel bei Urämie auftreten. Hier kommt es selbst im Endstadium des Nierenversagens trotz extrazellulär mit der Blutgasanalyse nachweisbarer schwerster metabolischer Azidose nur zu relativ geringen Veränderungen des pH-Wertes in den verschiedenen Körpergeweben.

In unserem Versuchsmodell fand sich nach Nephrectomie ein Abfall des extrazellulären pH-Wertes, der sich kontinuierlich fortsetzte, auch aus der Klinik bekannt ist und am Ende der Untersuchung nach 6 Stunden 0,06 pH-Einheiten betrug (Abb. 4). Als Teilkompensation der metabolisch-azidotischen Störung verminderte sich der PCO_2 um insgesamt 6 mm Hg.

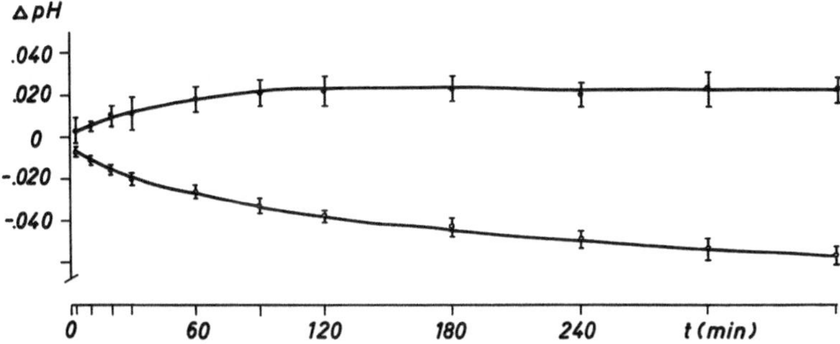

Abb. 4. Darstellung des pHe (○) und pHi (●) in den ersten 6 Stunden nach Beginn der Urämie. Die Werte sind als Δ-Werte, d. h. Veränderung gegenüber dem Ausgangswert angegeben. Während es für den extrazellulären Plasma-pH-Wert zu einem kontinuierlichen Abfall kommt, so wie er uns auch aus der Klinik bekannt ist, steigt der intrazelluläre pH-Wert leicht an

Ein dem Kliniker noch nicht bekanntes Verhalten zeigte der pH-Wert des intrazellulären Kompartimentes. Hier kam es zu einem leichten Anstieg um 0,02 pH-Einheiten, der aufgrund der Streuungsbreite zwar gegenüber dem Ausgangswert nicht signifikant erhöht war, aber durchaus von klinischer Bedeutung sein könnte. Der Anstieg des intrazellulären pH-Wertes um 0,02 Einheiten, trotz Abfall des pHe in den ersten sechs Stunden nach Nephrectomie läßt sich durch eine halbquantitative überschlagsmäßige Berechnung auf der Basis von Nicht-Bikarbonatpufferwerten (chemischen Gewebepuffern) durch die sekundäre Hyperventilation erklären. Der kontinuierliche Bikarbonatverlust in beiden Körperkompartimenten spiegelt die sich langsam entwickelnde metabolische Azidose wider, die durch eine kompensatorisch zunehmende respiratorische Alkalose überlagert wird.

Der Anstieg des pHi bei gleichzeitigem Abfall des pHe, so wie er hier in den ersten Stunden nach Nephrectomie auftritt, sollte auch den Kliniker aufhorchen lassen. Hierdurch wird die pH-Differenz zwischen beiden Körperkompartimenten, die je nach Meßbereich auch während Säuren-Basen-Störungen in der Regel auf 0,4–0,6 pH-Einheiten eingestellt ist, nachhaltig verändert. Da die Verteilung und Wirkung aller dissoziierenden Pharmaka weitgehend von den pH-Werten in den verschiedenen Körperkompartimenten abhängig ist, wären unter atypischen pH-Verhältnissen, so wie sie bei Urämie zwischen Extra- und Intrazellulärraum auftreten, auch atypische Verteilungsmuster dieser Pharmaka zu erwarten. Gerade in der Intensivpflege, wo häufig mit mehreren Medikamenten gleichzeitig behandelt wird, könnte es für den Kliniker wegen der durch die Urämie hervorgerufenen atypischen Korrelation zwischen pHe und pHi zu vollkommen unerwarteten Wirkungen der applizierten Pharmaka kommen.

Weiterhin zeigt sich, daß aufgrund von Messungen im arteriellen Blut allein die Gesamt-Säuren-Basen-Verhältnisse eines Organismus nicht in allen Fällen sicher zu beurteilen sind, und daß die ausschließliche Interpretation blutgasanalytischer Daten, so wie sie in der Klinik zur Zeit üblich ist, unter Umständen zu Fehlschlüssen bei der Diagnostik und Therapie von Störungen des Säuren-Basen-Haushaltes führen kann.

Literatur

Albers C, Usinger W, Herten W (1978) Mean whole body intracellular pH in unanaesthetized dogs: A revised method. Respir Physiol 32:239–249

Holtz J, Grunewald WA, Manz R, v Restorff W, Bassenge E (1977) Intracapillary hemoglobin oxygen saturation and oxygen consumption in different layers of left ventricular myocardium. Pflügers Arch 370:253–258

Robin ED, Bromberg PA, Wilson RJ (1961) The determination of intracellular pH in normal human subjects. J Clin Invest 40:1076

Rothe KF (1979) Tierexperimentelle Untersuchungen zum Einfluß von Veränderungen des extrazellulären pH-Wertes auf den intrazellulären pH-Wert von Geweben. Habilitationsschrift, Tübingen

Rothe KF (1982) Sind die Parameter der Blutgasanalyse noch von uneingeschränkter klinischer Bedeutung? Anästh Intensivmed 23:152–155

Rothe KF (1983) Regulation of intracellular acid–base equilibrium in rats. Acta Anaesthesiol Scand 27:443–450

Rothe KF, Harzmann R (1983) New aspects of acid–base balance. Acta Anaesthesiol Belg 34:309–317

Schönleben K, Kessler M, Bünte H (1979) Lokale Sauerstoffmessung des Gewebes bei pulmonalen und peripheren Verteilungsstörungen der Durchblutung. Anästh Intensivmed 20:241–248

Vaupel P, Manz R, Müller-Kieser W, Grunewald WA (1979) Intracapillary HbO_2-saturation in malignant tumors during normoxia and hypoxia. Microvasc Res 17:181–191

Die Rolle von Adenosin bei der renalen Hämodynamik nach 24stündiger Harnstauung der Rattenniere

F. RECKER[1], H. OSSWALD[2] und W. LUTZEYER[1]

Einführung

Ureterokklusionen sind ein in der Urologie häufig anzutreffendes Krankheitsbild. Sie verursachen neben Druckatrophien mit Rarefizierung des Nierenparenchyms ca. 10% der akuten Nierenversagen. Der Pathomechanismus, insbesondere die Pathophysiologie der hämodynamischen Veränderungen bei Ureterokklusionen, ist bisher weitgehend ungeklärt. Zwei Phasen charakterisieren die hämodynamische Antwort der Niere auf Ureterokklusion: Initial eine Dilatation der Gefäße mit Erhöhung des renalen Blutflusses, die ca. 5–8 Stunden später in eine anhaltende Vasokonstriktion mit Reduzierung der renalen Durchblutung übergeht. Lange Zeit ist die bei der Harnstauung auftretende Erhöhung des interstitiellen Druckes in der Niere für die Abnahme der Nierendurchblutung verantwortlich gemacht worden. In Mikopunktionsversuchen haben Arendshorst et al. 1974 gezeigt, daß sich auch schon bei der Obstruktion eines Einzelnephron, mithin also ohne Erhöhung des interstitiellen Druckes, die gleiche hämodynamische Antwort, nämlich eine Konstriktion des Vas afferens am Glomerulum mit darauffolgender Reduzierung des Blutflusses, einstellt. An der Ausprägung dieses Phänomens ist eine Beteiligung der Prostaglandine, speziell des Thromboxans A2 erstmals von Morrison et al. 1978 diskutiert worden. In Ergänzung zu den Thromboxanen als ein intrarenaler Vasokonstriktor kann Adenosin ebenfalls in den Nieren akkumulieren und die renale Vasokonstriktion induzieren (Osswald et al. 1977). In unseren Versuchen sollte die Bedeutung des Adenosins an der Ausprägung der Spasmen der glomerulären Vasa afferentia bei 24stündiger Harnstauungsniere untersucht werden. In einer ersten Serie wurden die renalen Gewebsspiegel der Adeninnukleotide Adenosintriphosphat ATP, Adenosindiphosphat ADP und Adenosinmonophosphat AMP sowie deren Metabolite Adenosin, Inosin und Hypoxanthin bestimmt. In einer zweiten Versuchsanordnung wurde der renale Blutfluß nach 24stündiger Ureterokklusion gemessen und seine Empfindlichkeit auf intraarterielle Adenosininjektionen hin bestimmt. Der Einfluß des Adenosinantagonisten Theophyllin auf die postobstruktiv erniedrigte glomeruläre Filtrationsrate wurde in einer dritten Serie untersucht.

Methoden

Die Experimente wurden an männlichen Sprague-Dawley-Ratten mit einem Körpergewicht zwischen 200–300 g durchgeführt. Während der Versuche hatten die

1 Urologische Klinik der Technischen Hochschule, Goethestr. 27–29, D-5100 Aachen
2 Abteilung für Pharmakologie der Technischen Hochschule, D-5100 Aachen

Experimentelle Urologie
Hrsg. v. R. Harzmann et al.

Tiere die Möglichkeit der Wasseraufnahme ad libidum. Am ersten Tag wurden die Tiere mit Pentobarbital (35 mg/kg i.p.) narkotisiert und auf eine mit 37 °C vorgewärmte Platte gelagert. Durch einen Medianschnitt des Abdomens wurde der linke oder rechte Ureter freigelegt und dann im mittleren Teil durch zwei Nähte unterbunden. Das Abdomen wurde anschließend mit 4–5 Nähten wieder verschlossen. Unter einem Wärmelicht erwachten die Tiere aus der Narkose.

24 Stunden später wurden die Ratten mit Thiobutabarbetal (80 mg/kg i.p.) anaesthesiert. Die Trachea wurde kanuliert, um eine uneingeschränkte Ventilation zu ermöglichen. Über einen Vena jugularis Katheter wurden 0,85%ige Natrium-Chlorid-Lösung mit einer Flußrate von 3 ml/Std. infundiert.

Die linke Niere wurde durch Flankenschnitt freigelegt und nach vorsichtiger Präparation in einen Nierenhalter plaziert. Der dilatierte Ureter wurde belassen. Nach Durchtrennung des Nierenhilus und Ureters wurde die Niere innerhalb von 1–2 sec in einer auf −185 °C vorgekühlten Wollenberger-Zange schockgefroren. In dieser Serie wurden zwei Gruppen von Tieren untersucht: Gruppe 1 ($n = 11$) diente als Kontrollgruppe ohne Ureterobstruktion. Gruppe 2 ($n = 8$) bestand aus Tieren mit einer 24stündigen Ureterokklusion.

In einer zweiten Versuchsserie wurde der renale Blutfluß der linken Niere mit Hilfe eines elektromagnetischen Flowmeters bestimmt. Exogenes Adenosin (0,05–100 nmol in 50 µl) wurde durch einen Katheter injiziert, der über die Arteria carotis in die Aorta thoracica plaziert war. Die Reaktion des renalen Blutflusses auf exogene Adenosin-Gabe wurde an der linken Arteria renalis registriert, unabhängig davon, ob der linke Ureter (ipsilaterale Ureterokklusion) oder der rechte Ureter (kontralaterale Ureterokklusion) für 24 Stunden unterbunden war.

In der letzten Versuchsserie sollte die glomeruläre Filtrationsrate 15–120 min nach Eröffnung einer 24stündigen Ureterokklusion gemessen werden. Diesen rezirkulierten Tieren wurde der Adenosin-Antagonist Theophyllin (10 µl/100 g) injiziert und dessen Auswirkung auf die glomeruläre Filtrationsrate registriert. Einer Kontrollgruppe von Tieren wurde ebenfalls Theophyllin bei kontralateraler Ureterokklusion gegeben.

Ergebnisse

Renale Gewebsspiegel der Adeninnukleoside und Nukleotide. Der renale Adenosingehalt stieg durch 24stündige Ureterokklusion von normal 8,82 ± 0,68 nmol/g Feuchtgewicht signifikant auf 11,0 ± 0,76 nmol/g Feuchtgewicht an (Abb. 1). Die Inosinspiegel änderten sich durch Ureterokklusion innerhalb von 24 Stunden nicht signifikant (4,95 nmol/g Feuchtgewicht). Demgegenüber erhöhten sich die Hypoxanthin-Werte von 1,34 ± 0,34 auf 3,53 ± 0,50 nmol/g Feuchtgewicht nach 24stündiger Ureterokklusion (Abb. 1).

Die Gewebsspiegel der Adeninnukleotide Adenosintriphosphat ATP, Adenosindiphosphat ADP und Adenosinmonophosphat AMP werden in der Abbildung 2 dargestellt. Durch 24stündige Ureterokklusion fiel der ATP-Gehalt von 2,01 ± 0,1 µmol/g Feuchtgewicht auf 1,54 ± 0,1 µmol/g Feuchtgewicht ($p < 0{,}05$). Der ADP-Gehalt reduzierte sich von 0,45 ± 0,04 µmol/g Feuchtgewicht auf 0,32 ± 0,02 µmol/g Feuchtgewicht. Der Gehalt des Adenosinmonophosphat änderte sich in beiden Versuchsgruppen nicht. Er lag bei 0,15 µmol/g Feuchtgewicht.

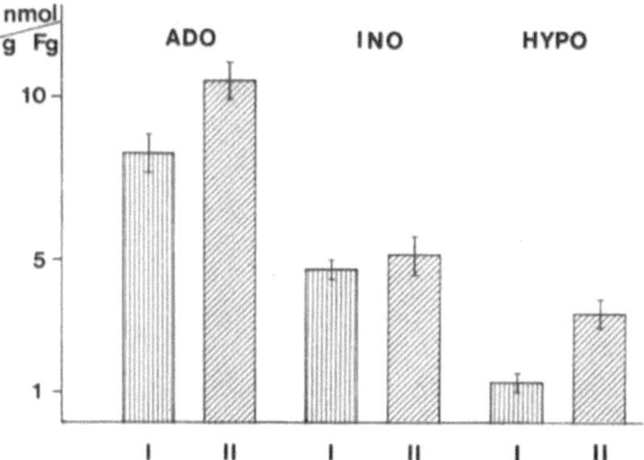

Abb. 1. Renale Gewebsspiegel der Nukleoside Adenosin (*ADO*) und Inosin (*INO*) sowie des Hypoxanthins (*HYPO*) bei scheinoperierten und 24 Std ureterokkludierten Sprague-Dawley-Ratten

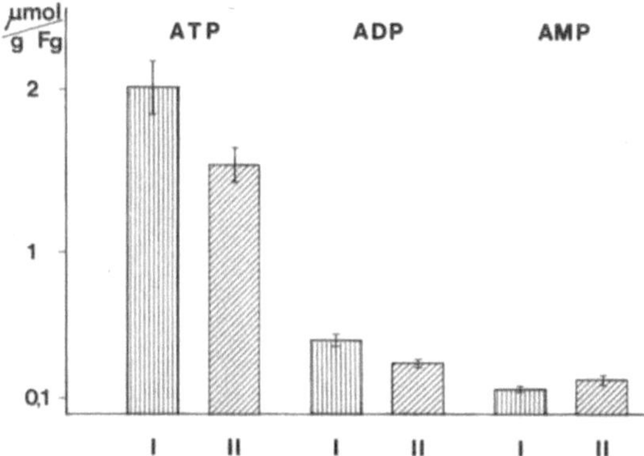

Abb. 2. Renale Gewebsspiegel der Adeninnukleotide Adenosintriphosphat (*ATP*) Adenosindiphosphat (*ADP*) und Adenosinmonophosphat (*AMP*) bei scheinoperierten (Gruppe 1) und 24 Std ureterokkludierten Sprague-Dawley-Ratten (Gruppe 2)

Veränderungen des renalen Blutflusses auf exogene Adenosin-Gabe. Die Dosiswirkungsbeziehungen zwischen Adenosin-Injektion und prozentualer Abnahme des renalen Blutflusses ist in Abbildung 3 dargestellt. Um beispielsweise eine 50%ige Abnahme des renalen Blutflusses zu erzielen, war bei der 24 Stunden gestauten Niere die Dosis von 1 nmol Adenosin notwendig, während die gleiche Blutflußabnahme bei der kontralateral gestauten Niere mit einer Dosis von 100 nmol Adenosin zu erreichen war. Die durch Ureterokklusion geschädigte Niere war somit um den Faktor 100 empfindlicher auf exogenes Adenosin im Vergleich zur kontralateral okkludierten Niere.

Theophyllin-Einfluß auf die glomeruläre Filtrationsrate (Abb. 4). Nach Eröffnung einer 24stündigen Ureterokklusion war die glomeruläre Filtrationsrate auf Werte zwischen 50–70 µl/min 100 g während der ersten 120 min abgefallen. Die In-

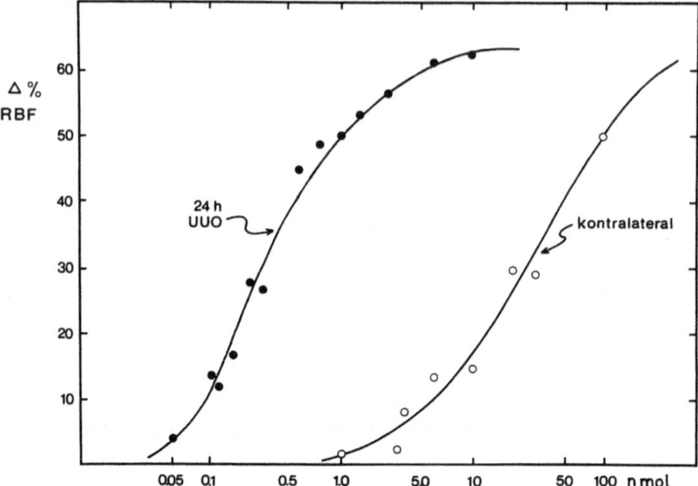

Abb. 3. Dosiswirkungsbeziehungen zwischen exogener Adenosininjektion und prozentualer Abnahme des renalen Blutflusses (*RBF*) bei ipsilateraler Ureterokklusion (24 h *UUO*) und kontralateraler Ureterokklusion

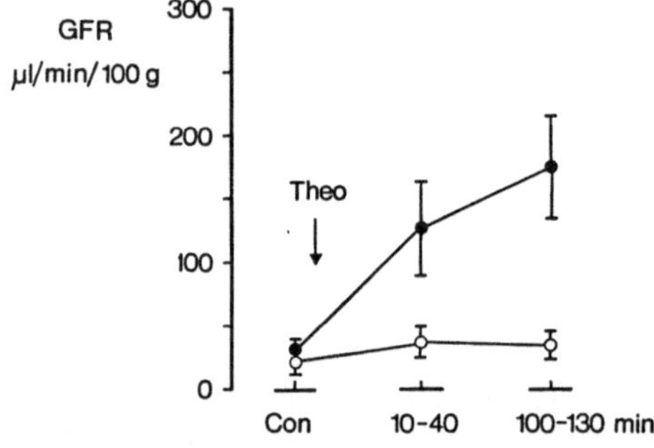

Abb. 4. Darstellung der glomulären Filtrationsrate (*GFR*) 0–130 min nach Eröffnung einer 24stündigen Ureterokklusion. Steigerung der GFR durch Theophyllin-Injektion. ● Theophylline, ○ controls

jektion von Theophyllin, einem kompetitiven Adenosinantagonisten, in einer Dosierung von 10 µmol/100 g kg, stieg die postobstruktiv erniedrigte glomeruläre Filtrationsrate um das 3–4fache auf Werte bis zu 200 µl/min 100 g an.

Die Kontrollgruppe mit kontralateraler Ureterokklusion zeigte unter Theophyllin keinen Anstieg der glomerulären Filtrationsrate. Der Adenosinantagonist Theophyllin verbesserte die postobstruktiv erniedrigten GFR-Werte signifikant.

Diskussion

Wie schon von Drury et al. 1929 gezeigt, ist Adenosin in der Niere vorzufinden. Osswald et al. berichteten 1977, daß die Adenosingewebsspiegel durch Ischämie um ein mehrfaches anstiegen. Unsere Experimente verdeutlichen, daß in der hydronephrotischen Niere der Vasokonstriktor Adenosin ebenfalls höhere Gewebsspiegel besitzt und für die postobstruktive Konstriktion des afferenten Gefäßes am Glomerulum verantwortlich gemacht werden kann. Übereinstimmend mit einer möglichen metabolischen Steuerung des renalen Blutflusses ist die Tatsache, daß die energiereichen Phosphate, Adenosintriphosphat und Adenosindiphosphat bei 24stündiger Harnstauungsniere erniedrigt sind bei gleichzeitiger Erhöhung des Nukleosids Adenosin.

Die zweite Versuchsserie zeigte, daß die Empfindlichkeit der durch Ureterokklusion vorgeschädigten Niere auf exogenes Adenosin um den Faktor 100 höher lag im Vergleich zur nicht geschädigten Niere. Betrachtet man die von Arendshorst et al. 1974 gezeigte Konstriktion des Vas afferens am Glomerulum auf Okklusion eines Tubulus hin als eine Art tubuloglomerulärer feed back, so kann Adenosin eine bedeutende Rolle bei dieser glomerulären Antwort spielen. Sowohl der Adenosin-Gewebsspiegel als auch die Empfindlichkeit der renalen Gefäße auf den Vasokonstriktor Adenosin sind bei der Harnstauungsniere deutlich erhöht.

Die durch Theophyllin nach Eröffnen einer Ureterokklusion gesteigerte glomeruläre Filtrationsrate kann nicht auf einer Erhöhung des Herz-Minuten-Volumens basieren, da in der Kontrollgruppe kein signifikanter GFR-Anstieg zu beobachten war. Statt dessen ist bei den ureterokkludierten Nieren der Adenosinantagonismus des Theophyllins für die Erhöhung der glomerulären Filtrationsrate verantwortlich zu machen.

Adenosin ist damit als ein pathogenetischer Faktor in den hämodynamischen Veränderungen der hydronephrotischen Niere zu betrachten.

Literatur

Arendshorst WJ, Finn WJ, Gottschalk CW (1974) Nephron stop flow – pressure to obstruction for 24 hours in the rat kidney. J Clin Invest 53:1497–1500

Drury AN, Szent-György A (1929) The physiological activity of adenine compounds with especial reference to their action upon the mammalian heart. J Physiol (Lond) 68:213–237

Jüngling E, Kammermeyer H (1981) Rapid assay of adenine nucleotides or creatine compounds in extract of cardiac tissue by paired reverse phase high liquid chromatography. Anal Biochem 102:358–361

Morrison AR, Nishikawa K, Needleman P (1978) Thromboxane A_2 biosynthesis in the ureteral obstructed isolated perfused kidney of the rabbit. J Pharmacol Exp Ther 205:1–8

Osswald H, Schmitz HJ, Kemper R (1977) Tissue content of adenosine, inosine and hypoxanthine in the rat kidney after ischemia and postischemia recirculation. Pflugers Arch 371:45–49

Günstige Effekte einer Glucose-Prämedikation auf den anaeroben Energieumsatz der Hundeniere bei Protektion mit einer histidingepufferten Lösung im Vergleich zu einer Osmofundin-Prämedikation*

G. Kehrer[1], M. Blech, M.M. Gebhard, M. Kallerhoff, W. Siekmann, U. Helmchen, H.J. Bretschneider

Einleitung

Eine Organschädigung durch Ischämie kann im Tierexperiment an einer Verschlechterung der energetischen Situation, an einer Störung der morphologischen Integrität und an einer postischämischen Funktionseinschränkung objektiviert werden. Dementsprechend muß sich ein günstiger Einfluß organprotektiver Maßnahmen an diesen Kriterien – Energetik, Struktur und Funktion – aufzeigen lassen. Die Kardioplegische Lösung HTK nach Bretschneider wirkt anerkanntermaßen am Myokard gegenüber Ischämie protektiv – sowohl in energetischer wie auch in struktureller und funktioneller Hinsicht (Bretschneider et al. 1981; Gebhard et al. 1984; Preusse 1982; Schnabel et al. 1983).

In den letzten Jahren hat sich im Tierexperiment gezeigt, daß mit der Kardioplegischen Lösung HTK auch die Ischämietoleranz der Niere zu verbessern ist. Damit erweisen sich die prinzipiellen Überlegungen, die zur Entwicklung der HTK-Lösung am Herzen geführt haben, auch für die Nierenprotektion als anwendbar. Allerdings unterscheiden sich Herz und Niere u.a. durch ihren unterschiedlichen Gehalt an Substraten, die für die anaerobe Energiegewinnung nutzbar sind.

Unter Ischämiebedingungen stellt die Glykolyse den einzigen Stoffwechselweg dar, der in nennenswertem Ausmaß energiereiche Phosphate zur Verfügung stellen kann. Für die Nutzung dieses Stoffwechselweges im Herzen ist das Substratangebot nicht als limitierend anzusehen, da ausreichend Glykogen zur Verfügung steht (Bretschneider 1964). Die Niere besitzt aber nur einen geringen Glucose- bzw. Glykogenvorrat. Daher könnte die glykolytische Energiebereitstellung in der Niere substratlimitiert sein. Eine Erhöhung des renalen Substratangebotes könnte in diesem Fall die anaerobe Energiegewinnung verbessern und somit insgesamt zu einer Verbesserung der energetischen Protektion führen, sofern nicht die Substratkonzentrationserhöhung in irgendeiner Weise den Energiebedarf steigert. Ein Glucoseangebot als Prämedikation hätte dabei den Vorteil, daß in der aeroben Phase vor der protektiven Perfusion und der Ischämie noch praktisch unbegrenzt Energie für die Glucoseresorption zur Verfügung steht. Es stellt sich daher die Frage, ob die energetische Protektion der ischämischen Niere durch ein präischämisches Glucoseangebot vor der protektiven Perfusion mit der HTK-Lösung weiter verbessert werden kann.

---

* Mit Unterstützung der Deutschen Forschungsgemeinschaft, SFB 89 – Kardiologie Göttingen
1 Zentrum Physiologie und Pathophysiologie, Universität Göttingen, Humboldtallee 23, D-3400 Göttingen

Experimentelle Urologie
Hrsg. v. R. Harzmann et al.

Methodisches Vorgehen

Als Versuchstiere dienten Schäferbastardhunde beiderlei Geschlechts mit einem mittleren Körpergewicht von 31 kg. Nach medianer Laparotomie in Neurolept-Lachgas-Narkose unter zusätzlicher Verwendung von Halothan wurden Nieren und Nierengefäße freipräpariert. Während dieser annähernd dreistündigen präparativen Phase wurden pro Stunde etwa 500 ml Tutofusin, entweder in Kombination mit Osmofundin 20% (Gesamtmenge 250 ml) oder in Kombination mit Glucose in fünfprozentiger Lösung (Gesamtmenge 500–1500 ml) infundiert. Anschließend wurden die Nieren einzeln über 10 Minuten mit 5–8 °C kalter Kardioplegischer Lösung perfundiert, unmittelbar danach exzidiert und in Kardioplegischer Lösung bei 25 °C inkubiert. In definierten zeitlichen Abständen wurden über 6–7 Stunden Gewebsproben zur Bestimmung des Gehaltes an energiereichen Phosphaten, Laktat und Glucose entnommen, wobei Rinden- und Markgewebe im Verhältnis 2 : 1 gewonnen wurde.

Zusammensetzung der HTK-Lösung und ihre prinzipiellen Wirkungsmechanismen

Die HTK-Lösung enthält Sauerstoff nur in gelöster Form; der O_2-Gehalt beträgt etwa 0,6 Vol%, der O_2-Partialdruck bei 37 °C etwa 200 mm Hg. Somit ist eine komplette Aerobiose während der protektiven Nierenperfusion nur möglich, wenn durch die Verwendung kalter Lösung der Sauerstoffbedarf der Niere schon während der Perfusion gesenkt wird und das Sauerstoffangebot in Verbindung mit einer hohen Perfusionsrate ausreichend hoch ist. Da Transportprozesse, besonders für Na^+, in der Niere einen großen Teil des Energiebedarfes ausmachen (Thurau 1961), kommt der Senkung der extrazellulären Na^+-Konzentration und ihrer Angleichung an die niedrige Na^+-Konzentration der Lösung schon während der Perfusion, besonders aber nach der Aufwärmung des Organs unter den Ischämiebedingungen in-situ erhebliche Bedeutung zu. Von einer niedrigen Na^+- und Cl^--Konzentration der Lösung ist aber nicht nur eine Senkung des Energiebedarfes zu erwarten. Damit ist auch die Möglichkeit gegeben, Histidin als Puffer in hoher Konzentration im Extrazellularraum anzubieten, ohne eine übernormale Osmolarität in Kauf nehmen zu müssen (Gebhard et al. 1984).

Für eine wirksame Organprotektion ist es erforderlich, einem Anstieg der intrazellulären Ca^{++}-Konzentration während der Ischämie entgegenzuwirken, um eine Stimulierung des anaeroben Energieumsatzes zu vermeiden. Ein solcher Anstieg kann unter anderem bedingt sein durch ein Nachlassen energieabhängiger Ca^{++}-Speicherungsprozesse im Verlauf der Ischämie. Diesem Vorgang kann wahrscheinlich durch eine effektive energetische Protektion zum Teil entgegengewirkt werden. Ein intrazellulärer Ca^{++}-Anstieg kann aber auch bedingt sein durch den Einstrom extrazellulären Calciums, welcher durch eine hohe Ca^{++}-Permeabilität wichtiger Tubulusabschnitte (Frick et al. 1965) begünstigt wird. Für den Abtransport von Ca^{++} aus der Zelle ist ein Na^+/Ca^{++}-Gegentransport für die Herzmuskelzellen (Lüttgau und Niedergerke 1958) und für den proximalen Tubulus der Niere (Ullrich et al. 1976) beschrieben. Es läßt sich herleiten, daß dort der Transport von Calcium aus der Zelle um so langsamer verläuft, je niedriger das Quadrat der Na^+-Konzentration im Extrazellularraum ist (Katz 1977). Ein Ca^{++}-Einstrom unter Ischämie muß daher gerade bei einer niedrigen Na^+-Konzentration extrazellulär vermieden werden. Deswegen enthält die HTK-Lösung keinen Ca^{++}-Zusatz. Im einzelnen enthält die Lösung (mmol/l): NaCl 15, KCl 9, $MgCl_2$ 4, K-Ketoglutarat 1, Tryptophan 2 (bzw. 6), Histidin 180, Histidin-HCl 18, Mannit 30. Der pH-Wert bei 25 °C beträgt 7,1, die Gesamtosmolarität 310 mosmol/l.

Kriterien zur Beurteilung der energetischen Protektion

Die Effektivität der energetischen Protektion wird im folgenden anhand von zwei Kriterien beurteilt:

1. Nach der Dauer der Ischämie, nach welcher der renale ATP-Gehalt auf 1 µmol/g_{TG} abgefallen ist. Sie wird von uns als „t_{ATP}" oder „ATP-Zeit" bezeichnet und markiert ungefähr den Übergang eines raschen ATP-Abfalls im Gewebe in eine Phase langsamerer ATP-Abnahmegeschwindigkeit.
2. Nach der Summe energiereicher Phosphatbindungen zu den Entnahmezeitpunkten, symbolisiert als Σ (2 ATP + ADP).

Ergebnisse und Diskussion

Die Niere verbraucht, wie andere Organe auch, nach Eintritt einer Ischämie weiterhin Energie zur Strukturerhaltung und zur Bewahrung eines Zellmilieus, das eine Wiederaufnahme der Organfunktion nach einer unterkritischen Ischämiebelastung zuläßt. Dabei wird Energie im wesentlichen über den Stoffwechselweg der anaeroben Glykolyse gewonnen. Deren Bedeutung wird durch Befunde von Vogt und Farber (Vogt und Farber 1968) bestätigt, die bei Hemmung der Glykolyse durch 2-Deoxyglucose oder Jodoacetat eine Beschleunigung des renalen ATP-Abfalls während der Ischämie fanden. Die anaerobe Energiegewinnung genügt allerdings nie vollständig zur Bedarfsdeckung. Der Konzentrationsabfall energiereicher Phosphate kann nur mehr oder weniger verlangsamt werden.

Der renale Gehalt an Milchsäure ist unter aeroben Bedingungen gering und liegt zwischen 1 und 3 µmol/g_{TG}. Auch fünf Minuten nach Ischämiebeginn im Anschluß an eine protektive Perfusion mit der HTK-Lösung beträgt der renale Laktatgehalt nur etwa 5 µmol/g_{TG}. Dem Ausmaß der anaeroben Glykolyse entsprechend steigt dann der Milchsäuregehalt im Verlauf der Ischämie an. Dabei kann die maximal erreichte Laktatkonzentration als Maß für die insgesamt glykolytisch bereitgestellte Energie angesehen werden. Eine hohe maximale renale Laktatkonzentration ist demnach gleichbedeutend mit einer hohen anaeroben Energiebereitstellung und umgekehrt. Je höher die anaerobe Energiebereitstellung ist, um so langsamer sollte – bei unverändertem Energiebedarf – der Abfall des renalen ATP-Gehaltes sein, das heißt um so länger sollte die ATP-Zeit werden. Dies ist tatsächlich der Fall (Abb. 1). Man erkennt, daß bei geringer anaerober Laktatbildung mit einer ATP-Zeit von nur 50 Minuten zu rechnen ist, daß aber bei entsprechend vermehrter Laktatbildung ATP-Zeiten von 150 Minuten und mehr erreicht werden können.

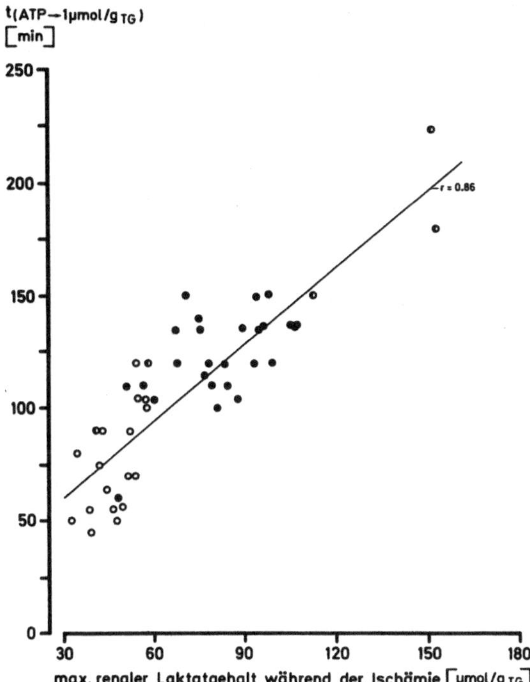

Abb. 1. t_{ATP} in Abhängigkeit von der maximalen renalen Laktatkonzentration während einer Ischämiebelastung bei 25 °C. ● Prämedikation von Glucose (◐ 6 mmol/l Tryptophan); ○ Prämedikation von Osmofundin

Dabei hängt der renale Laktatgehalt vom renalen Glucosegehalt zu Beginn der Ischämie ab (Abb. 2). Der Glucosegehalt kann durch eine geeignete Glucose-Prämedikation von 3 bis auf 60 µmol/g_{TG} angehoben werden, in Einzelfällen noch darüber hinaus. Ein Anstieg der renalen Glucosekonzentration im beschriebenen Ausmaß führt dann zu einem Anstieg des maximalen renalen Laktatgehaltes um den Faktor 2–3.

Allerdings besteht keine enge Korrelation zwischen der applizierten Glucosemenge und der erreichten renalen Glucoseausgangskonzentration. Dies könnte auf einen unterschiedlichen Funktionszustand der Nieren oder auf eine wechselnde Beeinflussung der Stoffwechselaktivität des Organismus durch die Narkose zurückzuführen sein. Auch die Infusionsgeschwindigkeit wird eine Rolle spielen. Darüber hinaus muß an die Möglichkeit gedacht werden, daß Substrat bei der Perfusion von Nieren mit der glucosefreien HTK-Lösung ausgespült wird. Ob eine Erhöhung der Tryptophankonzentration der Lösung von 2 auf 6 µmol/g_{TG} zu einer höheren Glucoseausgangskonzentration beiträgt, kann derzeit noch nicht entschieden werden.

Die aufgezeigte Abhängigkeit der renalen Laktatbildung vom Glucoseangebot einerseits und der Zusammenhang zwischen Laktatproduktion und der Verlängerung der ATP-Zeit andererseits erklären die Beziehung, die zwischen der Glucoseausgangskonzentration im Gewebe und t_{ATP} nachzuweisen ist (Abb. 3). Bei einer renalen Glucosekonzentration zu Beginn der Ischämie von ca. 30 µmol/g_{TG} kann bei einer Temperatur von 25 °C nach den vorliegenden Ergebnissen mit einer ATP-Zeit von 100–120 Minuten gerechnet werden. In Hundenieren wird diese Glucosekonzentration in der Regel durch intravenöse Gabe von 35–50 g Glucose erreicht.

In Abb. 4 sind zwei Kollektive von Nieren einander gegenübergestellt. In der einen Gruppe beträgt die renale Glucosekonzentration zu Beginn der Ischämie 20 $\mu mol/g_{TG}$ und mehr ($\bar{x} \pm s_x = 41 \pm 21{,}7$), in der zweiten bildet ein Glucosegehalt von 10 $\mu mol/g_{TG}$ die Obergrenze ($\bar{x} \pm s_x = 4{,}6 \pm 2{,}3$). Dargestellt ist jeweils der Verlauf der Summe der energiereichen Phosphatbindungen [Σ (2 ATP + ADP)] und der Laktatkonzentration über die Zeit. Bei hoher initialer Glucosekonzentration können im Verlauf der Ischämie deutlich höhere Laktatwerte erreicht werden als in der Vergleichsgruppe mit niedriger Glucoseausgangskonzentration. Während in letzterer die mittlere Laktatkonzentration schon nach 60 Minuten kaum noch weiter ansteigt, ist der Laktatgehalt bei hohem Glucoseangebot schon nach 30 Mi-

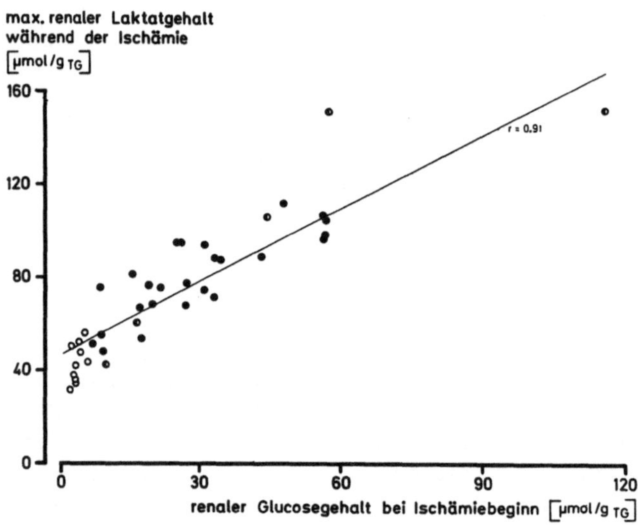

Abb. 2. Maximaler renaler Laktatgehalt während einer Ischämiebelastung bei 25 °C in Abhängigkeit vom renalen Glucosegehalt bei Ischämiebeginn. (Symbole s. Abb. 1)

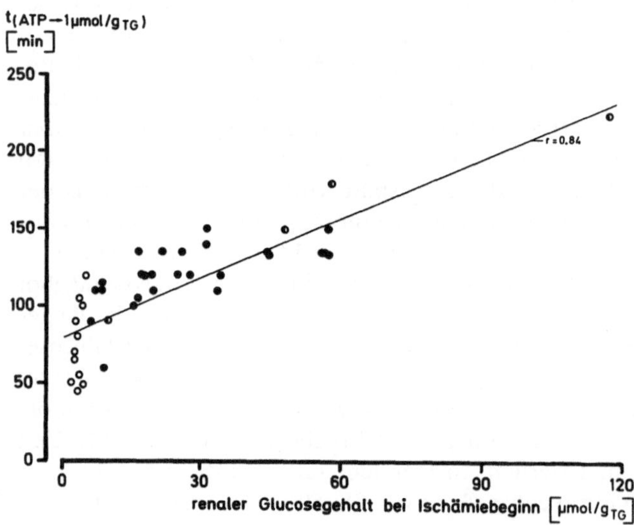

Abb. 3. t_{ATP} bei 25 °C in Abhängigkeit vom renalen Glucosegehalt bei Ischämiebeginn. (Symbole s. Abb. 1)

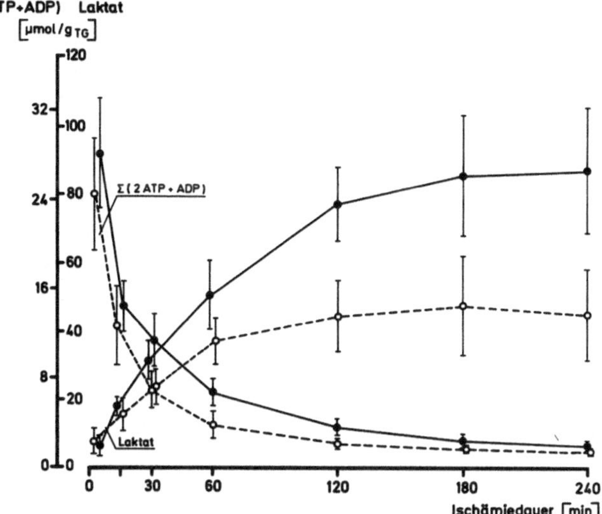

Abb. 4. Summe energiereicher Phosphatbindungen *Σ (2 ATP + ADP)* ($\bar{x} \pm s_x$) und Laktatgehalt ($\bar{x} \pm s_x$) von Hundenieren im Verlauf einer Ischämiebelastung (25 °C) bei unterschiedlichen renalen Glucoseausgangskonzentrationen. ●–● Glucoseausgangskonzentration >20 µmol/g_{TG} ($\bar{x}$=41); ○---○ Glucoseausgangskonzentration <10 µmol/g_{TG} ($\bar{x}$=4,6)

nuten Ischämie signifikant ($p < 0{,}01$ im doppelten t-Test) höher, und die Laktatbildung hält auch deutlich länger an. In einem Experiment mit einer initialen Glucosekonzentration von 116 µmol/g_{TG} setzte sich der Anstieg der Laktatkonzentration sogar bis zum Ende der siebenstündigen Beobachtungsperiode fort. Die entsprechende ATP-Zeit betrug 220 Minuten.

Entsprechend der höheren Laktatproduktion ist die anaerobe Energiebereitstellung bei einem hohen initialen Glucoseangebot von Anfang an besser als bei einer niedrigen Glucoseausgangskonzentration. Dies geht aus dem Verlauf der Summe der energiereichen Phosphatbindungen klar hervor. Daraus folgt, daß eine Umsatzsteigerung infolge des vermehrten Substratangebotes entweder nicht auftritt oder aber durch die verbesserte anaerobe Energiebereitstellung überkompensiert wird. Es ist nicht zu entscheiden, ob die schon früh im Verlauf der Ischämie nachzuweisende intensivere und dann auch länger anhaltende Laktatbildung bei größerem Substratangebot auf einem größeren Durchsatz bei gleicher Zahl glykolysierender Zellen beruht, oder ob die zusätzliche anaerobe Energiebereitstellung auch auf eine Einbeziehung weiterer Nierenzellen zurückzuführen ist. Möglicherweise senkt das Glucoseangebot in bestimmten Regionen sogar den Energiebedarf über einen günstigeren Perfusionswiderstand und eine bessere Äquilibrierung (Kehrer et al. 1984). Man könnte sich auch einen günstigen Effekt während der Ischämie vorstellen, zum Beispiel könnte ein Ausweichen auf ungünstige Ersatzstoffwechselwege damit verhindert werden: Das Verhältnis von gebildetem Laktat zu verbrauchter Glucose beträgt in der Gruppe mit niedrigem initialem Glucosegehalt zur ATP-Zeit auffallenderweise etwa 10, während dieses Verhältnis bei höherem Glucosegehalt erwartungsgemäß bei etwa 2 liegt.

Die günstigen Effekte einer verbesserten Glykolyse können allerdings nur dann genutzt werden, wenn deletäre Wirkungen des vermehrten H^+-Ionen-Anfalles verhindert werden können. Aufgrund ihrer hohen Pufferkapazität (81 mmol H^+/l× ΔpH zwischen pH 6,9 und pH 5,9 bei 35 °C) ist aber bei Anwendung der HTK-Lösung – auch bei hohem Glucoseangebot – keine kritische Gewebsazidose zu befürchten. Dies wird auch durch vergleichende intrarenale pH-Messungen bewiesen (Kallerhoff et al. 1983). Bei Ischämie einer unprotektionierten Niere in Normothermie hingegen fällt der pH-Wert rasch ab. Als besonders ungünstig erweist sich eine stark erhöhte Glykolyserate bei einer geringen Pufferkapazität der verwendeten protektiven Lösung. Aus diesem Grund verbietet sich eine Anwendung der Euro-Collins-Lösung zur Nierenprotektion in Normothermie (Kallerhoff et al. 1981, 1983).

Zusammenfassend läßt sich folgendes feststellen:

1. Der protektive Effekt der HTK-Lösung auf die Energetik der ischämischen Hundeniere läßt sich durch eine präischämische Glucoseapplikation deutlich verbessern. Die Glucose wird als Substrat der anaeroben glykolytischen Energiebereitstellung genutzt.
2. Diese Möglichkeit einer Verbesserung der energetischen Protektion ist bei Anwendung der Kardioplegischen Lösung HTK ohne Nachteile nutzbar, da die hohe Pufferkapazität der Lösung sicherstellt, daß die intensivere Laktatbildung nicht zu einer kritischen Gewebsazidose führt.
3. Mit den angewandten Methoden ist es nicht möglich, regionale Wirkungsunterschiede der Glucose in der ischämischen Niere zu untersuchen.

Die Autoren danken Frau R. Dohrmann und Frau A. Orend für ihre hervorragende technische Assistenz und ihre große Einsatzbereitschaft bei den Experimenten und Frau G. Dallmeyer, Frau A. Hartmann, Frau E. Neumeyer, Frau B. Riekhoff und ungenannten Mitarbeitern in der Abteilung „Vegetative Physiologie" für ihre Unterstützung in unterschiedlichen Bereichen.

Literatur

Bretschneider HJ (1964) Überlebenszeit und Wiederbelebungszeit des Herzens bei Normo- und Hypothermie. Verh Dtsch Ges Herz Kreislaufforsch 30: 11–34

Bretschneider HJ, Gebhard MM, Preusse CJ (1981) Reviewing the pros and cons of myocardial preservation within cardiac surgery. In: Longmore ED (ed) Towards safer cardiac surgery. MTP, Lancaster, England, p 21–53

Frick A, Rumrich G, Ullrich KJ, Lassiter WE (1965) Microperfusion study of calcium transport in the proximal tubule of the rat kidney. Pflugers Arch 286: 109–117

Gebhard MM, Bretschneider HJ, Gersing E, Preusse CJ, Schnabel PhA, Ulbricht LJ (1983) Calcium-free cardioplegia-pro. Eur Heart J (Suppl H) 4: 151–160

Gebhard MM, Bretschneider HJ, Preusse CJ (1984) Cardioplegia. In: Sperelakis N (ed) Physiology and pathophysiology of the heart. Martinus Nijhoff, Boston The Hague Dordrecht Lancaster

Kallerhoff M, Hölscher M, Kläss G, Bretschneider HJ (1981) The influence of temperature on the increase of acidosis in dog kidneys at pure ischemia and at different methods of protection. Pflugers Arch (Suppl) 391: 19

Kallerhoff M, Blech M, Hölscher M, Kehrer G, Kläss G, Siekmann W, Bretschneider HJ (1983) The cardioplegic solution HTK by Bretschneider for in situ renal preservation. Cryobiology 20: 711

Katz AM (1977) Physiology and biophysics of the heart. Raven Press, New York

Kehrer G, Gebhard MM, Kallerhoff M, Siekmann W, Blech M, Helmchen U, Bretschneider HJ (1984) The influence of glucose premedication in perfusion resistance, perfusional diuresis and equilibration of the dog kidney during perfusion with Bretschneider's cardioplegic solution 'HTK' in standardized anaesthesia. Pflugers Arch (Suppl) 400:22

Lüttgau HC, Niedergerke R (1958) The antagonism between Ca and Na ions on the frog's heart. J Physiol (Lond) 143:486–505

Preusse CJ (1982) Die postischämische Erholung des Herzens als entscheidendes Kriterium für die Effektivität einer Myokardprotektion. Habilitationsschrift, Göttingen

Schnabel PhA, Gebhard MM, Preusse CJ, Richter J, Schwartz P, Spieckermann B, Bretschneider HJ (1983) Protektion der Ultrastruktur im ischämischen Myokard durch die kardioplegische Lösung HTK nach Bretschneider bei 25 °C. Verh Anat Ges 77:605–608

Thurau K (1961) Renal Na reabsorption and O_2 uptake in dogs during hypoxia and hydrochlorothiazide infusion. Proc Exp Biol Med 106:714–717

Ullrich KJ, Rumrich G, Klöss S (1976) Active Ca^{2+} reabsorption in the proximal tubule of the rat kidney. Dependence on sodium- and buffer transport. Pflugers Arch 364:223–228

Vogt MT, Farber E (1968) On the molecular pathology of ischemic renal cell death. Reversible and irreversible cellular and mitochondrial metabolic alterations. Am J Pathol 53:1–26

Experimentelle Anwendung der kardioplegischen Lösung HTK nach Bretschneider für eine in-situ-Protektion von Nieren *

M. Kallerhoff [1], G. Kehrer, W. Siekmann, M. Blech, M. M. Gebhard, U. Helmchen und H. J. Bretschneider

Bisher stehen für eine Nierenprotektion für längere Ischämiezeiten in situ zwei Verfahren zur Verfügung:

a) die Oberflächenkühlung mit Eis und
b) die Perfusionskühlung entweder mit Ringer-Laktat oder mit der Sacks-Lösung.

Beide Verfahren haben nicht befriedigt: Die Oberflächenkühlung ist sehr inhomogen, es treten intrarenale Temperaturunterschiede von mehr als 10 °C zwischen Nierenrinde und Papillenspitze auf; die Perfusionskühlung mit Ringer-Laktat ermöglicht andererseits – gemessen am Aufwand – nicht ausreichend lange, sicher reversible Ischämiezeiten (Sturm et al. 1984); bei Anwendung der Sacks-Lösung (Petritsch 1976), die möglicherweise einen besseren protektiven Schutz als die Ringer-Laktat-Lösung bietet, steht der hohe K^+-Gehalt der Lösung von 115 mmol/l einer ungefährlichen Anwendung für Nieren-Operationen im Wege, da man bei einer in situ Perfusion nicht ausschließen kann, daß besonders am Anfang der protektiven Perfusion Lösung in den Kreislauf gelangt und kardiologische Komplikationen verursacht.

Nachdem die kardioplegische Lösung HTK nach Bretschneider erfolgreich in der Herzchirurgie für Operationen am stillstehenden Herzen verwandt wird (Bretschneider 1980; Gebhard et al. 1983), stellte sich die Frage, ob das Prinzip dieser Lösung auch auf ein so differentes Organ wie die Niere übertragbar ist.

Material und Methoden

Unsere Untersuchungen wurden an Schäferbastardhunden beiderlei Geschlechts mit einem mittleren Tiergewicht von 32 kg durchgeführt. Nach Prämedikation der Tiere mit 90 mg Dipidolor und 0,5 mg Atropin wurde die Narkose 30 Minuten später mit Trapanal in einer Konzentration von ca. 7 mg/kg KG eingeleitet und mit einer Kombination von Fentanyl, Isofluran und einem Lachgas/Sauerstoffgemisch im Verhältnis von ca. 3 : 1 aufrechterhalten. Die maschinelle Ventilation wurde über einen Trachealtubus mittels eines Drägerrespirators vom Typ AV 1 bei einem kontinuierlich registrierten endexspiratorischen CO_2 von ca. 5,5% durchgeführt.

---

* Mit Unterstützung der Deutschen Forschungsgemeinschaft, SFB 89 – Kardiologie Göttingen
1 Zentrum Physiologie und Pathophysiologie Universität Göttingen, Humboldtallee 23, D-3400 Göttingen

Experimentelle Urologie
Hrsg. v. R. Harzmann et al.

Der arterielle Blutdruck wurde mittels eines Statham-Elementes über einen Katheter in der A. brachialis kontinuierlich gemessen. Die Flüssigkeitszufuhr betrug ca. 500 ml Tutofusin und 500 ml Glucose 5% bis zur protektiven Perfusion, danach wurde nur Tutofusin nach Bedarf gegeben.

Nach medianer Laparotomie wurde die Niere – in der Regel die rechte – unter Ligatur sämtlicher Kapselgefäße aus ihrem Lager herausgelöst, anschließend wurden die Nierenarterie, die Nierenvene und der Ureter freipräpariert.

Über die Aorta abdominalis distal der Abgänge der Iliaca externa wurde der Nierenperfusionskatheter mit endständiger Druckleitung und 4 seitenständigen Öffnungen (2 mm Φ) zur Perfusion der Niere in die Bauchaorta gelegt. Der Perfusionskatheter wurde zur Vermeidung jeglicher Ischämie vor der Perfusion mit der ca. 8 °C kalten HTK-Lösung schon mit einer Perfusionsrate von ca. 100 ml/min in die Nierenarterie vorgeschoben und mittels eines Torniquetbändchens in dieser Position fixiert. Durch sofortige Erhöhung des Flusses wurde ein Perfusionsdruck von 100 mm Hg innerhalb der ersten Minute der protektiven Perfusion angestrebt. Der Perfusionsfluß betrug dann zwischen 400 und 500 ml/min × 100 g_{NFG}. Die Nierenvene wurde nach Querincision zur Ableitung des Perfusates ca. 30 Sekunden später zur V. cava hin abgeklemmt. Nach der renoprotektiven Perfusion von 6–10 Minuten Dauer wurde die Nierenarterie abgeklemmt, der Perfusionskatheter wieder entfernt und die Venenincision mittels atraumatischen Nahtmaterials verschlossen. Die Niere verblieb dann ohne jegliche weitere Kühlung in situ, so daß während der 120 Minuten langen Ischämie eine mittlere Temperatur von 32–34 °C resultierte. Nach Wiederfreigabe der Durchblutung wurde der renale Blutfluß kontinuierlich elektromagnetisch gemessen, der Harn wurde in 15 Minuten Abständen gesammelt. Jeweils am Anfang und am Ende einer Urinsammelperiode wurde der renale Sauerstoffverbrauch, der sich aus avD_{O_2} und Durchblutung ergibt, bestimmt. Am Ende einer 2 Stunden langen postischämischen Erholung wurde die Niere exstirpiert, gewogen und auf ihren Gehalt an energiereichen Phosphaten und Laktat hin analysiert. In einem Teil der Versuche wurde die Niere am Ende der Reperfusionszeit erneut mittels der HTK-Lösung perfundiert und sofort anschließend perfusionsfixiert.

Ergebnisse und Diskussion

Im Rahmen einer Nierenprotektion sind vier Phasen zu unterscheiden:

I. – die präischämische Phase
II. – die protektive Perfusion
III. – die ischämische Phase
IV. – die postischämische Erholung.

Tabelle 1. Phasen der Nierenprotektion (im weiteren Sinne)

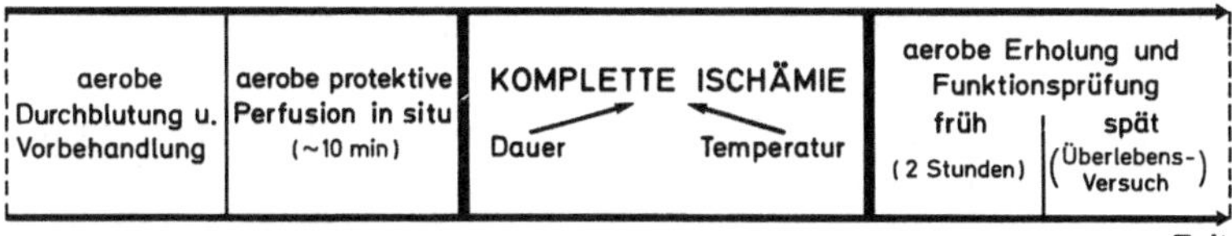

aerobe Durchblutung u. Vorbehandlung	aerobe protektive Perfusion in situ (~10 min)	KOMPLETTE ISCHÄMIE: Dauer ↗, Temperatur ↘	aerobe Erholung und Funktionsprüfung: früh (2 Stunden)	aerobe Erholung und Funktionsprüfung: spät (Überlebens-Versuch)

Zeit

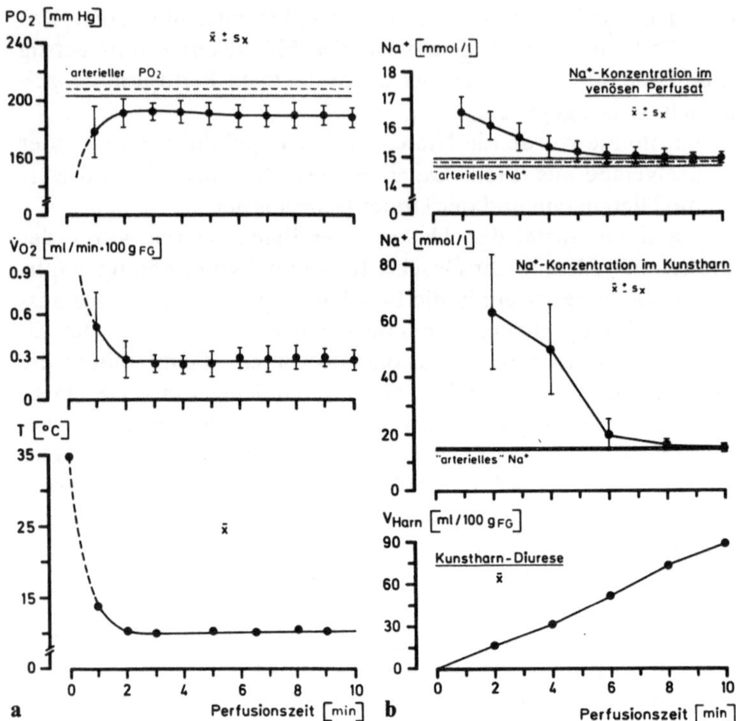

Abb. 1. a (Von unten nach oben) intrarenaler Temperaturverlauf (*T*), renaler Sauerstoffverbrauch ($\dot{V}_{O_2}$) und Sauerstoffäquilibrierung (pO_2) während der protektiven Perfusion mit der HTK-Lösung (n = 8). **b** Na^+-Äquilibrierung und Kunstharndiurese während der Perfusion von Hundenieren mit der HTK-Lösung (n = 8)

I. Die *präischämische Phase* umfaßt die Einleitung und Stabilisierung einer geeigneten Narkose (siehe Material und Methoden) und die Erzielung einer ausreichenden Diurese.

II. Die *protektive Perfusion* der Niere mit der HTK-Lösung bewirkt eine rasche, homogene Abkühlung des Organs – innerhalb von 2 Minuten von ca. 35 ° C auf 10 °C – verbunden mit einer Reduktion des Sauerstoffverbrauches der Nieren von 6–7 ml/min × 100 g vor der protektiven Perfusion auf ca. 0,3 ml/min × 100 g nach 2–3 Minuten aufgrund der Elektrolytzusammensetzung der Lösung (s. Tabelle 2). Die HTK-Lösung besitzt einen Sauerstoffgehalt von etwa 0,6 Vol%, einem Partialdruck von ca. 200 mm Hg bei 37 °C entsprechend. Dieser physikalisch gelöste Sauerstoff reicht aus, während der protektiven Perfusion den Sauerstoffbedarf der Niere zu decken. Bereits nach 1 Minute betragen die nierenvenösen pO_2-Werte ca. 180 mm Hg (Abb. 1 a).

Während dieser „nephroplegischen" Perfusion werden die Teilchenkonzentrationen des Extrazellularraumes der Niere der Elektrolytkonzentration der Lösung angeglichen. Dieser Vorgang wird von uns „Äquilibrierung" genannt. Anhand des

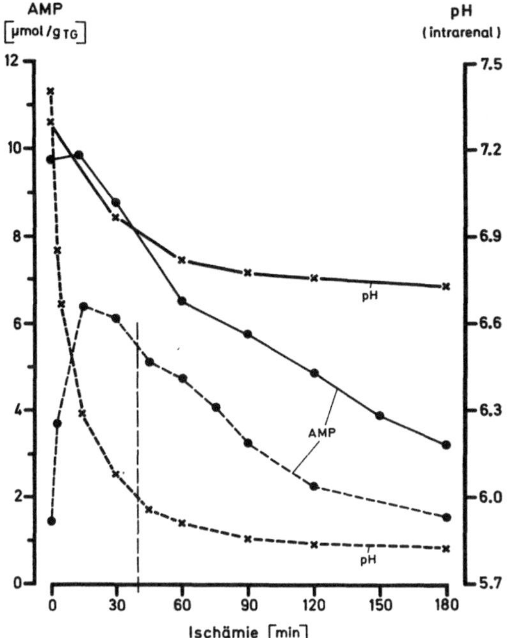

Abb. 2. Intrarenaler pH-Verlauf und AMP-Gehalt der Hundeniere während reiner Ischämie (- - -, n = 7) und unter HTK-Protektion (—, n = 6) bei 35 °C

Tabelle 2. Zusammensetzung der HTK-Lösung nach Bretschneider

NaCl	15 mmol/l	30 mosmol/l	Osmolarität (gerechnet)	310 mosmol/l
KCl	9 mmol/l	18 mosmol/l	Osmolalität (gemessen)	300 mosmol/kg
K-Ketoglutarat	1 mmol/l	2 mosmol/l	pH (10 °C) 7,3	
$MgCl_2$	4 mmol/l	12 mosmol/l	pH (37 °C) 6,8	pCO_2
Histidin-HCl	18 mmol/l	36 mosmol/l		(37 °C) 5–7 mm Hg
Histidin	180 mmol/l	180 mosmol/l	O_2-Gehalt 0,6 Vol%	pO_2
Tryptophan	2 mmol/l	2 mosmol/l		(37 °C) 200 mm Hg
Mannitol	30 mmol/l	30 mosmol/l		

Verlaufs der Na^+-Konzentration sind die Äquilibrierungsvorgänge besonders deutlich darstellbar. Die nierenvenöse Na^+-Konzentration beträgt bereits nach 4 Minuten 15,3 mmol/l gegenüber 15 mmol/l in der HTK-Lösung. In dem verzweigten Tubulus- und Sammelrohrsystem der Niere benötigt die Äquilibrierung etwas längere Zeiten. Nach 6 bis 10 Minuten ist eine vollständige Angleichung auch dort erreicht. Während der protektiven Perfusion erscheinen große Volumina als sogenannter „Kunstharn", während der 10 Minuten fließen davon ungefähr 90 ml/100 g ab (Abb. 1b).

III. Am Ende der Perfusion beginnt die *Ischämie*. Temperatur und Dauer beeinflussen die Größe der Ischämiebelastung. Anhand von zwei Parametern – einerseits

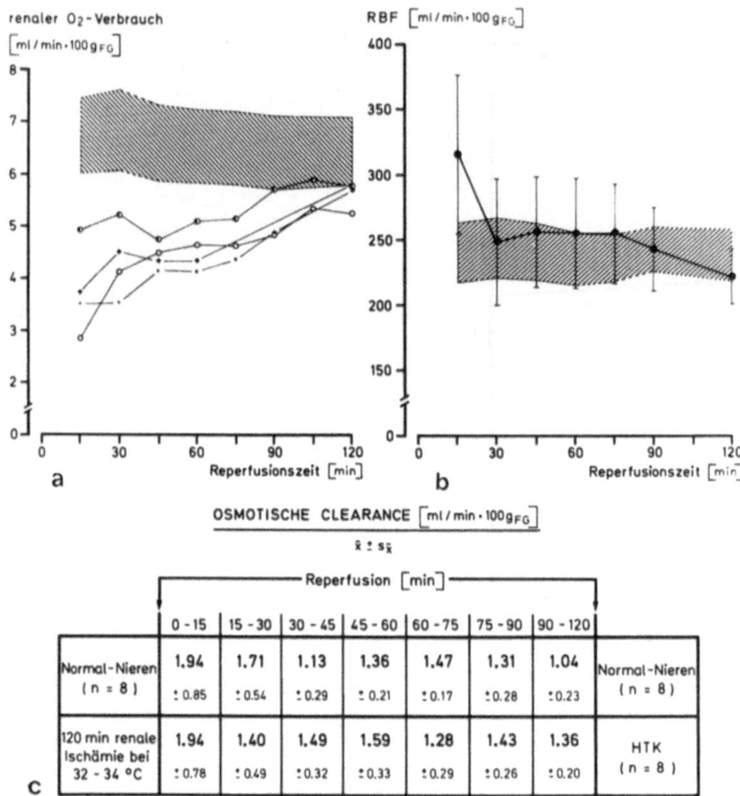

	0 - 15	15 - 30	30 - 45	45 - 60	60 - 75	75 - 90	90 - 120	
Normal-Nieren (n = 8)	1.94 ± 0.85	1.71 ± 0.54	1.13 ± 0.29	1.36 ± 0.21	1.47 ± 0.17	1.31 ± 0.28	1.04 ± 0.23	Normal-Nieren (n = 8)
120 min renale Ischämie bei 32 - 34 °C	1.94 ± 0.78	1.40 ± 0.49	1.49 ± 0.32	1.59 ± 0.33	1.28 ± 0.29	1.43 ± 0.26	1.36 ± 0.20	HTK (n = 8)

Abb. 3. a Postischämischer renaler Sauerstoffverbrauch nach 120 Minuten Ischämie bei 32–34 °C im Vergleich zu Normalnieren (schraffierter Bereich, n = 8). **b** Postischämische renale Durchblutung ●—● im Vergleich zu Normalnieren (schraffierter Bereich, n = 8). **c** Postischämische osmotische Clearance

dem intrarenalen pH und andererseits dem Gewebsgehalt an AMP – ist der Verlauf der Anaerobiose in rein ischämischen Nieren wie auch nach Protektion mit der HTK-Lösung dargestellt (Abb. 2):

In rein ischämischen Nieren steigt das AMP initial steil an, um dann langsamer abzufallen. Die Grenze der praktischen Wiederbelebbarkeit einer normothermen Niere wird nach tierexperimenteller Erfahrung bei ca. 45 Minuten angesetzt, zu diesem Zeitpunkt beträgt der AMP-Gehalt ca. 5 $\mu mol/g_{TG}$. Klinisch nutzbar sind wohl nicht mehr als 20–30 Minuten. Der intrarenale pH-Wert fällt von anfänglich pH 7,4 auf 6,0 nach 30 Minuten; ein pH-Wert um 6,0 dürfte nach Erfahrungen mit der Wiederbelebbarkeit des Herzens eine kritische Grenze darstellen (Preuße et al. 1982).

Nach Perfusion der Niere mit der HTK-Lösung ist der Zerfall des AMP verlangsamt, 5 $\mu mol/g_{TG}$ werden nach ca. 120 Minuten erreicht. Die effektive Pufferung der histidinhaltigen HTK-Lösung kommt in einem wesentlich geringeren und langsameren pH-Abfall in den damit protektionierten Nieren zum Ausdruck. Der pH-Wert sinkt während der untersuchten 300 Minuten nicht unter 6,7. Ein kritischer

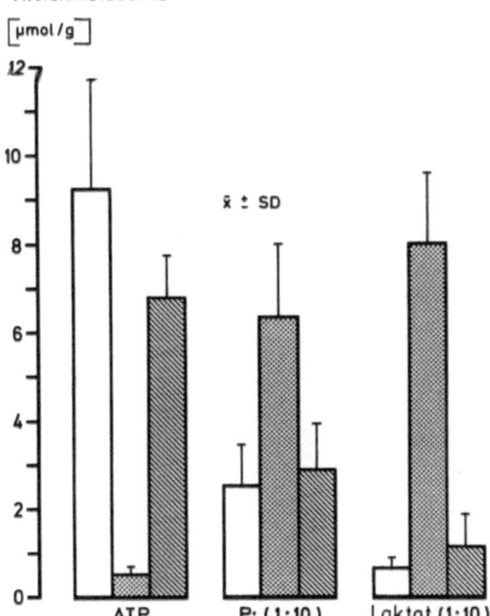

Abb. 4. Renaler Gewebsgehalt an ATP, anorganischem Phosphat (*Pi*) und Laktat am Ende der protektiven Perfusion (jeweils erste Säule, n = 12), nach 300 Minuten Ischämie bei 25 °C (jeweils mittlere Säule, n = 12) nach 120 Minuten Ischämie bei 32–34 °C und 2 Stunden langer Reperfusion (jeweils letzte Säule, n = 10)

pH-Wert wird also unter HTK-Protektion gar nicht erreicht (Kallerhoff et al. 1981, 1983).

Orientiert man sich am AMP- oder ATP-Verlauf, sollten HTK-protektionierte Nieren gegenüber rein ischämischen Nieren eine um etwa den Faktor 3 verlängerte Ischämiezeit tolerieren (Kallerhoff et al. 1982). Diese Hypothese wurde in postischämischen Funktionsuntersuchungen am Ganztier geprüft.

IV. *Postischämische aerobe Erholung.* Die Nieren wurden wie beschrieben in situ mit der HTK-Lösung perfundiert, dann einer *120 Minuten* langen Ischämie bei Körpertemperatur des Versuchstieres und einer mittleren Nierentemperatur von 32–34 °C ausgesetzt und danach in situ wiederbelebt.

Als Referenzkollektiv diente die kontralaterale unbehandelte – also weder präparierte noch perfundierte – Niere der jeweiligen Versuchstiere (Normalniere).

Die renale postischämische Durchblutung ist im Vergleich zu Normalnieren – abgesehen von einer initialen Hyperaemie von ca. 15 Minuten Dauer – nicht verändert (Abb. 3).

Der renale postischämische Sauerstoffverbrauch – als Maß für den Energieumsatz – beginnt in HTK-protektionierten Nieren bei 3–4 ml/min × 100 g_{FG} und steigt auf 5–6 ml/min × 100 g_{FG} nach 120 Minuten Reperfusionszeit an. Er ist damit nur noch geringfügig niedriger als in völlig unbehandelten Nieren (Abb. 3).

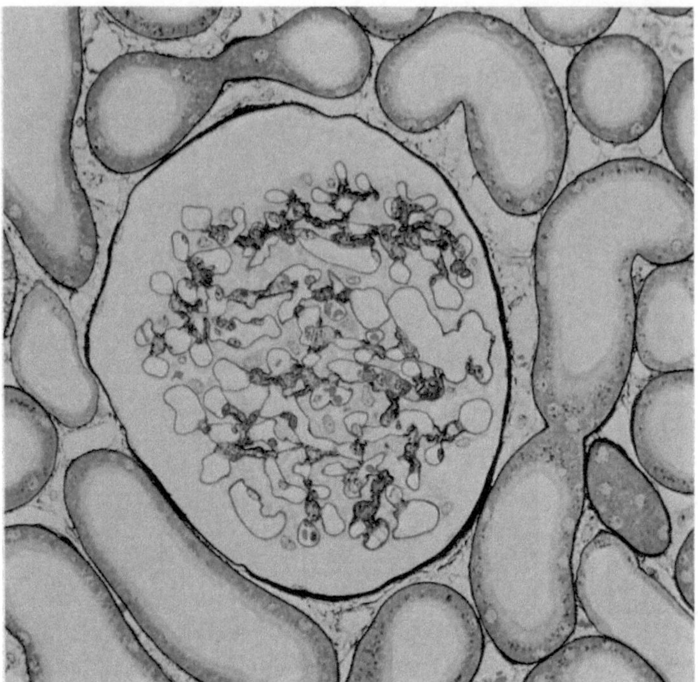

Abb. 5. Versuch 321, 120 Minuten Ischämie bei 32 °C nach HTK-Protektion, 165 Minuten Reperfusion und anschließender Perfusionsfixierung (Methacrylat-Einbettung 0,5 μ Schnittdicke, Silberimprägnation nach MOVAT): Normale proximale distale Tubuli, normales Interstitium, gering erweiterter Kapselraum, geringe Retraktion des Schlingenkonvolutes

Die osmotische Clearance von HTK-protektionierten Nieren ist von gleicher Größe wie von Normalnieren (Abb. 3).

Am Ende der zwei Stunden langen aeroben Erholung wurden Gewebsproben aus den Nieren entnommen und auf ihren Metabolitstatus analysiert: Auf der Abb. 4 ist der Gehalt an ATP, anorganischem Phosphat und Laktat zu drei verschiedenen Zeitpunkten aufgetragen: Die erste Säule gibt jeweils Kontrollwerte sofort nach Perfusion der Niere mit der HTK-Lösung ohne anschließende Ischämie wieder. Die zweite Säule zeigt den Zustand nach Protektion und einer Ischämiebelastung von 300 Minuten bei 25 °C, die unter Berücksichtigung des Q_{10}-Wertes annähernd 120 Minuten Ischämie bei 32–34 °C entspricht. Die dritte Säule repräsentiert den Gehalt an Metaboliten nach Protektion, Ischämiebelastung von 120 Minuten und einer anschließenden 2 Stunden langen postischämischen Erholung.

Am Ende der protektiven Perfusion beträgt der ATP-Gehalt ca. 9,5 $\mu mol/g_{TG}$, der anorganische Phosphatgehalt ca. 26 $\mu mol/g_{TG}$ und der Laktatgehalt ca. 7 $\mu mol/g_{TG}$. Diese Werte liegen damit im Bereich der von Bergstrom et al. (1971) angegebenen Normalwerte für die Hundeniere.

Der ATP-Gehalt sinkt während der Ischämiebelastung auf unter 1 $\mu mol/g_{TG}$, nach der 120 Minuten langen Reperfusion beträgt er knapp 7 $\mu mol/g_{TG}$. Das anorganische Phosphat steigt während der Ischämie auf über 60 $\mu mol/g_{TG}$ an, ist aber am Ende der Reperfusionszeit nahezu wieder auf präischämische Werte zurückgekehrt. Der Laktatgehalt erhöht sich während der Ischämie auf ca. 80 $\mu mol/g_{TG}$, nach Reperfusion erreicht er ebenfalls nahezu wieder Ausgangswerte.

Am Ende der Erholungsphase wurden auch Präparate zur morphologischen Untersuchung angefertigt, die von Prof. Helmchen befundet wurden (Abb. 5).

Zusammenfassend läßt sich feststellen:

1. Die HTK-Lösung ist für eine in situ Protektion von Nieren wegen ihres niedrigen K^+-Gehaltes – im Gegensatz zur Sacks-Lösung – ungefährlich.
2. Nieren sind mit der HTK-Lösung unproblematisch zu perfundieren und innerhalb von 6–10 Minuten zu äquilibrieren.
3. Die HTK-Lösung verlängert im Temperaturbereich zwischen 25 und 35 °C die tolerierte Ischämiezeit der Niere um ungefähr den Faktor 2–3 gegenüber reiner Ischämie.
4. Die funktionelle Erholung ist bei einer Ischämiebelastung von 120 Minuten bei 32–34 °C – gemessen am Sauerstoffverbrauch, der Durchblutung und der Diurese – nach 1–2 Stunden postischämischer Erholung weitgehend abgeschlossen.
5. In HTK-protektionierten Nieren sind der Laktat-Gehalt und der Gehalt an anorganischem Phosphat nach 120 Minuten Reperfusion wieder annähernd normal; der ATP-Gehalt ist auf etwa ¾ des Ausgangswertes wieder angestiegen.
6. Diese Untersuchungen zeigen morphologisch an perfusionsfixierten Hundenieren, daß HTK-protektionierte Nieren, die einer 2 Stunden langen – nahezu normothermen – Ischämiebelastung ausgesetzt waren, nicht von Normalnieren zu unterscheiden sind.

Danksagung. Die Autoren danken Frau R. Dohrmann und Frau A. Orend für ihre langjährige technische und operative Assistenz bei der Vorbereitung und Durchführung der Versuche. Frau G. Dallmeyer und Frau B. Riekhoff danken wir für biochemische Analysen, Frau U. Kneissler für die morphologische Aufarbeitung der Organe, Frau E. Neumeyer und Frau A. Hartmann für die Erstellung der Abbildungen und des Manuskriptes. Herr R. Probst hat sich große Verdienste bei der Entwicklung und Herstellung des Perfusionskatheters für die Arteria renalis erworben.

Literatur

Bergstrom J, Collste H, Groth C, Hultmann E, Melin B (1971) Water electrolyte and metabolite content in cortical tissue from dog kidney preserved by hypothermia. Proceedings of the European Dialysis and Transplant Association VIII: 313 ff

Bretschneider HJ (1980) Myocardial Protection. Thorac Cardiovasc Surgeon 28: 295–302

Gebhard MM, Bretschneider HJ, Gersing E, Preusse CJ, Schnabel PhA, Ulbricht LJ (1983) Calcium-free cardioplegia-pro. Eur Heart J (Suppl H) 4: 151–160

Kallerhoff M, Hölscher M, Kläss G, Bretschneider HJ (1981) The influence of temperature on the increase of acidosis in dog kidneys at pure ischemia and at different methods of protection. Pflugers Arch 391: 19

Kallerhoff M, Hölscher M, Kläss G, Helmchen U, Bretschneider HJ (1982) Influence of different kidney-protective solution (HTK-solution by Bretschneider, Euro-Collins-Solution) on metabolism and energetics of ischemic kidneys. Pflugers Arch 392: 15

Kallerhoff M, Blech M, Hölscher M, Kehrer G, Kläss G, Siekmann W, Bretschneider HJ (1983) The cardioplegic solution HTK by Bretschneider for in situ renal preservation. Cryobiology 20:711

Petritsch PH (1976) Pathophysiologie der Nierenschädigung nach temporärer Ischämie und Maßnahmen zu deren Verhinderung. Urol Int 31:428–443

Preusse CJ, Gebhard MM, Bretschneider HJ (1982) Interstitial pH value in the myocardium as indicator of ischemic stress of cardioplegically arrested hearts. Basic Res Cardiol 77:372–387

Sturm W, Marl FJ, Chaussy Ch, Eisenberger F (1984) Zum Stellenwert der Unterkühlungsmethoden zur operativen Steinentfernung. Urologe [Ausg A] 23:9–12

Limitierung des ischämischen Nierenschadens durch den Calciumantagonisten Nisoldipin

L. HERTLE[1], B. GARTHOFF[2], C. CHUR[1], B. PÖTZ[1], P.-J. FUNKE[1] und T. SENGE[1]

Die zellulären und molekularen Mechanismen der ischämischen Zellschädigung sind weitgehend unbekannt. Aufgrund neuerer Befunde wird allgemein angenommen, daß einer ischämiebedingten intrazellulären Akkumulation von Calciumionen eine wichtige Rolle bei der ischämischen Zellschädigung zukommt (Farber 1981).

Die Zellmembran trennt millimolare Calciumionenkonzentrationen im Extrazellulärraum von mikromolaren Calciumionenkonzentrationen im Intrazellulärraum. Bei einer hypoxischen Schädigung der Zellmembran kommt es entsprechend dem großen elektrochemischen Gradienten zu einem verstärkten Calciumeinstrom in die Zelle. Da Calciumionen eine Reihe von wichtigen zellulären Leistungen vermitteln, führt die zelluläre Calciumüberladung unter anderem zu einer exzessiven Steigerung des Energiestoffwechsels und einem raschen Verbrauch der energiereichen Phosphate. Die Stimulation der calciumabhängigen Membranphospholipasen verursacht eine weitere Schädigung der Zellmembran und fördert den nachfolgenden Zelltod. Die sehr komplexen Zusammenhänge sind bisher am besten am ischämischen Myokard untersucht worden (Nayler 1983; Jennings 1984).

Die Calciumantagonisten sind eine heterogene Gruppe von Pharmaka, die den transmembranären Calciumeinstrom an erregbaren Membranen hemmen. Die Substanzen blockieren bereits in sehr niedrigen Konzentrationen membranständige Calciumionenkanäle. Calciumantagonisten werden seit einiger Zeit zur Behandlung der Angina pectoris, gewisser kardialer Arrhythmien und der Hypertonie eingesetzt. Darüber hinaus konnte eine Reihe von Autoren zeigen (Nayler und Slade 1982; Pérez et al. 1980; Bush et al. 1981), daß einige der Substanzen das Myokard vor den Folgen einer Ischämie schützen.

Nisoldipin ist ein neues Derivat aus der Gruppe der Dihydropyridine. Die Substanz ähnelt chemisch dem Dihydropyridinderivat Nifedipin, welches als Adalat seit einigen Jahren klinisch verwendet wird. Die Strukturformel von Nisoldipin ist in Abb. 1 wiedergegeben. Nisoldipin steigert die Durchblutung und das Sauerstoffangebot sowohl im normalen als auch ischämischen Myokard, reduziert die Infarktgröße und verhindert postischämische Arrhythmien im Tierexperiment. Sowohl bei experimenteller Hypertonie als auch im klinischen Versuch hat Nisoldipin eine ausgeprägte blutdrucksenkende Wirkung. Die Substanz hat in vivo nur geringen Einfluß auf die myokardiale Kontraktilität und auf die Herzfrequenz (Kazda et al. 1983).

Die vorliegende Untersuchung sollte klären, ob der Calciumantagonist Nisoldipin einen Einfluß auf die ischämische Nierenschädigung hat. Als Untersuchungs-

1 Urologische Klinik der Ruhr-Universität Bochum, Klinikum Marienhospital, Widumer Str. 8, D-4690 Herne 1

2 Institut für Pharmakologie der Bayer AG, D-5600 Wuppertal

Experimentelle Urologie
Hrsg. v. R. Harzmann et al.

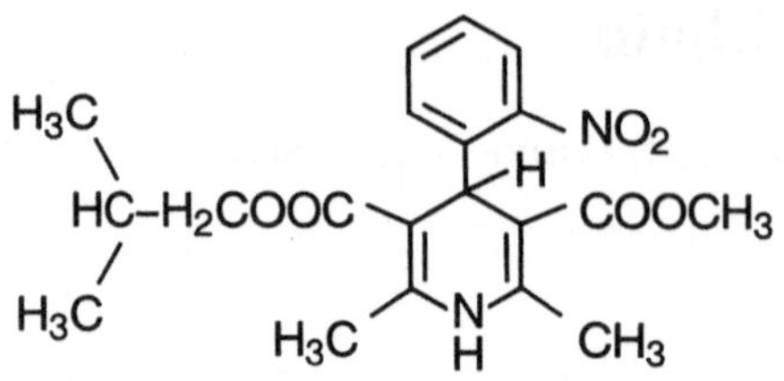

Abb. 1. Strukturformel von Nisoldipin

modell wurde eine einstündige komplette Okklusion des Gefäßstieles einer Einzelniere bei der Ratte gewählt. Die Wirkung der Substanz auf den Verlauf des postischämischen akuten Nierenversagens wurde durch die Bestimmung mehrerer Nierenfunktionsparameter geprüft.

Methodik

Die Untersuchungen wurden an männlichen Wistar-Ratten mit einem Gewicht von 180–220 g durchgeführt. In Äthernarkose wurde zunächst nach einem Flankenschnitt die rechte Niere entfernt. Vier Tage später wurden die Tiere durch intraperitoneale Injektion von 40 mg/kg Körpergewicht Natrium-Pentobarbital (Nembutal) anaesthesiert. Von einem Flankenschnitt aus wurde die linke Niere freigelegt und komplett bis auf den Gefäßstiel und den Ureter mobilisiert. Durch Okklusion des Gefäßstieles mit einer mikrochirurgischen Aneurysmaklemme (Schließkraft 0,39–0,49 N) wurde die Blutzirkulation in der Niere für eine Stunde vollständig unterbrochen. In den scheinoperierten Gruppen wurde die Niere lediglich komplett mobilisiert und der Flankenschnitt nach einer Stunde verschlossen. Nach Beendigung des Eingriffes wurden die Tiere wieder in ihre individuellen Stoffwechselkäfige verbracht.

Die Untersuchungen wurden an vier Gruppen durchgeführt. Zwei Gruppen wurden scheinoperiert, und bei zwei Gruppen wurde eine Ischämie induziert. Eine Gruppe, in der eine Scheinoperation vorgenommen wurde (9 Tiere), und eine Gruppe, in der eine Ischämie induziert wurde (10 Tiere), erhielten perioperativ Nisoldipin im Futter. Die Konzentration von Nisoldipin im Standardfutter betrug 300 ppm (≙ 300 mg/kg Futter). Das Nisoldipinfutter wurde ab dem Tage der rechtsseitigen Nephrektomie sowie bis zum 14. Tag nach der Ischämie bzw. der Scheinoperation verabreicht. In diesen beiden Gruppen wurde zusätzlich eine Stunde vor Durchführung der Scheinoperation bzw. vor Anliegen der Gefäßklemme 10 mg/kg Körpergewicht Nisoldipin über eine Schlundsonde verabreicht. Die beiden anderen Gruppen (Scheinoperation oder Ischämie, jeweils 10 Tiere) erhielten substanzfreies, pelletiertes Standardfutter (ssniff-Versuchstier-Alleindiät, Soest, BRD) und dienten als jeweilige Kontrollgruppe. Die Tiere hatten freien Zugang zum Futter und zum Trinkwasser.

Harnstoff im Serum und Kreatinin im Serum sowie im Urin wurden am Tag 0 vor der Ischämie und am 1., 3., 7. und 14. Tag nach der Ischämie bestimmt. Die endogene Kreatininclearance wurde nach der Standardformel errechnet.

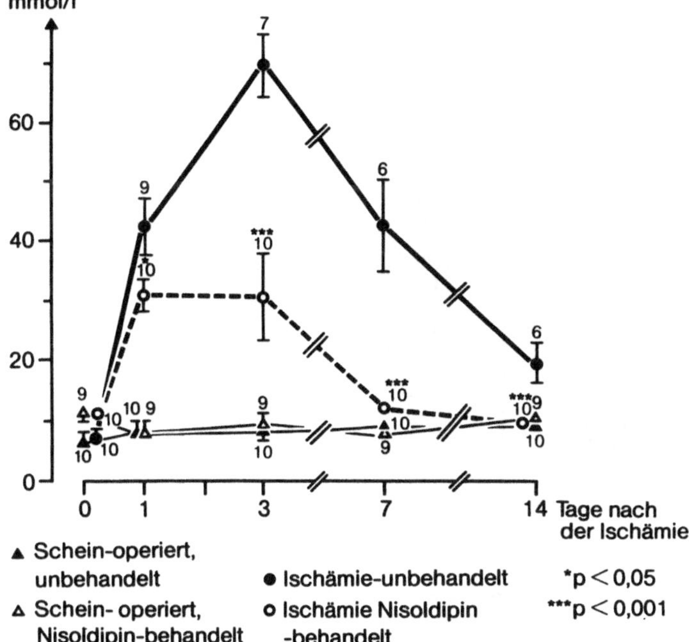

Abb. 2. Verlauf des Serum-Harnstoffes (in mmol/l) nach einstündiger Okklusion des Gefäßstieles der linken Einzelniere bzw. nach Scheinoperation bei Ratten (Mittelwerte ± SEM). Die Zahlen an den Symbolen geben die Anzahl der überlebenden Tiere an. Bei Behandlung mit Nisoldipin lagen die Harnstoffwerte an allen postischämischen Tagen signifikant niedriger im Vergleich zu der unbehandelten Kontrollgruppe

Die Meßwerte sind angegeben als Mittelwerte ± mittlerer Fehler des Mittelwertes. Statistische Analysen wurden mit Hilfe des Student-t-Tests durchgeführt, wobei ein p-Wert von weniger als 0,05 als statistisch signifikant angesehen wurde.

Ergebnisse

Abbildung 2 zeigt die Serum-Harnstoffwerte in den vier Gruppen vor der Ischämie bzw. der Scheinoperation (Tag 0) und an den Tagen 1, 3, 7 und 14 nach der Ischämie bzw. nach der Scheinoperation. Die einstündige Ischämie der Einzelniere führte in der nicht mit Nisoldipin behandelten Kontrollgruppe zu einem meist oligurischen akuten Nierenversagen. Ein Drittel der Tiere war bis zum 2. postoperativen Tag hochgradig oligurisch bis anurisch. Das Maximum der Nierenfunktionseinschränkung lag zwischen dem 1. und 3. postoperativen Tag. Der höchste Serum-Harnstoffwert wurde in dieser Gruppe am 3. postischämischen Tag gemessen und betrug 69,32 ± 5,18 mmol/l. Drei von zehn Tieren dieser Gruppe verstarben bis zum 3. postischämischen Tag im akuten anurischen Nierenversagen. Ein weiteres Tier verstarb aus gleicher Ursache am 4. postischämischen Tag. Der mittlere Harn-

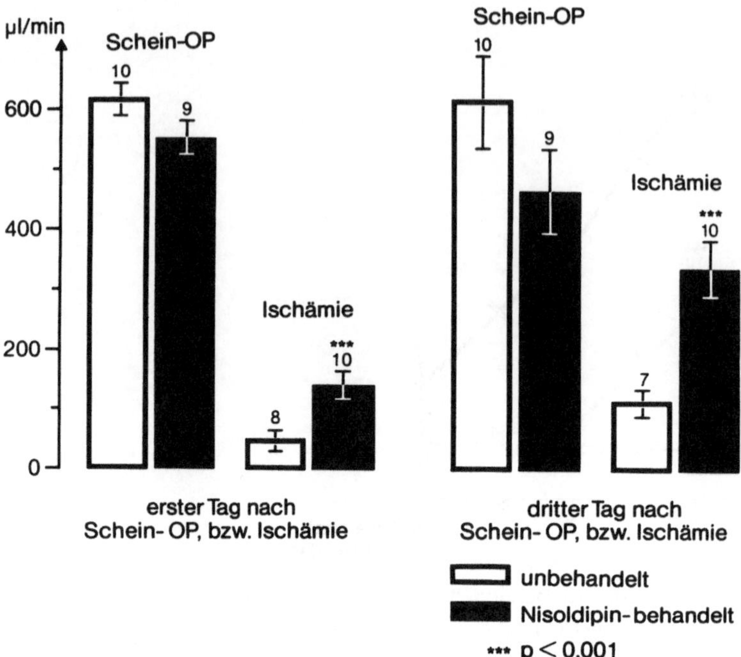

Abb. 3. Vergleich der Kreatininclearance (in µl/min) in den vier Gruppen am ersten und dritten Tag nach Ischämie bzw. Scheinoperation (Mittelwerte ± SEM). Die Zahlen über den Säulen geben die Anzahl der harnausscheidenden Tiere an, Anzahl der überlebenden Tiere wie in Abb. 2. Die Ischämie führte in der unbehandelten Kontrollgruppe zu einer hochgradigen Einschränkung der Kreatininclearance. Nach Vorbehandlung mit Nisoldipin signifikant höhere Kreatininclearance am ersten und dritten postischämischen Tag im Vergleich zur unbehandelten Kontrollgruppe

stoffwert dieser Gruppe lag noch am 14. postischämischen Tag deutlich über dem Ausgangswert, der vor der Ischämie gemessen wurde.

Bei Behandlung mit Nisoldipin führte die Ischämie zu einem signifikant geringeren Anstieg der Serum-Harnstoffwerte an allen postischämischen Tagen, verglichen mit den Werten der unbehandelten Ischämiegruppe. So betrug der Serum-Harnstoffwert in der mit Nisoldipin behandelten Gruppe am 3. postischämischen Tag 30,48 ± 7,20 mmol/l und lag damit um mehr als 50% niedriger als der Vergleichswert der unbehandelten Ischämiegruppe. Bereits am 7. postischämischen Tag war der Harnstoffwert in der mit Nisoldipin behandelten Gruppe auf die Höhe des präischämischen Wertes zurückgegangen. Keines der Tiere verstarb in der postischämischen Phase.

In den beiden scheinoperierten Gruppen (mit und ohne Nisoldipinbehandlung) kam es postoperativ nicht zu einem Anstieg des Serum-Harnstoffes.

Abbildung 3 zeigt einen Vergleich der Kreatininclearance in den vier Gruppen am 1. und 3. Tag nach der Ischämie bzw. Scheinoperation. In der nicht mit Nisoldipin behandelten, scheinoperierten Gruppe betrug die Kreatininclearance am 1. postoperativen Tag 610,4 ± 25,6 µl/min und in der mit Nisoldipin behandelten,

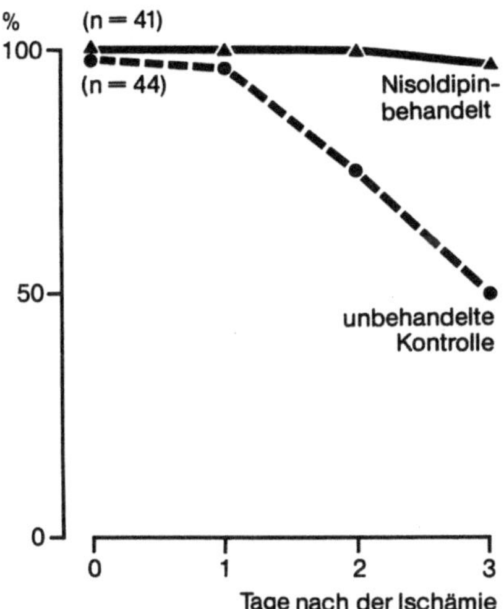

Abb. 4. Überlebensrate der Tiere im postischämischen akuten Nierenversagen mit und ohne Vorbehandlung mit Nisoldipin

scheinoperierten Gruppe 547,3 ± 28,7 µl/min. Am 3. postoperativen Tag war die Kreatininclearance in der mit Standardfutter gefütterten, scheinoperierten Gruppe im Vergleich zum 1. postoperativen Tag unverändert. In der mit Nisoldipin behandelten, scheinoperierten Gruppe war die Kreatininclearance am 3. postoperativen Tag gering und nicht signifikant im Vergleich zum 1. postoperativen Tag vermindert.

Demgegenüber fand sich in der unbehandelten Gruppe nach einstündiger Ischämie eine hochgradige Einschränkung der Kreatininclearance auf 48,9 ± 12,4 µl/min am 1. und auf 113,3 ± 18,7 µl/min am 3. postischämischen Tag. Die Kreatininclearance in dieser Gruppe betrug vor der Ischämie 660,8 ± 61,4 µl/min. Eines von 9 am ersten Tag noch lebenden Tieren war anurisch, so daß eine Kreatininclearance nur bei 8 Tieren bestimmt werden konnte. Am 3. postischämischen Tag lebten in dieser Gruppe noch 7 von ehemals 10 Tieren. Noch am 14. postoperativen Tag lag die Kreatininclearance mit 425,5 ± 91,6 µl/min deutlich unter dem Ausgangswert am Tage vor der Ischämie.

Unter Behandlung mit Nisoldipin fand sich nach einstündiger Ischämie eine signifikant ($p < 0{,}001$) höhere Kreatininclearance sowohl am 1. als auch am 3. postischämischen Tag im Vergleich zu der unbehandelten Kontrollgruppe. Die Werte betrugen 144,2 ± 17,0 µl/min am 1. und 338,8 ± 43,5 µl/min am 3. postischämischen Tag.

Die Überlebensrate der Tiere im akuten postischämischen Nierenversagen in verschiedenen Experimenten mit dem gleichen Ischämiemodell ist in Abb. 4 wiedergegeben. Bei einstündiger Ischämie der Einzelniere verstarben in der nicht mit Nisoldipin behandelten Kontrollgruppe 50% der Tiere (n = 44) bis zum 3. postischämischen Tag in der Urämie. In der mit Nisoldipin behandelten Gruppe verstarb keines von 41 Tieren an den Folgen der ischämischen Nierenschädigung. Lediglich ein Tier aus dieser Gruppe verstarb bis zum 3. postischämischen Tag aus nicht renaler Ursache.

Diskussion

Die Pathomechanismen im akuten ischämischen Nierenversagen sind trotz intensiver, experimenteller und klinischer Forschung noch weitgehend ungeklärt. Eine postischämische Vasokonstriktion wird im allgemeinen als Ursache des verminderten renalen Blutflusses im akuten Nierenversagen angenommen (Finn et al. 1978). Thurau et al. (1976) und Mason et al. (1976) haben wiederholt auf den experimentell gut belegten tubulo-glomerulären Feedback-Mechanismus als Ursache der verminderten glomerulären Filtration hingewiesen. Demnach kommt es durch ischämische oder toxische Tubulusschädigung zu einer Einschränkung der Natriumrückresorption und damit zu einem Anstieg der Natriumkonzentration im Bereich der Macula densa. Die konsekutive Freisetzung von Renin und die Konstriktion des Vas afferens könnten das akute Nierenversagen erklären. Auch scheint die renale Autoregulation nach Ischämie erheblich beeinträchtigt zu sein (Adams et al. 1980), so daß wahrscheinlich eine Reihe von vasokonstriktorisch wirkenden Faktoren an der Induktion und Aufrechterhaltung des postischämischen Nierenversagens beteiligt sind.

Aufgrund von Mikropunktionsuntersuchungen (Tanner und Steinhausen 1976) besteht kein Zweifel, daß auch einer tubulären Obstruktion eine wichtige Rolle in der Pathogenese des akuten Nierenversagens zukommt. Die Obstruktion der Tubuli wurde auf verschiedene Faktoren wie Verlegung des Tubuluslumens durch Zelldetritus, Schwellung der Tubuluszellen, Schwellung des Interstitiums und Kompression der Henleschen Schleife durch dilatierte Markkapillaren zurückgeführt.

Neuere biochemische Befunde zeigen, daß, ähnlich wie bei der myokardialen Ischämie, eine Überladung der Tubuluszellen mit Calciumionen eine pathogenetische Rolle auch im akuten ischämischen Nierenversagen spielen könnte. So konnten Burke et al. (1981), Levi et al. (1982) und Wilson et al. (1983) nachweisen, daß es unter Ischämiebedingungen zu einer Calciumüberladung von Mitochondrien in der Niere kommt. Die Autoren folgerten, daß die hohen intrazellulären Calciumkonzentrationen die Bildung von Adenosintriphosphat blockieren und damit den Zelltod bewirken könnten. Basierend auf diesen Befunden postulierten erstmals Schrier et al. (1981) einen möglichen protektiven Effekt von Calciumantagonisten im akuten postischämischen Nierenversagen.

Die mechanische Unterbrechung des renalen Blutflusses im Tierexperiment imitiert pathogenetisch die häufigste Form des akuten Nierenversagens beim Menschen: die zirkulatorisch bedingte Minderperfusion des Organes. Die vorherige Entfernung des Schwesterorganes vereinfacht die Erstellung von Funktionsmeßwerten und verbessert die Wiederherstellung von Funktion und Struktur der temporär nicht perfundierten Niere (Finn 1980). Im vorliegenden Versuchsmodell führte die einstündige Unterbrechung des Blutflusses in der Einzelniere zu einem schweren ischämischen Nierenschaden. Ein großer Teil der Tiere war vorübergehend anurisch, die Letalität lag bis zum dritten postischämischen Tag bei 50%. Bei Vorbehandlung mit dem Calciumantagonisten Nisoldipin war das Ausmaß des ischämischen Nierenschadens deutlich vermindert. Bis zum 14. postischämischen Tag waren alle untersuchten Nierenfunktionsparameter signifikant besser als die entsprechenden Werte der unbehandelten Kontrollgruppe. In den mit Nisoldipin behandelten Gruppen verstarb keines der Tiere im akuten Nierenversagen. Die Normalisierung der Funktionsparameter nach Ischämie war in der mit Nisoldipin behandelten Gruppe beschleunigt.

Der Wirkungsmechanismus der Substanz im untersuchten Versuchsmodell ist unbekannt. Nisoldipin ist ein Dihydropyridinderivat mit ausgeprägten vasodilatatorischen Eigenschaften. Die IC_{50} der Substanz (d.h. die Konzentration, die eine halbmaximale Relaxation bewirkt) an der durch hohe extrazelluläre Kaliumkonzentrationen depolarisierten Gefäßmuskulatur beträgt etwa 10^{-9} mol/l. Nisoldipin ist somit etwa 100fach stärker wirksam als Nifedipin. Die relaxierende Wirkung beruht wahrscheinlich auf einer Blockierung von spannungsgesteuerten Calciumionenkanälen in der Zellmembran von glatten Muskelzellen (Kazda et al. 1983). Es liegt daher nahe, einen vaskulären Wirkungsmechanismus bei der protektiven Wirkung von Nisoldipin anzunehmen. Hingegen konnte von mehreren Autoren (u.a. Finn et al. 1975 und Eliahou et al. 1973) gezeigt werden, daß Substanzen mit vasodilatatorischen Eigenschaften, wie zum Beispiel α-Rezeptorenblocker, keinen Einfluß auf das akute postischämische Nierenversagen haben. Es ist daher zu vermuten, daß Nisoldipin eine zusätzliche, direkte „calciumantagonistische" Wirkung an der hypoxischen Tubuluszelle hat.

In jüngster Zeit sind mehrere Berichte erschienen, die auch für den Calciumantagonisten Verapamil eine protektive Wirkung im experimentellen akuten Nierenversagen der Ratte und des Hundes belegen (Schrier et al. 1983, Goldfarb et al. 1983, Kramer et al. 1983, Wait et al. 1983, Malis et al. 1983). In einem Editorial des Journal of the American Medical Association (1983) wurde erstmals auch über eine mögliche günstige Wirkung von Calciumantagonisten im akuten Nierenversagen des Menschen berichtet. Diese Annahme stützt sich auf einen Rückgang von akutem Nierenversagen nach coronarchirurgischen Eingriffen, nachdem von den Herzchirurgen – in der Absicht, eine Myokardprotektion durchzuführen – Calciumantagonisten wie Nifedipin und Verapamil sowohl präoperativ oral verabreicht, als auch intraoperativ dem Blut der Herz-Lungen-Maschine zugesetzt wurden. Die bisher vorliegenden experimentellen und klinischen Befunde lassen vermuten, daß die Substanzgruppe der Calciumantagonisten künftig eine Rolle bei der Prophylaxe des akuten Nierenversagens spielen könnte.

Literatur

Adams PL, Adams FF, Bell PD, Navor LG (1980) Impaired renal blood flow autoregulation in ischemic acute renal failure. Kidney Int 18:68–76

Burke TJ, Arnold PE, Schrier RW (1981) A role for intracellular calcium in the pathogenesis of norepinephrine-induced acute renal failure. Clin Res 30:480

Bush LR, Li Y, Shlafer M, Jolly SR, Lucchesi BR (1981) Protective effects of diltiazem during myocardial ischemia in isolated cat hearts. J Pharmacol Exp Ther 218:653–661

Editorial: Medical News (1983) Promising agents for limiting renal damage. J Am Med Wom Assoc 249:1987

Eliahou HE, Brodman RR, Friedman EA (1973) Adrenergic blockers in ischemic acute renal failure in the rat. In: Proceedings of the conference on acute renal failure. DHEW Publication No. (NIH) 74-608. New York p 265–280

Farber JL (1981) The role of calcium in cell death. Life Sci 29:1289–1295

Finn WF (1980) Enhanced recovery from postischemic acute renal failure. Micropuncture studies in the rat. Circ Res 46:440–448

Finn WF, Arendshorst WJ, Gottschalk CW (1975) Pathogenesis of oliguria in acute renal failure. Circ Res 36:675–681

Goldfarb D, Iaina A, Serban J, Gavendo S, Kapuler S, Eliahou HE (1983) Beneficial effect of verapamil in ischemic acute renal failure in the rat. Proc Soc Exp Biol Med 172:389–392

Jennings RB (1984) Calcium ions in ischemia. In: Opie LH (ed) Calcium antagonists and cardiovascular disease. Raven Press, New York, p 85–95

Kazda S, Garthoff B, Rämsch KD, Schlüter G (1983) Nisoldipin. In: Scriabine A (ed) New drugs annual: Cardiovascular Drugs. Raven Press, New York, p 243–258

Kramer HJ, Neumark A, Schmidt S, Klingmüller D, Glänzer K (1983) Renal functional and metabolic studies on the role of preventive measures in experimental acute ischemic renal failure. Clin Exper Dialysis Apheresis 7:77–99

Levi M, Arnold PE, Burke TJ, Berl T, Schrier RW (1982) Mitochondrial respiration and calcium in acute renal failure. Clin Res 30:455

Malis CD, Cheung JY, Leaf A, Bonventre JV (1983) Effects of verapamil in models of ischemic acute renal failure in the rat. Am J Physiol 245:735–742

Mason J (1976) Tubulo-glomerular feedback in the early stages of experimental acute renal failure. Kidney Int 10:5106–5114

Nayler WG (1983) The role of calcium in myocardial ischemia and cell death. In: Stone PH, Antman EM (ed) Calcium channel blocking agents in the treatment of cardiovascular disorders. Futura, New York, p 81–105

Nayler WG, Slade AM (1982) The cardioprotective effect of verapamil. Clin Exp Pharmacol Physiol [Suppl] 6:75–87

Pérez JE, Sobek EB, Henry PD (1980) Improved performance of ischemic canine myocardium in response to nifedipine and diltiazem. Am J Physiol 239:658–663

Schrier RW, Burke TJ, Conger JD, Arnold PE (1981) Newer aspects of acute renal failure. In: Proc 8th Int Congr Nephrol. Athens, p 63–69

Schrier RW, Arnold PE, Gordon JA, Wilson DR, Burke JT (1983) Pathogenesis and prevention of ischemia-induced acute renal failure. Kidney Int 23:427

Tanner GA, Steinhausen M (1976) Tubular obstruction in ischemia-induced acute renal failure in the rat. Kidney Int 10:565–573

Thurau K, Vogt C, Dahlheim H (1976) Renin activity in the juxtaglomerular apparatus of the rat kidney during postischemic acute renal failure. Kidney Int 10:5177–5182

Wait RB, White G, Davis JH (1983) Beneficial effects of verapamil on postischemic renal failure. Surgery 94:276–282

Wilson DR, Arnold PE, Burke TJ, Schrier RW (1983) Sequential changes in mitochondrial function in ischemic acute renal failure in the rat. Kidney Int 23:209

Der Einfluß von Inosin auf die Adenin-Nukleotid-spiegel und die Funktion konservierter Rattennieren

R. HORSCH[1], K. DREIKORN und L. RÖHL

Energiereiche Phosphate, wie die Adenin-Nukleotide Adenosin-Triphosphat, Adenosin-Diphosphat und Adenosin-Monophosphat (ATP, ADP, AMP) sind die wichtigsten Energielieferanten im Zellstoffwechsel. Diese Energie ist in der Körperzelle für die Metabolisation von Substraten in der Niere außerdem zur Aufrechterhaltung der tubulären Transportmechanismen notwendig.

Während der in vivo Stoffwechsel der Nieren ein gut erforschtes Gebiet darstellt, beschäftigt man sich erst in den letzten Jahren mit den biochemischen und funktionellen Veränderungen des Zellstoffwechsels in Hypothermie (Belzer 1981). Dabei stellen sich die zentralen Fragen: Welche Funktionen und Stoffwechselschritte werden durch eine Hypothermie beeinflußt und warum verlieren Organe mit Dauer der Konservierung ihre Vitalität?

In der Vergangenheit wurden zahlreiche Untersuchungen durchgeführt, um Vitalitätskriterien zu finden, die für die Funktionsfähigkeit der Niere während der Konservierung bzw. nach der Implantation relevant sind (Lannon 1971; Dahlager 1976). Da die Adenin-Nukleotide wegen ihrer zentralen Stellung im Energiestoffwechsel für das Überleben der Zellen in unphysiologischen Situationen vermutlich bedeutsame Parameter der Vitalität darstellen, sollten in einer randomisierten Studie Kriterien festgelegt werden, welche für die Beurteilung der Funktionsfähigkeit einer Transplantatniere vor der Implantation von Bedeutung sind.

Die Studie wurde mit folgender Fragestellung durchgeführt:

1. Hat die Konzentration der Adenin-Nukleotide im Gewebe einen Einfluß auf die spätere Funktion der Niere?
2. Kann die Konzentration der Adenin-Nukleotide im Nierengewebe durch die Vorbehandlung des Spendertieres mit dem Nukleotid-Präkursor Inosin beeinflußt werden?
3. Welche Bedeutung hat die Zusammensetzung der Konservierungslösung (extrazelluläre/intrazelluläre Ionenkomposition) für die spätere Nierenfunktion?
4. Wie wirkt sich eine Ischämiezeit von 15 Minuten auf den Gehalt der Adenin-Nukleotide und auf die Nierenfunktion nach der Transplantation aus?

Material und Methoden

Als Versuchstiere dienten männliche Lewis-Ratten (LEW/HAN, s.p.f.) mit einem Gewicht von 280–300 g. Bei den Tieren handelte es sich um einen reinen Ratten-

1 Urologische Abteilung des Chirurgischen Zentrums der Universität Heidelberg, Im Neuenheimer Feld 110, D-6900 Heidelberg

Experimentelle Urologie
Hrsg. v. R. Harzmann et al.

Tabelle 1. Acht Versuchsgruppen A–H mit je 10 Tieren und ihre entsprechende Behandlung

	A	B	C	D	E	F	G	H
Inosin 160 mg/kg	+	+	+	+	–	–	–	–
Ischämie, Min.	0′	0′	15′	15′	0′	0′	15′	15′
Perfusionslösung (8 ml)	EC	RL	EC	RL	EC	RL	EC	RL

EC = Euro-Collins-Lösung
RL = Ringer-Laktat-Lösung

Inzuchtstamm, so daß nach isogener Nierentransplantation keine Abstoßungsreaktion zu erwarten war. 160 Ratten wurden entsprechend einem Randomisierungsschema in Spender und Empfänger unterteilt und so einer der acht Behandlungsgruppen zugeordnet (Tabelle 1). Jeder Spenderratte wurden vor Beginn der Operation 100 Einheiten Heparin sowie 3 mg/kg Phenoxybenzamin intravenös injiziert. Inosin (Trophikardyl) wurde in einer Dosierung von 160 mg/kg 5 Minuten vor der in situ-Perfusion der Nieren bzw. vor Beginn einer 15minütigen Ischämie intravenös appliziert. Die entsprechenden Kontrollgruppen erhielten 0,9%ige NaCl-Lösung i. v. Eine normotherme 15minütige Ischämie wurde durch Abklemmen der Nierengefäße nach Durchtrennung des Harnleiters erzeugt. Die in situ-Perfusion und Konservierung der Nieren erfolgte entweder mit Euro-Collins- oder Ringer-Laktat-Lösung. Die Konservierungszeit betrug bei 4 °C acht Stunden. Die Kriterien, nach denen der Einfluß der drei Faktoren Inosin, Ischämie und Konservierungsmedium beurteilt wurde, waren:

1. die Konzentration der Adenin-Nukleotide ATP, ADP, AMP im Gewebe der rechten Niere der Spenderratte nach 8stündiger hypothermer Konservierung bei 4 °C und
2. die Funktion der linken, transplantierten Niere des Spendertieres am 8. Tag nach der Transplantation, d. h. das Serum-Kreatinin der Empfängerratte, deren rechte Niere am 3. postoperativen Tag entfernt wurde. Zur Kontrolle des Verlaufes wurde eine zusätzliche Bestimmung des Serum-Kreatinins am 12. postoperativen Tag durchgeführt.

Die Bestimmung der Adenin-Nukleotide im Gewebe erfolgte nach der von Adam (1974) beschriebenen Methode. Zum Vergleich der Nukleotidspiegel wurden bei 10 Ratten die Adenin-Nukleotide im Nierenfrischgewebe bestimmt.

Aufgrund der Fragestellung und der Anzahl der Variablen diente für die statistische Auswertung der Ergebnisse die dreifaktorielle Varianzanalyse, zur Prüfung der Abhängigkeit der Variablen die Regressionsanalyse.

Technik der Nierentransplantation

Die Nierentransplantation erfolgte in der von Fischer und Lee beschriebenen Weise unter dem Operationsmikroskop und ist in Abb. 1 skizziert (Fischer 1965). Der

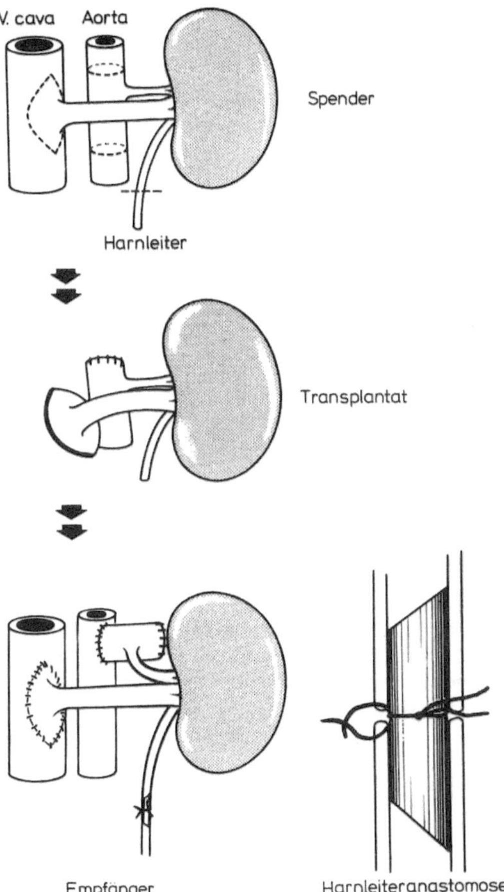

Abb. 1. Schematische Darstellung der Technik der Nierentransplantation bei der Ratte. (Modifiziert nach Fischer und Lee)

Harnleiter der Spenderniere wurde jedoch nicht in die Blase implantiert, sondern über einem dünnen Silastik-Katheter End zu End mit dem proximalen Empfängerureter in der von Daniller beschriebenen Technik anastomosiert (Daniller 1971). Um eine Dislokation des Harnleitersplintes zu vermeiden, wurde ein Ethilon-Faden um den Silastik-Katheter gelegt, der dann später mit einem der 4 Einzelknopfnähte der Ureter-Ureter-Anastomose verknotet wurde.

Ergebnisse

Inosin und Nierenfunktion (Abb. 2 und 3)

Die Vorbehandlung der Spenderratte mit Inosin (i.v.-Applikation, 160 mg/kg) 5 Minuten vor der in situ-Perfusion bzw. vor Beginn einer 15minütigen Ischämie führt zu einer Verbesserung der Nierenfunktion nach Transplantation der entsprechenden

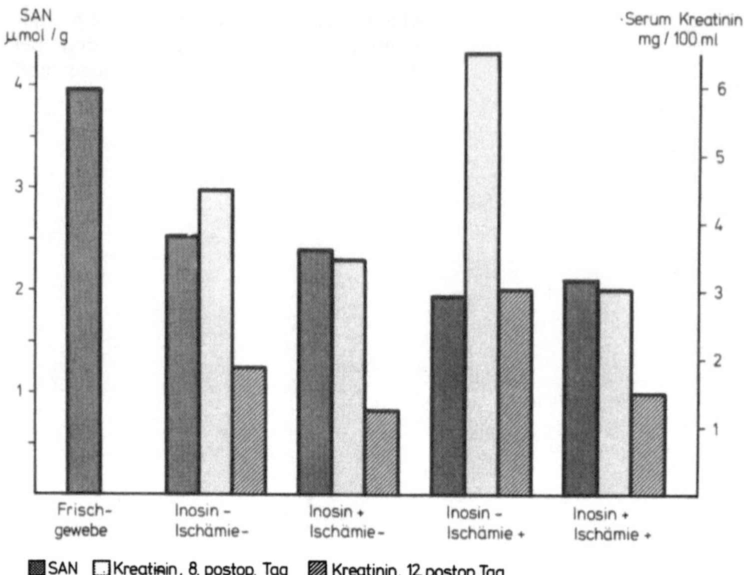

Abb. 2. Nierenfunktion und Summe der Adenin-Nukleotide der Ratten, deren Nieren in Eurocollins-Lösung konserviert wurden. Die Abbildung zeigt den starken Abfall der Summe der Adenin-Nukleotide während 8stündiger Konservierung sowie den positiven Effekt von Inosin auf die Nierenfunktion. Die günstige Wirkung von Inosin wird sowohl in den Gruppen mit Ischämie als auch in den Gruppen ohne Ischämie deutlich

Niere (Gruppe A mittleres Serum-Kreatinin 3,50 mg/dl gegenüber Gruppe E mittleres Serum-Kreatinin 4,40 mg/dl, $P < 0,05$).

Der günstige Effekt von Inosin kommt auch in den mit Ringer-Laktat konservierten Gruppen zum Ausdruck. In Gruppe B lag das mittlere Serum-Kreatinin mit 6,8 mg/dl niedriger als in der vergleichbaren Gruppe F mit einem Serum-Kreatinin von 8,6 mg/dl. Der Effekt von Inosin kommt auch in den Ischämie-Gruppen zum Ausdruck, während in Gruppe C (Euro-Collins konservierte Nieren), das mittlere Serum-Kreatinin bei 3,1 mg/dl lag, betrug der Mittelwert in der Gruppe C bei 15-minütiger Ischämie 7,0 mg/dl. Gleich günstig ist der Effekt in den Ringer-Laktat-Gruppen. In Gruppe D mit Inosin lag das Serum-Kreatinin bei 6,3 mg/dl gegenüber 9,1 mg/dl in der Gruppe H. Die Unterschiede zwischen den einzelnen Behandlungsgruppen waren jeweils signifikant ($P < 0,05$).

Inosin und Adenin-Nukleotide (Abb. 2 und 3)

Inosin hatte weder einen Einfluß auf die Adenin-Nukleotide im einzelnen (ATP, ADP, AMP, $P > 0,05$), noch auf die Summe der Adenin-Nukleotide ($P > 0,05$). Die Einzelwerte sind aus Tabelle 2 zu entnehmen und auf Abb. 2 und 3 graphisch dargestellt.

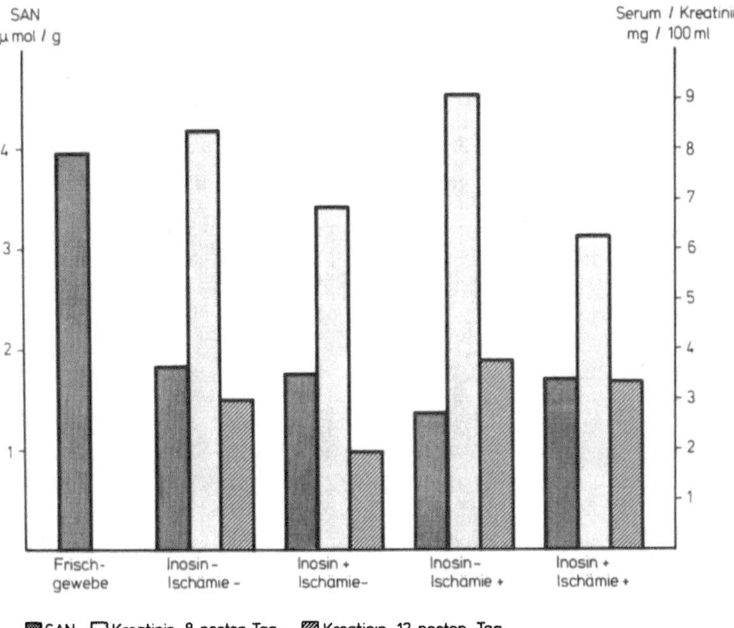

Abb. 3. Nierenfunktion und Summe der Adenin-Nukleotide der Ratten, deren Nieren in Ringer-Laktat-Lösung konserviert wurden. Im Vergleich zu den Eurocollins-Gruppen kommt es während 8stündiger Konservierung zu einem stärkeren Abfall der Adenin-Nukleotide im Gewebe der konservierten Nieren. Wie bei den Eurocollins-Gruppen findet sich auch in den Ringer-Laktat-Gruppen nach Vorbehandlung mit Inosin eine bessere Nierenfunktion

Adenin-Nukleotide und Konservierungsmedium (Abb. 2 und 3)

Nach 8stündiger hypothermer Konservierung von Rattennieren kommt es im Vergleich zum Frischgewebe zu einem deutlichen Abfall der Adenin-Nukleotide im Gewebe. Werden die Nieren in Euro-Collins-Lösung konserviert, finden sich im Gewebe höhere ATP, ADP und AMP sowie Gesamt-Nukleotidkonzentrationen und niedrigere Serum-Spiegel als bei der Nierenkonservierung mit Ringer-Laktat-Lösung ($P < 0{,}05$).

Ischämie und Nierenfunktion

Eine 15minütige normotherme Ischämie hat bei einer Konservierungszeit von 8 Stunden keinen nachteiligen Einfluß auf die Nierenfunktion. Die ATP-Konzentrationen werden durch die Ischämie nicht beeinflußt, im Gegensatz dazu sinken die ADP, AMP und Gesamt-Adenin-Nukleotidspiegel nach Ischämie deutlich ab ($P < 0{,}05$).

Korrelation Nierenfunktion und Adenin-Nukleotide im Gewebe

Es besteht eine Korrelation zwischen der Nierenfunktion und den Adenin-Nukleotiden im Gewebe. Die deutlichste Beziehung besteht zwischen der Summe der Ade-

Tabelle 2. Mittelwerte und Standardabweichungen der Meßgrößen aller acht Behandlungsgruppen

Behandlungsgruppen	ATP	ADP	AMP (μmol/g)	SAN	ECP	1. Krea. mg/100 ml	2. Krea.
Gr. A EC, In+, Isch –	0,31 ±0,12	0,37 ±0,08	1,77 ±0,36	2,44 ±0,50	0,21 ±0,04	3,50 ±3,4	1,34 ±1,15
Gr. E EC, In –, Isch –	0,41 ±0,17	0,34 ±0,13	1,77 ±0,86	2,53 ±1,11	0,24 ±0,05	4,40 ±3,7	1,82 ±0,89
Gr. C EC, In+, Isch 15′	0,38 ±0,11	0,33 ±0,10	1,39 ±0,51	2,1 ±0,69	0,25 ±0,6	3,12 ±3,0	1,51 ±1,69
Gr. G EC, In –, Isch 15′	0,34 ±0,14	0,27 ±0,07	1,3 ±0,33	1,91 ±0,45	0,24 ±0,05	7,0 ±2,1	3,05 ±1,4
Gr. F RL. In –, Isch –	0,30 ±0,09	0,27 ±0,13	1,28 ±0,40	1,84 ±0,60	0,24 ±0,03	8,6 ±2,19	3,23 ±0,82
Gr. B RL, In +, Isch –	0,28 ±0,07	0,26 ±0,06	1,18 ±0,22	1,72 ±0,22	0,24 ±0,03	6,7 ±3,2	1,94 ±1,13
Gr. H RL, In –, Isch 15′	0,21 ±0,04	0,15 ±0,05	0,94 ±0,18	1,33 ±0,22	0,21 ±0,02	9,1 ±2,07	3,7 ±1,5
Gr. D RL, In +, Isch 15′	0,27 ±0,09	0,25 ±0,13	1,15 ±0,70	1,67 ±0,87	0,24 ±0,03	6,30 ±2,92	3,32 ±1,63

EC = Euro-Collins
RL = Ringer-Laktat
San = Summe der Adenin-Nukleotide

$$\text{ECP} = \text{Energy-Charge-Potential} = \frac{(\text{ATP} + 0{,}5\ \text{ADP})}{(\text{ATP} + \text{ADP} + \text{AMP})}$$

nin-Nukleotide und dem Serum-Kreatinin (r = –0,49, ATP r = –0,39, ADP r = –0,47 und AMP r = –0,46).

Diskussion

Adenosin-Triphosphat (ATP) als wichtigstes Endprodukt des aeroben und anaeroben Stoffwechsels ist von zentraler Bedeutung für die Transformation chemischer Energie in biologische Arbeit. Gerlach konnte zeigen, daß ATP sehr instabil ist und in einigen Geweben wie z. B. der Nierenrinde unter ischämischen Bedingungen rasch abfällt, in anderen Teilen der Niere wie der Medulla aufgrund der höheren glykolytischen Aktivität länger stabil bleibt. Durch den ischämiebedingten Abbau der Adenin-Nukleotide kommt es zur Entstehung von Oxypurinen, die im Gegensatz zu den Nukleotiden die Zellmembran passieren können und damit der direkten Resynthese von ATP nicht zur Verfügung stehen, weil sie in der Leber durch die Xanthin- Oxydase vollständig zur Harnsäure metabolisiert werden (Gerlach 1963). Durch die Verabreichung dieser Oxypurine, auch Nukleotid-Präkursoren genannt, ist es theoretisch möglich, ischämiebedingte Verluste von Nukleotidbausteinen abzufangen bzw. zu verhindern. Buhl konnte zeigen, daß die Gabe von Adenosin die

Resynthese der Nukleotide nach der postischämischen Rezirkulation beschleunigt (Buhl 1976). Fernando und Buhl fanden eine erhöhte Ischämietoleranz der Niere nach Vorbehandlung der Versuchstiere mit Inosin (Fernando 1976; Buhl 1977). Nach 90minütiger normothermer Ischämie zeigten sich nach Inosin-Behandlung höhere Nukleotid-Spiegel und niedrige Kreatinin-Werte. Collins indes fand weder eine Wirkung von Inosin auf die Funktion konservierter und transplantierter Hunde- und Kaninchennieren noch auf die Adenin-Nukleotid-Spiegel im Gewebe (Collins 1977). Diese Befunde stehen im Gegensatz zu den Ergebnissen dieser Studie, denn es konnte gezeigt werden, daß in den mit Inosin vorbehandelten Gruppen eine bessere Nierenfunktion ($P < 0{,}05$) nach der Transplantation feststellbar war. Neben einer positiv inotropen Wirkung auf den Herzmuskel hat Inosin wie andere Nukleotide auch eine Wirkung auf das Gefäßsystem und damit auch auf den Blutdruck. Pesina konnte nachweisen, daß es bei der Ratte durch kontinuierliche Verabreichung von Inosin zunächst zu einem kurzfristigen Blutdruckanstieg, danach jedoch, bedingt durch Vasodilatation, zum Abfall des Blutdruckes kommt (Pesina, 1980). Der Autor fand außerdem einen Abfall der Plasma-Renin-Konzentration, eine Zunahme der glomerulären Filtrationsrate sowie des renalen Plasmaflusses bei einer unveränderten Filtrationsfraktion, was darauf schließen läßt, daß der vasodilatierende Effekt sowohl die afferenten als auch die efferenten Arteriolen betrifft. Sämtliche Meßparameter gingen innerhalb von 5–10 Minuten nach Absetzen von Inosin auf ihre eigentlichen Ausgangswerte zurück. Für den günstigen Effekt von Inosin auf die Nierenfunktion gibt es für das Versuchsmodell dieser Studie verschiedene Interpretationsmöglichkeiten. Die Gabe von Inosin in einer Dosierung von 160 mg/kg 5 Minuten vor Einsetzen einer Ischämie bzw. vor Entnahme der Niere führt nach kurzzeitigem Blutdruckanstieg zu einer ausgeprägten Vasodilatation der intrarenalen Gefäße und zur gesteigerten Nierendurchblutung. Vor dem Einsetzen gegenredukulatorischer Maßnahmen zur Blutdrucksteigerung (Renin) erfolgt die Perfusion bzw. Unterbrechung der Blutzufuhr. Diese Vasodilatation, so eine mögliche Hypothese, führt nach der Konservierung und Transplantation zu einer besseren Durchblutung aller Nierenabschnitte und wirkt so dem „no reflow"-Phänomen entgegen und verbessert die Nierenfunktion, ohne vor, während oder nach der Konservierung Einfluß auf den Adenin-Nukleotid-Gehalt des Gewebes auszuüben. Für diese Theorie spricht, daß die Konservierung der Adenin-Nukleotide durch Inosin nicht beeinträchtigt wurde. Für die zweite Hypothese, die Wirkung von Inosin als ATP-Präkursor ist die Membrangängigkeit des Stoffes eine wesentliche Voraussetzung. Könnte Inosin die Zellmembran passieren, wäre es in der Lage, über eine Gleichgewichtsverschiebung in Richtung phosphorilierter Nukleotide den Abfall energiereicher Phosphate während Ischämie und Konservierung aufzuhalten und könnte zudem nach Einsetzen der Rezirkulation die Resynthese von ATP erleichtern bzw. beschleunigen. Die Ergebnisse haben gezeigt, daß Inosin die Konservierung der Adenin-Nukleotide im Gewebe nicht beeinflußt. Da jedoch die Resynthese der Nukleotide nach der postischämischen Wiederdurchblutung für die Vitalität des Gewebes vermutlich wichtiger ist als der augenblickliche Nukleotid-Gehalt, wäre es ebenso möglich, daß Inosin zwar die Nukleotide während der Konservierung nicht beeinflußt, ihre Resynthese aber nach Wiederdurchblutung verbessert, d.h. nach Rezirkulation höhere Adenin-Nukleotid-Spiegel gefunden werden, wie dies von Fernando am Modell der ischämischen Rattenniere festgestellt wurde (Fernando 1976).

Andererseits ist es jedoch auch vorstellbar, daß eine verbesserte Durchblutung der Niere allein die Resynthese von ATP beschleunigen könnte.

Literatur

Adam H (1974) In: Bergmeier HU (Hrsg) Methoden der enzymatischen Analyse, Verlag Chemie, Weinheim/Bergstraße

Belzer FO, Sourthard JH (1981) The future of kidney preservation. Transplantation 30:161

Buhl MR, Kemp G, Kemp E (1976) Adenosine stimulated postimplantational regeneration of 5-adenine-nucleotides in rabbit kidney grafts. Life Sci 19:1889

Buhl MR, Kemp G, Kemp E (1977) Inosine in preservation of rabbit kidneys for transplantation. Transp Proc 9:1603

Collins GM, Taft P, Green RD, Ruprecht R, Halasz MD (1977) Adenine nucleotide levels in preserved and ischemically injured canine kideneys. World J Surg 1:237

Dahlager JI, Bilde T (1975) The uptake of hippuran in kidney slices employed as a viability test. Scand J Urol Nephrol 10:120

Daniller A (1971) Prolonged renal allograft survival in the rat across a major genetic barrier without the use of drugs. Plast Reconstr Surg 47:168

Fernando AR, Griffiths JR, O'Donoghue PN, Ward JP, Armstrong DMG, Hendry WF, Perrett D, Wickham JEA (1976) Enhanced preservation of the ischemic kidney with inosine. Lancet I:555

Fischer B, Lee S (1965) Microvascular surgical techniques in research, with special reference to renal transplantation in the rat. Surgery 58:904

Gerlach E, Deuticke B, Dreisbach RH (1963) Zum Verhalten von Adenin-Nukleotiden und ihren dephosphorylierten Abbauprodukten in der Niere bei Ischämie und kurzzeitiger postischämischer Wiederdurchblutung. Pflugers Arch 278:296

Lannon SG, Bickis I, Dossetor JB (1971) Viability testing of kidneys for transplantation. Invest Urol 9:180

Pessina AC, McDonald GS (1980) An experimental model for studying the effects of uridine and inosine on renal circulation and function in the rat. La Ric Clin Lab 10:389

Quantitative enzymatische Analysen im Nierenrindengewebe und im Urin bei experimentell induziertem renalen Hochdruck

G. HEINERT[1], M. MALYUSZ[2] und H. EHRENS[2]

Einleitung

Schädigende Wirkungen auf die strukturelle und funktionelle Integrität des Nierenrindengewebes sind mit Änderungen in den Enzymaktivitäten des Cortexgewebes verbunden (Heinert et al. 1980b, 1983; Malyusz und Braun 1981; Scherberich et al. 1982). Ausgeprägte tubuläre Funktionsstörungen können mit Clearancemessungen erfaßt werden. Alterationen von geringem Ausmaß lassen sich jedoch mit diesen Methoden nicht erfassen, sind aber für enzymatische Bestimmungsmethoden zugänglich.

Als „frühe-Phase"-Parameter können Marker-Enzymaktivitäten der proximalen Tubulusepithelzellen angesehen werden, die den strukturmorphologischen und funktionellen Status der Niere wiedergeben (Heinert et al. 1983; Scherberich et al. 1982). Die hier als Indikatorenzym untersuchte gamma-Glutamyltranspeptidase (g-GT, E.C. 2.3.2.2) ist in der äußeren Zellmembran der Tubulusepithelzelle lokalisiert (Mályusz und Braun 1981, Scherberich et al. 1982).

Dagegen wird die N-Acetyl-β-D-glucosaminidase (NAG, E.C. 3.2.1.30) dem zytoplasmatisch-lysosomalen Kompartment der Zelle zugeordnet (Mályusz u. Braun 1981). Schon geringgradige Schädigungen der Nieren durch Ischämie oder nephrotoxische Medikamente (z. B. Aminoglykoside) bewirken desintegrative Membranprozesse (Heinert et al. 1980a, 1983; Mályusz und Braun 1981, Mondorf und Heinert 1983). Diese sind mit einem mehr oder weniger ausgeprägten Verlust der in die Tubuluszellmembran und im -zytoplasma lokalisierten Enzyme und Proteine verbunden (Heinert et al. 1983).

In der Initialphase kommt es bei schädigenden Einwirkungen auf die Tubulusepithelzelle zu einer Verminderung der Bürstensäume von proximalen Tubulusepithelzellen (Heinert et al. 1980b, Scherberich et al. 1982, Venkatachalam et al. 1978).

Dadurch wird eine Enzymelimination ins Tubuluslumen – und damit verbunden in den Urin – der membrangebundenen Enzyme wie z. B. der g-GT oder der Alanin-Aminopeptidase (AAP) bewirkt (Heinert et al. 1980a, Mályusz und Braun 1981, Scherberich et al. 1982). Bei stärkeren Schädigungen werden auch die tiefer in die Zelle integrierten Strukturen und Enzyme beeinflußt (Heinert et al. 1983, Mondorf und Heinert 1983).

Auch hier kann es zu erheblichen Verminderungen der cytoplasmatischen wie auch der lysosomalen Enzyme u. a. der NAG kommen.

---

1 Abteilung für Urologie, Klinikum der Universität, Theodor Stern Kai 7, D-6000 Frankfurt am Main

2 Physiologisches Institut der Universität, Hospitalstr 40, D-2300 Kiel 1

Experimentelle Urologie
Hrsg. v. R. Harzmann et al.

Frühere eigene Analysen konnten vermehrte Protein- und Enzymurien unter klinischen Bedingungen bei renaler Hypertonie, hervorgerufen durch eine unilaterale Stenosierung einer Nierenarterie dokumentieren. Dabei verursachte sowohl die stenosierte wie auch die kontralaterale Niere eine vermehrte Enzymelimination in den Urin (Heinert et al. 1980a).

Damit in Einklang fand sich bei Patienten mit Schrumpfnieren – verursacht durch eine Stenosierung der Arteria renalis – eine signifikante Verminderung der g-GT- und der AAP-Enzymaktivitäten im Nierenrindengewebe (Heinert et al. 1980b, 1983; Scherberich et al. 1982).

Es sollte nun unter experimentellen Bedingungen einer Goldblatt-Hypertonie bei unilateraler Nierenarterienstenose untersucht werden, inwieweit eine vermehrte Elimination der Marker-Enzyme g-GT und NAG mit Verminderungen der Nierenrindengewebsenzymkonzentrationen in Einklang gebracht werden können.

Material und Methoden

70 Nieren von weiblichen Albino Wistar Ratten mit einem initialen Körpergewicht von 140–160 Gramm wurden analysiert. Von einem Flankenschnitt aus erfolgte unter Anaesthesie das Anlegen eines U-förmigen Silber-Clips mit einer lichten Weite von 0,2 mm. Dadurch kam es jeweils zu einer unilateralen Einengung der Arteria renalis, während die kontralaterale Niere unberührt blieb. Es entwickelte sich 3–6 Wochen nach Einengung einer Nierenarterie eine Goldblatt-Hypertonie (n = 20) (Goldblatt et al. 1934, Malyusz und Braun 1981).

Zusätzlich führten wir Scheinoperationen an Tieren derselben Körpergröße durch, die als Kontrollen dienten (n = 15).

Der systolische Blutdruck wurde mittels Schwanz-Plethysmographie gemessen. Nach Bestimmung des Körpergewichtes wurden die Ratten in Stoffwechselkäfigen der Fa. Ehret, Emmerdingen, FRG, gehalten. Die Kreatininkonzentrationen im Urin wurden mit einem Technicon-Auto-Analyser bestimmt. Die g-GT-Messungen im Urin erfolgten mit Test-Kits der Fa. Boehringer (Mályusz und Braun 1981, Scherberich et al. 1982).

Die Enzymaktivitätsmessungen der NAG wurden nach der von Maruhn (Mályusz und Braun 1981) beschriebenen Technik durchgeführt.

Die Entnahme beider Nieren erfolgte in Narkose von einem Mittelschnitt aus. Nachdem die Organe ausgeblutet waren, wurde das Gewicht ermittelt.

Danach konnten die Nierenrindengewebsschnitte mit einer Kantenlänge von 0,3 mm in flüssigem Stickstoff (–170 °C) eingefroren werden. Die Anfärbung der g-GT erfolgte unter Verwendung von g-Glutamyl-4-methoxy-2-naphthylamid (Bachem, Schweiz) als Substrat.

Anschließend nahmen wir die histophotometrischen Messungen der Absorptionen von Gewebsenzymaktivitäten mit einem computer-assistierten Bildanalysator: Micro-Videomat, Zeiss, FRG, vor (Heinert et al. 1980 b, 1983).

Die spezifischen g-GT-Enzymaktivitäten der Membranfraktionen aus proximalen Tubuli des Nierenrindengewebes wurden analysiert, nachdem eine Verdünnung der Proteinkonzentrationen auf 0,08 mg/ml stattgefunden hatte (Mályusz und Braun 1981, Russel et al. 1982).

Die Kreatininausscheidung ($U \times V_{Kreat.}$) wurde pro 100 Gramm Körpergewicht und Tag (100 g $KG^{-1} \times d^{-1}$) und die Elimination von g-GT und NAG pro Gramm ausgeschiedenen Kreatinins berechnet. Die g-GT-Gewebsenzymaktivitäten der Membranfraktionen wurde auf Gramm Gewebsprotein bezogen (U/g), (Mályusz und Braun 1981).

Statistische Analysen erfolgten mit einem Hewlett-Packard HP 10 Computer zur Berechnung des Wilcoxon-Mann-Whitney Tests (Heinert et al. 1983).

Weiter wurden die Mittelwerte ($\bar{X}$) und die Standardabweichungen (± SD) mit einem Olivetti-Tischcomputer „Programma 101" errechnet. Es ist weiter die Anzahl der Untersuchungsergebnisse (n) angegeben. Zusätzlich wurde der Korrelationskoeffizient in einzelnen Fällen ermittelt.

Ergebnisse

Die Blutdruckwerte bei Goldblatt-hypertonen Ratten lagen mit 194 ± 49 mm Hg, n = 20, signifikant höher als bei den Kontrolltieren mit 125 ± 8 mm Hg (s. Tabelle 1).

Die Nierengewichte wurden bei unilateraler Stenosierung der Nierenarterie auf der eingeengten Seite gering erhöht (nicht signifikant) gegenüber Kontrollnieren gemessen. Dagegen wiesen die kontralateralen Nieren einen signifikanten Gewichtsanstieg (64%) auf (s. Tabelle 1). Nierenrindengewebsschnitte von Kontrollnieren ließen regelmäßig verteilte und scharf abgegrenzt in den Bürstensaumstrukturen lokalisierte hohe g-GT-Enzymaktivitäten erkennen (s. Tabelle 1 und Abb. 1a,c, 2 u. 3) (Heinert et al. 1980b, 1983). In Einklang zu diesen Befunden zeigten die Marker-Enzymkonzentrationen der g-GT und der NAG bei scheinoperierten Kontrollratten lediglich eine geringe, basale Elimination in den Urin (g-GT 158 ± 30 U/g Kreat. und NAG 15 ± 8 U/g Kreat.), (s. Tabelle 1, Abb. 4a) (Mályusz und Braun 1981).

Tabelle 1. Histophotometrische (1) und kinetische (2) Analysen der g-Glutamyltranspeptidase (g-GT). Enzymaktivitäten in Nierenrindengewebsschnitten sowie Messungen der membrangebundenen g-GT (3) und der lysosomalen N-Acetyl-β-D-glucosaminidase (NAG) (4) Enzymaktivitäten im Urin. Zur Auswertung kamen Kontrollen und Wistar-Ratten mit unilateraler experimentell induzierter Goldblatt-Hypertonie. Weiter wurden Blutdruckwerte (5) plethysmographisch und Nierengewichte (6) gemessen. Jeweils nach den Mittelwerten ($\bar{X}$) und den Standardabweichungen (± SD) sind die Anzahlen (n) der durchgeführten Analysen angegeben. Die Signifikanzen wurden mit dem Wilcoxon-Mann-Whitney Test berechnet (2p), (s. Material und Methoden)

Nr.	Analyse	Einheit	Kontrollen	stenosierte Nieren	kontralaterale Nieren
1	g-GT	‰ Absorpt.	690 ± 109/29	662 ± 122/20/ > 0,4	551 ± 166/20/ < 0,01
2	g-GT	U/g Prot.	1426 ± 297/29	1209 ± 350/19/ < 0,05	1166 ± 380/19/ <0,05
3	g-GT	U/g Creat.	158 ± 30/15	387 ± 231/19/ < 0,01	
4	NAG	U/g Creat.	15 ± 8/15	44 ± 35/19/ < 0,01	
5	RR	mm Hg	125 ± 8/29	194 ± 49/20/ < 0,0001	
6	Gewicht	g	0,66 ± 0,08/29	0,79 ± 0,21/20/ > 0,1	1,08 ± 0,32/20/ < 0,0001

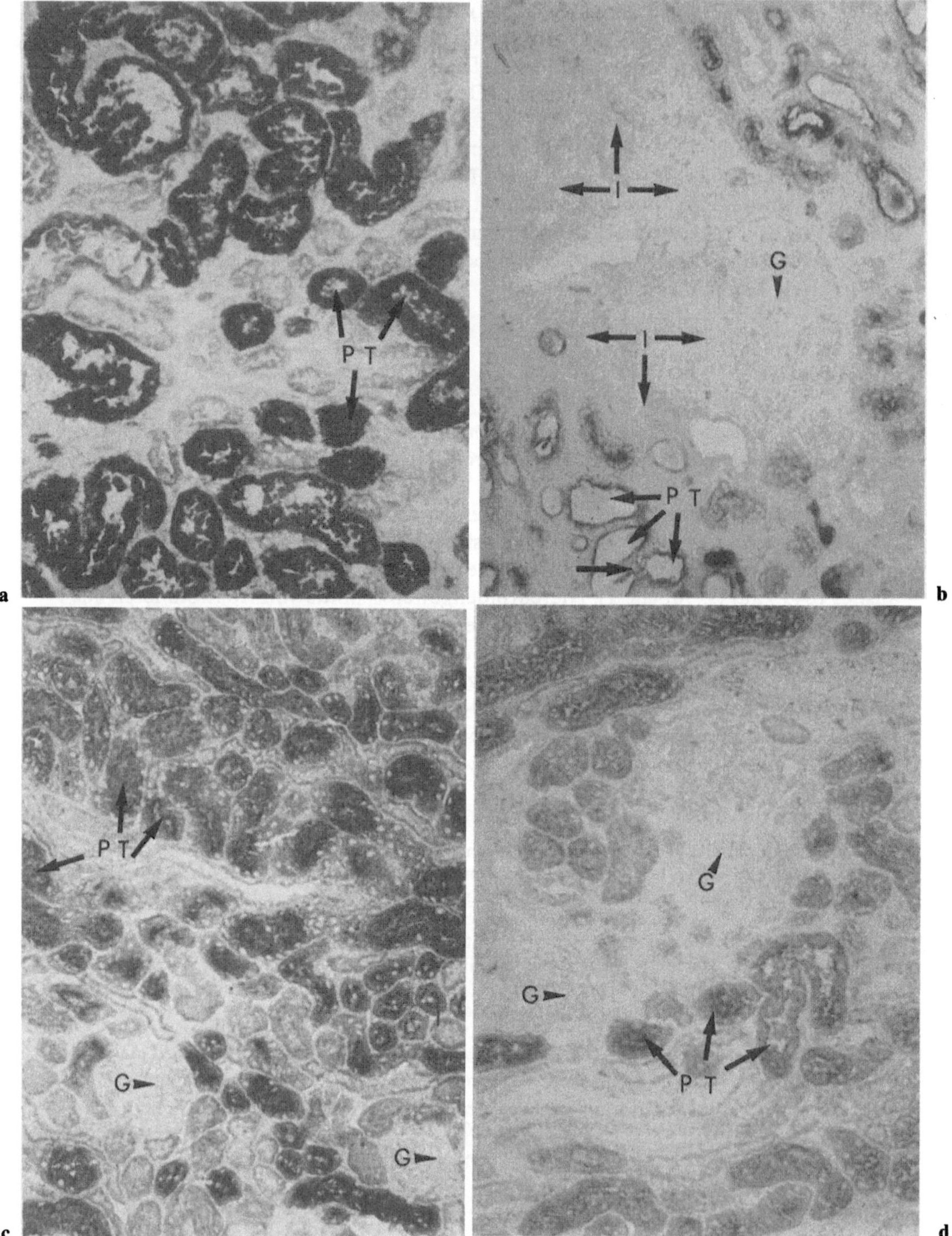
a
PT
b
I
I
G
PT
c
PT
G
G
d
G
G
PT

Abb. 1a–d. Enzymaktivitäten der g-Glutamyltranspeptidase (g-GT) in Nierenrindengewebsschnitten. Vergr. ×100 **a** Humannormalniere: hohe Enzymkonzentrationen, regelmäßig verteilt und scharf abgegrenzt in den Bürstensaumstrukturen der proximalen Tubuli (*PT*) zu erkennen. **b** Nierenrindengewebe einer nephrektomierten Schrumpfniere. Renale Hypertonie seit 15 Jahren bestehend bei einem 52jährigen Patienten wegen hochgradiger Stenosierung der Arteria renalis. Im Bereich der proximalen Tubuli (*PT*) ließen sich histophotometrisch signifikant geringere Enzymaktivitäten der g-GT gegenüber Kontrollnieren analysieren. Es fiel eine partielle Weitstellung der Tubulilumina auf. Auch eine gravierende Vermehrung des interstitiellen, peritubulären Gewebes (*I*) ohne Anfärbung und ohne g-GT-Enzymaktivität wurde beobachtet. Glomerulum (*G*) ebenfalls ohne g-GT-Enzymaktivität. **c** Cortexgewebe einer Rattenkontrollniere. Hohe, regelmäßig verteilte g-GT-Enzymaktivitäten fanden sich in den proximalen Tubuli (*PT*). Die Glomerula wiesen keine g-GT-Aktivitäten auf. **d** Kontralaterale Rattenniere bei Goldblatt-Hypertonie hervorgerufen durch eine unilaterale Stenosierung der Arteria renalis mit einem Silber-Clip. Qualitativ und quantitativ ließ sich in der durch hypertone Durchblutungsverhältnisse geschädigten Niere eine signifikante Verminderung der g-GT-Enzymaktivitäten der proximalen Tubuli (*PT*) analysieren. Weiter lag eine vermehrte Sklerosierung bzw. Zunahme des Interstitiellzellgewebes vor. Glomerulum (*G*) ohne Enzymaktivität der g-GT

◄

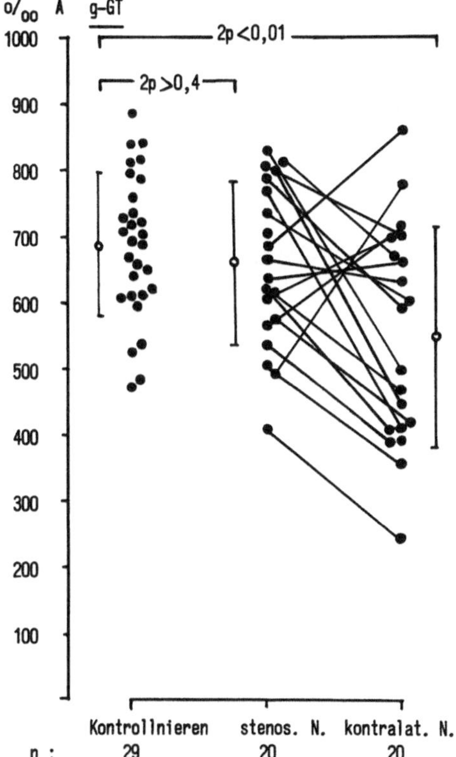

Abb. 2. Histophotometrische Messungen der g-Glutamyltranspeptidase (*g- GT*) Enzymaktivitäten in Nierenrindengewebsschnitten. Untersucht wurden scheinoperierte, normotensive Wistar-Kontrollratten und Tiere mit einer Goldblatt-Hypertonie: Nieren mit stenosierter Arteria renalis (Silber-Clip) sowie kontralaterale unberührte Organe. Bildanalytisch konnte eine Verminderung der g-GT-Enzymaktivitäten bei Goldblatt-hypertonen Ratten, die nicht signifikant war, in Nieren mit stenosierter Nierenarterie und signifikant gegenüber Kontrollnieren in den kontralateralen unberührten Nieren gefunden werden. Ordinate: Absorptionen (*A*) pro Bildfläche der g-GT in Promille (‰), n = Anzahl der gemessenen Nieren. Mit Linien verbunden sind die zugehörigen Nierenpaare eines jeden Tieres

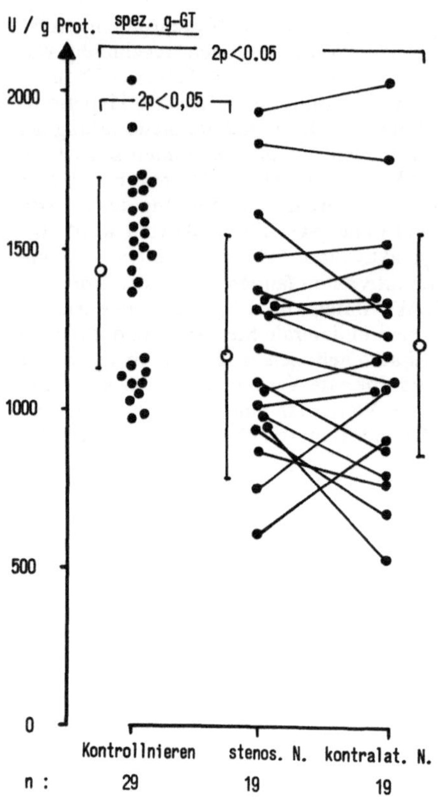

Abb. 3. Quantitative Messungen von Enzymaktivitäten der spezifischen g-Glutamyltranspeptidase (*g-GT*) in Membranfraktionen von Nierenrindengeweben. Bezogen wurden die in units (*U*) angegebenen Enzymkonzentrationen auf Gramm (*g*) Protein (Ordinate). Die g-GT-Enzymaktivitäten in stenosierten und kontralateralen Nieren waren gegenüber Kontrollnieren signifikant vermindert. n = Anzahl der gemessenen Nieren

Renale Kortexgewebe waren bei unilateraler experimenteller Stenosierung der Arteria renalis durch eine Verminderung der membrangebundenen g-GT-Enzymaktivitäten in der nachgeschalteten Niere charakterisiert (s. Tabelle 1, Abb. 2 u. 3).

Geschädigte Tubuli mit degenerativ oder nekrotisch alterierten Nierenepithelzellen wiesen relativ geringe finale Reaktionsproduktkonzentrationen auf (s. Abb. 1b) (Heinert et al. 1983, Scherberich et al. 1982).

Diese Abnahme der spezifischen g-GT wurde mit einer enzym-kinetischen Meßmethode als signifikant analysiert (s. Tabelle 1, Nr. 2; Abb. 3). Die kontralateralen Nieren waren ebenfalls durch eine mit enzymhistophotometrischen und kinetischen Analysen ermittelte signifikante Verminderung der g-GT-Enzymaktivitäten gegenüber Kontrollnieren charakterisiert (s. Tabelle 1, Abb. 1d, 2 u. 3).

Im Gegensatz zu basalen Eliminationen von Enzymaktivitäten der g-GT und der NAG von Kontrollnieren fanden sich signifikant erhöhte Enzymurien der hier untersuchten membrangebundenen g-GT sowie der lysosomal lokalisierten Enzyme NAG bei hypertonen Ratten (s. Tabelle 1, Abb. 4a, b). Dabei waren die Enzymeliminationen der g-GT 2,5fach und die der NAG 3fach höher als die von Kontrolltieren (s. Tabelle 1). Es bestand eine hohe Korrelation zwischen plethysmographisch gemessenen Blutdruckwerten und den in den Urin eliminierten g-GT- und NAG-Enzymaktivitäten scheinoperierter Tiere sowie solcher, die an einer Goldblatt-Hy-

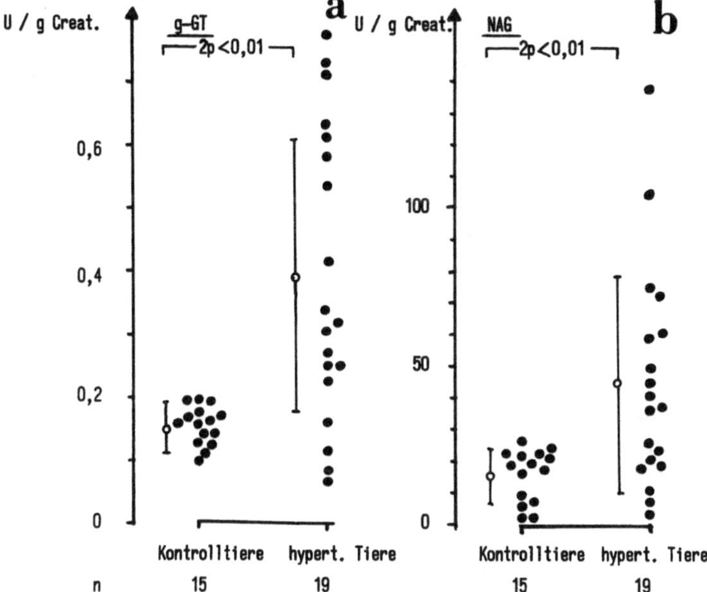

Abb. 4a, b. Messungen im Urin der g-Glutamyltranspeptidase (*g-GT*) und der N-Acetyl-β-D-glucosaminidase (NAG) Enzymaktivitäten in units (*U*) pro Gramm (*g*) Kreatinin. Analysiert wurde Harn von scheinoperierten Kontrolltieren sowie Wistar-Ratten, die an einer Goldblatt-Hypertonie litten. Die eliminierten Urinenzymaktivitäten der membrangebundenen g-GT und der lysosomalen NAG hypertoner Ratten wurden signifikant höher als bei Kontrolltieren gemessen

pertonie bei unilateraler Stenosierung einer Arteria renalis litten. Der Korrelationskoeffizient betrug hier 0,7. Auch in unserem Untersuchungskollektiv fanden sich sowohl in Nieren mit Stenosierung der Arteria renalis Zunahmen der Interstitiellzellgewebe, eine partielle Weitstellung der Tubulilumina und eine qualitative und quantitative Verminderung der g-GT-Enzymaktivitäten (s. Abb. 1b u. Tabelle 1). Auch in kontralateralen Nieren, die keiner Stenosierung der zugehörigen Nierenarterie ausgesetzt waren, ließen sich bei den hier untersuchten Ratten, die an einer renalen Hypertonie litten, Zunahmen des Interstitiellzellgewebes und eine qualitativ und quantitativ analysierbare Abnahme des membrangebundenen Marker Enzyms g-GT beobachten (s. Abb. 1d u. Tabelle 1). Keine histologischen Alterationen konnten in Nierenrindengeweben scheinoperierter Tiere beobachtet werden.

Diskussion

Als Indikator für strukturmorphologische und damit verbunden funktionelle Alterationen des Nierenrindengewebes können Marker-Enzymaktivitätsänderungen des proximalen Tubulussystems angesehen werden (Heinert et al. 1980b, 1983, Mályusz und Braun 1981, Scherberich et al. 1982). Damit einhergehend kommt es unter pathologischen Bedingungen zu erhöhten Enzymexkretionen, die im Urin quantitativ analysiert werden können (Mályusz und Braun 1981, Mondorf und Heinert 1983).

Die hier beschriebenen Untersuchungen zeigten, daß es bei experimentell induzierter Goldblatt-Hypertonie durch Stenosierung einer Arteria renalis mit einem Silber-Clip sowohl in der nachgeschalteten wie auch in der kontralateralen unberührten Niere zu signifikanten Verminderungen der g-GT-Enzymaktivitäten gekommen war (s. Tabelle 1, Abb. 1, 2 u. 3).

Die sich entwickelnde Hypertonie verursachte eine progressive Schädigung des Tubulussystems, während, wie schon frühere Autoren beobachteten, die glomeruläre Filtrationsrate wenig beeinträchtigt wurde (Lowitz et al. 1968, Mályusz und Braun 1981).

Die S_3-Segmente des proximalen Tubulussystems sind zum frühesten Zeitpunkt und am stärksten von ischämischen Bedingungen in der Nierenrinde betroffen, da sie die Prädilektionsstellen mit der größten Vulnerabilität darstellen (Venkatachalam et al. 1982). So fanden sich auch bei hypertonen Ratten die stärksten Abnahmen der Enzymkonzentrationen und die ausgeprägtesten Enzymeliminationen ins Tubulussystem im Bereich der S_3-Segmente. Auch histologische Untersuchungen früherer Autoren wiesen sowohl in Nieren mit vorgeschalteten Nierenarterienstenosen kalzifizierte Infarzierungen nach, auch die kontralateralen Nieren, besonders bei ausgeprägt hypertonen Tieren, zeigten lichtmikroskopisch bereits erkennbare charakteristische Einlagerungen im Gefäßbereich sowie fibrinoide Nekrosen (McAreavey et al. 1982).

Lowitz et al. (1968) konnten an der Ratte messen, daß die Blutdrücke distal des Clips, die tatsächlich die nachgeschaltete Niere erreichen und bei der Nierenperfusion wirksam werden, im Normbereich liegen. So ist es auch zu erklären, daß der erhöhte Blutdruck im wesentlichen nur an der kontralateralen, unberührten Niere wirksam wird.

Eine starke Einengung der Nierenarterie kann zu schweren ischämischen Reaktionen führen. Es kommt dann zu einer vermehrten Reninproduktion und erhöhter Wasserrückresorption der nachgeschalteten Niere (Goldblatt et al. 1934, Heinert et al. 1980b, Lowitz et al. 1968, McAreavey et al. 1982, Russel et al. 1982).

Morphologisch geht die Ischämie einher mit substantiellem Anschwellen der Tubulusepithelzellen und seiner Organellen. Auch eine Verminderung der Enzymaktivitäten in der Nierenrinde und erhöhte Enzymeliminationen dieser Niere werden durch ischämische Bedingungen hervorgerufen (Heinert et al. 1980a, 1980b, 1983, Mályusz und Braun 1981, Scherberich et al. 1982).

Eigene elektronenmikroskopische und Untersuchungen anderer Autoren von Nieren mit Stenosierung der Arteria renalis konnten Blasenbildungen und Ausstülpungen im Bereich der Bürstensäume nachweisen. Quantitative morphometrische Messungen der strukturellen Schädigungen belegten substantielle Reduktionen der luminalen Membranoberflächen (Venkatachalam et al. 1978).

Auch Eliminationen von zellulären Blasenbildungen ins Tubuluslumen wurden beobachtet (Heinert et al. 1980b, Scherberich et al. 1982). Diese Proteine und Enzyme beinhaltenden Exkretionen von Zellbestandteilen können die analysierte, erhöhte Marker-Enzymurie aus proximalen Tubulusepithelzellen bei Nierenarterienstenosen verursachen (Scherberich et al. 1982).

Vaskuläre Alterationen in Form einer Gefäßhypertrophie treten sekundär nach Hypertonie, hervorgerufen durch unilaterale Stenosierung der Nierenarterie, in kontralateralen Nieren auf (Russel et al. 1982, Scherberich et al. 1982).

Ploth et al. (1981) wiesen eine Verschlechterung des kortikalen Nierenblutflusses und der kortikalen Blutdruckautoregulation in kontralateralen Nieren bei Goldblatt-hypertonen Ratten nach. Diese verschlechterten funktionellen Parameter sind in Einklang zu bringen mit Schädigungen des morphologischen Status der Nierenrinde in kontralateralen unberührten Nieren, einhergehend mit einer signifikanten Verminderung des Indikatorenzyms g-GT und einer quantitativen Zunahme des Interstitiellzellgewebes (Fourcade et al. 1971, Málуusz und Braun 1981). Die strukturelle Integrität beider Nieren ist unter hypertonen Bedingungen nicht mehr erhalten und ist compatibel mit einer bilateralen Nephrosklerose. Es erfährt die kontralaterale Niere bei unilateraler Stenosierung ebenfalls eine signifikante strukturelle Alteration (Zunahme des Interstitiellzellgewebes) und enzymhistochemisch dokumentierbare Verminderung der Gewebsenzymaktivitäten (Málуusz und Braun 1981).

Frühere klinische Untersuchungen wiesen nach, daß sich bei 20 Prozent der Patienten, die an einer renalen Hypertonie litten und eine ischämisch verkleinerte Niere aufwiesen, der Blutdruck sich nach Nephrektomie der betroffenen Niere normalisierte. Jedoch wurde die Persistenz einer Hypertonie nach unilateraler Nephrektomie bei den meisten anderen Patienten darauf zurückgeführt, daß die kontralaterale Niere durch die bestehende Hypertonie ebenfalls bereits geschädigt war und selbst den erhöhten Blutdruck weiter unterhielt (Smith 1956).

Die Bestimmung des morphologischen Status der kontralateralen Niere ist daher von Bedeutung und wahrscheinlich nur dann, wenn sie noch normale Verhältnisse aufweist, kann eine renale Hypertonie durch eine unilaterale Nephrektomie beseitigt werden.

Neben signifikanten strukturellen Änderungen durch arterielle Blutdruckbedingungen kommt es in kontralateralen Nieren ebenfalls zu einer signifikanten gravierenden Zunahme des Nierengewichtes (s. Tabelle 1). Dafür verantwortlich ist, wie zu beobachten war, eine ausgeprägte Sklerosierung bzw. ein Zuwachs des interstitiellen peritubulären Zellgewebes (s. Abb. 1 d).

Die hier durchgeführten Analysen konnten dokumentieren, daß ein Verlust der membrangebundenen g-GT-Enzymaktivitäten einherging mit signifikant erhöhten Protein- und Enzymurien (g-GT und NAG), (s. Tabelle 1, Abb. 2, 3, 4a, b).

Damit konnten die schon klinisch beobachteten Abnahmen der Enzymaktivitäten in Schrumpfnieren sowie die erhöhten Enzymeliminationen in den Urin bei Patienten, die an einer renalen Hypertonie bei Nierenarterienstenose litten, unter experimentellen Bedingungen nachvollzogen werden. Diese Ergebnisse standen in Einklang mit den hier gemessenen signifikanten Verminderungen der Gewebsenzymaktivitäten und signifikant erhöhten Enzymurien Goldblatt-hypertoner Ratten gegenüber Kontrollen. Die beschriebenen Untersuchungsergebnisse können ein Hinweis darauf sein, daß funktionell wirksame Nierenarterienstenosen mit erhöhten Enzymeliminationen im Urin einhergehen, die mit nicht-invasiven Techniken gemessen werden können (Málуusz und Braun 1981, Mondorf und Heinert 1983). Quantitative histophotometrische und kinetische Analysen von Marker-Enzymaktivitäten des Nierenrindengewebes können als additive Maßnahme zur Beurteilung der renalen Hypertonie eingesetzt werden.

Literatur

Fourcade J, Navar L, Guyton A (1971) Possibility that angiotensin resulting from unilateral kidney disease affects contralateral renal function. Nephron 8: 1–16

Goldblatt H, Lynch J, Hanzel R, Summerville G (1934) Studies on experimental hypertension. I. The production of persistent elevation of systolic blood pressure by means of renal ischemia. J Exp Med 59:347–379

Heinert G, Scherberich J, Brecht M, Weber W (1980a) Enzymatic and immunologic evaluation of urine following separation in unilateral renal artery stenosis and hypertension. IV. Congr Eur Ass Urol, Athens

Heinert G, Schneider M, Scherberich J, Mondorf W, Weber W (1980b) Ultrastructural and enzymatic analysis evaluating alterations of morphological structures in normal, perfused and transplanted human kidneys. Electron Microscopy 2:312–313

Heinert G, Scherberich J, Mondorf W, Weber W (1983) Quantitative enzymatic and immunologic computer-assisted histophotometry of human kidney tissue sections following neoplastic and other clinically significant alterations. Eur Urol 9:235–241

Lowitz H, Stumpe K, Ochwadt B (1968) Natrium- und Wasserresorption in den verschiedenen Abschnitten des Nephrons beim experimentellen renalen Hochdruck der Ratte. Pflugers Arch 304:322–335

Mályusz M, Braun D (1981) Enzymuria (the output of gamma-glutamyltranspeptidase and of N-acetyl-beta-D-glucoseaminidase) in the course of experimental renovascular hypertension. Enzyme 26:32–42

McAreavey D, Brown W, Robertson J (1982) Exchangeable sodium in rats with Goldblatt two-kidney one-clip hypertension. Clin Sci 63:271–274

Mondorf W, Heinert G (1983) Quantitative enzymatische und enzymhistochemische Analysen zum Nachweis induktiver und nephrotoxischer Wirkungen verschiedener Antibiotika. Urologe [Ausg A] 22: 198–201

Ploth D, Roy R, Huang W, Navar L (1981) Impaired renal blood flow and cortical pressure autoregulation in contralateral kidneys of Goldblatt hypertensive rats. Hypertension 3:67–74

Russell G, Bing R, Swales J, Thurston H (1982) Indomethacin or aprotinin infusion: effect on reversal of chronic two-kidney, one-clip hypertension in the conscious rat. Clin Sci 63:361–366

Scherberich J, Gauhl C, Mondorf W, Heinert G, Schneider J, Schoeppe W (1982) Pathobiochemische Hintergründe der Ausscheidung von Tubulusmembranenzymen und anderen Nierenantigenen im Harn. Proc Symp „Harnenzyme", Universität Halle-Wittenberg

Smith H (1956) Unilateral nephrectomy in hypertensive disease. J Urol 76:685–701

Venkatachalam M, Bernard D, Donohoe J, Levinsky N (1978) Ischemic damage and repair in the rat proximal tubule: Differences among S_1, S_2 and S_3 segments. Kidney Int 14:31–49

Die kapilläre Embolisation bei renaler Hypertonie – eine Alternative zur Nephrektomie?

Untersuchung am Hochdruckmodell der Ratte und erste klinische Erfahrungen

J. Rassweiler[1], G. W. Kauffmann[2], G. Richter[3], K. Miller[1], R. Jäger[2] und G. Fuchs[1]

Zusammenfassung

Die klinischen Ergebnisse der Embolisationsbehandlung bei renaler Hypertonie sind mit einer dauerhaften Blutdrucksenkung von nur 33% unbefriedigend. Als Hauptprobleme gelten der renale Kollateralkreislauf und die Rekanalisation okkludierter Gefäße. Am Hochdruckmodell der Ratte (two kidney – one figure 8 – model) nach Grollman wird das in früheren Versuchen entwickelte Konzept der kapillären Embolisation mit Ethibloc der Nierenarterienligatur als Beispiel der zentralen Okklusion und der Nephrektomie als chirurgischer Alternative gegenübergestellt. Nephrektomie (50% erfolgreich therapiert, 29% verbessert) und kapilläre Embolisation (57% erfolgreich therapiert, 21% verbessert) besitzen eine äqulivalente therapeutische Effektivität, während die Nierenarterienligatur (85% fehlgeschlagen) den Bluthochdruck nicht beeinflußt. Die kapilläre Embolisation mit Ethibloc bietet sich somit als weniger invasives Verfahren alternativ zur Nephrektomie bei renaler Hypertonie an.

Einleitung

Trotz zunehmend organerhaltender Tendenz bei der Therapie der renalen Hypertonie, z. B. durch gefäßchirurgische Eingriffe oder – weniger invasiv durch die perkutane Nierenarteriendilatation, ist die Nephrektomie weiterhin essentieller Bestandteil der Behandlung und in etwa 20% der Fälle indiziert (Foster et al. 1975, Kaufman 1979; Rosenthal et al. 1980). Hier bietet sich die Nierenarterienembolisation als weniger invasives Verfahren zur Ausschaltung hochdruckaktiven Parenchyms an. Die bisherigen klinischen Erfahrungen der Embolisation bei renalem Hochdruck sind jedoch unbefriedigend. Nur in 33% der Fälle konnte der Blutdruck dauerhaft gesenkt werden (Tabelle 1).

Das Hauptproblem ist – wie bei der Tumorembolisation – eine wirksame Unterbindung des renalen Kollateralkreislaufes, der hochdruckaktive Parenchymareale unterhält. Dies gilt vor allem bei *zentraler Okklusion (= alleiniger Verschluß der Nierenhauptarterie)*, z. B. mit der Gianturco-Spirale oder dem Silikon-Ballon (Kadir et al. 1983; Kauffmann et al. 1982; Seybold et al. 1980). Bei *peripherer Okklusion*

1 Urologische Klinik, Katharinenhospital, Kriegsbergstr. 60, D-7000 Stuttgart 1
2 Institut für Röntgendiagnostik der Universitätskliniken, D-7800 Freiburg
3 Pathologisches Institut der Universitätskliniken, D-7800 Freiburg

Experimentelle Urologie
Hrsg. v. R. Harzmann et al.

Tabelle 1. Übersicht der aus der Literatur bekannten Embolisationsbehandlungen bei renaler Hypertonie. Okklusionstyp, Embolisat, Effektivität und Problematik. Indikationen waren maligne Nephrosklerose, chronische Glomerulonephritis, chronische Pyelonephritis, segmentale Hyperplasie und Eklampsie

Okklusionstyp	Embolisat	Therapie-Erfolg			Autoren	Problematik
		++	+	–		
zentral (A. renalis)	GAW-Spirale,	–	3	1	Seybold et al. 1980	Kollateralkreislauf
	Silikonballon	–	–	1	Kadir et al. 1983	
peripher (bis Aa. arcuatae)	Gelfoam	6	4	4	Adler et al. 1978, Bachman et al. 1977, Eliscu et al. 1980, Gang et al. 1977, McCarron et al. 1976, Pinet und Lyonnet 1981, Strecker et al. 1979, Thiebot et al. 1981	Rekanalisation, Kollateralkreislauf
	Tachotop	–	–	2	Powischer et al. 1980	
	Bucrylate (IBC)	–	–	1	Freeny et al. 1979	Kollateralkreislauf, venöse Verschleppung
	Bariumsulfat	1	–	1	Goldin et al. 1974, Reuter et al. 1976	
kapillär (bis Glomerulum-kapillaren)	Alkohol (95%)	2	3	–	Nanni et al. 1983	inhomogene Vasookklusion
	Ethibloc/Glucose	1	–	–	Rassweiler et al. 1984	
n=30		10 (33%)	10 (33%)	10 (33%)		

(= Verschluß auch kleinerer Nierenarterienäste) kommt bei Verwendung leicht resorbierbarer Substanzen, wie Gelfoam oder Tachotop, das Problem der Rekanalisation okkludierter Gefäße hinzu (Adler et al. 1978; Pinet und Lyonnet 1981; Powischer et al. 1980; Rassweiler et al. 1984).

Eigene experimentelle Untersuchungen haben ergeben, daß nur durch eine *kapilläre Embolisation (= Ausguß des gesamten arteriellen Gefäßsystems bis ins Kapillarbett)* eine vollständige Organnekrose erzielt wird. Als geeignetes Embolisat erwies sich Ethibloc in Kombination mit 40%iger Glucose. Hauptbestandteil des Embolisats ist ein Maisprotein (Zein), welches in alkoholischer Lösung vorliegt und bei Kontakt mit Blut oder Wasser kaugummiartig präzipitiert. Die vorinjizierte Glucose verzögert wegen ihrer osmotischen Wirkung die Präzipitation von Ethibloc und gewährleistet so dessen kapillären Transport. Die Substanz ist biologisch inert und wird nur langsam resorbiert, ohne daß es zu einer Rekanalisation okkludierter Gefäße kommt (Kauffmann et al. 1982; Rassweiler et al. 1980; Richter et al. 1981).

Das Konzept der kapillären Embolisation soll nun am Modell der einseitigen renalen Hypertonie (nach Grollman) an der Ratte getestet und mit der Nierenartienligatur als Beispiel der zentralen Okklusion und der Nephrektomie als chirurgischer Alternative verglichen werden.

Material und Methoden

Hochdruckerzeugung

Bei 146 männlichen Jungtieren (Wistar-Ratten, 150–170 g) wird nach Flankeninzision ein Baumwollfaden um den oberen und unteren Pol der linken Niere geschlungen. Das weitere Wachstum der Niere führt zur Kompression des Parenchyms mit reaktiver Perinephritis, Ischämie der Nierenrinde und konsekutiver Hochdruckentwicklung (Abb. 1; Grollman 1944). Nach 6 Wochen haben 76 Tiere hypertone Blutdruckwerte (RR_m 116 mm Hg) und können in die Therapiegruppen eingeteilt werden.

Blutdruckmessung

Der Blutdruck wird mittels oszillometrischer Schwanzphlethysmographie am nicht anästhesierten Tier bestimmt (Fa. Fischer, Mockenheim). Das Versuchstier muß an den Meßvorgang gewöhnt werden, valide Blutdruckwerte ergeben sich erst bei einer Pulsfrequenz unter 400/min.

Therapiegruppen

Kapilläre Embolisation mit Ethibloc (Fa. Ethicon, Hamburg)

Ein 2F-Katheter wird über die linke A. carotis in die Bauchaorta vorgeschoben und nach Laparatomie in die linke Nierenarterie eingeführt und dort eingebunden, um einen Reflux von Embolisat zu verhindern. Ethibloc wird mit folgendem Schema injiziert:

- Vorinjektion 40%iger Glucose (0,02–0,04 ml; ca. 30% des Embolisationsvolumens)

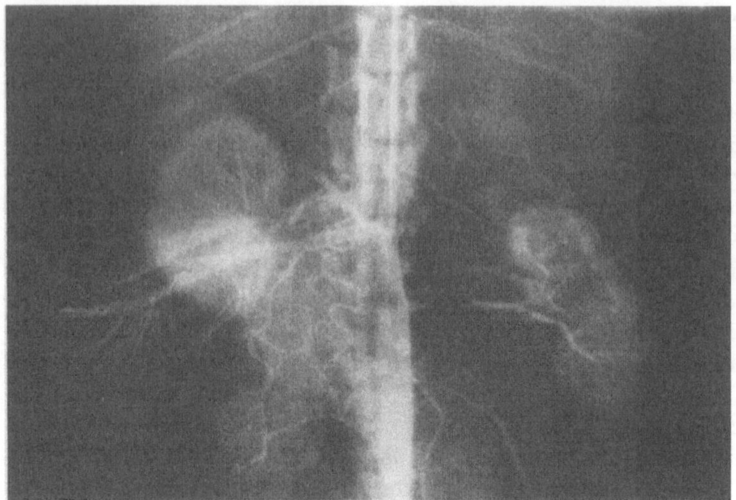

a

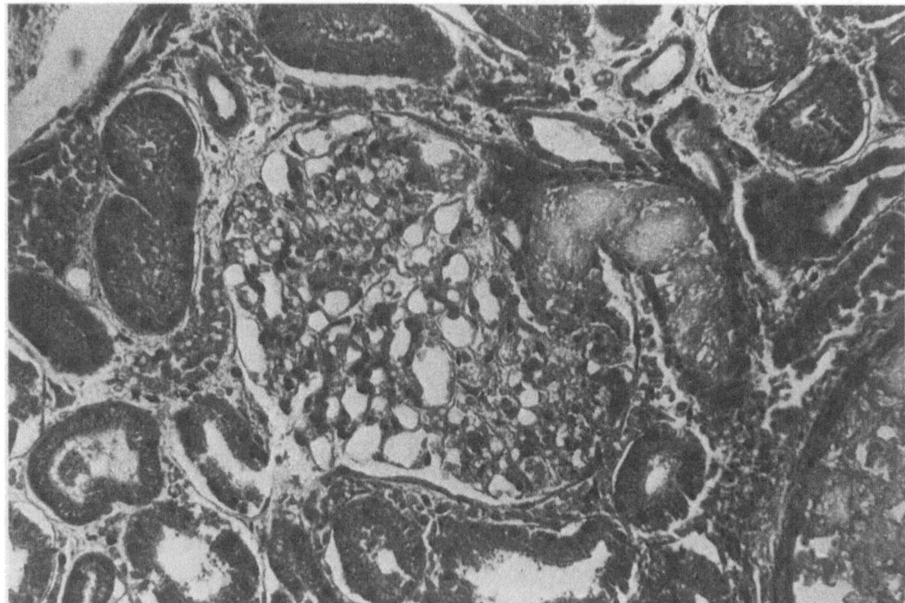

b

Abb. 1 a–d. Kapilläre Embolisation mit Ethibloc/Glucose (0,07 ml) am Hochdruckmodell der Rattenniere. **a** *Aortographie 6 Wochen nach Anlage der Grollman-Ligatur.* Kompression des Parenchyms am oberen und unteren Pol der linken Niere mit einer Rarefizierung der Gefäße. Hypoplastische linke A. renalis, verzögerter Eintritt der Parenchymphase im Vergleich zur rechten Niere. **b** *Histologie unmittelbar nach Embolisation:* Schaumiges Embolisat im dilatierten Vas afferens und Glomerulumkapillaren (Masson-Goldner 450fach). **c** *Kontrollaortographie 9 Wochen nach Embolisation:* Keine Darstellung der linken A. renalis oder von Kollateralen versorgtem Restparenchym. Kompensatorische Hypertrophie der rechten Niere. **d** *Histologie 9 Wochen nach Embolisation:* Vollständige Koagulationsnekrose mit hyalinen Glomerula (links). Ethibloc in hilusnaher Interlobararterie nachweisbar (Mitte), doppeltbrechendes Fadenmaterial von Fremdkörpergranulomen umgeben (rechts). EVG, 60fach

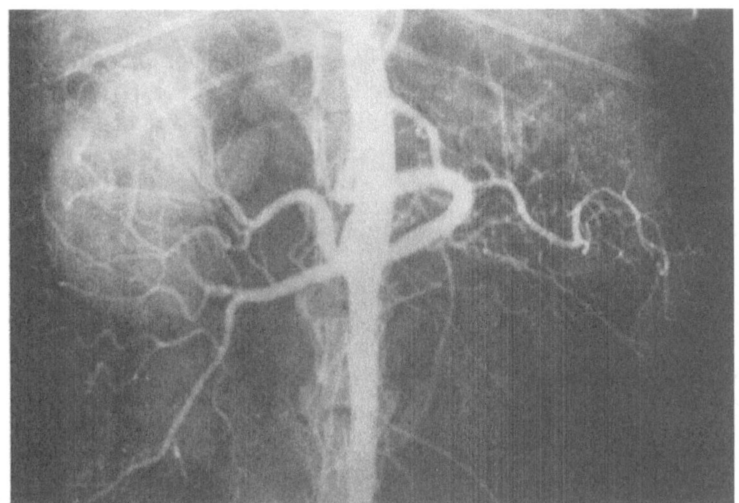
c

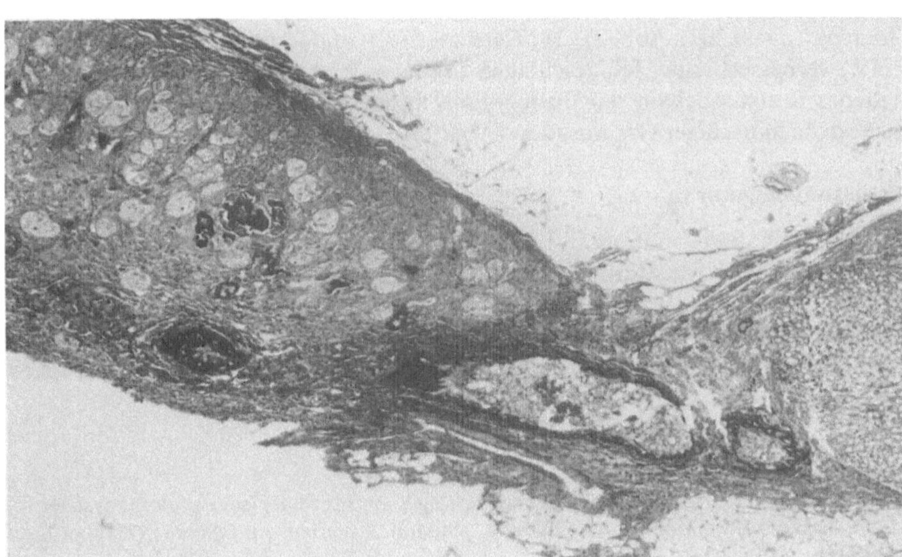
d

- Ethibloc (0,05–0,09 ml)
- Nachinjektion 40%iger Glucose (0,01–0,02 ml)

Die *Nierenarterienligatur* erfolgt transperitoneal, die *Nephrektomie* von lumbal.

Kontrollgruppe

Nach selektiver Katheterisierung der A. renalis wird eine die linke Niere mit isotonischer Kochsalzlösung (0,05 ml) perfundiert.

Statistik

Die Blutdruckkontrollen werden 1, 3, 5, 7, und 9 Wochen nach Therapie durchgeführt. Zur *kollektiven* Beurteilung wird der arterielle Mitteldruck bei Therapiebeginn und nach 9 Wochen bewertet und mit dem Differenzen-T-Test auf signifikante Abweichungen überprüft. Grundlage der *Einzeltierbewertung* sind die Kriterien von Foster und Kaufman:

- erfolgreich therapiert (+ +) = kein Hypertonus, RR_s 160 mm Hg, RR_m 107 mm Hg.
- verbessert (+) = RRs 160 mm Hg, jedoch Senkung des RRm um >15 mm Hg.
- fehlgeschlagen (–) = RRs 160 mm Hg, RRm nicht oder um <15 mm Hg gesunken.

Die *histologische* Aufarbeitung der Nieren erfolgt mit PAS-, HE-, Masson-Goldner und EVG- Färbungen.

Ergebnisse

Kapilläre Embolisation (n = 32)

Signifikanter Abfall des arteriellen Mitteldrucks (RR_m nach 9 Wochen um 20 mm Hg ($p < 0{,}001$; Abb. 2). 18 Tiere (= 57%) sind erfolgreich therapiert, je 7 (= 21%) verbessert, bzw. fehlgeschlagen (Tabelle 2). Angiografisch stellt sich kein erhaltenes Restparenchym dar, histologisch findet sich eine vollständige Koagulationsnekrose in narbiger Organisation (Abb. 1).

Nierenarterienligatur (n = 13)

Kein Blutdruckabfall während des Beobachtungszeitraumes, nicht signifikanter Anstieg des arteriellen Mitteldruckes um 4 mm Hg (Abb. 2). Je 1 Tier (= 7,5%) ist erfolgreich therapiert, bzw. verbessert, bei 11 Tieren (= 85%) hat die Behandlung fehlgeschlagen (Tabelle 2). Angiografisch findet sich in 90% eine Verkalkung der Hochdruckniere mit über lienale, suprarenale und lumbale Kollateralen versorgtem Rest-

Tabelle 2. Graduierter Vergleich des Therapieerfolges am Einzeltier bei einseitiger renaler Hypertonie der Ratte (two kidney – one figure 8 – model). Kriterien von Foster (1975) und Kaufman (1979)

Therapie	n	erfolgreich + +	verbessert +	fehlgeschlagen –
Kapilläre Embolisation (Ethibloc/Glucose)	32	18 (57%)	7 (21%)	7 (21%)
Nierenarterienligatur (zentrale Okklusion)	13	1 (7,5%)	1 (7,5%)	11 (85%)
Nephrektomie (chirurg. Alternative)	14	7 (50%)	4 (29%)	3 (21%)

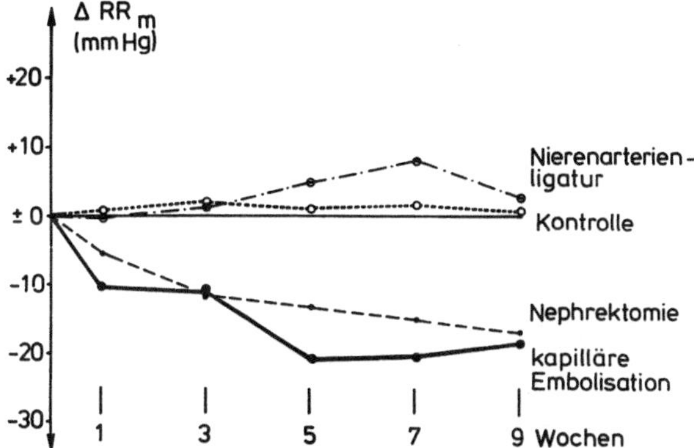

Abb. 2. Änderung des arteriellen Mitteldrucks (RR_m) der verschiedenen Therapiegruppen am Hochdruckmodell der Ratte. Beobachtungszeitraum 9 Wochen

parenchym. Histologisch zeigt sich eine Hyperplasie der juxtaglomerulären Apparate der Restnephrone. An der kontralateralen Niere finden sich Zeichen einer hypertensiven Glomerulopathie mit vernarbten Glomerulumschlingen (Abb. 3).

Nephrektomie (n = 14)

Signifikanter Abfall des arteriellen Mitteldruckes nach 9 Wochen um 17 mm Hg ($p < 0{,}001$; Abb. 2). 7 Tiere (= 50%) sind erfolgreich therapiert, 4 (= 29%) verbessert und bei 3 (= 21%) hat die Behandlung fehlgeschlagen (Tabelle 2).

Kontrollgruppe (NaCl-Perfusion)

Kein Blutdruckabfall während des Beobachtungszeitraumes, nicht signifikanter Anstieg des arteriellen Mitteldrucks um 1 mm Hg (Abb. 2).

Erste klinische Erfahrung

16jährige Transplantationspatientin mit maligner Nephrosklerose und renalem Hypertonus aufgrund der linken Restniere, nachgewiesen durch seitengetrennte Reninbestimmungen im Nierenvenenblut. Nach Embolisation mit 4,5 ml Ethibloc konnte die antihypertensive Therapie reduziert werden (0,25 mg Clonidin/d). Nach 3 Wochen war keine medikamentöse Hochdrucktherapie mehr erforderlich.

Diskussion

Die Hauptprobleme der organausschaltenden Nierenembolisation sind Kollateralkreislauf und Rekanalisation. Beide führen zu einer Hypoxie anstatt der erwünschten Anoxie im embolisierten Areal und damit zu Restparenchym (Eisenberger et al. 1981; Kadir et al. 1983; Kauffmann et al. 1982; Rassweiler et al. 1980; Richter et al. 1981).

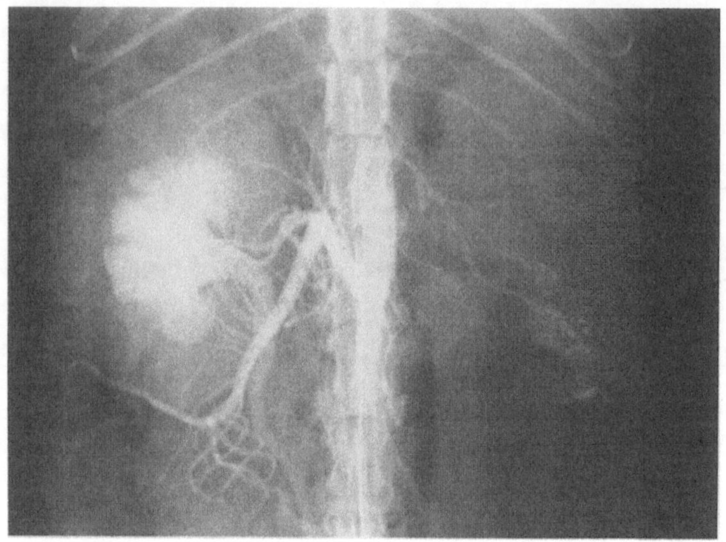
a

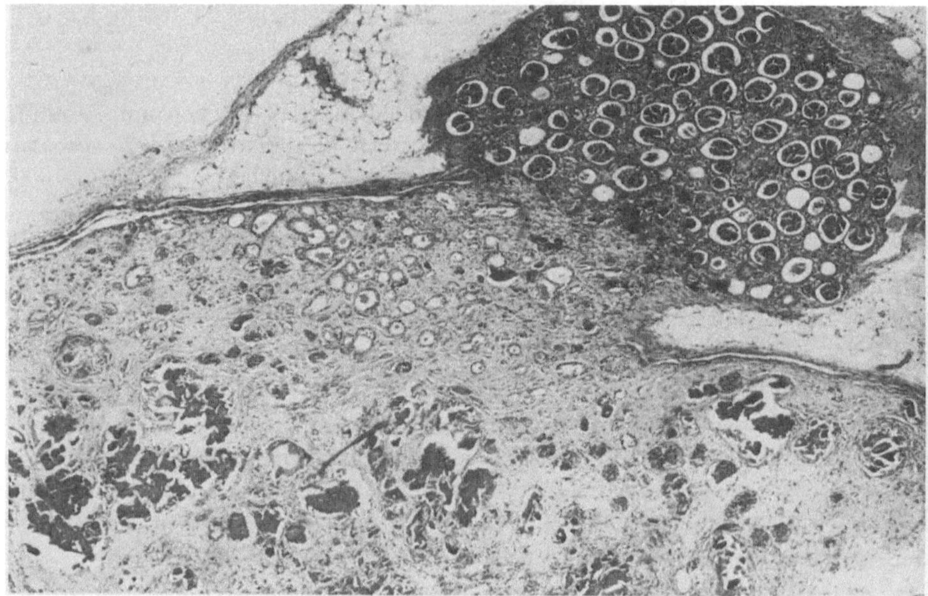
b

Abb. 3a, b. Nierenarterienligatur am Hochdruckmodell der Ratte 9 Wochen nach Unterbindung der linken A. renalis mit persistierendem Hypertonus. **a** *Kontrollaortographie.* Kalzifikation und Schrumpfung der linken Niere mit über lienale und suprarenale Kollateralgefäße versorgtem Restparenchym. **b** *Histologie.* Schollige Verkalkung (basal) mit erhaltener hilusnaher Parenchyminsel, bestehend aus lymphoplasmazellulär infiltrierten Glomerula und atrophischen Tubulusresten. Hyperplasie der juxtaglomerulären Apparate. (PAS, 60fach)

Die Existenz einer ausgeprägten Kollateralversorgung von Hochdrucknieren konnte von verschiedenen Autoren nachgewiesen werden (Adler et al. 1978; Ernst et al. 1976; Rosenthal et al. 1980; Vetter et al. 1979). Dies erklärt die bisher unbefriedigende Erfolgsrate bei der Embolisation hochdruckaktiver Nieren: Die verwendeten Embolisationsmaterialien erzielten nur einen unvollständigen Gefäßverschluß (zentraler oder peripherer Okklusionstyp; Tabelle 1) und damit keine völlige Organausschaltung.

Solche nur unvollständigen Organnekrosen werden auch in eigenen experimentellen Untersuchungen an der Ratte nach Nierenarterienligatur und Gelfoam-Embolisation beobachtet (Kauffmann et al. 1982; Rassweiler et al. 1980; Richter et al. 1981). In diesen Versuchen führte nur eine homogene Okklusion der gesamten arteriellen Strombahn – *die kapilläre Embolisation* – zu einer vollständigen Organnekrose ohne Rekanalisation.

Wie bereits für das Modell der gesunden Niere und experimenteller Nierentumoren kann dies auch für das Modell der Hochdruckniere bestätigt werden: Die kapilläre Embolisation mit Ethibloc erzielt eine totale Koagulationsnekrose der Hochdruckniere (Abb. 1) und dementsprechend sowohl bei kollektiver Betrachtung wie auch bei graduierter Einzeltierbewertung den gleichen therapeutischen Erfolg wie die Nephrektomie, während die Nierenarterienligatur den Bluthochdruck nicht beeinflußt (Abb. 2, Tabelle 2).

Die persistierende Hypertonie nach Nierenarterienligatur führt nicht selten zu irreversiblen Schäden an der kontralateralen Niere mit einer Vernarbung von Glomerulumschlingen, was einer beginnenden Dekompensation der renalen Hypertonie entspricht (Helmchen 1977).

Der *Blutdruckabfall* erfolgt weder nach kapillärer Embolisation noch nach Nephrektomie schlagartig, wie es nach vollständiger Ausschaltung der reninaktiven Hochdruckniere zu erwarten wäre (Gross 1972), sondern sinkt kontinuierlich im Verlauf von 3–4 Wochen ab (Abb. 2). Hierfür müssen ursächlich verschiedene mit dem therapeutischen Eingriff verbundene Faktoren diskutiert werden:

Nach Nierenembolisation mit Gelfoam ist klinisch und experimentell eine Hypertonusentwicklung beobachtet worden (Cho et al. 1982; Kauffmann et al. 1984; Pinet und Lyonnet 1981; Powischer et al. 1980; Rassweiler et al. 1985). Für diese Reaktion wird eine inkomplette Gefäßokklusion mit entsprechendem Hypoxiereiz verantwortlich gemacht. Unwahrscheinlich ist allerdings, daß dieser Mechanismus für die kapilläre Embolisation eine Rolle spielt, bei der postembolisch ein unmittelbarer vollständiger Organuntergang eintritt (Rassweiler et al. 1980). Demnach kann die behandelte Hochdruckniere für den nur zögernden Blutdruckabfall nicht verantwortlich gemacht werden, sondern es müssen andere mit der Blutdrucksenkung interferierende Faktoren sein:

Denkbar ist ein passagerer Hypertonus im Rahmen eines Postaggressions- bzw. Postembolisationssyndroms mit einer Steigerung des Sympathikotonus, einer Aktivierung der Hypophysenhormone und einer Stimulierung des Renin-Angiotensin-Systems (Eisenberger et al. 1981; Siegenthaler 1975). Als zusätzliche Belastung wirkt zudem die ausgeprägte Gewebsnekrose mit steriler Entzündung (Kauffmann et al. 1984) und die passagere Hypervolämie durch Ausschaltung einer Niere (Bianchi et al. 1975, Gross 1972).

Zunehmend wird über die Verwendung von 95%igem Alkohol als ebenfalls kapillärem Embolisat berichtet (Rosenkrantz et al. 1982; Tölle et al. 1983; Nanni et al. 1983; Tabelle 1). Aus unserer eigenen tierexperimentellen Erfahrung (in Vorbereitung) erscheint uns der fehlende Röntgenkontrast des Alkohols als ein entscheidender Nachteil: Postembolisch ist das Ausmaß der Vasokklusion nicht exakt zu ermitteln, so daß trotz kapillärem Transport des Alkohols unterembolisierte Areale verbleiben können.

Bei renaler Hypertonie bietet sich die kapilläre Embolisation mit Ethibloc als nichtinvasives Verfahren alternativ zur Nephrektomie an. Indikationen sind in erster Linie die glomerulonephritische und renovaskuläre Schrumpfniere sowie die Nierenhypoplasie und -dysplasie. Spezielle Indikationen zur superselektiven Embolisation stellen die segmentäre Hypoplasie (ASK-UPMARK-Niere) sowie intrarenale Nierenarterienaneurysmen und AV-Malformationen dar. Kontraindikationen sind die akute Pyelonephritis, die Refluxnephropathie, Nephrolithiasis und Hydronephrose, da in diesen Fällen die Gefahr einer Abszedierung des infarzierten Organs besteht.

Die Komplikationsrate der Nephrektomie bei Risikopatienten wird in der Literatur zwischen 5 und 22% angegebenen (Kaufman 1979; Lee et al. 1978; Nanni et al. 1983). Bei über 60 praeoperativen bzw. palliativen Nierentumorembolisationen und unserer ersten kapillären Embolisation einer Hochdruckniere mit Ethibloc haben wir keine schweren Komplikationen beobachtet (Eisenberger et al. 1981; Kauffmann et al. 1984). Bei der klinischen Ethibloc-Embolisation sollte jedoch streng auf die Verwendung eines Ballon-Katheters geachtet werden, der konstante Injektionsbedingungen garantiert und einen Reflux von Embolisat verhindert.

Literatur

Adler J, Einhorn R, McCarthy J, Goodman A, Solangi K, Varanasi U, Thelmo W (1978) Gelfoam embolization of the kidneys for treatment of malignant hypertension. Radiology 128:45–48

Bachman DM, Casarella WJ, Spiegel R, Bregman D (1977) Selective renal artery embolization. Treatment of acute renovascular hypertension. JAMA 238:1534–1535

Bianchi G, Fox U, Pagetti D, Caravaggi AM, Baer PG, Baldoli E (1975) Mechanisms involved in renal hypertension. Kidney Int 8:165–173

Cho KJ, Nishiyama RH, Shields JJ, McCormick TL, Forrest ME (1981) Experimental renal infarcts: angiographic and histologic studies. Am J Roentgenol 136:493–498

Eisenberger F, Rassweiler J, Buck J (1981) Die Embolisationsbehandlung der Niere. Int Welt 11:467–473

Elliscu EH, Haire MH, Tew FT, Newton LW (1980) Control of malignant renovascular hypertension by percutaneous transluminal angioplasty and therapeutic renal embolization. Am J Roentgenol 134:815–817

Ernst CB, Daughtery ME, Kotchen TA (1976) Relationship between collateral development and renin in experimental renal artery stenosis. Surgery 80:252–258

Foster JH, Maxwell MH, Franklin SS, Bleifer OH, Trippel OH, Ormand CJ, De Camp PT, Varady PD (1975) Renovascular occlusive disease. Results of operative treatment. JAMA 231:1043–1048

Franklin SS, Young jr JD, Maxwell MH, Foster JH, Palmer JM, Cerny J, Varady PD (1975) Operative morbidity and mortality in renovascular disease. JAMA 231:1148–1153

Freeny PC, Bush jr WH, Kidd R (1979) Transcatheter occlusive therapy of genitourinary abnormalities using isobutyl-2-cyanoacrylatet (Bucrylate). Am J Roentgenol 133:647–655

Gang DL, Dole KB, Adelmann LS (1977) Spinal cord infarction following therapeutic renal artery embolization. JAMA 237:2841–2852

Goldin AR, Noude JH, Thatcher GN (1974) Therapeutic percutaneous renal infarction. Br J Urol 46:133–135

Grollmann A (1944) Simplified procedure for inducing chronic renal hypertension in mammal. Proc Soc Exp Biol Med 57:102–104

Gross F (1972) Niere und Hochdruck. Klin Wschr 50:621–635

Helmchen U (1977) Regression hochdruckbedingter Gefäßveränderungen. Vortrag auf der gemeinsamen Jahrestagung der Andrologischen Gesellschaften der Bundesrepublik Deutschland, Schweiz und Österreich, Wien 20. bis 23. September

Kadir S, Marshall FF, White RI jr, Kaufman SL, Barth KH (1983) Therapeutic embolization of kidney with detachable silicone balloons. J Urol 129:11–13

Kaufman JJ (1979) Renal vascular hypertension: The UCLA experience. J Urol 121:139–144

Kauffmann GW, Richter G, Rassweiler J, Rohrbach R (1982) New topics in embolization. Front Eur Rad 1:71–100

Kauffmann GW, Rohrbach R, Richter G, Rassweiler J, Sommerkamp H (1984) Der aktuelle Stand der Nierentumorembolisation: Fortschritte, Fehlschläge und Komplikationen. Urologe [Ausg A] 23:109–116

Lee CH, Neff MS, Slifhin RS, Leiter E (1978) Bilateral nephrectomy for hypertension in patients with chronic renal failure on a dialysis-program. J Urol 118:20–22

McCarren DH, Rubin RJ, Barnes BA, Harrington JT, Millan VG (1976) Therapeutic bilateral renal infarction in end-stage renal disease. N Engl J Med 294:652

Nanni GS, Hawkins IF jr, Orak JK (1983) Control of hypertension by ethanol renal ablation. Radiology 148:51–54

Pinet A, Lyonnet D (1981) Embolisation des affections benignes non tumorales du rein. Ann Radiol (Paris) 24:420–425

Powischer G, Wolf A, Syre G (1980) Kidney embolization with collagen flocks in malignant renal hypertension. In: Anacker H, Gulotta U, Rupp N (eds) Percutaneous biopsy and therapeutic vascular occlusion. Int. Symp. München. Thieme, Stuttgart New York, pp 169–172

Rassweiler J, Kauffmann GW, Rohrbach R, Richter G (1980) Kapilläre Embolisation, Teil I: Verschluß des gesamten arteriellen Gefäßsystems der gesunden Rattenniere. Fortschr Roentgenstr 133:644–653

Rassweiler J, Richter G, Jäger R, Fuchs G, Kauffmann GW (1985) Renale Hypertonie nach Gelfoam-Embolisation. Akt Urol 16:12–19

Reuter SR, Pomeroy PR, Chuang VP, Cho KJ (1976) Embolic control of hypertension caused by segmental renal artery stenosis. Am J Roentgenol 127:389–392

Richter G, Rohrbach R, Kauffmann GW, Rassweiler J (1981) Kapilläre Embolisation, Teil II: Verschluß des gesamten arteriellen Gefäßsystems experimentell erzeugter Nierentumoren. Fortschr Roentgenstr 135:85–97

Rosenkrantz H, Sands JP, Buchtal KS, Healy JF, Kmet JR, Gerber F (1982) Renal devitalization using 95 per cent ethylalcohol. J Urol 127:873–875

Rosenthal J, Arlat I, Franz HE (1980) Renovasculäre Hypertonie. In: Rosenthal J (ed) Arterielle Hypertonie. Springer Verlag, Berlin Heidelberg New York, pp 182–200

Seybold D, Lux E, Grosse-Vorholt R, Zeitler E, Gessler U (1980) Nierenarterienembolisation – eine Alternative zur Nephrektomie in der Therapie der malignen Hypertonie bei Dialysepatienten. Klin Wochenschr 58:699–700

Siegenthaler W (1975) Das Postagressionssyndrom. Thieme, Stuttgart 1975

Strecker EP, Kauffmann G, Gilsbach J, Bischoff W (1979) Indikation und Wert der Katheterverschlußbehandlung. Fortschr Roentgenstr 131:520–529

Thiebot J, Merland JJ, Buboust A, Rottembourg J, Bories J (1979) Nephrectomie bilatérale par embolisation des artères rénales. Ann Radiol 22:502–507

Vetter W, Vetter H, Kuhlmann U, Grüntzig A, Pouladis G, Meier W, Largiader F, Studer A, Siebenschein G, Furrer J, Tenschert W, Siegenthaler W (1979) Klinik, Diagnostik und Therapie der renovaskulären Hypertonie. Schweiz Med Wochenschr 109:384–394

V. Infektionen

Immunostimulation as a Therapeutic Principle in Bacterial Infections: The Effect of the Immunomodulator Bestatin on the Experimental Chronic E. coli Urinary Tract Infection

G. DICKNEITE[1], H. U. SCHORLEMMER, T. HOFSTAETTER and H.-H. SEDLACEK

Abstract

An experimental chronic urinary tract infection (UTI) was induced in mice with a nephropathogenic *E. coli* (04:H5) strain. This infection was characterized by a high degree of bacterial colonization and abscess formation in the kidneys. The small molecular weight immunostimulator Bestatin was tested for its capacity to influence the course of chronic UTI. Prophylactic, as well as therapeutic administration of the drug (5 mg/kg) resulted in a significant decrease of the amount of *E. coli* found in the kidneys. Concomitantly the degree of abscess formation in the kidneys was reduced. In this model Bestatin had no effect on humoral immune response, as measured by serum antibody titers. On the other hand, however, an increase of macrophage and polymorphonuclear granulocyte activity could be observed. Thus one could conclude that the therapeutic effects exhibited by Bestatin in this model may be attributed to the stimulation of cellular immune mechanisms.

Introduction

Urinary tract infections (UTI) belong to the most common infectious diseases in human beings and frequently tend to be chronic. Aerobic gramnegative bacteria are the most often encountered causative agents. The uropathogenic *E. coli* strains, characterized by distinct serotypes (Evans and Evans 1983), play a predominant role among this group.

Although antibiotic chemotherapy of UTI is a common regimen, especially in chronic or recurrent infections, antimicrobial chemotherapy often fails to be effective, due to the resistance of microorganisms. Therefore an approach which aims at potentiating the host's immune system should be a logical one. This could be achieved by means of an immunomodulating drug, which should be a purified, non-toxic substance with defined effects on the immune system. An animal model allowing a rapid evaluation of therapeutic response is a prerequisite for testing the effect of substances which could influence the course of a chronic UTI beneficially.

The substance we tested was the dipeptide Bestatin, an inhibitor of the leucine aminopeptidase, which was originally isolated from culture supernatants of the actinomycete Streptomyces olivoreticuli (Umezawa et al. 1976). The immunopotentiating effects of Bestatin have been well documented in several reports and consist of the stimulation of the unspecific immune mechanism such as macrophage and

1 Research Laboratories of Behringwerke AG, P.O. Box 1140, D-3550 Marburg/Lahn

Experimentelle Urologie
Hrsg. v. R. Harzmann et al.

granulocyte activation (Bruley-Rosset et al. 1979; Schorlemmer et al. 1983; Jarstrand and Blomgren 1982), stimulation of DTH-reaction, splenic plaque forming cells (Umezawa et al. 1976) and lymphocyte blastogenesis (Saito et al. 1978). In a recent paper by Noma et al. (1984) an increase of interleukin 2 production has been reported.

In the present study we investigated the prophylactic and therapeutic effects of Bestatin on the course of a chronic urinary tract infection model induced in mice by a nephropathogenic *E. coli* strain.

Materials and Methods

Mice

Female NMRI mice (Charles-River Wiga, Sulzfeld, FRG), 18–20 g, were used. The animals were fed on a standard mouse diet and water ad libitum.

Bacteria and Infection

The uropathogenic *E. coli* strain 04:H5 was kindly donated by Prof. W. Ritzerfeld, Hygiene-Institut, Münster, FRG. Bacteria were grown for 6 hours in meat extract bouillon, washed two times in physiologically buffered saline pH 7.2 (PBS) and were then adjusted to the desired concentration.

5×10^7 cfu *E. coli* were injected intravenously into NMRI mice. 35 days after infection the mice were killed by cervical dislocation and the kidneys were checked for abscess formation. Kidneys were then homogenized with 10 ml of sterile PBS and plated on meat extract agar to estimate the number of viable bacteria per kidney.

Bestatin

Bestatin was kindly provided by Nippon Kayaku Co., Tokyo, Japan. The substance was dissolved in PBS and an optimal dose of 5 mg/kg (Umezawa et al. 1976) was injected into the animals, either i.p. or i.v.

Antibody Response

Antibodies to *E. coli* were determined by the indirect hemagglutination (IHA) technique. Sheep red blood cells were coated with *E. coli* lipopolysaccharide and the serum antibody titer was estimated as the highest dilution (–log 2) giving a positive agglutination reaction.

Macrophages

Peritoneal exsudate was aspirated after injection of 5 ml TCM 199 (containing penicillin, streptomycin and heparin) intraperitoneally. Macrophages were then allowed to adhere to plastic dishes for 2 hours at 37 °C (5% CO_2). Non-adherent cells were then discarded and the cells were cultured for another 24 hours. Macrophage activity was determined as the amount of secreted N-Acetyl-Glucosaminidase according to Woolen et al. (1961).

Polymorphonuclear Granulocytes (PMNs)

Blood was withdrawn from mice by puncture of the retro-orbital vein plexus and sedimented over dextrane. The leucocytic supernatant was then subjected to Ficoll-Hypaque density gradient centrifugation to separate the PMNs. The NBT reduction test in the presence and absence of Zymosan was performed according to Hofstaetter and Brammsen (1981).

Statistics

Differences between the groups were calculated by the χ^2-test and Mann-Whitney U-Test.

Results

The Chronic Urinary Tract Infection Induced by E. coli

The inoculation of mice with the nephropathogenic *E. coli* strain 04:H5 resulted in a long lasting persistent infection of the kidneys. This infection was characterized by a high degree of bacteriuria and a strong colonization of the kidneys by *E. coli.* As Fig. 1 shows, 5 weeks after injection of the infectious inoculum high titers of bacteria could be observed in about 60% of the animals. In addition, 30% of the kidneys were found to be necrotic (Table 1). Histological round cell infiltration of the glomeruli could be demonstrated (not shown).

Treatment of Chronic UTI by Bestatin

Three different regimens of Bestatin application, including daily i.p. injections of 5 mg/kg of the drug, had been chosen. In the first group the substance was given prophylactically (days 6–0), immunostimulating treatment was performed and then followed by the infectious challenge. Therapeutic applications of Bestatin in the other two groups included one regimen where the substance was given immediately after infection (days 0–6) and another one where the substance was administered in the phase in which the infection could be considered chronic (days 7–14).

Table 1. The effect of Bestatin on kidney necroses[a]

Bestatin 5 mg/kg i.p.	necrotic kidneys %
–	30
days –6– 0	4*
days 0– 6	13
days 7–14	10**

[a] Determined 35 days after infection with 5×10^7 E. coli
* $p<0.01$; ** $p<0.05$; (χ^2-Test)

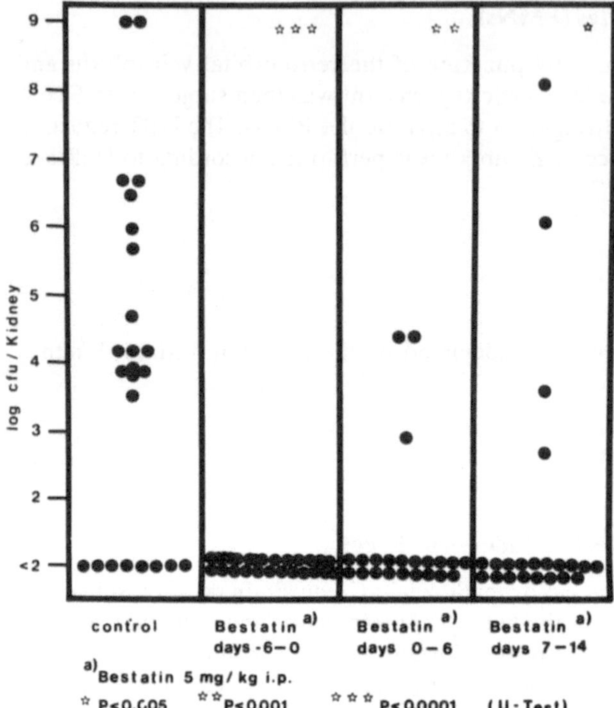

Fig. 1. The effect of prophylactic and therapeutic administration of Bestatin on bacterial kidney colonization. The numbers of viable *E. coli* in the kidneys were enumerated 35 days after infection. 5 mg/kg Bestatin was given on the days indicated. Statistical significance (U-Test): *p<0.05, **p<0.01, ***p<0.001

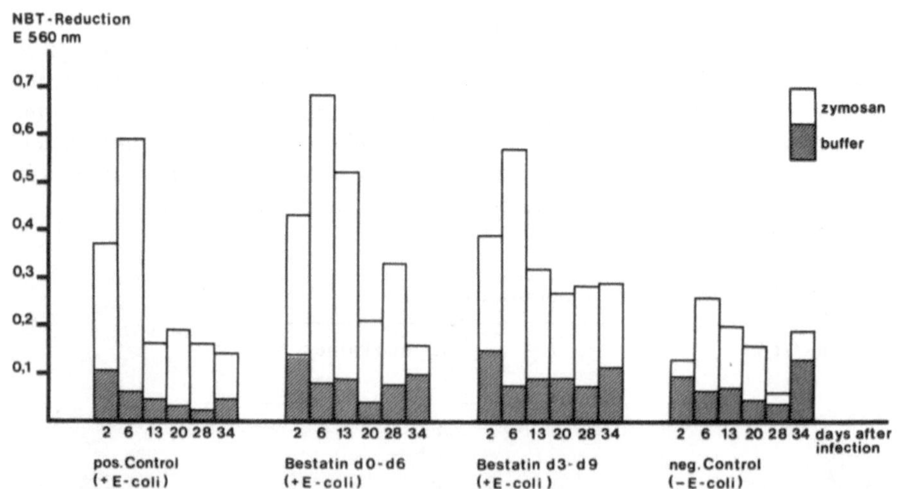

Fig. 2. The activation of PMNs by Bestatin. Peripheral blood PMNs were taken from animals infected with *E. coli* and which had been treated additionally with Bestatin (5 mg/kg i.v.) on the days indicated. The negative control represents a group that was neither infected nor treated with the immunomodulator

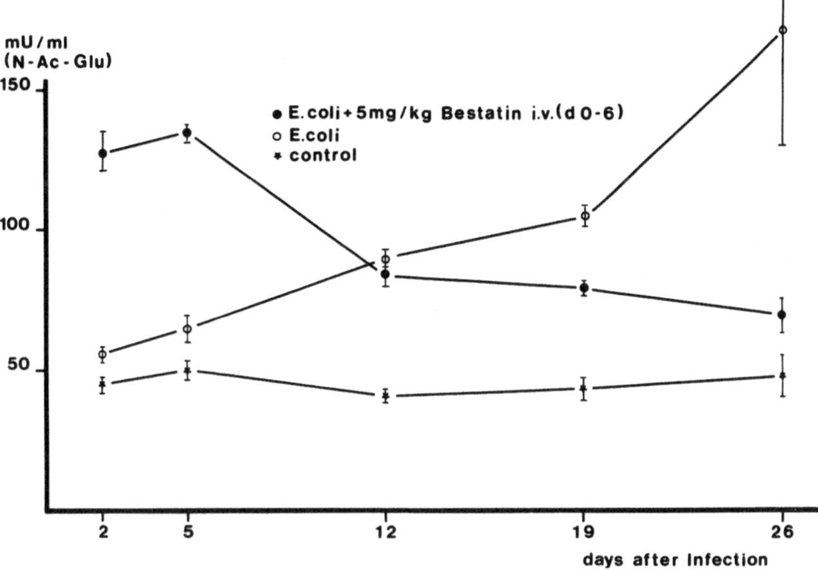

Fig. 3. The influence of Bestatin on macrophage activation. Animals were infected with *E. coli* and their macrophages were obtained on the days indicated. Bestatin (5 mg/kg i. v.) was given additionally on days 0–6

All the treatment regimens with the immunomodulating drug exhibited beneficial effects on the outcome of the chronic infection. As Fig. 1 shows, the prophylactic administration of Bestatin resulted in complete prevention of the kidney infections. Additionally, a significant decrease of abscess formation from 30% in the control group to 4% in the drug treated group was observed (Table 1). In those animals treated therapeutically with the immunostimulator a significant decrease of the infectious load could be found. This was the case in the group treated immediately after infection (Bestatin days 0–6) and, more importantly, in the group that received the drug in the phase where the chronic infection had already settled (Bestatin days 7–14) (Fig. 1). A decrease of abscess formation was, in addition, observed in both drug treated groups (Table 1).

The Effect of Bestatin on Immune Response During Infection

When the humoral immune response against the infecting *E. coli* strain was tested, no effect on the serum antibody titer could be obtained by the administration of Bestatin (data not shown). We then tested the effect of the drug on cellular immune mechanisms such as PMN and macrophage activation. Fig. 2 shows that in the untreated control group (only infection) a fast activation of PMN, as measured by NBT reduction in Zymosan treated cells, occurred. This activation reached its maximum 6 days post infection and then sharply decreased again to normal level. Additional treatment with Bestatin (days 0–6) initially resulted in an only slightly higher activation of PMNs, but activation remained on a higher level up to at least 28 days post infection. A long lasting stimulation of PMN could also be observed in the group treated with Bestatin on days 3–9.

As far as macrophages were concerned, activation in the infected control group occurred more slowly and increased during the course of the chronic infection (Fig. 3). When Bestatin (days 0–6) was given to the infected animals a rapid stimulation of macrophage activity was obtained. That this activation then decreased during the experiment may be a result of the loss of the infectious load due to the therapeutic effect of the immunostimulating drug.

Discussion

Stimulation of the host's own defense mechanisms to overcome a chronic urinary tract infection by an immunopotentiating agent should be a useful therapeutic approach, provided the substance exhibits no toxic side effects. As reported by Umezawa (1978), the toxic side effects of Bestatin, as estimated in a clinical study, appear to be negligible. The experimental evidence presented here shows that, in an experimental model, by potentiating the immune system the course of a chronic UTI can be influenced beneficially if the immunostimulating drug, Bestatin, is used. In this experimental system Bestatin not only proved to be successful when administered prophylactically. Of greater significance for the clinical situation was the finding that, even when the chronic infection has already settled (one week after infection), the use of Bestatin results in a decrease both of the bacterial load and the formation of abscesses.

The activation of cellular immune mechanisms by Bestatin seems to play an important role in the defense mechanism during the course of infection. As reported by Mattsson et al. (1983) Bestatin increases the phagocytic function of granulocytes obtained from patients with recurrent furunculosis. Cell mediated immunity was shown to be stimulated by Bestatin in another experimental chronic infection, *Salmonella typhimurium,* leading to a reduction in the persistence of the bacterial infection (Dickneite et al. 1984). In the case of experimental chronic UTI induced by *E. coli* an activation of macrophages and PMNs during the course of infection was also observed and this may possibly lead to the protective effects described here.

References

Bruley-Rosset M, Florentin I, Kiger N, Schulz J, Mathé G (1979) Restoration of impaired immune functions of aged animals by chronic Bestatin treatment. Immunology 38:75–83

Dickneite G, Kaspereit F, Sedlacek HH (1984) Stimulation of cell-mediated immunity by Bestatin correlates with reduction of bacterial persistence in experimental *Salmonella typhimurium* infection. Infect Immun 44:168–174

Evans DJ, Evans DG (1983) Classification of pathogenic *Escherichia coli* according to serotype and the production of virulence factors, with the special reference to colonisation factor antigens. Rev Infect Dis 5:692–701

Hofstaetter T, Brammsen H (1981) A microassay for nitroblue tetrazolium reduction by human neutrophils. Immunobiology 159:283–292

Jarstrand C, Blomgren H (1982) Increased granulocyte phagocytosis after oral administration of Bestatin, a new immunomodulator. J Clin Lab Immunol 7:115–118

Mattsson L, Blomgren H, Holmgren B, Jarstrand C (1983) Bestatin treatment for the correction of granulocyte dysfunction in patients with recurrent furunculosis. Infection 11:205–207

Noma T, Klein B, Cupissol D, Yata J, Serrou B (1984) Increased sensitivity of IL2-dependent cultured T-cells and enhancement of in vitro IL2-production by human lymphocytes treated with Bestatin. Int J Immunopharmacol 6:87–92

Saito M, Takegoshi K, Aoyagi T, Umezawa H, Nagai Y (1978) Stimulatory effect of Bestatin, a new specific inhibitor of aminopeptidases on the blastogenesis of guinea pig lymphocytes. Cell Immunol 40:247–262

Schorlemmer HU, Bosslet K, Sedlacek HH (1983) The ability of the immunomodulating dipeptide Bestatin to activate cytotoxic mononuclear phagocytes. Cancer Res 43:4148–4153

Umezawa H (1978) New microbial secondary metabolites under preclinical development for cancer treatment. In: Carter SK, Umezawa H, Douros J, Sakurai J (eds) Recent results in cancer research, vol 63. Springer, Berlin, Heidelberg, New York, p 120–134

Umezawa H, Ishizuka T, Aoyagi T, Takeuchi T (1976) Enhancement of delayed type hypersensitivity by Bestatin, an inhibitor of aminopeptidase B and leucine aminopeptidase. J Antibiot (Tokyo) 29:857–859

Woolen JW, Heyworth R, Walker PG (1961) Studies on glucosaminidase and N-acetyl-β-galactosaminidase. Biochem J 78:111–117

Chlamydia trachomatis bei nicht-gonorrhoischer Urethritis – Fluoreszenzserologischer Direktnachweis und kulturelle Anzüchtung

W. Weidner[1], H. Krauss[2], H. G. Schiefer[3] und J. Engstfeld[4]

Einleitung

Die kulturelle Isolierung von *Chlamydia (C.) trachomatis* bei nicht-gonorrhoischer Urethritis (NGU) ist nur unter folgenden Voraussetzungen möglich: 1. Urethralsekret sollte aus der vorderen Harnröhre oder dem Meatus urethrae mit einem Wattetupfer oder einer kalibrierten Platinöse unter Mitnahme von Harnröhrenzellen entnommen werden (Mårdh et al. 1981). 2. Zur Aufbewahrung bis zur endgültigen mikrobiologischen Verarbeitung ist ein geeignetes Transportmedium notwendig (Weidner et al., 1982). 3. Das Material muß sofort gekühlt (4 °C) und nach spätestens 24 Stunden in flüssigem Stickstoff bis zur Verimpfung in Zellkulturen konserviert werden (Mårdh et al. 1982). 4. Die Anzüchtung von *C. trachomatis* in Cycloheximid-behandelten McCoy-Zellen gewährleistet die beste mikrobiologische Ausbeute (Ripa und Mårdh 1977).

Die Beachtung dieser vier Punkte erfordert eine optimale Abstimmung zwischen Kliniker und Mikrobiologen, die sich nicht immer verwirklichen läßt.

Die Einführung eines in Zukunft kommerziell erhältlichen fluoreszeinmarkierten, monoklonalen Antikörpers gegen *C. trachomatis* (MicroTrak-Test[5]) ermöglicht es, routinemäßig mikroskopische Direktuntersuchungen des Urethralsekrets von Patienten mit NGU vorzunehmen. In der vorliegenden Untersuchung haben wir bei 50 Männern mit akuter NGU die Wertigkeit des Direktnachweises von *C. trachomatis* im Urethralsekret mit Hilfe monoklonaler Antikörper mit der bisher durchgeführten Chlamydienisolierung in McCoy-Zellkulturen verglichen.

Patienten, Material, Methodik

Patienten

50 Patienten (Alter $\bar{x}$ 22,4; 18–39 Jahre) wurden untersucht. Alle Patienten litten an einer akuten Urethritis mit Ausfluß. Die Patienten stellten sich in der Prostatitissprechstunde der Universitätsklinik Gießen vom 1. 11. 1983 bis zum 29. 2. 1984 vor.

---

1 Urologische Universitäts-Klinik, Klinikstr. 29, D-6300 Gießen
2 Institut für Infektionskrankheiten der Tiere, D-6300 Gießen
3 Institut für Medizinische Mikrobiologie, D-6300 Gießen
4 Urologische Abteilung des Bundeswehr-Krankenhauses Gießen, D-6300 Gießen
5 Firma Syva-Merck, Darmstadt (Genetic Systems, Seattle USA)

Experimentelle Urologie
Hrsg. v. R. Harzmann et al.

Tabelle 1. Schema der Urethritisdiagnostik

Urethralsekret	Bakterien, Mykoplasmen, Pilze (quantitativ) Chlamydia trachomatis Kultur + Direktnachweis Gramfärbung Gonokokkenkultur
1. Urin	Bakterien, Mykoplasmen, Pilze (quantitativ) Sediment (Papanicolaou-Färbung) Trichomonas vaginalis

Diagnostisches Vorgehen

Die Diagnose der NGU erfolgte aufgrund des Symptoms „spontaner Urethralfluor". Die standardisierte Diagnostik umfaßte Abstriche des Urethralfluors mit einer kalibrierten Platinöse (0,01 ml) zur Bakterien-, Mykoplasmen-, Pilz-, Chlamydien- und Gonokokkendiagnostik unter Verwendung geeigneter Transport- bzw. Selektivmedien (Tabelle 1). Weiter wurde je ein Tropfen Sekret mit der Öse zum Chlamydiendirektnachweis und zur Gramfärbung auf einen Objektträger gebracht. Danach wurde der Patient aufgefordert, Urin zu lassen. Dieser Ersturin (5–10 ml) wurde quantitativ auf Bakterien, Mykoplasmen und Pilze untersucht. Zusätzlich erfolgte eine Leukozytenbestimmung nach Papanicolaoufärbung im Sediment des 1. Urins und ein nativer Trichomonadennachweis. Die diagnostischen Schritte wurden bereits ausführlich beschrieben (Weidner et al. 1980, 1982).

Der Ausschluß einer Gonorrhoe erfolgte, wenn in der Gramfärbung keine intrazellulären Diplokokken nachgewiesen wurden. Eine Gonokokkenkultur wurde zusätzlich angelegt (Tabelle 1). Patienten mit färberisch negativem Ausstrich bei positiver Kultur wurden für die Studie nicht berücksichtigt.

Nachweis von Chlamydia trachomatis

Kultureller Nachweis

Der Sekrettropfen wurde in ein Transportmedium verbracht, mit flüssigem Stickstoff eingefroren und bis zur Verarbeitung bei –80 °C gelagert. Die Chlamydien wurden in McCoy-Zellen vermehrt, deren Zellrasen auf Deckgläschen gezüchtet wurde. Das mit Chlamydien infizierte Transportmedium wurde, mit Wachstumsmedium verdünnt, auf die Zellkulturen aufgebracht. Die endozytotische Aufnahme der Chlamydien in die Wirtszellen wurde durch Zentrifugation bei 3000 g bei 35 °C während 60 Minuten beschleunigt. Nach zweistündiger Inkubation bei 37 °C wurde das Wachstumsmedium durch frisches Medium mit Zusatz von Cycloheximid (2 µg/ml) ersetzt. Nach dreitägiger Bebrütung bei 37 ° C wurden die Zellen mit Methanol fixiert und nach Giménez gefärbt. Die Präparate wurden mit 500facher Vergrößerung 15 Minuten lang mäanderförmig durchgemustert, so daß jeweils mindestens 5000 bis 7000 Zellen inspiziert wurden.

Mikroskopischer Direktnachweis im Urethralsekret

Ein Tropfen (0,01 ml) Urethralsekret wurde auf einen entfetteten Objektträger aufgegeben, luftgetrocknet und mit Methanol fixiert. Der Objektträger wurde dann mit 25 μl Lösung der fluoreszeinmarkierten, monoklonalen Antikörper für 30 Minuten bei 37 °C in feuchter Kammer überschichtet. Nach gründlicher Spülung mit phosphatgepufferter Kochsalzlösung wurde das Präparat in Glycerin/Tris-Puffer oder Eukitt eingebettet und 10 Minuten lang bei 600- bis 800facher Vergrößerung durchgemustert[6]. Der Nachweis von mindestens vier fluoreszierenden Elementarkörperchen im Präparat wurde als „positiv" bewertet. Außerdem wurde nach Zellen mit Einschlußkörperchen gesucht.

Sonstige mikrobiologische Diagnostik

Zur NGU-Diagnostik gehörte ein quantitativer Bakterien- und Ureaplasmen-Nachweis, wobei Keimzahlen ab 10000 KbE/ml Urethralsekret bzw. 1000 KbE/ml 1. Urinfraktion als signifikant angesehen wurden. Technik und Bewertungskriterien der Urethritisdiagnostik unserer Gießener Arbeitsgruppe wurden bereits früher ausführlich dargestellt (Weidner et al. 1980; 1982).

Alle mikrobiologischen Untersuchungen erfolgten ohne Kenntnis der klinischen Befunde. Die mikroskopischen Direktpräparate wurden ohne Kenntnis der kulturellen Ergebnisse beurteilt. Die Auswertung erfolgte erst nach Abschluß aller Tests.

Ergebnisse

Kultureller Nachweis von C. trachomatis

C. trachomatis wurde in Cycloheximid-behandelten McCoy-Zellen angezüchtet. Nach der Giménez-Färbung wurden die mit Elementar- und Retikularkörperchen angefüllten Einschlußkörperchen mikroskopisch nachgewiesen (Abb. 1). Von den 50 Patienten mit NGU gelang der kulturelle Nachweis in 25 Fällen (50%). In 4 Fällen (8%) bestand eine Mischinfektion mit *Ureaplasma (U.) urealyticum. U. urealyticum* selbst war in Reinkultur mit signifikanten Erregerzahlen bei 10 Patienten (20%) nachweisbar. Andere Erreger (E. coli 1×, Enterokokken 2×, Corynebakterien 1×, Verdacht auf Herpesvirus-Infektion 1×) fanden wir bei 4 Patienten (8%). Bei 11 Männern (22%) war die mikrobiologische Diagnostik negativ (Tabelle 2).

Direktnachweis von C. trachomatis im Urethralsekret

Der Nachweis von *C. trachomatis* im Urethralausstrich gelang durch Anfärbung der vorwiegend extrazellulären Elementarkörperchen mit den fluoreszeinmarkierten, monoklonalen Antikörpern. Abbildung 2 gibt einen derartigen Befund wieder: die kleinen, apfelgrün bis gelb fluoreszierenden Partikel (dünne Pfeile) sind Elementarkörperchen. Diese müssen von der rötlichen Hintergrundfluoreszenz schleimbeladener Urethralzellen abgegrenzt werden. Nur in seltenen Fällen wurden auch Einschlußkörperchen (dicker Pfeil) gesehen.

---

6 Ortholux Fluoreszenzmikroskop Leitz, Wetzlar

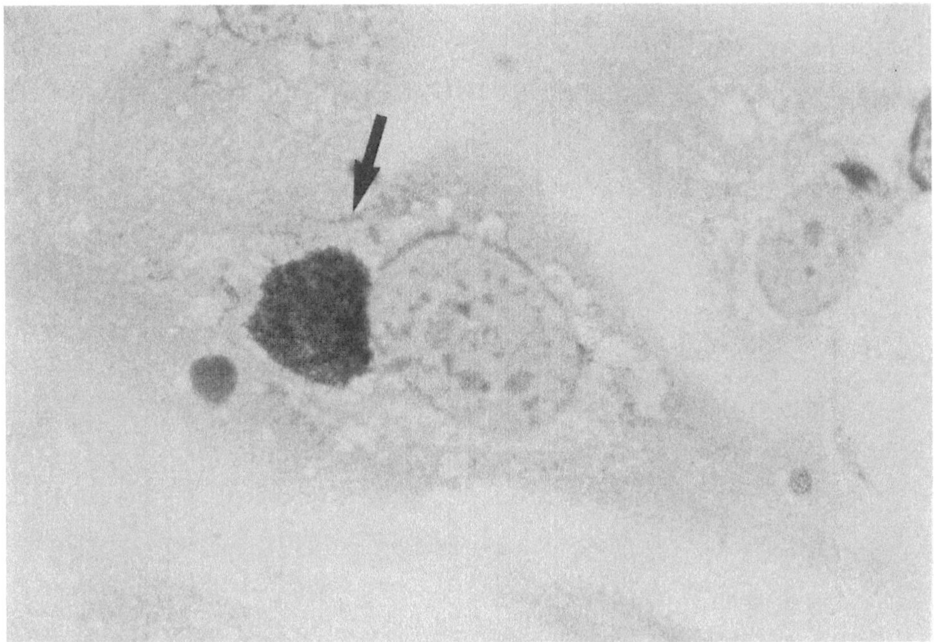

Abb. 1. Nachweis eines Einschlußkörperchens in der McCoy-Zellkultur nach Giménez-Färbung (Vergrößerung ×770)

Tabelle 2. Vergleich von kultureller Diagnostik und mikroskopischem Direktnachweis von *C. trachomatis* bei 50 Patienten mit NGU

	C+	C+/U+	U+	andere Erreger	keine Erreger
	n=21 (42%)	n=4 (8%)	n=10 (20%)	n=4 (8%)	n=11 (22%)
positiver Befund: Kultur	21	4	–	–	–
positiver Befund: Direktnachweis	21	3	2	1	3

C+: positive Chlamydienkultur
U+: signifikante Ureaplasmenzahlen (Urethralsekret ≧ 10^4 KbE, 1. U≧ 10^3 KbE/ml)

Vergleich von Direktnachweis und kulturellem Befund (Tabelle 2)

Alle kulturell chlamydienpositiven Urethritiden ohne sonstigen Erregernachweis wurden auch im mikroskopischen Direktpräparat diagnostiziert. Mit einer Ausnahme galt diese Übereinstimmung auch für die kulturell chlamydienpositiven Urethritiden bei Mischinfektionen mit *Ureaplasma urealyticum.*

Darüber hinaus fanden wir im mikroskopischen Direktpräparat mit monoklonalen Antikörpern anfärbbare Elementarkörperchen von *C. trachomatis* bei negativen

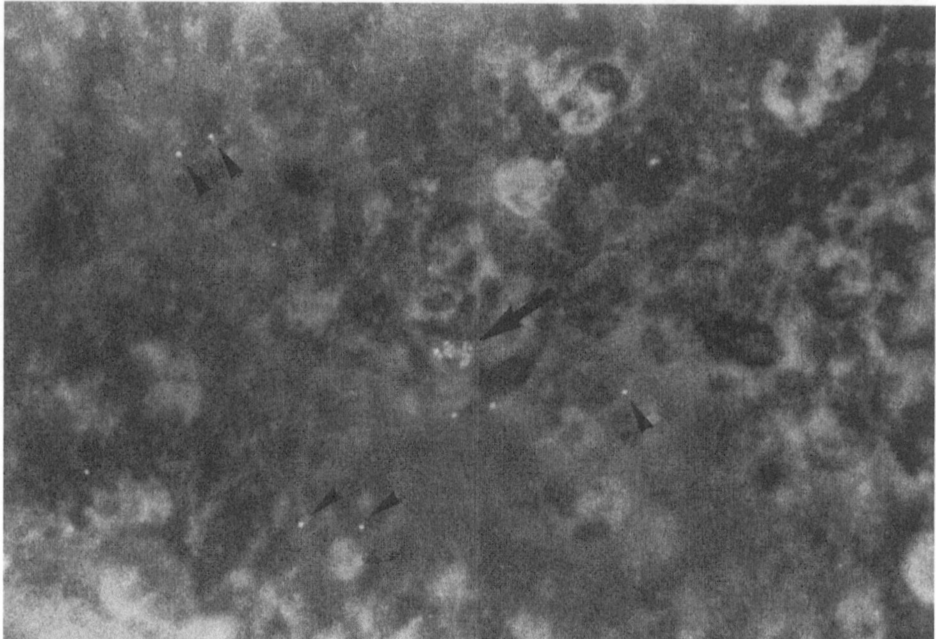

Abb. 2. Fluoreszenzserologischer Direktnachweis von Elementarkörperchen (dünner Pfeil) und einem Einschlußkörperchen (dicker Pfeil) im Urethralausstrich bei kulturell chlamydienpositiver nicht-gonorrhoischer Urethritis unter Verwendung monoklonaler Antikörper (Vergrößerung ×680)

kulturellen Befunden bei zwei weiteren Patienten mit Ureaplasmen-assoziierter Urethritis, bei einem Patienten mit Nachweis von Enterokokken in signifikanten Keimzahlen und bei drei Patienten ohne sonstigen Erregernachweis. In diesen sechs Fällen war die kulturelle Untersuchung auf *C. trachomatis* in McCoy-Zellen negativ.

Diskussion

Die vorliegende Studie bestätigt *C. trachomatis* als häufigsten Erreger der nicht-gonorrhoischen Urethritis (Taylor-Robinson und Thomas, 1980): wir fanden Chlamydien bei jedem zweiten Patienten mit NGU. Diese Nachweisrate entspricht früheren Befunden unserer Arbeitsgruppe an 164 Patienten mit NGU, wobei in 46% der Fälle *C. trachomatis* als Erreger ermittelt wurde (Weidner et al. 1982).

Der mikroskopische Direktnachweis des Erregers mit fluoreszeinmarkierten, monoklonalen Antikörpern führte mit Ausnahme eines Patienten mit Ureaplasmen-Mischinfektion in allen Fällen mit chlamydienpositiver Kultur ebenfalls zur Diagnose, was für die hohe Empfindlichkeit des verwandten Testsystems spricht, das das gemeinsame, speziesspezifische Antigen (Schachter 1978) aller 15 bekannten Serotypen von *C. trachomatis* erkennt (Nowinski et al. 1983; Stephens et al. 1982). Unsere bisherigen Erfahrungen mit dem Direktnachweis zeigen, daß extrazelluläre Elementarkörperchen sicher erkannt werden können. Zellen mit Einschlußkörperchen sind selten.

Bei 6 von 25 Patienten ohne kulturellen Chlamydiennachweis war der Direktnachweis mit monoklonalen Antikörpern positiv. Dieses überraschende Ergebnis kann mehrere Ursachen haben. Der hochspezifische mikroskopische Direktnachweis von *C. trachomatis* mit einem monoklonalen Antikörper beruht auf dem Nachweis des speziesspezifischen Antigens sowohl infektiöser als auch nicht oder nicht mehr infektiöser Elementar- und Retikularkörperchen. Dagegen erfaßt die kulturelle Methode der Anzüchtung in McCoy-Zellen ausschließlich infektiöse Elementarkörperchen. Die Infektiosität von *C. trachomatis* wird durch verschiedene Faktoren negativ beeinflußt. So spielt die Aufrechterhaltung der Kühlkette eine entscheidende Rolle für die Zahl der gebildeten Einschlußkörperchen (Mårdh et al. 1981). Einfrieren reduziert die Zahl der Einschlußkörperchen drastisch (Ngeow et al. 1981). Bakterielle Mischinfektionen, abdiffundierende Anteile von ungeeigneten Abstrichtupfern und im Urethralsekret enthaltene Prostatasekretanteile (Mårdh et al. 1981) wirken toxisch oder zumindest inhibitorisch auf die Vermehrung der Chlamydien in der Zellkultur. Alle genannten Faktoren können zum Verlust der Infektiosität der Chlamydien beitragen, während ihre Antigenität, die für den Direktnachweis entscheidend ist, nicht beeinflußt wird.

Zusammenfassend bestätigt unsere vergleichende Studie an 50 Patienten mit nicht-gonorrhoischer Urethritis erste Berichte (Stamm et al. 1983; Tam et al. 1984) über die hohe Sensitivität des verwandten monoklonalen Antikörpers.

Literatur

Mårdh PA, Weström L, Colleen St, Wølner-Hanssen P (1981) Sampling, specimen handling, and isolation techniques in the diagnosis of chlamydial and other genital infections. Sex Transm Dis 8:280–285

Ngeow YF, Munday PE, Evans RT, Taylor-Robinson D (1981) Taking cell cultures to the patient in an attempt to improve chlamydial isolation. Br J Vener Dis 57:44–46

Nowinski RC, Tam MR, Goldstein LC, Stong L, Kuo Ch-Ch, Corey L, Stamm WE, Handsfield HH, Knapp JS, Holmes KK (1983) Monoclonal antibodies for diagnosis of infectious diseases in humans. Science 219:637–644

Ripa KT, Mårdh PA (1977) Cultivation of Chlamydia trachomatis in cycloheximide-treated McCoy cells. J Clin Microbiol 6:328–331

Schachter J (1978) Chlamydial infections. N Engl J Med 298:428–435, 490–495, 540–549

Stamm WE, Koester CM, Cles L, Cole B, Holmes KK (1983) Diagnosis of C. trachomatis cervical and urethral infections by direct immunofluorescence staining of genital secretions. In: 5th Conference of STD, Seattle USA, Abstract-book No 50

Stephens RS, Tam MR, Kuo Ch-Ch, Nowinski RC (1982) Monoclonal antibodies to Chlamydia trachomatis: antibody specifities and antigen characterization. J Immunol 128:1083–1089

Tam MR, Stamm WE, Handsfield HH, Stephens R, Kuo Ch-Ch, Holmes KK, Ditzenberger K, Krieger M, Nowinski R (1984) Culture-independent diagnosis of Chlamydia trachomatis using monoclonal antibodies. N Engl J Med 310:1146–1150

Taylor-Robinson D, Thomas BJ (1980) The rôle of Chlamydia trachomatis in genital-tract and associated diseases. J Clin Pathol 33:205–233

Weidner W, Brunner H, Krause W (1980) Quantitative culture of Ureaplasma urealyticum in patients with chronic prostatitis or prostatosis. J Urol 124:622–625

Weidner W, Schiefer HG, Krauss H, Engstfeld J (1982) Untersuchungen zur Ätiologie der nicht-gonorrhoischen Urethritis. Dtsch Med Wochenschr 107:1227–1231

Entzündungen im Urogenitaltrakt bei der Adjuvans-Arthritis der Ratte – ein Analogon zur „Uroarthritis" beim Mann?

W. Weidner[1], H. C. Becker[1], W. Mohr[2] und K. L. Schmidt[3]

Einleitung

Reitersyndrom und andere „reaktive" Arthritiden sind klinische Beispiele für den komplexen Zusammenhang zwischen Arthritis und entzündlichen Veränderungen im Urogenitaltrakt. Bis heute fehlen gesicherte Daten zur Genese, Pathomorphologie und Ablauf derartiger „Uroarthritiden" (Olhagen 1975).

Die von Pearson (1956) erstmals beschriebene mit Freundschem Adjuvans induzierbare Polyarthritis der Ratte, die „Adjuvans-Arthritis", ist sicher das am besten untersuchte tierexperimentelle Arthritismodell (Schmidt 1975). Klinisch und pathologisch-anatomisch zeigt dieses Modell Ähnlichkeiten mit der „Uroarthritis", da neben Polyarthritis und Spondylitis auch Veränderungen an der Harnröhre beschrieben worden sind. Die klinische Symptomatik erinnert formal an das Reitersyndrom (Tabelle 1). Obwohl die „Adjuvans-Arthritis" das wohl bestuntersuchteste Arthritismodell ist, liegen nur wenige systematische Untersuchungen vor, die sich gezielt mit den urogenitalen Veränderungen bei diesem Krankheitsbild beschäftigen (Pearson und Wood 1959; Pearson et al. 1960). Wir haben deshalb gezielt den Urogenitaltrakt im Verlauf der Erkrankung auf entzündliche Veränderungen untersucht.

Material und Methodik

Bei 27 männlichen Wistar-Ratten (Gewicht ca. 200 g) wurde eine „Adjuvans-Arthritis" erzeugt. Jedes Versuchstier erhielt dazu 0,1 ml einer vorher frisch zubereiteten Mischung aus 100 mg Mycobacterium butyricum Difco (Fa. Difco, Detroit, Michigan) in 10 ml Mineralöl dickflüssig (Fa. E. Merck, Darmstadt). Die injizierte Mycobakterienmenge betrug somit 1 mg pro Versuchstier. Vor der Mischung mit dem Mineralöl wurden die Mycobakterien mit dem Mörser zerstoßen. Die Injektionen erfolgten in Äthernarkose intraplantar in die rechte Hinterpfote (Einstich neben der Ferse, Vorschieben der Injektionsnadel bis vor die Zehengrundgelenke) (Schmidt 1975). Die Kontrolltiere erhielten keine Injektionen.

In einer ersten Vorversuchsreihe wurden zum Zeitpunkt der maximalen Polyarthritis (15. Tag) je 7 Tiere und zugehörige Kontrollen geopfert. In einer zweiten Versuchsreihe erfolgte eine Verlaufsstudie mit Präparation von je 2 Tieren ab zweitem Tag nach Versuchsbeginn in zweitägigen Abständen.

---

1 Urologische Klinik, JLU Gießen, D-6300 Gießen
2 Institut für Pathologie, Universität Ulm, D-7900 Ulm
3 Klinik für Physikalische Medizin, Balneologie und Rheumatologie, JLU Gießen, D-6300 Gießen

Experimentelle Urologie
Hrsg. v. R. Harzmann et al.

Tabelle 1. Klinische Symptome der Adjuvanserkrankung der Ratte

Hauptsymptome	Nebensymptome
Polyarthritis	Hautläsionen
Urethritis/Balanitis	Meningitis
Konjunktivitis/Keratitis	
Iridocyclitis	
Spondylitis	
Durchfälle	

Harnröhre, Schwellkörper, Prostata, Hoden, Nebenhoden und Ductus deferens sowie Harnblase und Nieren wurden entnommen und nach Formalinfixierung zu Hämalaun-Eosin-gefärbten Paraffinschnitten aufgearbeitet.

Ergebnisse

Die in der *Vorversuchsreihe* am 15. Tag nach Injektion getöteten 7 Tiere zeigten makroskopisch im Urogenitaltrakt keinerlei Hinweis auf eine Urethritis, Prostatitis bzw. Epididymitis.

5 von 7 Tieren wiesen mikroskopisch entzündliche Veränderungen im Bereich der Harnröhre auf, die im histologischen Bild von einer leichten chronischen Urethritis bis zu einer stark ausgeprägten granulomatösen Urethritis reichten. Bei zwei Tieren war entnahmebedingt eine histologische Aufarbeitung der Urethra nicht möglich. Die histologische Untersuchung von Hoden und Nebenhoden der Tiere ergab bis auf ein Tier, bei dem sich eine ausgedehnte granulomatöse Destruktion des Nebenhodens fand, unauffällige Befunde. Bei allen Tieren ließ sich jedoch feingeweblich eine entzündliche Veränderung des periepididymalen Fettgewebes, bis hin zur charakteristisch granulomatösen Reaktion mit Epitheloidzellgranulomen und Langhansschen Riesenzellen nachweisen. Gleiche Befunde waren für das periorchale Fettgewebe objektivierbar. Die zugehörigen Kontrollen waren histologisch unauffällig.

In der als Verlaufsstudie angelegten zweiten Serie von 20 Tieren ließen sich histologisch folgende Befunde objektivieren: *Hoden und Nebenhoden:* Es fanden sich weder am Parenchym vom Hoden noch Nebenhoden strukturelle Veränderungen bei allen 20 Tieren. Ab dem 6. Tag nach Injektion lagen beginnende entzündliche Veränderungen im umgebenden Fettgewebe vor, die sich in den späteren Stadien (ab 12. Tag p.i.) als granulomatöse Reaktion manifestierten (Abb. 1 a). Vereinzelt lagen in frühen Stadien, beginnend ab dem 6. Tag nach Injektion, auch leichte lymphozytäre Infiltrate um die Gefäßkonvolute vor.

Harnröhre und Corpus cavernosum

Die Harnröhre zeigte vom 8. Tag an strukturelle Veränderungen, die sich von einer leichten unspezifischen Entzündung (Abb. 1b) bis zur schweren granulomatösen Entzündung entwickelten (Tabelle 2). Im Corpus cavernosum penis war es zu einer

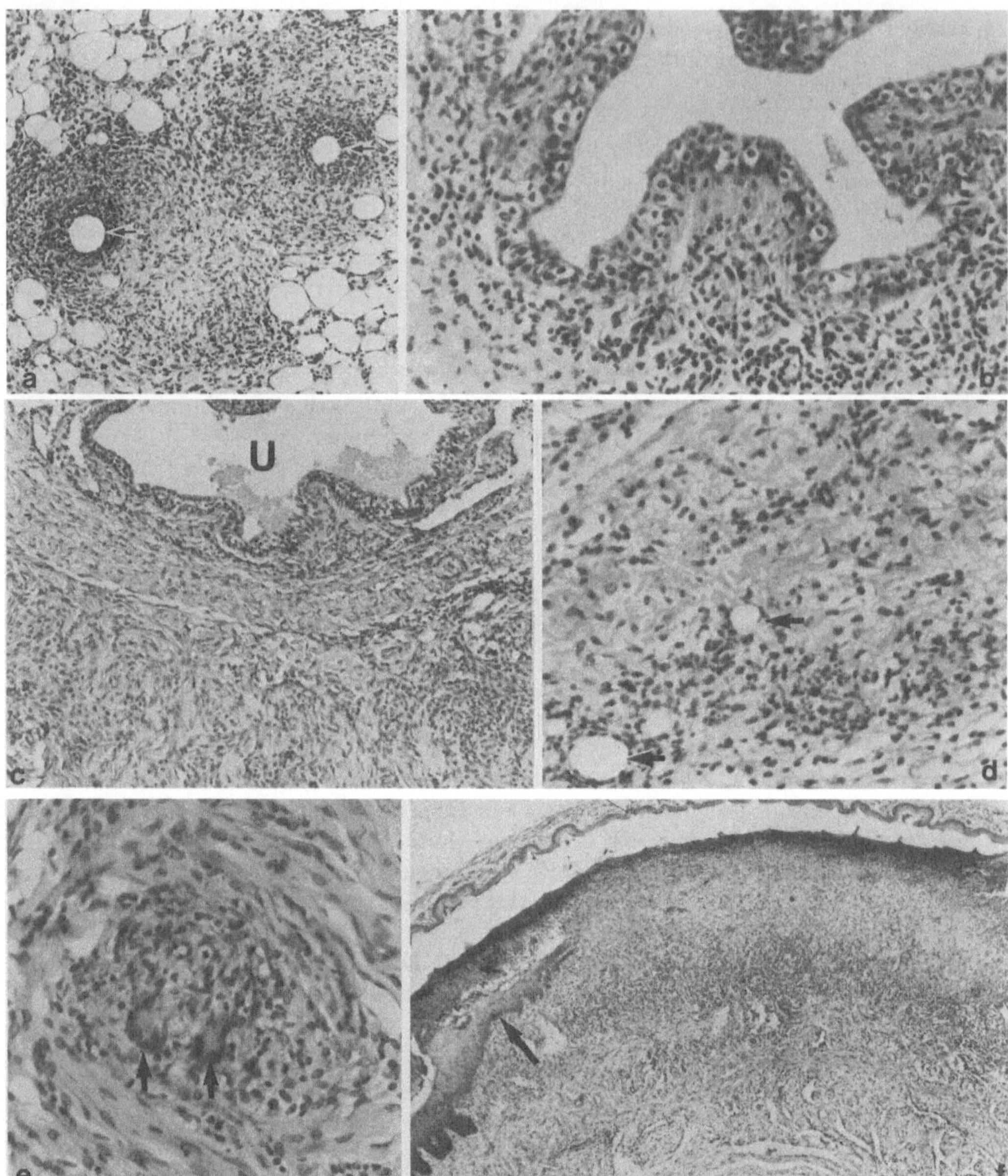

Abb. 1a. Beginnende Bildung von Epitheloidzellgranulomen um Ölzysten (Pfeil) im parepididymalen Fettgewebe (Färbung: HE, Vergrößerung: 76×). **b** Leicht ausgeprägte unspezifische Urethritis: Lymphozytäre Infiltrate im subepithelialen Gewebe (Färbung: HE, Vergrößerung: 200×). **c** Granulomatöse Entzündung im Corpus cavernosum. Die kavernösen Blutgefäße sind durch den proliferativen Entzündungsprozeß nahezu weitgehend verschwunden (*U* Lumen der Urethra; Färbung: HE, Vergrößerung: 76×). **d** Epitheloidzellgranulome um Ölzysten (Pfeile) im Corpus cavernosum (Färbung: HE, Vergrößerung: 200×). **e** Epitheloidzellgranulom mit mehrkernigen Riesenzellen (*Pfeile*) im Corpus cavernosum (Färbung: HE, Vergrößerung: 200×) **f** Ulzerierte Entzündung der Penishaut. Im Randbereich noch Rest des Plattenepithels der Penishaut (*Pfeil*; Färbung: HE, Vergrößerung: 31×)

Tabelle 2. Pathologische Veränderungen an Harnröhre und Corpus cavernosum (Verlauf)

Tag	Pathologische Veränderungen (Corpus cavernosum)
2	Ø
4	Ø
6	Ø
8	Unspezifische Entzündung
10	Granulomatöse Entzündung mit Ölzysten
12	Granulomatöse Entzündung
14	Granulomatöse Entzündung*
17	Granulomatöse Entzündung
20	"Non responders"?

* Ulzerierte Balanitis

starken proliferativen, oft granulomatösen Reaktion gekommen (Abb. 1c–e), durch die nahezu sämtliche kavernösen Blutgefäße zerstört worden waren. Bei einigen Tieren bestand eine ulzerierende Entzündung, bei der das Plattenepithel der Penishaut (Abb. 1f) in weiten Bereichen zerstört war.

Tiere, die am 20. Tag untersucht wurden, zeigten keine pathologischen Veränderungen. Es muß angenommen werden, daß es bei diesen Tieren nicht zur Entwicklung einer generalisierten Adjuvanskrankheit gekommen war (Tabelle 2).

Harnblase

Es fanden sich keine wesentlichen entzündlichen Veränderungen. Bei 2 Tieren (6 bzw. 12 Tage p.i.) lag eine geringe unspezifische Urocystitis vor.

Prostata

Bei sämtlichen Tieren zeigte die Prostata keinen entzündlichen Prozeß.

Nieren

Es fanden sich histologische Nierenveränderungen nur bei zwei Tieren. Bei einem am 10. Tag nach Injektion untersuchten Tier lag eine umschriebene granulomatöse Entzündung im nierenbeckennahen Nierenparenchym vor. Bei einem weiteren (14 Tag p.i.) fand sich ein unspezifisch entzündlicher Prozeß in der Nierenkapsel.

Diskussion

Nach den hier vorgelegten histologischen Befunden stellt die „Adjuvans-Arthritis" der Ratte ein tierexperimentelles Modell einer „Uroarthritis" dar, da es neben der in der Literatur bereits ausführlich beschriebenen Polyarthritis (Mohr und Wild 1976) in gesetzmäßiger Weise auch zu entzündlichen Veränderungen im Urogenitalbereich kommt. Insbesondere die entzündlichen Veränderungen an Harnröhre und Eichel demonstrieren die Beziehungen zum Reitersyndrom.

Literatur

Mohr W, Wild A (1976) Adjuvant arthritis (a review). Arzneimittelforsch 26:1860–1866

Olhagen B (1975) Chronic arthritis and prostatitis. In: Daniellsson D (Hrsg) Proceedings of the Symposion – genital infections and their complications. Stockholm, Almquist (Wiksell)

Pearson CM (1956) Development of arthritis, periarthritis and periostitis in rats given adjuvants. Proc Soc Exp Biol Med 91:95

Pearson CM, Wood FD (1959) Studies of polyarthritis and other lesions induced in rats by injection of mycobacterial adjuvant. I. General clinical and pathologic characteristics and some modifying factors. Arthritis Rheum 2:440–459

Pearson CM, Waksman BH, Sharp JT (1960) Studies of arthritis and other lesions induced in rats by injection of mycobacterial adjuvant. II. Changes affecting the skin and mucous membranes. Comparison of the experimental process with human disease. J Exp Med 113:485–509

Schmidt KL (1975) Hyperthermie und Fieber. Hippokrates, Stuttgart

Effekt einer Antibiotikatherapie bei experimenteller, bakterieller Epididymitis

G. DATHE[1] und P. VOGT

Einleitung

Die Therapie der Epididymitis ist unbefriedigend. Wir haben uns deshalb die Frage vorgelegt, welche Möglichkeiten zur Verbesserung der Therapie und insbesondere zur Vermeidung der unausweichlichen Obliteration des Ductus epididymis zur Verfügung stehen.

Aus der Literatur ist bisher kein Tiermodell zur Erzeugung einer Epididymitis bekannt. Es mußte deshalb zunächst ein Modell mit einer reproduzierbaren, bakteriell induzierten Epididymitis geschaffen werden. Bei dieser Pilotstudie wollten wir erfahren, auf welchem Wege und mit welchen Keimen eine solche Infektion auslösbar ist und welchen Einfluß eine Antibiotika-Therapie auf deren Verlauf hat. Als wesentliches Kriterium sahen wir dabei die morphologische Vergleichbarkeit mit der Epididymitis beim Menschen an.

Methodik

Wir haben bei Wistarratten auf verschiedenen Wegen Keime direkt in den Nebenhoden appliziert. Es wurden sowohl unterschiedliche Methoden, wie eine direkte Punktion des Nebenhodens oder die Punktion des Ductus deferens angewendet, als auch unterschiedliche Keimarten mit verschiedenen Keimkonzentrationen verwendet. Nach umfangreichen Vorversuchen gelang es, durch mikrochirurgische, intraluminale Applikation von Coli-Suspensionen protrahierte Entzündungen auszulösen, die einem Vergleich mit der menschlichen Verlaufsform entsprechen. Alle anderen Versuche, eine reproduzierbare Epididymitis zu erzeugen mißlangen, da in den meisten Fällen bei direkter Punktion eine rasch fortschreitende Abszedierung entstand.

Methodik der mikrochirurgischen Ductus-Katheterisierung

Mit einem mikrochirurgischen Instrumentarium und unter Verwendung eines Operationsmikroskopes mit 16- bis 40facher Vergrößerung wurde der Samenleiter bei Wistarratten freigelegt (Abb. 1). Dieser hat einen Außendurchmesser von 1–1,5 mm. Nach Mikroincision wurde ein Polypropylenschlauch von 0,6 mm Außendurchmesser eingeführt und retrograd Keimsuspension injiziert. Danach

1 Urologische Klinik St. Markus-Krankenhaus, Wilhelm-Epstein-Str.-2, D-6000 Frankfurt am Main 50

Experimentelle Urologie
Hrsg. v. R. Harzmann et al.

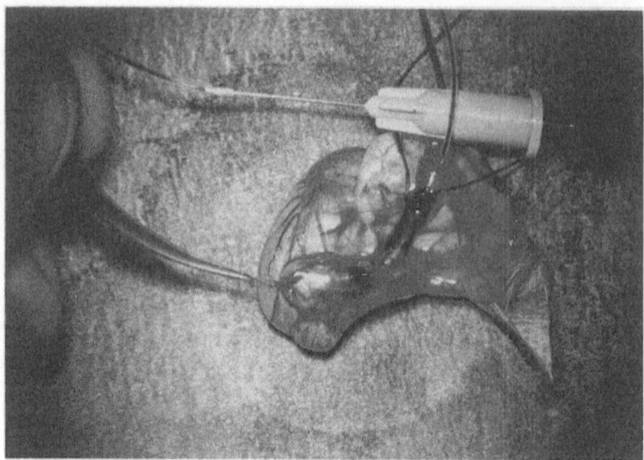

Abb. 1. Mikrochirurgische Samenleiterkatheterisierung und Keiminjektion in den Nebenhodenschwanz

wurde der Kunststoffschlauch wieder entfernt und die Incision mikrochirurgisch wieder verschlossen. Mit dieser Technik wollten wir sowohl die Läsion am Samenleiter gering halten, als auch eine potentielle Rekanalisierung des Lumens ermöglichen. Die verwendeten Keimsuspensionen des Coli-Stammes 06 K13 wurden in drei Gruppen eingeteilt:

Gruppe 1: 10^3 Keime/0,1 ml
Gruppe 2: 10^5 Keime/0,1 ml
Gruppe 3: 10^6 Keime/0,1 ml

Außerdem wurden noch 2 Gruppen zur Kontrolle mit Nährbouillon und NaCl-Lösung behandelt. Die Versuchstiere wurden in zwei Gruppen: unbehandelt und behandelt, eingeteilt. Die Gonaden wurden am 1., 2., 5., 7. und 30. Tag nach Injektion bei den unbehandelten Tieren entnommen. Nach Therapie wurden die Gonaden am 8. und 30. Tag histologisch aufgearbeitet. Eine optimale, reproduzierbare Epididymitis erreichten wir bei einer Keimsuspension von 10^5 Keimen/0,1 ml.

Ergebnisse

Alle behandelten Tiere zeigten am 1. und 2. Tage noch keine wesentliche Reaktion. Nach 7 Tagen trat in der Mehrzahl der Fälle eine schwere Abszedierung ein und nach 30 Tagen heilte die Epididymitis mit Fibrose und Gangobliteration aus (Abb. 2). Zur Therapie erhielten die Tiere vom 0. bis einschließlich 7. Tag zweimal täglich Cefotaxim in einer Dosierung von jeweils 80 mg/kg Körpergewicht. Unter dieser Therapie konnte zwar der Entzündungsverlauf günstig beeinflußt werden, es entstanden aber nach 8 bzw. 30 Tagen sowohl Mikroabszesse im Nebenhoden, als auch eine finale Fibrose des gesamten Nebenhodens mit Gangobliteration und proximaler Lumendilatation im Caput (Abb. 3).

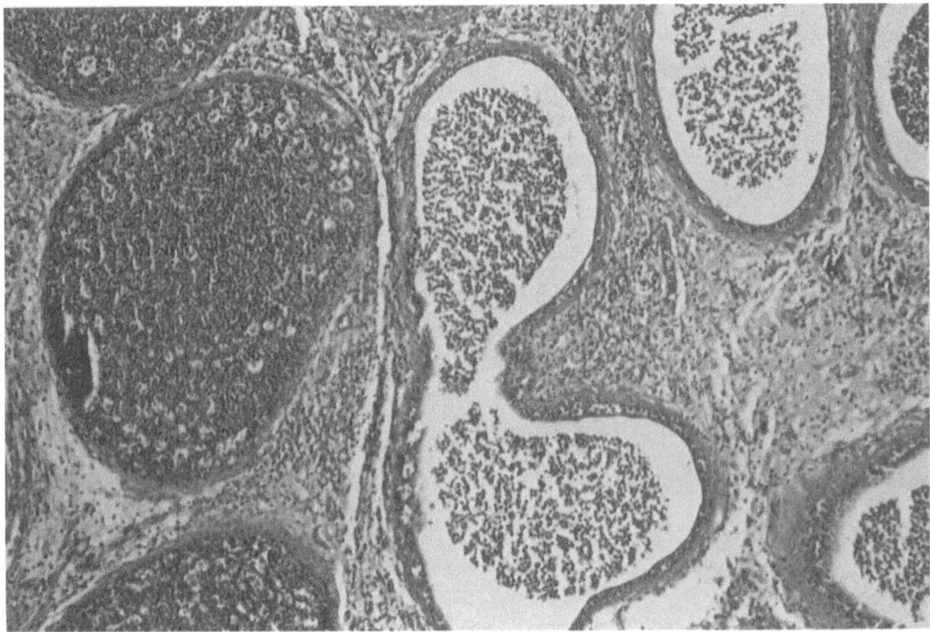

Abb. 2. Behandelte Epididymitis am 30. Tage mit partieller Fibrose, Lumendilatation, Untergang des Epithels und gelapptkernigen Leukozyten im Lumen und Interstitium

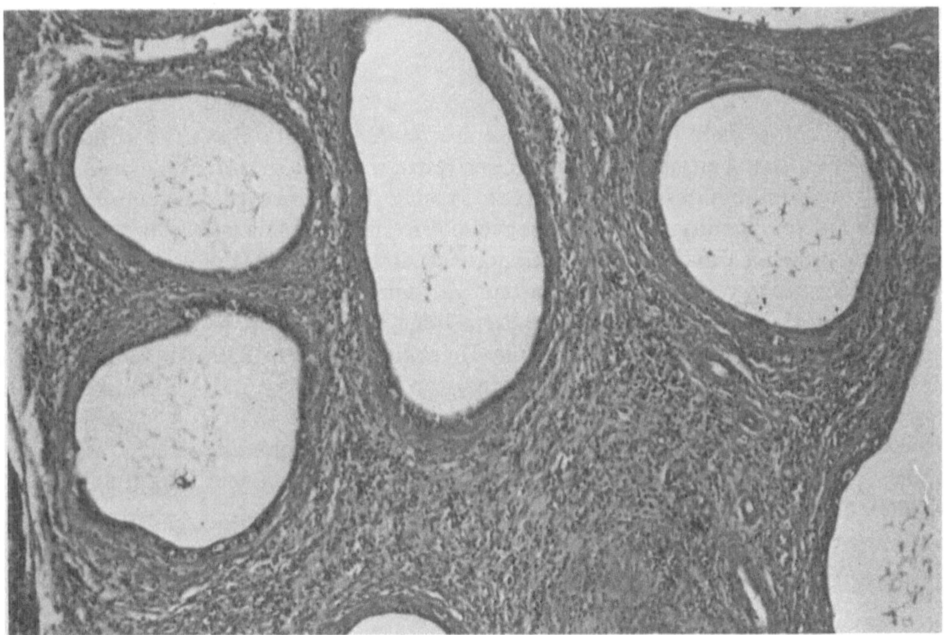

Abb. 3. Nach Gangobliteration, Erweiterung der Ductuli efferentes 30 Tage nach Therapie mit Fibrose und geringen interstitiellen Entzündungszeichen sowie weitgehender Verlust des Epithels

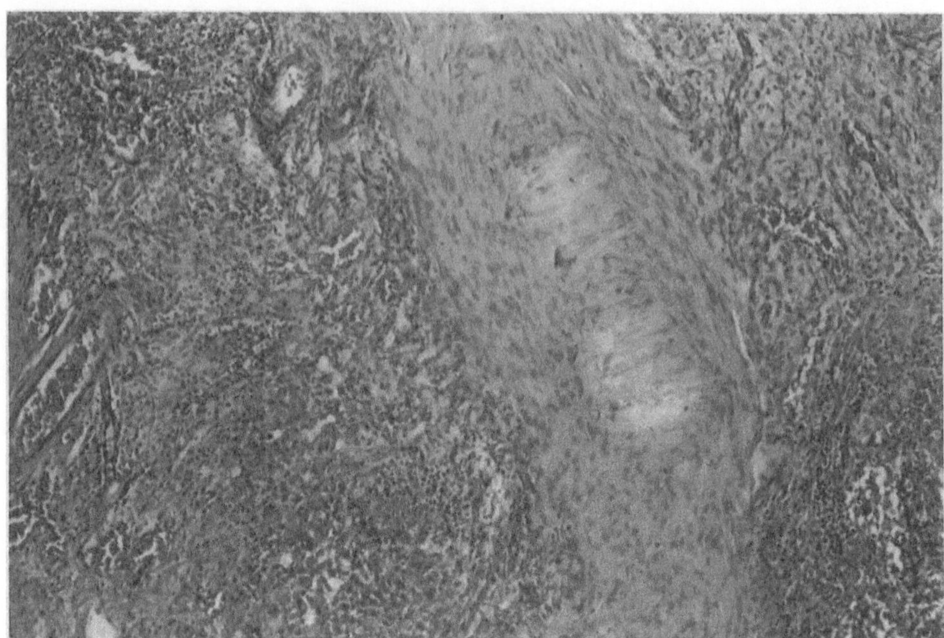

Abb. 4. Endstadium des fibrotischen Umbaues und nur noch angedeutete tubuläre Strukturen im Nebenhoden der Ratte

Folgerung

Trotz einer sofort nach Infektinduktion einsetzenden Antibiotikatherapie kann bei der bakteriell induzierten Epididymitis der Ratte nur eine graduelle Beeinflussung des Entzündungsablaufes erreicht werden. Nach 8 Tagen kam es zu einer Obliteration des Ductus epididymis. Die unbehandelten Tiere zeigten eine sehr rasch fortschreitende, starke Entzündungsreaktion mit Ausbildung von Abszessen. Wir haben jedoch kein Übergreifen der Entzündung auf den Hoden feststellen können. Vergleicht man die gewonnenen Ergebnisse mit der Verlaufsform beim Menschen, so läßt sich feststellen, daß trotz Antibiotika-Therapie in keinem Falle die Obliteration des Ductus epididymis verhindert werden kann. Die Fibrose des Nebenhodens ist nach vierwöchiger Therapie unvermeidbar (Abb. 4).

Da als Mediatoren der Entzündungsreaktion Prostaglandine eine erhebliche Rolle spielen, ist möglicherweise die Therapie mit Prostaglandininhibitoren in Kombination mit einem Antibiotikum erfolgversprechender.

VI. Andrologie

Experimentelle Untersuchungen zur perinatalen Entwicklung der Leydigzellen bei der Wistarratte

S. G. Haider [1], D. Passia [1] und B. Hilscher [2]

Die perinatale Entwicklung der Leydigzellen im Rattentestis läßt sich in zwei deutlich voneinander abgrenzbare Zellpopulationen gliedern (Roosen-Runge und Anderson 1959; Lording und de Kretser 1972; Passia et al. 1979; Ziegler et al. 1983): 1. Die fetalen Leydigzellen, die um den 15. Fetaltag (f. d.) erscheinen, am 19. f. d. ein Maximum der 3β-Hydroxysteroid-Dehydrogenase (HSDH)-Aktivität zeigen und bis zum 23. Postnatal (p. n.)-Tag morphologisch sichtbar sind. Diese Population wurde von Passia et al. (1979) aufgrund ihrer Lokalisation in den interstitiellen Dreiecken zwischen den Hodenkanälchen als intertubuläre Leydigzellen (ILZ) bezeichnet. 2. Die postnatalen Leydigzellen, die am 13. Postnataltag erscheinen und auch den adulten Leydigzellen entsprechen; diese Zellen wurden von Passia et al. (1979) als peritubuläre Leydigzellen (PLZ) bezeichnet. Die biochemischen Studien über die Testosteronproduktion im Rattentestis während der fetalen und postnatalen Entwicklung unterstützen die oben erwähnten Befunde (Döhler und Wuttke 1974; Payne et al. 1980; Slob et al. 1980; Weisz und Ward 1980; Chase und Payne 1983).

Das Ziel der vorliegenden Arbeit war es, die Wirkung eines Antiandrogens (Cyproteronacetat = CA) und eines Antiöstrogens (Tamoxifen = T) auf die perinatale Entwicklung der Leydigzellen der Wistarratte enzymhistochemisch zu untersuchen.

Material und Methode

Versuch mit Cyproteronacetat

Die trächtigen Wistarratten (ca. 200 g KG) erhielten CA (Fa. Schering, Berlin) täglich s.c. ab 14. f. d.-Tag (Dosierung: 35 mg CA/kg KG in Olivenöl suspendiert; Endvolumen: 0,1 ml/Tier). Am 22. f. d.-Tag wurden die Feten durch Sectio gewonnen und anschließend von einer Amme aufgezogen. Die Jungtiere erhielten weiterhin CA bis zum 4., 19. und 31. p. n.-Tag (Dosierung wie oben). Eine weitere „postnatale Versuchsgruppe“ erhielt CA vom 1.–19. p. n.-Tag (Dosierung wie oben). 24 h nach der letzten Injektion wurden die Tiere getötet, die Gonaden entnommen. Die Hoden wurden in flüssigem N_2 (–190 °C) schockgefroren und enzymhistochemisch aufgearbeitet.

Versuch mit Tamoxifen

Die neugeborenen männlichen Wistarratten erhielten Tamoxifen (Handelsname: Nolvadex, Fa. ICI, England) täglich s.c. (Dosierung: 10 mg Tamoxifen/100 g KG;

1 Anatomisches Institut II der Universität, Moorenstr. 5, D-4000 Düsseldorf
2 Medizinisches Institut für Umwelthygiene der Universität, Moorenstr. 5, D-4000 Düsseldorf

Experimentelle Urologie
Hrsg. v. R. Harzmann et al.

Suspensionsmittel: Physiologische Kochsalzlösung; Endvolumen 0,1 ml/Tier) vom 1. p.n.-Tag bis zum 5., 20. und 31. p.n.-Tag. 24 h nach der letzten Injektion wurden die Tiere getötet, die Gonaden entnommen und sofort zur enzymhistochemischen Aufarbeitung in flüssigem N_2 (–190 °C) schockgefroren.

Enzymhistochemische Darstellung der Hydroxysteroid-Dehydrogenasen

Ca. 8 µm dicke Kryostatschnitte wurden bei –18 °C angefertigt und für die verschiedenen HSDH-Enzyme nach einer Vorfixierung in Aceton +4 °C für 3 min. verwendet.

Folgende HSDH-Enzyme wurden dargestellt:

3β-HSDH (E.C. 1.1.1.51, Substrate: Dehydroepiandrosteron und Pregnenolon)
17β-HSDH (E.C. 1.1.1.51, Substrate: Androstendiol, Testosteron und Östradiol)
11β-HSDH (E.C. 1.1.1.146, Substrate: 11β-Hydroxyandrostendion, 11β-Hydroxytestosteron und 11-Ketotestosteron)
3α-HSDH (E.C. 1.1.1.50, Substrat: cis-Androsteron)

Das Inkubationsmedium enthält: 10 mM Substrat gelöst in Dimethylformamid, NAD als Cofaktor, KCN 0,1 M zum Hemmen der Atmungskette, Phosphatpuffer 0,1 M pH 7,4, Tetranitroblautetrazoliumchlorid als Akzeptor, 20% Polyvinylalkohol, um die Enzymdiffusion aus dem Gewebe zu hemmen. Die Inkubationszeit beträgt 90 min bei 37 °C.

Kontrollreaktionen:

a) Inkubation ohne Substrat („nothing dehydrogenase effect")
b) NADH-Tetrazoliumreduktase (früher auch Diaphorase genannt)

Morphometrische Auswertung

Folgende Testisflächen wurden morphometrisch mit einem ASM-Gerät (Fa. Leitz, Wetzlar) gemessen:

a) die gesamte Schnittfläche des Testis und
b) die Fläche der inter- und peritubulären Leydigzellkomplexe, die HSDH-Aktivität zeigten.

Aus den gewonnenen Werten wurde der prozentuale Anteil der HSDH-positiven Leydigzellen an der Gesamttestisfläche errechnet.

Ergebnisse

Wirkung von Cyproteronacetat

Am 5. p.n.-Tag, wenn nur ILZ vorkommen und der Vorgang der Präspermatogenese abgeschlossen ist, zeigt die 3β-HSDH-Aktivität gleich starke Intensität in den Leydigzellen der behandelten Tiere und der Kontrolltiere. Die Aktivität der 17β-HSDH war jedoch in den CA-Tieren deutlich abgeschwächt. Die Aktivitäten der 11β-HSDH und der 3α-HSDH konnten an diesem Tag sowohl bei den Kontrollen als auch bei den behandelten Tieren nicht nachgewiesen werden. Der Prozentsatz

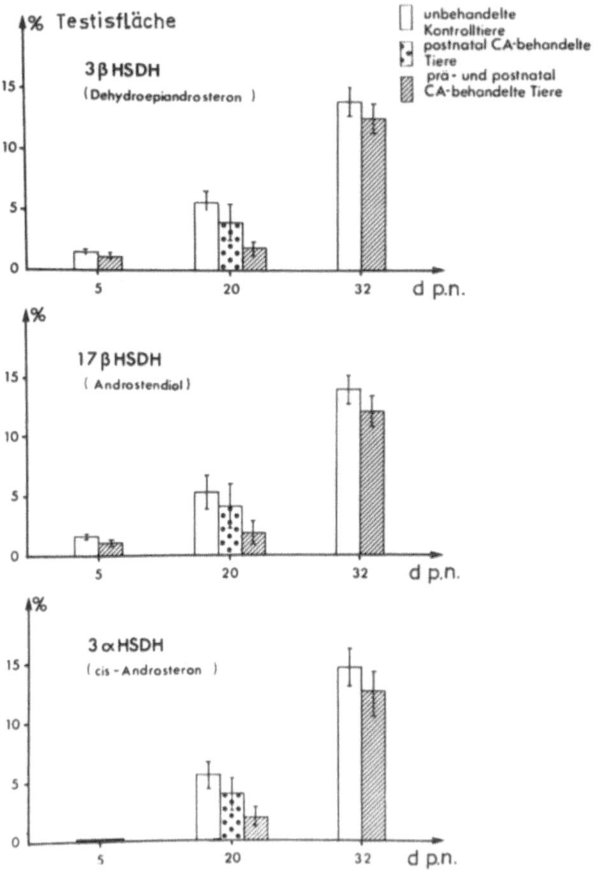

Abb. 1. Morphometrische Auswertungen der gesamten HSDH-positiven Leydigzellen. *Abszisse* Alter der untersuchten Tiere. *Ordinate* prozentualer Anteil der HSDH-positiven Leydigzellen bezogen auf die Gesamttestis-Fläche

der 3β-HSDH-positiven Leydigzellfläche war in den behandelten Ratten jedoch kleiner als bei den Kontrolltieren (Abb. 1). Am 30. p. n.-Tag waren die Aktivitäten der 3β- HSDH, 17β-HSDH und 3α-HSDH bei den Kontrolltieren sowohl in den ILZ als auch in den PLZ vorhanden. Bei den Tieren, die nur postnatal bis zum 20. p. n.-Tag mit CA behandelt worden waren, war die Aktivität der oben genannten 3 Enzyme in den PLZ partiell abgeschwächt; die ILZ blieben gegenüber der Kontrolle unverändert. Bei den Tieren, die während des gesamten Verlaufs des Experimentes bis zum 19. p. n.-Tag behandelt worden waren, war die HSDH-Aktivität weitgehend auf die ILZ beschränkt. Wie durch die morphometrische Auswertung gezeigt werden konnte, hemmt CA die Bildung großer Komplexe von PLZ am 20. p. n.-Tag (Abb. 2). Der prozentuale Anteil der HSDH-positiven Leydigzellen – sowohl ILZ als auch PLZ – war am 20. p. n.-Tag bei den behandelten Tieren deutlich vermindert (Abb. 1).

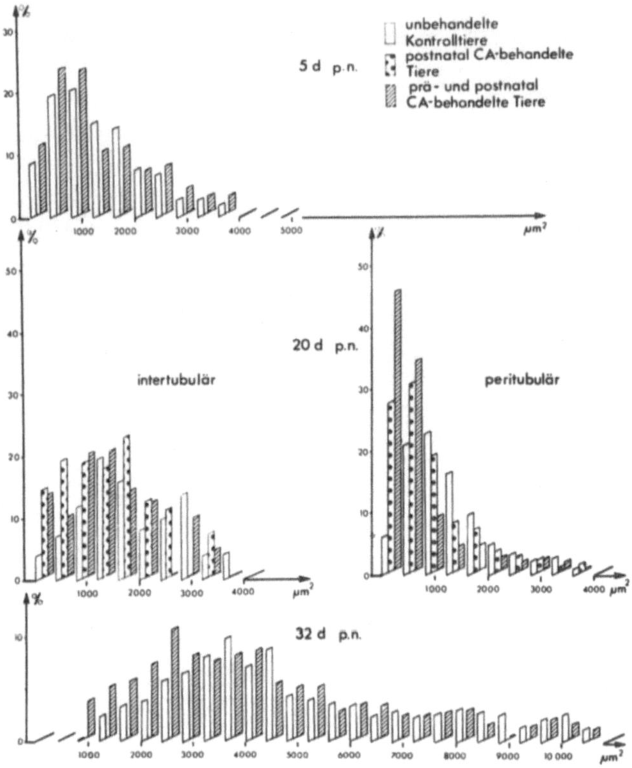

Abb. 2. *Abszisse* Gruppengröße der HSDH-positiven Leydigzellkomplexe. *Ordinate* prozentualer Anteil der jeweiligen Größenklasse bezogen auf die Gesamttestis-Fläche. Beachte die Abnahme der großen Komplexe der peritubulären Leydigzellen am 20 p. n. Tag nach CA-Behandlung

Am 32. p. n.-Tag, wenn die PLZ-Entwicklung fortgeschritten ist und die Bildung der runden Spermatiden erfolgt, konnte kein Unterschied zwischen den Kontrolltieren und den behandelten Tieren bei der 3β-HSDH, 17β-HSDH und 3α-HSDH lichtmikroskopisch festgestellt werden. Morphometrisch konnte jedoch eine geringere Abnahme des prozentualen Anteils der oben aufgeführten HSDH-positiven Leydigzellen bei den behandelten Tieren ermittelt werden (Abb. 1).

Wirkung von Tamoxifen

Am 5. p. n.-Tag konnte kein Unterschied sowohl in der Tubulusgröße als auch im Status der Spermatogenese zwischen den Kontrolltieren und den behandelten Tieren festgestellt werden. Auch die Lokalisation und Intensität der 3β- HSDH und 17β-HSDH in den ILZ waren weitgehend identisch. Morphometrisch konnte jedoch eine Abnahme des prozentualen Anteils der HSDH-positiven Leydigzellen bei den behandelten Tieren beobachtet werden (Abb. 3). Am 21. p. n.-Tag erschienen die Tubuli seminiferi gegenüber den Kontrollen beträchtlich verkleinert. Während bei

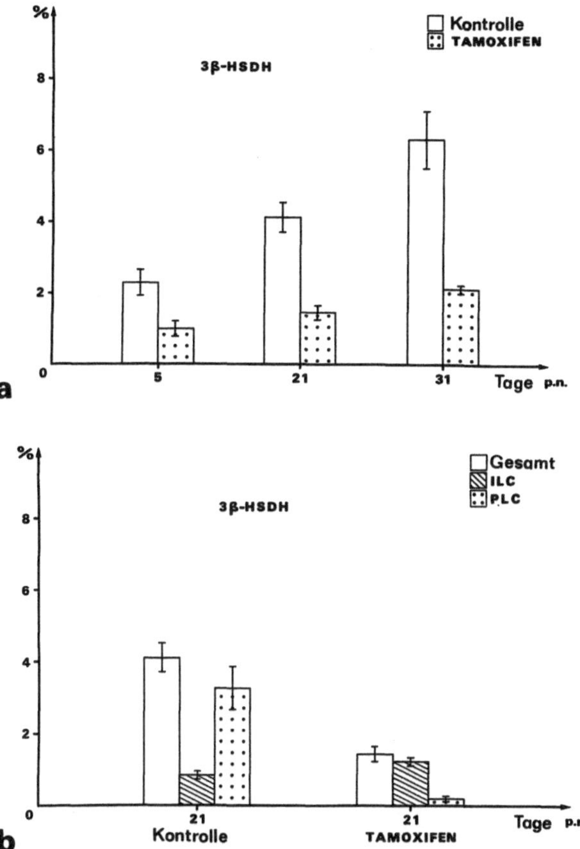

Abb. 3. a *Abszisse* Alter der untersuchten Tiere. *Ordinate* prozentualer Anteil der gesamten HSDH-positiven Leydigzellkomplexe bezogen auf die Gesamttestis-Fläche. **b** *Ordinate* prozentualer Anteil der gesamten, der intertubulären und peritubulären Leydigzellkomplexe bezogen auf die Gesamttestis-Fläche

der Kontrolle eine starke Aktivität der 3β-HSDH – vorwiegend in den PLZ und nur zum geringeren Teil in den ILZ – ermittelt wurde, war diese Aktivität in den PLZ der behandelten Tiere stark reduziert. Auch der prozentuale Anteil der Leydigzellen war gegenüber der Kontrolle vermindert. Wie die Abb. 3 zeigt, sind die prozentualen Anteile der ILZ und PLZ bei den behandelten Tieren beinahe gleich.

Am 32. p.n.-Tag waren die Tubuli seminiferi der behandelten Tiere erheblich kleiner als bei der Kontrolle. Die 3β-HSDH in den PLZ der Kontrolltiere war stark aktiv; es wurden keine ILZ-Komplexe mehr an diesem Tag beobachtet. Bei den behandelten Tieren waren jedoch mehrere unterschiedlich große und stark aktive ILZ-Komplexe sichtbar (Abb. 4). Die 3β-HSDH-Aktivität war in den PLZ erheblich reduziert. Die morphometrischen Auswertungen zeigten eine deutliche Abnahme des prozentualen Anteils der HSDH-positiven Leydigzellen bei den behandelten Tieren (Abb. 3).

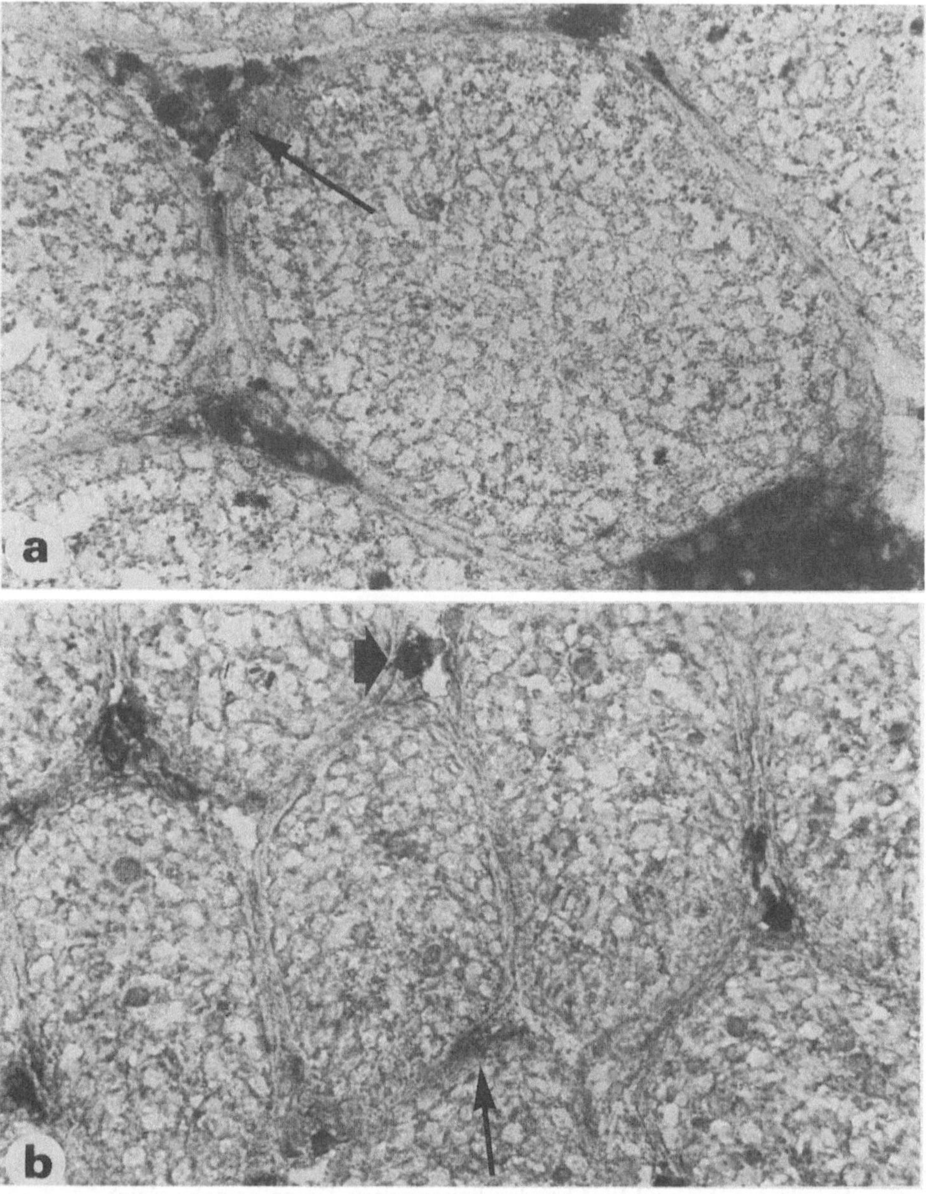

Abb. 4a,b. Ca. 8 µm dicke Kryostatschnitte des Rattentestis. 32 p.n.-Tag. Enzymhistochemische Darstellung der 3β-HSDH (*geschwärzte Areale*). ×330. **a** Unbehandelte Ratte. Nur peritubuläre Leydigzellkomplexe (*Pfeil*). **b** Nach Gabe von Tamoxifen. Peritubuläre Leydigzellkomplexe (*dünner Pfeil*). Intertubuläre Leydigzellkomplexe (*dicker Pfeil*). Beachte auch die deutliche Verkleinerung der Tubuli seminiferi

Diskussion

Die vorliegenden Befunde führen zur Annahme, daß CA während der perinatalen Entwicklung die steroidogene Aktivität der Leydigzellen reduziert; die PLZ scheinen dabei das Hauptziel des androgenen Effektes des CA zu sein. Am 20. p. n.-Tag wurde eine deutliche Verringerung der HSDH-Aktivität in den PLZ beobachtet; am 32. p. n.-Tag wurde keine Beeinträchtigung dieser Aktivität festgestellt. Die PLZ scheinen somit zwischen dem 20. und 32. p. n.-Tag die Fähigkeit wiederzugewinnen, Androgene zu synthetisieren und zwar unabhängig von einer Zugabe des CA (Haider et al. 1983). Die Ergebnisse lassen die Schlußfolgerung zu, daß die Steroidbiosynthese in den PLZ durch CA zwar verlangsamt aber nicht vollkommen blockiert wird. Bei der Interpretation dieser Befunde muß auch der negative feed-back-Mechanismus der hypothalamisch-hypophysär-gonadalen-Achse, der am 19. f. d.-Tag „eingeschaltet" wird (Bidlingmaier et al. 1982), in Betracht gezogen werden, da CA über eine gestagene Nebenwirkung verfügt (Neumann et al. 1976).

Nach Behandlung mit dem Antiöstrogen Tamoxifen nahm die steroidogene Fähigkeit der Leydigzellen deutlich ab; dies betraf besonders die PLZ. Am 32. p. n.-Tag, an dem bei den Kontrollen kein einziger ILZ-Komplex mehr nachgewiesen werden konnte, wurden nach Gaben von Tamoxifen mehrere ILZ-Komplexe beobachtet. Wie andere Untersuchungen der Autoren zeigen, erscheinen die ILZ-Komplexe normalerweise bis zum 23. p. n.-Tag (Overmeyer et al. 1984). Die vorliegenden Befunde zeigen, daß Tamoxifen die Entwicklung der PLZ erheblich verzögert, gleichzeitig jedoch die Aktivität in den ILZ weiterhin aufrechterhält. Lin et al. (1981) untersuchten die biochemische Wirkung von Tamoxifen auf die Steroidogenese im Rattenhoden; Tamoxifen hemmte die LH-induzierte Testosteronbiosynthese. Bei gleichzeitiger Anwendung von 17β-Östradiol und Tamoxifen wurde eine Addition dieses Hemmeffektes beobachtet. Staib und Kühn-Velten (1981) vermuten, daß die Hemmung der Androgenbiosynthese durch Östrogen und Tamoxifen durch Bindung dieser Substanzen an Cytochrom P 450 (wichtig für die Aktivitäten der 17β-Hydroxylase und 17-20-Lyase) erfolgt.

Die biochemischen Untersuchungen von Chase und Payne (1983) und Payne et al. (1980) ergaben, daß während der postnatalen und puberalen Entwicklung des Rattentestis zwei unterschiedliche Leydigzellpopulationen vorkommen. Die erste Population zeigt zunächst eine höhere Kapazität einer HCG-induzierten Testosteronsynthese als die zweite Population. Dies kann bis zum 40. p. n.-Tag festgestellt werden. Danach verschiebt sich diese Fähigkeit zugunsten der zweiten Population, während die erste Population dann die Fähigkeit zur HCG-induzierten Testosteronsynthese verliert. Diese biochemischen Daten untermauern die vorliegenden morphologisch-enzymhistochemischen Befunde, wonach sich die Entwicklung der Leydigzellen in zwei Etappen vollzieht.

Die Autoren danken Frau G. Berthold und Frau U. Mockenhaupt für ihre gewissenhafte technische Unterstützung.

Literatur

Bidlingmaier F, Kuhnle U, Knorr D (1982) Development of negative feedback control of the hypothalamus-pituitary-gonadal axis in male rat fetus. Horm Res 16: 182–187

Chase DJ, Payne AH (1983) Changes in distribution and androgen production of Leydig cells of two populations during sexual maturation in the rat. Endocrinology 112:29–34

Döhler KD, Wuttke W (1974) Serum LH, FSH, prolactin and progesterone from birth to puberty in female and male rats. Endocrinology 94: 1003–1008

Haider SG, Urban A, Hilscher B, Hilscher W, Passia D (1983) Cyproterone acetate induced changes in the behaviour of hydroxysteroid dehydrogenases in rat Leydig cells during perinatal development. Andrologia 15:498–506

Lin T, Murono EP, Osterman J, Nankin HR (1981) Direct inhibition of rat Leydig cell function by tamoxifen. Metabolism 30: 156–159

Lording DW, de Kretser DM (1972) Comparative ultrastructural and histochemical studies of the interstitial cells of the rat testis during fetal and postnatal development. J Reprod Fertil 29:262–269

Neumann F, Graf KJ, Hasan SJ, Schenk B, Steinbeck H (1976) Action of antiandrogens on testes functions and the male genital tract. In: Sperm Action, Progr Reprod Biol, vol 1, Karger, Basel, p 258–283

Overmeyer G, Haider SG, Passia D (1984) Die postnatale Entwicklung der Leydigzellen bei der Ratte. IX. Veterinär-Humanmedizinische Gemeinschaftstagung über Physiologie und Pathologie der Fortpflanzung. Zuchthyg 19:98

Passia D, Hahner J, Hilscher B, Hilscher W (1979) Enzymhistochemische Untersuchungen an dem inter- und peritubulären Leydigzellsystem der Ratte. Verh Anat Ges 73:699–700

Payne AH, Downing JR, Wong KL (1980) Luteinizing hormone receptors and testosterone synthesis in two distinct populations of Leydig cells. Endocrinology 106: 1424–1429

Roosen-Runge ED, Anderson D (1959) The development of the interstitial cells in the testis of the albino rat. Acta Anat (Basel) 37: 125–137

Slob AK, Ooms MP, Vreeburg JTM (1980) Prenatal and early postnatal sex differences in plasma and gonadal testosterone and plasma Luteinizing hormone in female and male rats. J Endocrinol 87:81–87

Staib W, Kühn-Velten N (1981) Significance of testicular estradiol receptors for estradiol influences on rat testis steroidogenic activity. Isr J Med Sci (Abstr)

Weisz J, Ward I (1980) Plasma testosterone and progesterone titers of pregnant rats, their male and female fetuses, and neonatal offsprings. Endocrinology 106:303–316

Ziegler HG, Haider SG, Passia D, Hilscher W (1983) Enzymhistochemical and morphometrical studies on Δ^5-3β-hydroxysteroid dehydrogenase during the fetal and neonatal development of rat Leydig cells. Andrologia 15:392–397

EMG des Rattenhodens: Ein Indikator der ischämischen Schädigung nach Samenstrangtorsion

G. Hohlbrugger[1], P. Lentsch[2] und M. Ch. Michailov[3]

Einleitung

Tierexperimentellen und klinischen Studien entsprechend, beeinträchtigt ein nach Hodentorsion in situ belassenes, irreversibel geschädigtes Organ die exokrine Fraktion der Gegenseite und damit die weitere Fertilität (Bartsch et al. 1980; Karup 1978; Merimsky et al., 1982; Nagler und DeVere White 1982). Nur die sofortige Orchidektomie verhindert diesen kontralateralen Effekt. Andererseits ist das Keimepithel in der Lage, sich nach passageren ischämischen Attacken zu regenerieren (Steinberger und Tjioe 1969). In solchen Fällen bleibt die Gegenseite unbehelligt. Deshalb erfordern organerhaltende Reposition und Pexie exakte Parameter zur Beurteilung der Regenerabilität des Keimepithels. Wegen der Individualität des Torsionsgrades reicht dazu die Kenntnis der Torsionsdauer alleine nicht aus. Auch der intraoperative makroskopische Befund ist nicht objektivierbar. In der Folge wurde versucht, ein weiteres, indirektes Kriterium der Regenerabilität des Keimepithels nach Torsion zu entwickeln.

Ein Glattmuskelgeflecht der Hodenkapsel sowie myoide Elemente um die Tubuli seminiferi besorgen den Abtransport der Samenflüssigkeit zunächst ins Rete testis und von dort in die Ductuli efferentes (Davies et al. 1970; Ross 1967). Es war anzunehmen, daß diese Muskelaktivität EMG-Signale generiert. Glattmuskelaktivität wie die des Darmes z.B. kommt bei einem Herztod nicht synchron, sondern erst später zum Erliegen. Auf der Basis dieser Erfahrung wurde das EMG-Verhaltensmuster nach Ischämie und nach Rezirkulation studiert.

Methodik

Zwischen 250 und 350 g schwere Sprague-Dawley Ratten (n = 12) wurden mit intraperitonealer Injektion von Inaktin, 120 mg/kg KG anästhesiert. Der Zugang zum Hoden erfolgte transperitoneal. Ischämie wurde durch hodennahe, zarte Klemmung der A. testikularis, Ligatur des Gubernakulum testis und durch Ligatur der A. ductus deferentis erzielt.

Die Glattmuskelaktivität des Hodens wurde mit 2 unipolaren Platinelektroden bzw. einer bipolaren Einheit und einer neutralen Elektrode abgeleitet und auf ein

1 Universitätsklinik für Urologie, Anichstr. 35, A-6020 Innsbruck
2 Universitäts-Frauenklinik, Klinikum Großhadern, Marchioninistr. 15, D-8000 München 70
3 Institut für Biologie, Gesellschaft für Strahlen- und Umweltforschung, Ingolstädter Landstr. 1, D-8042 Neuherberg b. München

Experimentelle Urologie
Hrsg. v. R. Harzmann et al.

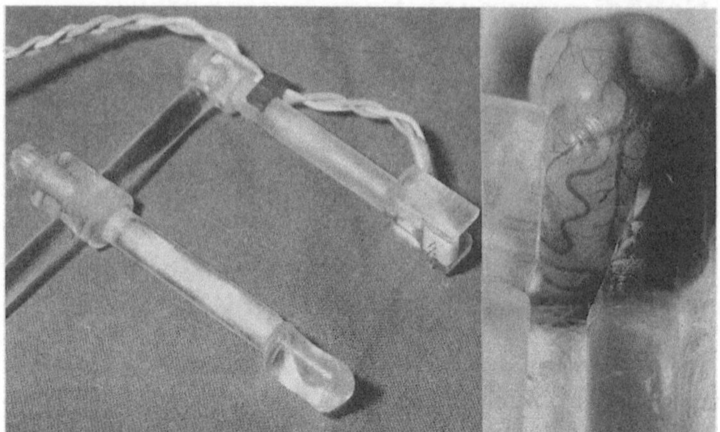

Abb. 1 a, b. 3 Platinstechelektroden bzw. eine bipolare Einheit und eine neutrale Elektrode in einen verstellbaren Adapter integriert. Elektroden am Hoden befestigt

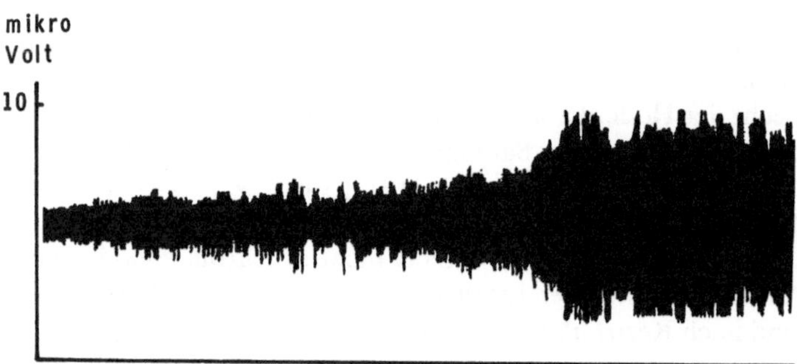

Abb. 2. EMG-Muster vor und nach Infusion von PG F_{2alpha}

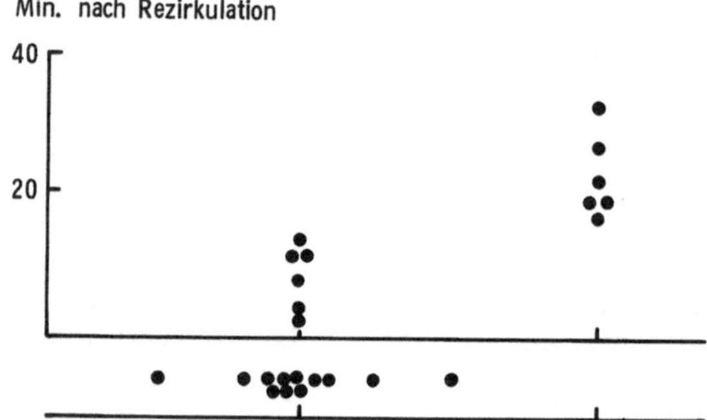

Abb. 3. Ende der EMG-Aktivität nach Ischämie bzw. Wiedereintritt derselben nach Rezirkulation

EMG (Gerät der F. M. Wiest KG: Empfindlichkeit 1 μV, Eingangswiderstand 2 mOhm, Frequenzbereich 0–200 Hz) übertragen. Für die Organhaftung stand ein verstellbarer Adapter zur Verfügung (Abb. 1a, b). Um größere Blutungen bzw. kriechstrombedingte elektrische Kurzschlüsse zu vermeiden, wurde der Verlauf der größeren Kapselgefäße beachtet und für trockene Verhältnisse zwischen den Elektroden gesorgt. Die Genauigkeit der Methode wurde mit Infusion von Prostaglandin F_{2alpha} überprüft. Diese Substanz erhöht die Muskelaktivität der Hodenkapsel in vitro (Hargrove et al. 1975).

Ergebnisse

Muskelaktivität des normalen Rattenhodens generiert elektrische Spannungen individuell verschiedenen Musters mit Amplituden zwischen 2 und 6 μV. Infusion von Prostaglandin F_{2alpha} (1 μg/min) verdreifacht die Aktivität nach einer Latenzzeit von ca. 5 Minuten (Abb. 2).

Ischämie bringt die Aktivität nach durchschnittlich 2 Stunden und 46 Minuten zum Erliegen. Wird die Klemme an der A. testikularis nach 3 Stunden geöffnet, setzt Muskelaktivität in durchschnittlich 7 Minuten, nach 4 Stunden in durchschnittlich 28 Minuten ein (Abb. 3).

Diskussion

Vom Rattenhoden lassen sich EMG-Signale ableiten. Ähnliche, unperiodische Summenpotentiale werden in der Klinik im Rahmen der urodynamischen Untersuchung vom Beckenboden aufgezeichnet. Deshalb kann prinzipiell dasselbe Gerät verwendet werden. Für das Rattenhoden-EMG ist allerdings eine Empfindlichkeit bis zu 1 μV erforderlich. Nach vorläufigen Untersuchungen zeigt auch der menschliche Hoden elektrische Aktivität. Diese erreicht im Vergleich zur Ratte ca. 10mal höhere Spannungsamplituden und erübrigt somit für den klinischen Einsatz die Feineinstellung am EMG-Gerät.

Bei der Hodentorsion wird insbesondere der Erhaltung eines Hodens mit irreversibler Degeneration die nachfolgende Sub- bzw. Infertilität zugeschrieben (Bartsch et al. 1980; Nagler und DeVere White 1982). Unmittelbar danach orchidektomierte Vergleichskollektive weisen signifikant bessere Fertilitätsraten auf. Die spontane Strangulation dürfte nicht nur zu Ischämie, sondern auch zu venöser Einflußstauung führen. Da eine zweistündige oder längerdauernde Ischämie den Großteil des Keimepithels irreversibel (Steinberger und Tjioe 1969) und alleinige Venenunterbindung das Hodenparenchym noch schwerer schädigt (Hundeiker 1969), ist das Hoden-EMG außerstande, den Eintritt der irreversiblen Degeneration anzuzeigen. Denn in dieser Studie kam die elektrische Aktivität des Hodens erst nach 2 Stunden und 46 Minuten zum Stillstand. Folglich kann allein die Unmöglichkeit, elektrische Aktivität zu registrieren, als absolute Indikation zur Orchidektomie für die Klinik empfohlen werden. Wegen des möglichen Wiedereintritts von EMG-Signalen nach Rezirkulation sollte unbedingt vor der Reposition gemessen werden.

Andererseits fanden 1982 Merimsky et al. nach 3stündiger Ligatur des Hodenstiels bei Ratten keinen Unterschied hinsichtlich Fertilität zwischen unmittelbar nachher orchidektomierten Gruppen und solchen, bei denen der Hoden nach Öffnung der Ligatur in situ belassen wurde. Bei den einen war die Fertilität um 30%, bei den anderen um 37% reduziert. Nur 24stündige Ligatur ohne Orchidektomie führte zu totaler Infertilität. Aus der Sicht dieser Daten, wenn also die Orchidektomie nach 3 Stunden keinen zwingenden Vorteil erbringt, ist das Hoden-EMG in jedem Falle von Torsion als diagnostisches Hilfsmittel brauchbar. Das würde bedeuten, daß bei vorhandener elektrischer Aktivität organerhaltend interveniert werden kann. Aus der Studie ist weiters zu schließen, daß das deletäre Agens für die kontralaterale Seite ziemlich bald nach Eintritt der Torsion frei wird und seine Wirkung vom Faktor Zeit linear abhängt.

Gilbert et al. (1984) haben bei geschlechtsunreifen Ratten irreversible Schäden des Keimepithels schon nach 10–20minütiger Ischämie entdeckt. Und von der Hodentorsion sind vornehmlich Pubertätsalter oder noch jüngere Patienten betroffen. Die Ergebnisse der vorliegenden Studie wurden hingegen von geschlechtsreifen Tieren gewonnen und Daten von ebenfalls geschlechtsreifen Tieren gegenübergestellt. Deshalb ist im weiteren zu klären, ob die einseitige Hodendegeneration geschlechtsunreifer Tiere das kontralaterale Organ ebenso deletär beeinflußt. Darüber hinaus ist darauf hinzuweisen, daß geschlechtsunreife Tiere bzw. Probanden wegen der Androgenabhängigkeit der Muskulatur sowie der muskelaktivitätsbestimmenden, lokalen Faktoren möglicherweise ein anderes EMG-Verhalten des Hodens zeigen (Davis et al. 1977; Ellis et al. 1972; Urry et al. 1975).

Die Abnahme eines EMG's vom Hoden in situ ist weder invasiv noch zeitaufwendig. Tierexperimentell und als Testmethode im klinischen Einsatz, könnte sie zusammen mit anderen Parametern wertvolle Hinweise für ein besseres Verständnis der Pathophysiologie der Hodentorsion liefern.

Zusammenfassung

Muskelaktivität der Hodenkapsel und der Tubuli seminiferi generieren elektrische Summenpotentiale, die auf einem EMG registriert werden können. 2 Stunden und 46 Minuten nach Ischämie kommt diese Aktivität zum Stillstand. Deshalb ist die Methode zur Indikation der Orchidektomie bzw. organerhaltenden Intervention nach Hodentorsion geeignet. Sie ist weder invasiv noch zeitaufwendig und sollte zusammen mit anderen Parametern wertvolle weitere Hinweise für ein besseres Verständnis der Pathophysiologie der Hodentorsion liefern.

Literatur

Bartsch G, Frank St, Marberger H, Mikuz G (1980) Testicular torsion: late results with special regard to fertility and endocrine function. J Urol 114:375

Davies JR, Langford GA, Kirby PJ (1970) The testicular capsule. In: Johnson AD, Gomes WR, VanDenmark NL (eds) The testis, vol I. Acad. Press, New York, p 281

Davies JR, Dibelka RD, Horowitz AM (1977) Effect of age on the response of the rat isolated testicular capsule to norepinephrine. Fed Proc 36:499

Ellis LC, Jaussi AW, Baptista MH, Urry RL (1972) Correlation of age changes in monoamine oxidase activity and androgen synthesis by rat testicular minced and teased-tubular preparation in vitro. Endocrinology 90: 1610

Gilbert P, Wetterauer U, Britzelmaier R, Sommerkamp H (1984) Histologische Veränderungen des Rattenhodens nach kurzfristiger Ischämie. Abstrakt d. 7. Symposiums f. Experimentelle Urologie, p 43

Hargrove JL, Seeley RR, Ellis LG (1975) Rabbit testicular contractions: bimodal interaction of prostaglandin E_1 with other agonists. Am J Physiol 228: 810

Hundeiker M (1970) Beobachtungen am Gefäßsystem des Rattenhodens nach Venen- und Arterienunterbindung. Andrologie 2: 125

Karup T (1978) The testes after torsion. Br J Urol 50:43

Merimsky E, Rock M, Katz S (1982) Assessment of fertility after testicular torsion: an experimental study. Urol Res 10:51

Nagler HM, DeVere White R (1982) The effect of testicular torsion on the contralateral testis. J Urol 128: 1343

Ross MH (1967) The fine structure and development of the peritubular contractile cell component in the seminiferous tubules of the mouse. Am J Anat 121:523

Steinberger E, Tjioe DY (1969) Spermatogenesis in rat testes after experimental ischemia. Fertil Steril 20:639

Urry RL, Dougherty KA, Asay R (1975) Steroidal control of seminiferous tubule contractions: A hypothesis of sperm transport from the testicle. Fertil Steril 26:201

Medikamentöse Beeinflussung der Rezirkulation des Rattenhodens nach Torsion

G. KONRAD [1], D. NEISIUS [2], R. SCHWAIGER [2] und A. SCHLÜTER

Die Therapie der Hodentorsion, exakter der Samenstrangtorsion, konzentrierte sich bisher allein auf eine möglichst frühzeitige Retorquierung. In der vorliegenden Arbeit wird über eine adjuvante pharmakologische Beeinflussung der Rezirkulation des detorquierten Hodens berichtet.

Das Detorquieren des Hodens kann manuell transscrotal durch nach außen Rotieren gelingen, oder die Detorsion des Hodens ist umgehend operativ vorzunehmen. Eine Latenzzeit von 6 Stunden bis zur Aufhebung der torsionsbedingten Ischämie gilt als Grenzwert für eine mögliche Restitutio der exokrinen Hodenfunktion. Die torsionsbedingte Schädigung am Keimepithel ist abhängig von

1. der Art der Torsion (z. B. intravaginal oder supravaginal)
2. dem Grad der Torsion
3. der Dauer der Torsion
4. der anatomischen Gefäßsituation (Ausprägung der Anastomosen zwischen Arteria testicularis und Arteria ductus deferentis; Fowler/Stephens 1959).

Die Zeitspanne vom Torsionsereignis bis zum Aufsuchen des Arztes wird vom Patienten vorgegeben, so daß der Arzt von den genannten Faktoren durch sofortige Diagnosestellung und unverzügliches Einleiten der Therapie die Torsionszeit nur bedingt beeinflussen kann. Ob ein torsionsgeschädigter Hoden noch erhaltungswürdig ist oder entfernt werden muß, bleibt intraoperativ weitgehend eine subjektive Entscheidung, die unter anderem von der Zeit und dem Ausmaß der sich wiedereinstellenden Rezirkulationsverhältnisse bestimmt wird.

Im Hinblick auf die protektiven Maßnahmen zur Verlängerung der Ischämietoleranz bei der Niere gingen wir der Frage nach, ob auch die testiculären Zirkulationsverhältnisse nach Detorsion pharmakologisch positiv zu beeinflussen sind. Eigene Erfahrungen mit der medikamentösen Therapie bei der Autotransplantation von Abdominalhoden veranlaßten uns, den Einfluß von Alpha-Rezeptor-Blocker- und Heparin-Applikation auf den detorquierten Hoden zu untersuchen.

Material und Methoden

Bei 60 Wistar-Ratten, mit einem Gewicht von 250–300 g, wurden beidseitig, nach Durchtrennung der Anastomose zwischen Arteria ductus deferentis und der Arteria

1 Urologische Klinik, Krankenhaus Maria Hilf GmbH, Franziskushaus, Viersener Str. 450, 4050 Mönchengladbach
2 Urologische Universitätsklinik, D-6650 Homburg/Saar

Experimentelle Urologie
Hrsg. v. R. Harzmann et al.

testicularis, der Samenstrang um 1080 Grad nach innen rotiert. Die 1080 Grad-Torquierung wurde nach Vorversuchen gewählt, da sich gezeigt hatte, daß der Torsionseffekt bei 360 Grad und 720 Grad durch den langstreckigen Samenstrang der Ratte einer erheblichen Schwankungsbreite unterworfen war.

Es wurden 4 Gruppen à 12 Tiere mit einer Torsionszeit von 30 Minuten, 1 Stunde, 2 Stunden und 3 Stunden gebildet. Aus jeder Gruppe wurden die Hoden von jeweils 3 Tieren 30 Minuten, 8 Tage, 3 Wochen und 3 Monate nach Detorsion entnommen. Unmittelbar vor Aufhebung der Samenstrangtorsion wurde den Tieren Regitin in der Dosierung 0,125 mg/kg Körpergewicht i.m. und 60 E./kg Körpergewicht Heparin i.v. verabreicht. Die Normalisierung der Durchblutung des Hodens wurde makroskopisch und mikroskopisch im Vergleich zu den 12 Tieren der 5. Gruppe ohne Medikation untersucht. Die Fixierung der entnommenen Hoden erfolgte in Bouinscher Lösung. Die 5 μ-dicken Gewebsschnittpräparate wurden mit Hämatoxilin-Eosin gefärbt und unter dem Zeiss-Fotomikroskop durchmustert.

Ergebnisse

Makroskopische Befunde

Mit der Torsion des Samenstranges setzt eine zunehmende hyperämische Ischämie ein. Die weißlichen Rattenhoden verfärben sich fleckförmig rot bis hin zu einem homogenen dunkelbraunen, bläulichen Farbton nach 3 Stunden Torsionszeit. Der linke Hoden ist nahezu ausnahmslos stärker von der hyperämischen Ischämie betroffen. Trotz der 1080 Grad Torsion unterschied sich bei gleicher Torsionsdauer der makroskopische Befund des ischämischen Torsionseffektes bei gleicher Torsionsdauer (Abb. 1a).

Ohne Medikamentenapplikation kommt es bei 30 Minuten langer Torsionszeit nach Retorsion zu einer Normalisierung der Zirkulation mit Rückbildung der Hyperämie. Nach einer Torsionszeit von 1 Stunde bleibt die Durchblutung der Hoden über ½ Stunde nach der Detorsion inhomogen. Areale einer hyperämischen Mangeldurchblutung persistieren. Die Rezirkulation stellt sich um so unvollständiger ein, je länger die Torsion besteht. Kann nach 2stündiger Torsion noch eine Tendenz zur Wiederherstellung der Zirkulation beobachtet werden, erholen sich die Zirkulationsverhältnisse der Hoden nach 3stündiger Samenstrangtorsion kaum mehr. Sie bleiben nach Detorsion bei einer Beobachtungszeit bis zu 1 Stunde anhaltend dunkelbraun gefärbt und lassen nicht einmal eine fleckförmige Normalisierung der Durchblutung erkennen (Abb. 1b).

Wurde der Samenstrang nach Verabreichen von Alpha-Rezeptor-Blocker und Heparin detorquiert, tritt in den darauf folgenden 30 Minuten bei den Tieren der Gruppe mit 30 Minuten Torsionszeit eine Restitutio ad integrum ein. Nach einer Torsionsdauer von 1 Stunde bildet sich die hyperämische Ischämie bis auf kleine Herde einer noch erkennbaren Perfusionsstörung zurück. Während nach 2 Stunden Torsionszeit die Hoden eine, wenn auch unvollständige Wiederherstellung der Blutzirkulation erkennen lassen, bleiben die Hoden nach einer 3stündigen Torsionsdauer und in einem Beobachtungsintervall von 1 Stunde nach der Torsion, hämorrhagisch infarziert.

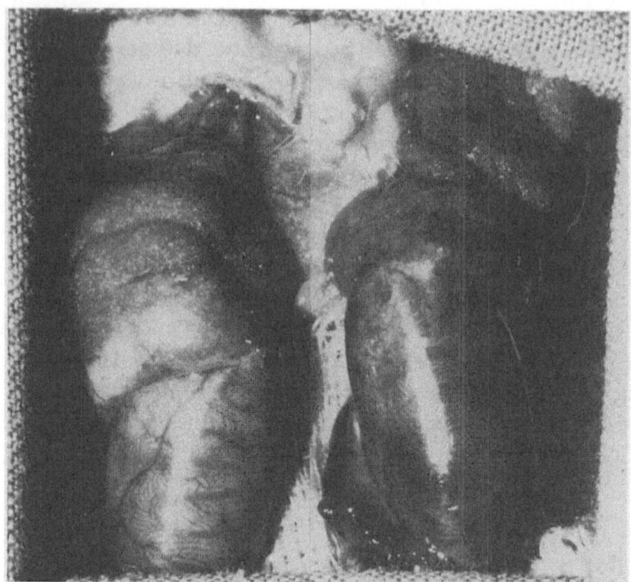

a

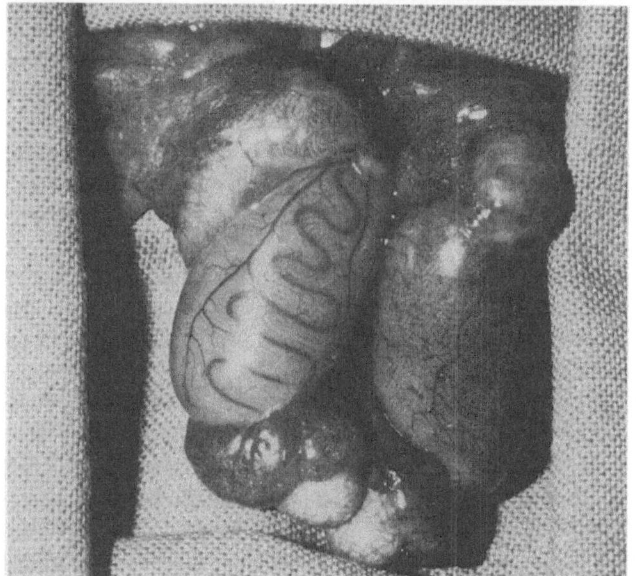

b

Abb. 1. a Rattenhoden *ohne adjuvante Medikamentengabe.* 30 Minuten nach einer 1stündigen Torsionszeit. Die Durchblutung beider Hoden ist noch deutlich gestört. Die hyperämische Ischämie des linken Hodens (im Bild rechts) ist nach Detorsion stärker erhalten geblieben als bei dem rechten Hoden (im Bild links). **b** Rattenhoden *mit adjuvanter Medikamentengabe.* 30 Minuten nach 1stündiger Torsionszeit. Im Vergleich mit Abb. 1a haben sich die Durchblutungsverhältnisse weitgehend normalisiert. Während beim rechten Hoden kaum mehr eine Veränderung gegenüber dem Normalbefund besteht, läßt der linke Hoden noch eine geringe Hyperämie erkennen

Histologische Befunde

Alle Hoden der Versuchstiere zeigen unabhängig von der Torsionsdauer ein intertubuläres Ödem. Bei den mit Heparin therapierten Tieren sind vermehrt intertubuläre Erythrozytenextravasationen zu beobachten.

Das Keimepithel läßt mit zunehmender Torsionsdauer eine Epithelabflachung, einen Verlust der Spermatiden nach 30 min Torsionsdauer, eine Verminderung der Spermatozyten, Vakuolen, Zellfusionen nach 1 Std und 2 Std Torsionszeit nachweisen und letztendlich ein Sertoli-Cell-Only-Syndrom bis hin zu nahezu völlig zellfreien Tubuluslumina in den Hoden nach 3stündiger Torsionsdauer.

Bereits eine Torsionsdauer von 30 Minuten hinterläßt eine passagere Schädigung am Keimepithel. Bei diesen Tieren kommt es 3 Wochen nach dem Torsionsereignis zu einer völligen Wiederherstellung des Tubulusepithels. In der Versuchsgruppe mit 30 Minuten Torsionszeit läßt sich bei den Tieren, die keine Medikation erhielten und bei denen, die mit Alpha-Rezeptor-Blockern und Heparin behandelt wurden, kein signifikanter Reaktionsunterschied am germinativen Epithel feststellen (Abb. 2 a).

Bei Torsionszeiten von 1 Stunde und von 2 Stunden differieren die Tubulusdurchmesser. Das germinative Epithel der Hoden der nicht medikamentös behandelten Tiere bleibt nach 1 Stunde Torsionszeit abgeflacht und ist nach 2 Stunden Torsionsdauer von einem weitgehenden Verlust betroffen. Zellkonglomerate des Keimepithels sind zu beobachten. In den Lumina der Tubuli seminiferi findet sich Zelldetritus. Vakuolen sind nach 2stündiger Torsionszeit regelmäßig im Keimepithel vorhanden. Die Basalmembran der Tubuli seminiferi ist 3 Monate nach dem Torsionsereignis wellig und verdickt. Im Keimepithel ist die Zahl der Spermatogonien um 60% vermindert. Spermatiden sind nur in einzelnen Tubuli seminiferi nachweisbar.

Unter Medikamentengabe zeigt sich nach 1stündiger Torsion lediglich ein Verlust der Spermatiden und nach 2 Stunden Torsionsdauer eine passagere Rarifizierung der Spermatozyten. 3 Wochen nach dem Torsionsereignis ist das germinative Epithel weitgehend regeneriert und läßt 3 Monate später keinen Unterschied zum normalen Hoden erkennen (Abb. 2 b).

Eine 3stündige Torsionszeit führt mit und ohne adjuvante Medikation zu einer permanenten Schädigung des germinativen Epithels. Ohne Medikation herrscht 3 Monate nach dem 3stündigen Torsionsereignis ein Sertoli-Cell-Only-Syndrom vor. Unter adjuvanter pharmakologischer Therapie dagegen reifen in einzelnen Tubuli Spermatiden aus.

Diskussion

Die Applikation von Alpha-Rezeptor-Blockern und von Heparin zeigt deutlich einen positiven Effekt auf die Rezirkulation des detorquierten Hodens. Die hyperämische Ischämie wird durch die pharmakologisch begünstigten Zirkulationsverhältnisse rascher überwunden. Wahrscheinlich wird am torquierten Hoden eine Ischämiebedingte neurovaskuläre Vasokonstriktion hervorgerufen, die, über das Torsionsereignis hinaus, eine lang anhaltende Minderdurchblutung des Organs verursacht.

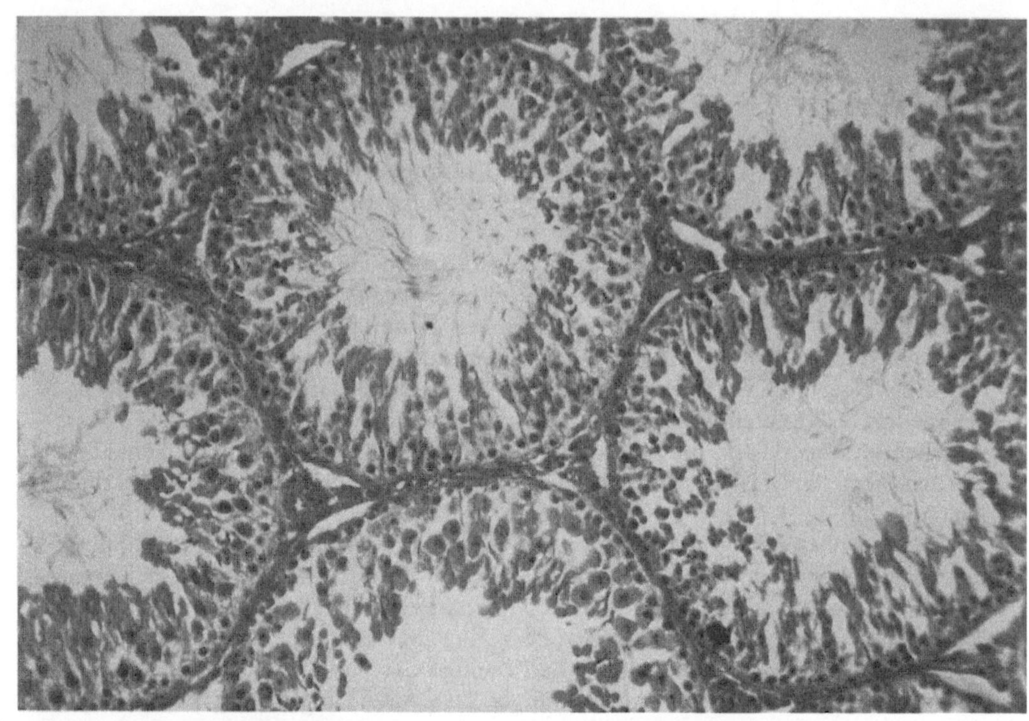
a

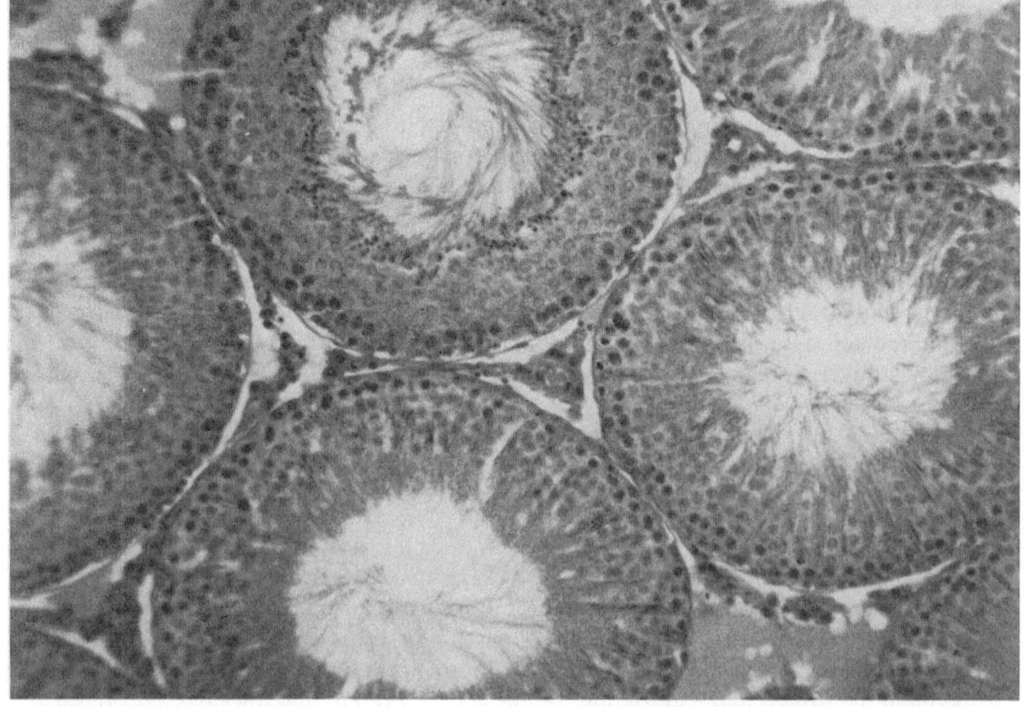
b

Durch die pharmakologische Wirkung dieser Medikamente wird auch am Hoden, vergleichbar mit dem pharmakologischen Effekt an der Niere (Dreikorn und Beduhn 1973), die ischämisch ausgelöste Vasokonstriktion schneller aufgehoben und die tatsächliche Ischämiezeit nach der Detorsion verkürzt. Der positive Heparineffekt dürfte in der Auflösung von Gefäßthromben zu suchen sein, wodurch in der Auflösung die Mikrozirkulation nach Retorquierung begünstigt wird. Die nach Detorsion sich rasch wieder einstellende Normalisierung der Hodendurchblutung könnte die günstigen histologischen Befunde am germinativen Epithel erklären.

Der therapeutische Effekt einer Alpha-Rezeptor-Blockade und Antikoagulantienbehandlung eines einer passageren Ischämie ausgesetzten Hodens wurde klinisch-empirisch bei der Autotransplantation von Abdominalhoden postuliert (Konrad et al. 1982) und konnte experimentell bestätigt werden (Konrad et al. 1983 u. 1984; Schwaiger et al. 1984). In gleicher Weise läßt sich auch bei der Hodentorsion ein positiver pharmakologischer Effekt auf die Erhaltung der Hodenfunktion der Verkürzung der torsionsbedingten Ischämiedauer zuschreiben. Ob membranstabilisierende Eigenschaften der Alpha-Rezeptor-Blocker, wie sie an der Niere vermutet werden (Chatterjee 1977; Marberger und Dreikorn 1983) auch am Hoden wirksam sind, muß derzeit offen bleiben. Die Antikoagulatientherapie verstärkt den Austritt von Erythrozyten in den von Ödem gekennzeichneten intertubulären Raum. Dieses hämorrhagische Ödem ist negativ zu beurteilen und läßt nur eine niedrig dosierte Heparinapplikation empfehlen.

Die vorliegenden Untersuchungen beschränken sich auf die Verabreichung von Alpha-Rezeptor-Blocker und Heparin. Ein wesentlich größeres Spektrum einer pharmakologischen Einflußnahme steht jedoch zur Verfügung und läßt durch Einsatz anderer Substanzen und deren Kombinationen zukünftig eine weitere Verbesserung der postischämischen Situation am detorquierten Hoden erwarten.

Zusammenfassung

Die tierexperimentellen Untersuchungen zur pharmakologischen Beeinflussung der Rezirkulation am detorquierten Hoden zeigen, daß eine hyperämische Ischämie nach Samenstrangtorsion durch Alpha-Rezeptor-Blocker- und Antikoagulantiengabe günstig zu beeinflussen ist. Durch Verbesserung der Rezirkulationsverhältnisse wird das ischämische Intervall nach Detorsion des Hodens verkürzt, wodurch sich bei der Samenstrangtorsion eine signifikant bessere Erhaltung des germinativen Epithels erzielen läßt.

◄

Abb. 2. a Histologisches Bild eines Rattenhodens *ohne adjuvante Medikation* 3 Monate nach einer einstündigen Torsion. Das Tubulusepithel ist aufgelockert, teilweise auch abgeflacht. Spermatiden kommen in 80% der Tubuli seminiferi zur Ausreifung. Die Basalmembran ist verdickt. **b** Histologisches Bild eines Rattenhodens *mit adjuvanter Medikamentengabe* 3 Monate nach einer 1stündigen Torsion. Das germinative Epithel der Tubuli seminiferi unterscheidet sich nicht vom Normalbefund

Literatur

Chatterjee SN (1977) Pharmacologic agents of potential value in protecting kidney from ischemic damage. Transplant Proc 9: 1579

Fowler R, Stephens FD (1959) The role of testicular vascular anatomy in the salvage of high undescended testes. Aust NZ J Surg 29:92 and Congenital Malformations of the Rectum, Anus and Genito-urinary tracts (1963) Stephens FD (ed) London & Edinburgh, Livington, p 306

Konrad G, Schwaiger R, Ziegler M, Kopper B, Kosmowicz F, Zabransky S (1982) Experience with microsurgical management of autotransplantation of the testicular artery and vein for the treatment of the abdominal testis. Congres XLVII, Société Belge D'Urologie Bruxelles, Juin

Konrad G, Schwaiger R, Neisius D, Alzin H (1983) Microsurgical management in the treatment of abdominal testis and in free transplantation of testicle. Intern. Congress on Pediatric Urology. Firenze, Sept.

Konrad G, Zabransky S, Schwaiger R, Alzin H, Neisius D (1984) Das freie Hodentransplantat bei eineiigen Zwillingen; ein Fallbericht. Extracta paediatrica Bd 8, Heft 1

Marberger M, Dreikorn K (1983) Renal preservation. Vol. 8 of Series: International Perspectives in Urology. Edited by Libertino J.A. Williams & Wilkins, Baltimore/London

Schwaiger R, Konrad G, Neisius D (1984) On the microsurgical treatment of intraabdominal testis. Prog Reprod Biol Med, vol 10. Karger, Basel

Zur Verlängerung der Ischämietoleranz des Rattenhodens

R. SCHWAIGER[1], G. KONRAD und L. EISENBRAND

Einleitung

Mögliche Operationsverfahren zur operativen Therapie eines Abdominalhodens sind:

1. die Orchidektomie,
2. die Fowler- und Stephens-Orchidopexie (1959) mit Durchtrennung der Arteria und Vena spermatica,
3. die von Silber (1976) erstmals durchgeführte Autotransplantation mit mikrochirurgischer Reanastomose der Arteria und Vena testicularis mit Vena und Arteria epigastrica profunda.

Bis zur Reanastomosierung der Arteria testicularis kommt es trotz Basisdurchblutung des Hodens über die Arteria ductus deferentis und die Arteria cremasterica zwangsläufig zu einer Mangeldurchblutung des Hodens. Möglicherweise begünstigt ein manipulationsbedingter Gefäßspasmus eine Zunahme der Mangeldurchblutung des Hodens sowohl während der Operation, als auch in der postoperativen Phase.

Eigene Torsionsversuche am Rattenhoden haben gezeigt, daß bereits nach 2stündiger temporärer Unterbrechung der Blutzufuhr 60% des Keimepithels irreversibel geschädigt ist, wenn nicht eine medikamentöse protektive Therapie durchgeführt wird.

Inwieweit die Ischämietoleranz des Hodens medikamentös beeinflußt werden kann, sollten tierexperimentelle Untersuchungen, durchgeführt an Wistar-Ratten, aufzeigen.

Material und Methode

Analog zu bereits in der Transplantationschirurgie angewendeter Verfahren wurde versucht, die Ischämietoleranz des Hodens durch

1. externe Hypothermie und
2. unmittelbare präoperativ gegebene Medikation zu verlängern.

Die Untersuchungen wurden an 96 Wistar-Ratten mit einem Gewicht zwischen 350 und 450 g durchgeführt.

Nach intraperitonealer Injektion von Nembutal-Natrium erfolgte durch Unterbauchlaparotomie die Freilegung bds. Hoden und der Vena iliaca. Nach intravenö-

1 Urologische Universitätsklinik, D-6650 Homburg/Saar

Experimentelle Urologie
Hrsg. v. R. Harzmann et al.

ser Injektion von Heparin oder Alpha-Rezeptor-Blocker-Heparin-Gemisch in die Vena iliaca wurde 15 min später mit mikrochirurgischen Gefäßklemmen die gesamte Durchblutung des Hodens für einen genau definierten Zeitraum unterbrochen. Nach Freigabe der Blutzirkulation wurde der Hoden in anatomisch richtiger Lage reponiert und die Op-Wunde mit Chromcatgutnähten schichtweise verschlossen.

Die Tiere wurden in 4 Gruppen unterteilt:

1. 24 Tiere verblieben ohne Medikation und dienten als Vergleichskollektiv
2. bei 24 Tieren erfolgte 15 min vor Unterbrechung der Blutzirkulation des Hodens eine intravenöse Heparinisierung mit 250 IE Heparin/kg Körpergewicht
3. 24 Tieren wurde 15 min vor Abklemmung des Hodengefäßstieles zusammen mit Heparin ein Alpha-Rezeptor-Blocker (Dibenzyran), in der Dosierung von 0,2 mg/kg Körpergewicht intravenös appliziert
4. bei 24 Tieren wurden die aus der Abdominalhöhle hervorluxierten Hoden in auf 4 Grad gekühlte physiologische Kochsalzlösung eingetaucht.

Bei jeweils 8 Tieren einer jeden Gruppe wurde die gesamte Blutzufuhr über einen Zeitraum von 30 min, 120 min und 360 min unterbrochen.

Unabhängig von der Medikation und der Ischämiedauer erfolgte von jeweils 2 Tieren die Entnahme des Hodens 2 Stunden, 8 Tage, 3 Wochen und 3 Monate nach Abklemmung des Gefäßstieles (Abb. 1).

Unmittelbar nach der Entnahme des Hodens wurden die Hodenhüllen inzidiert und die entnommenen Keimdrüsen in Bouinscher Lösung fixiert. Degenerations- und Regenerationsvorgänge des Hodens wurden systematisch an 20 quergestreiften Hodentubuli registriert.

Durch diese Versuchsanordnung wurden testiculäre Veränderungen in Abhängigkeit von der Ischämiedauer über einen Zeitraum bis zu 3 Monaten histologisch verfolgt.

Zur histologischen Beurteilung des germinativen Epithels wurde die durch die Ischämie hervorgerufene Schädigung des Hodentubulusepithels in 4 Gruppen eingeteilt.

Typ 1: Tubulusepithel unauffällig

Typ 2: Tubulusepithel abgeflacht, Vakuolen sichtbar, Spermatiden und Spermien nachweisbar (Abb. 2)

	OHNE N=24	HEPARIN N=24	HEPARIN α-REZ-BLOCKER N=24	HYPOTHERMIE N=24
30 MIN	8	8	8	8
2 STD	8	8	8	8
6 STD	8	8	8	8

Abb. 1. Versuchsanordnung zur Bestimmung der histologisch nachweisbaren Schädigung nach 30-, 120- und 360minütiger Ischämie des Hodens mit und ohne Medikation. Entnahme beider Hoden von je 2 Ratten, 2 h, 8 Tage, 3 Wochen, 3 Monate nach Ischämie

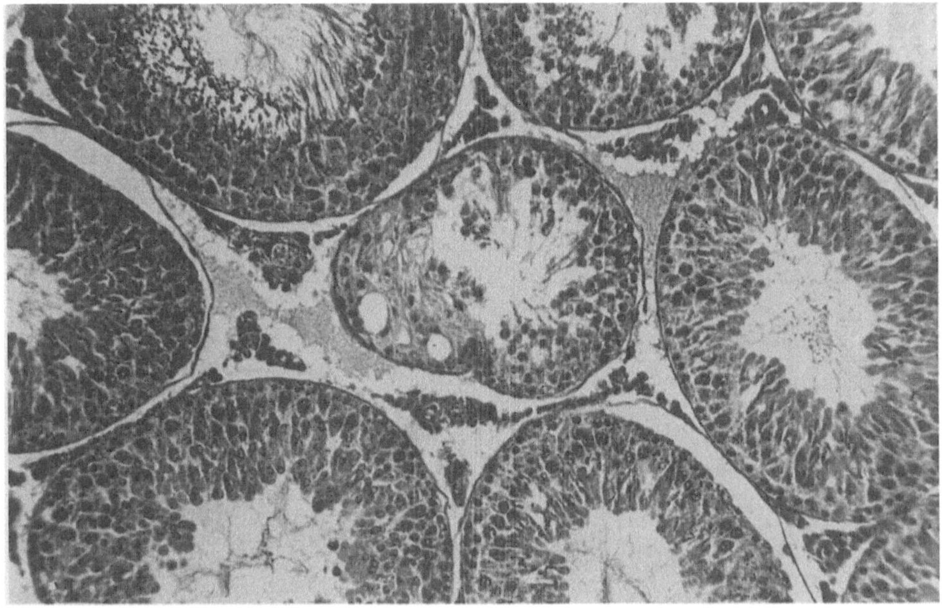

Abb. 2. In Bildmitte abgeflachter Hodentubulus mit teilweise erhaltener Spermiogenese; Vakuolenbildung; in der Peripherie histologisch unauffällige Tubulusquerschnitte mit unauffälligem germinativen Epithel (Typ 2)

Typ 3: Abflachung des germinativen Epithels ohne Nachweis von Spermatiden oder Spermien, ausgeprägte Vakuolenbildung (Abb. 3)

Typ 4: geschrumpfter Tubulus ohne Nachweis eines germintiven Epithels, es sind lediglich Sertolizellen oder atypische Zellen sichtbar (Abb. 4).

Ergebnisse der histologischen Auswertung

Gruppe 1 (ohne Medikation)

Bereits eine 30minütige Ischämiezeit führt zu einer irreversiblen Schädigung des germinativen Epithels in 45%. Bei Verlängerung der Ischämiezeit auf 2 Std. lassen sich lediglich noch 10% intakte Hodentubuli nachweisen.

Zeigt ein Hodentubulus 8 Tage nach erfolgter Ischämie histologisch eine irreversible Schädigung, ist mit einer Regeneration nicht zu rechnen.

Bei einer Ischämiezeit von 30 Minuten kann bei erhaltenem germinativen Epithel (Schädigungsgrad III) in 15% mit einer Regeneration des Keimepithels gerechnet werden.

Im Gegensatz hierzu findet sich bei prolongierter Ischämiezeit von 120 min trotz erhaltenem germinativen Epithel in 15% histologisch keine Regenerationstendenz, so daß 90% der Tubuli einen Schädigungsgrad IV aufweisen (Abb. 5).

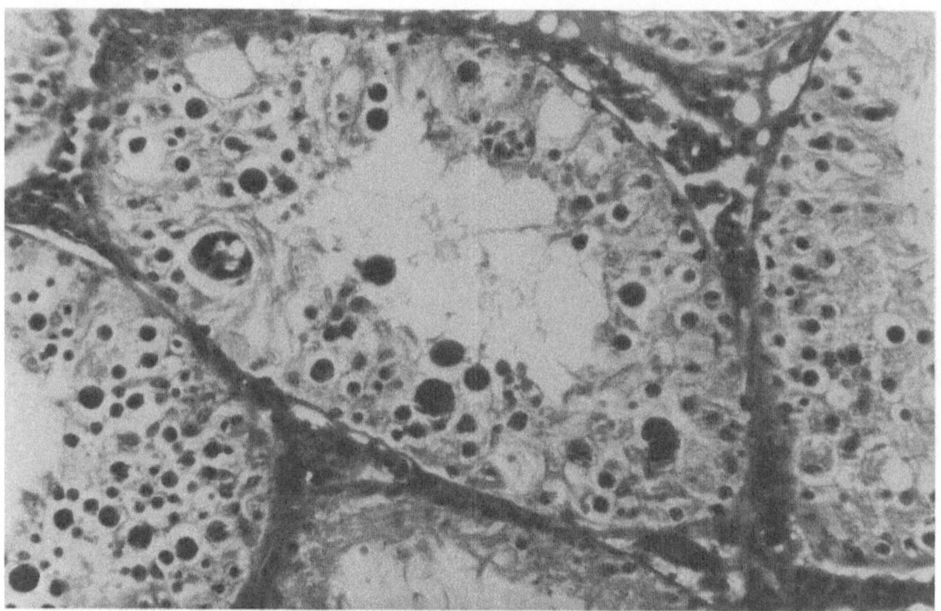

Abb. 3. Tubulusquerschnitt 8 Tage nach 2stündiger Ischämie; das Keimepithel ist gekennzeichnet durch Vakuolenbildung und Riesenzellen; kein Nachweis von Spermitiden oder Spermien (Typ 3)

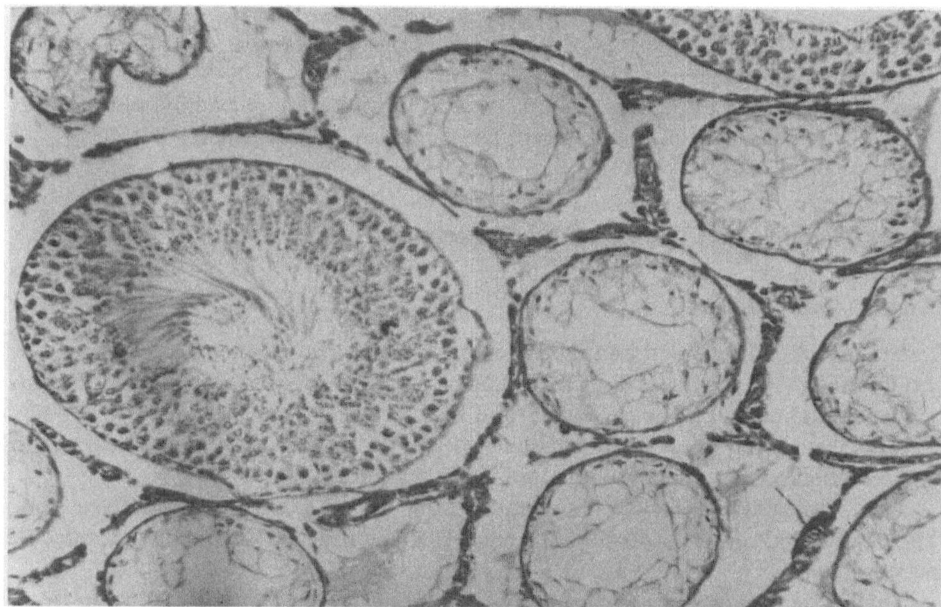

Abb. 4. geschrumpfte Hodentubuli 3 Monate nach 2stündiger Ischämie; vereinzelte Hodentubuli mit erhaltenem germinativem Epithel (Typ 4)

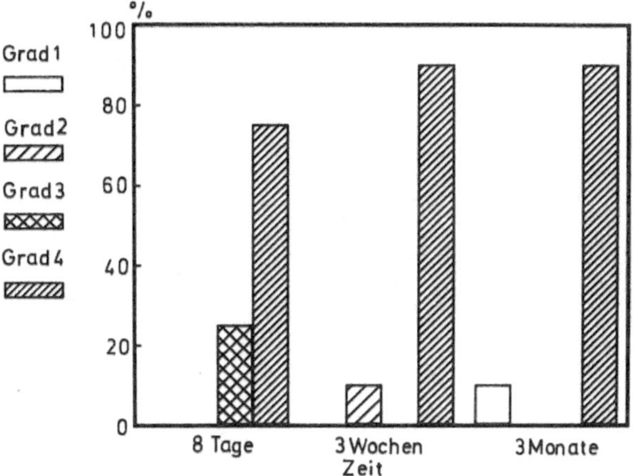

Abb. 5. Hodentubulusschädigung nach 120minütiger Ischämiezeit ohne Medikation

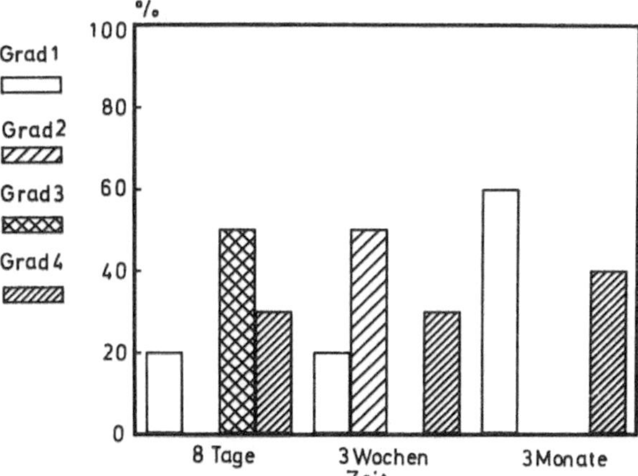

Abb. 6. Hodentubulusschädigung mit Heparinmedikation nach 120minütiger Ischämiezeit

Gruppe 2 (Heparinmedikation)

Im Gegensatz zu den Kontrollgruppen zeigen die Hodentubuli nach Heparinmedikation in 90% bei 30minütiger Ischämie und in 60% nach 2stündiger Ischämie nach 3 Monaten ein unauffällig aufgebautes Tubulusepithel. Nach 30minütiger Ischämiezeit sind bereits nach 3 Wochen in 40% der Tubuli mit noch abgeflachtem Epithel Spermien und Spermatiden als Zeichen der Regeneration sichtbar.

Diese Hodentubuli zeigen 3 Monate später ein unauffällig aufgebautes Keimepithel, so daß insgesamt 90% der Hodentubuli ohne Ischämieschaden sind.

Nach 120minütiger Ischämiezeit zeigen 50% der Hodentubuli ein abgeflachtes germinatives Epithel, wobei lediglich 10% 3 Monate später irreversibel geschädigt sind (Abb. 6).

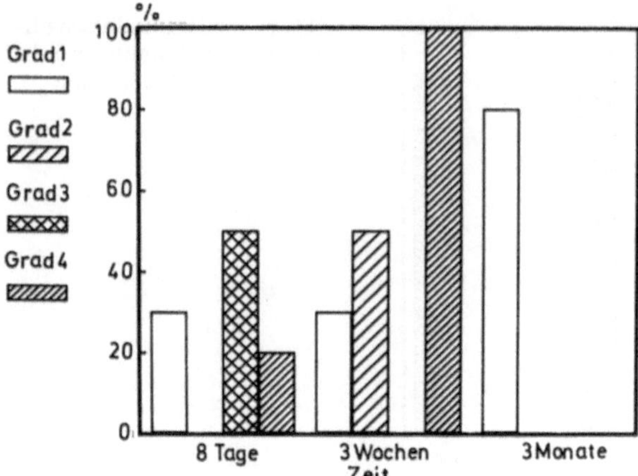

Abb. 7. Hodentubulusschädigung mit Heparin- und Alpha-Rezeptor-Blocker-Medikation nach 120minütiger Ischämiezeit

Gruppe 3 (Heparin- und Alpha-Rezeptor-Blocker)

Eine signifikante Besserung ergibt sich bei zusätzlicher Gabe eines Alpha-Rezeptor-Blockers.

Während sich nach 30minütiger Ischämiezeit nahezu in 100% intakte Hodentubuli zeigen, findet sich nach 2stündiger Blutunterbrechung in 80% ein unauffälliges germinatives Epithel. Die ischämiebedingte Keimabflachung zeigt in jedem Fall eine Regeneration zu ungestörter Spermiogenese nach einem Untersuchungszeitraum von 3 Monaten.

In 20% ist das Keimepithel nach 2stündiger Ischämie bereits nach 8 Tagen irreversibel geschädigt, hier zeigen sich lediglich Sertoli-Zellen sowie atypische Zellen (Abb. 7).

Gruppe 4 (Externe Hypothermie)

Bei 30minütiger Ischämie und gleichzeitiger externer Hypothermie ist bereits nach 8 Tagen das Tubulusmuster weitgehend zerstört.

Nach 3 Monaten findet sich lediglich in 10% der Hodentubuli unversehrtes Epithel.

Bei Verlängerung der Ischämiezeit auf 2 Stunden ist sowohl nach 21 Tagen als auch nach 3 Monaten in den Hodentubuli eine Spermiogenese nicht mehr nachweisbar. Es finden sich lediglich Sertolizellen.

Nach 6stündiger Ischämie zeigen alle Gruppen ein identisches Bild der totalen hämorrhagischen Infarcierung mit Zellnekrose.

Diskussion

Bei der abdominellen Fehllage des Hodens ist die mikrochirurgische Autotransplantation ein alternatives operatives Verfahren zur Fowler- u. Stephans-Orchidopexie oder zur Orchidektomie. Bei der Autotransplantation ist nach Durchtrennung der Arteria testicularis die Basisdurchblutung des Hodens gefährdet: 1. durch eine manipulationsbedingte Vasokonstriktion der Arteria cremasterica und Arteria ductus deferentis und 2. durch eine neurovasculäre Gefäßreaktion des Hodens, ausgelöst durch die reaktive Ischämie. Möglicherweise resultiert hierdurch eine prolongierte Minderdurchblutung des Hodenparenchyms, da die Vasokonstriktion, bedingt durch die schockbedingte Minderdurchblutung des Organs, auch nach erfolgter Gefäßanastomosierung lange bestehen bleiben kann.

Bereits die Heparinmedikation verhindert in 60% eine irreversible Schädigung des Tubuluskeimepithels. Als primäre protektive Maßnahme wird möglicherweise durch die Heparingabe eine Thrombosierung der kleinsten Arteriolen verhindert, so daß nach Freigabe des Blutstromes eine sofortige Perfusion gewährleistet ist.

Die zusätzliche intravenöse Gabe eines Alpha-Rezeptor-Blockers zeigt sich als weitere protektive Maßnahme. Bei rechtzeitiger Gabe, d.h. vor Beginn des ischämischen Schocks, besetzen die Phenoxybenzamin-Moleküle möglicherweise die Rezeptoren für die Vasokonstriktion und verhindern somit die Wirkung der im Schock freigesetzten vasokonstriktiven Substanzen. Ein möglicher zusätzlicher positiver Effekt ist eine Membranstabilisierung der germinativen Zellen durch Phenoxybenzamin. Im Gegensatz zu der Organkonservierung der Niere führt die Hodenhypothermie zu einem irreversiblen Schaden des Tubulusepithels und ist somit nicht geeignet, die Ischämietoleranz zu verlängern.

Zusammenfassung

1. Bereits durch Heparinisierung läßt sich die Ischämietoleranz des Hodens verlängern.
2. Diese kann durch zusätzliche Gabe eines Alpha-Rezeptor-Blockers verbessert werden.
3. Die externe Hypothermie ist nicht geeignet, einem ischämischen Tubulusschaden vorzubeugen.

Aufgrund dieser experimentellen Ergebnisse scheint die präoperative Gabe von Heparin und eines Alpha-Rezeptor-Blockers z.Zt. das beste Verfahren zur Verlängerung der Ischämietoleranz bei der Autotransplantation des Hodens zu sein.

Literatur

Fowler R, Stephens FD (1959) The role of testicular vascular anatomy in the salvage of the high undescended testes. Anat NZ J Surg 29:92

Silber SJ, Kelly J (1976) Successful autotransplantation of an intra-abdominal testis to the scrotum by microvascular technique. J Urol 115:452–454

VII. Endokrinologie

Untersuchungen zum Testosteronmetabolismus im menschlichen Prostatakarzinom

H. U. SCHWEIKERT*,[1], P. J. FUNKE[2], W. HÖHN[3] und U. W. TUNN[4]

Sexualsteroide und Prostatakarzinom

Die Prostata ist ein Zielorgan der Androgene; Wachstum und Funktion des Organs sind von diesen Steroiden abhängig.

In der Embryonalzeit entwickelt sich die Prostata, stimuliert durch das vom embryonalen Hoden sezernierte Testosteron aus dem Sinus urogenitalis (McNeal 1975). Ist die Testosteronbildung während der Embryogenese infolge eines Synthesedefektes gestört oder besteht eine Resistenz der Zielorgane gegenüber Androgenen, entwickelt sich die Prostata nicht (Wilson und MacDonald 1978; Schweikert und Neumann 1983). Das mit der Pubertät einsetzende Wachstum, der bis dahin etwa 1–4 g schweren Prostata zur Größe des Erwachsenen von etwa 20 g wird ebenfalls durch Androgene bewirkt, wobei Funktion und Größe nach abgeschlossenem Wachstum durch diese Steroide aufrechterhalten werden. Bei einem Androgenentzug beim jungen Erwachsenen kommt es zur Involution der Prostata; ein Vorgang, den man beispielsweise nach Kastration oder Hypophysektomie beobachtet. Diese Beobachtungen beweisen, daß zwischen testikulärer Testosteronsekretion einerseits und Wachstum und Funktion der normalen Prostata andererseits ein kausaler Zusammenhang bestehen muß. Ein derartiger Zusammenhang läßt sich für die Entstehung des Prostatakarzinoms bisher nicht belegen.

Basierend auf Untersuchungen an Frühkastraten und Patienten mit Hypopituitarismus weiß man jedoch, daß ein Adenokarzinom der Prostata nur dann entsteht, wenn ein funktionsfähiger Hoden vorhanden ist (Moore 1947). Weiterhin ist nachgewiesen, daß das Wachstum vieler Prostatakarzinome vom Testosteron und/oder Östrogenspiegel im Blut abhängig ist. In richtungweisenden Versuchen konnte von Huggins et al. gezeigt werden, daß sich durch Kastration oder durch Behandlung mit Östrogenen eine Regression beim Prostatakarzinom erzielen läßt (Huggins und Hodges 1941; Huggins et al. 1941).

Androgenwirkung auf zellulärer Ebene

Kurz skizziert stellt sich der Wirkungsmechanismus der Androgene in der Prostata folgendermaßen dar (Übersicht bei Moore und Wilson 1975, Rohr et al. 1979).

* Mit Unterstützung durch das Ministerium für Wissenschaft und Forschung des Landes Nordrhein-Westfalen und die Deutsche Forschungsgemeinschaft (Schw 168/5–6)

1 Medizinische Universitäts-Poliklinik, Wilhelmstr. 35–37, D-5300 Bonn 1,
2 Urologische Klinik der Ruhruniversität Bochum, Widumerstr. 8, D-4690 Herne 1
3 Urologische Klinik der Universität, Maximilianplatz, D-8520 Erlangen
4 Urologische Abteilung des Städtischen Krankenhauses, D-6050 Offenbach

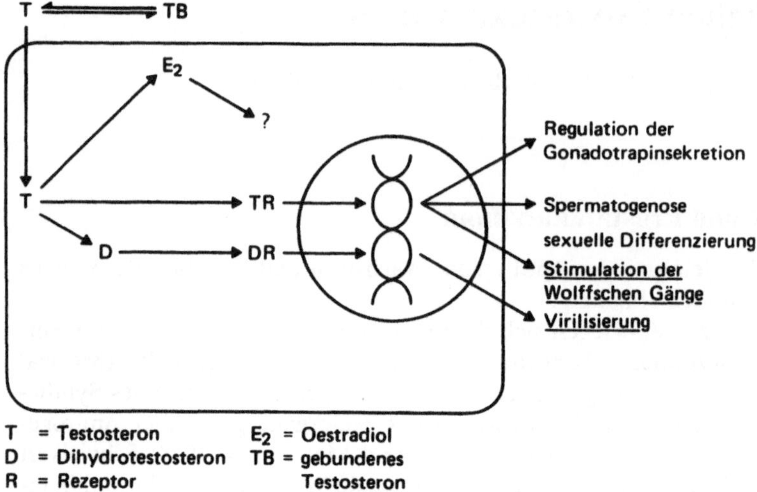

Abb. 1. Schematische Darstellung des Wirkungsmechanismus von Testosteron im androgenen Zielorgan

Testosteron wird von den Leydigschen Zwischenzellen des Hodens, stimuliert durch das luteinisierende Hormon, gebildet und sezerniert. Im Blut ist es zum überwiegenden Teil an Plasmaproteine gebunden, wobei gebundenes und nicht gebundenes „freies" Testosteron in einem dynamischen Gleichgewicht stehen. Nur freies Testosteron kann in die Zellen, wo es durch das Enzym 5α-Reduktase zu 5α-Dihydrotestosteron (DHT) reduziert wird, aufgenommen werden. DHT wird an spezifische Eiweiße, „Rezeptoren", gebunden und bewirkt an Rezeptoren gebunden, im Zellkern die Transskription von Boten-Ribonukleinsäure. Diese regt im Zytoplasma die Synthese von Eiweiß an, was beispielsweise zum Wachstum der Prostata führt. Testosteron stellt somit für die Prostata ein zirkulierendes Prohormon dar, das intrazellulär zu 5α-Dihydrotestosteron umgewandelt wird und in dieser Form die androgene Botschaft vermittelt (Abb. 1).

Da Androgene auch bei der karzinomatös veränderten Prostata eine Rolle zu spielen scheinen, ist klar, daß Untersuchungen zum Wirkungsmechanismus der Androgene (Metabolismus und Bindung der Androgene) für das Verständnis der Pathophysiologie notwendig sind. Wir haben daher den Testosteronmetabolismus mit zwei verschiedenen Versuchsmodellen untersucht. Zum einen wurde der Testosteronmetabolismus in den beiden Gewebskompartimenten Stroma und Epithel menschlichen Prostatagewebes untersucht. In ersten Untersuchungen haben wir darüber hinaus auch den Testosteronmetabolismus in humanem Prostatakarzinom, das auf die Nacktmaus transplantiert wurde, bestimmt.

Testosteronmetabolismus in Stroma und Epithel beim Prostatakarzinom des Menschen

Obwohl eine Reihe von Untersuchungen zum Androgenmetabolismus im Karzinomgewebe vorliegen, wurde der Stoffwechsel der Androgene in den beiden wichtigsten Gewebsanteilen der Prostata, dem Epithel und Stroma, bisher nicht bestimmt. Der Testosteronmetabolismus wurde entweder in Gewebshomogenaten oder Gewebsbiopsien bestimmt, wobei die biochemischen Daten bei den zuletzt genannten Untersuchungsmethoden histologisch nicht direkt, sondern in sich entsprechenden Gewebsproben verglichen wurden. Da die histologische Zusammensetzung in diesen spiegelbildlichen Proben infolge der Heterogenität des Gewebes beim Prostatakarzinom doch sehr unterschiedlich sein kann, läßt sich nicht ausschließen, daß die metabolischen Daten des Referenzgewebes eine andere Situation widerspiegeln. Wir haben daher eine Methode entwickelt, die es erlaubt, in ein und derselben Biopsieprobe von Prostatakarzinom-Gewebe den Testosteronmetabolismus quantitativ und qualitativ zu erfassen *und* die histologischen und morphometrischen Untersuchungen durchzuführen.

Insgesamt wurden Gewebsproben von 17 Patienten im Alter von 55–85 Jahren untersucht. Bei allen Patienten lag ein histologisch gesichertes Prostatakarzinom vor, das bisher nicht behandelt worden war. Die Gewebsproben wurden mittels perinealer Nadelbiopsie gewonnen und der Biopsiezylinder in kleine Stücke von etwa 2 mg Gewicht geteilt. Nachdem das Gewebe von Blutresten gereinigt war, wurde es mit [^{3}H]Testosteron inkubiert. Inkubation und Analyse der entstandenen Metaboliten wurden mit einer von uns entwickelten Mikromethode (Schweikert und Wilson 1974, Totzauer 1982, Schweikert et al., im Druck). Die histologische Diagnose wurde von zwei unabhängig voneinander begutachtenden Pathologen gestellt. Alle histologischen Präparate wurden morphometrisch nach der von Rohr et al. (1979) beschriebenen Methode untersucht.

Ergebnisse

Von jedem der 17 Patienten waren multiple Proben für die biochemische und histologische Auswertung vorhanden, insgesamt 77 Proben. Überraschenderweise ergab die histologische Musterung der durch Feinnadelpunktion aus Prostatakarzinomgewebe gewonnenen Proben eine heterogene Gewebeverteilung, nur 47 (61%) der Proben bestanden vollständig aus Karzinomgewebe; 23mal wurde eine benigne Prostatahyperplasie (BPH) diagnostiziert, während die restlichen Proben BPH und Prostatakarzinomgewebe enthielten.

Die Ergebnisse des Androgenmetabolismus weisen auf fundamentale Unterschiede im Karzinom- und BPH-Gewebe hin. Wie aus Tabelle 1 ersichtlich, war der Hauptmetabolit nach Inkubation mit 50 nM [^{3}H]Testosteron Dihydrotestosteron,

Tabelle 1. Metabolitenbildung ($\bar{x}$: pmol · 100 mg^{-1} · 30 min^{-1})

Metaboliten	PC n=47	BPH n=23	PC+BPH n=7
Dihydrotestosteron	11,6	38,6	34,2
Androstandiol	1,7	4,4	3,4
Androstandion	0,9	1,0	1,1
Androstendion	0,4	0,3	0,1

dessen Bildung im BPH-Gewebe um eine Mehrfaches höher lag als im Prostatakarzinomgewebe. Die Bildung von Androstandiol (Summe der Epimere 5α-Androstan-3α, 17βdiol und 5α-Androstan-$3\beta,17\beta$diol) wurde durchschnittlich 10mal geringer als die des Dihydrotestosterons gefunden.

Beim Vergleich der Dihydrotestosteronbildung in Abhängigkeit von der prozentualen Verteilung der beiden Gewebebestandteile (Epithel bzw. Stroma) konnte in den Prostatakarzinomgeweben keine Beziehung zwischen Diyhdrotestosteronbildung und Menge des azinären oder stromalen Anteils festgestellt werden, so daß man annehmen kann, daß keine Unterschiede zwischen Epithel und Stroma bezüglich der Dihydrotestosteronbildung bestehen.

Testosteronmetabolismus im auf die Nacktmaus heterotransplantierten menschlichen Prostatakarzinom

Höhn und Mitarbeitern gelang es, Prostatakarzinomgewebe von zwei Patienten auf die Nacktmaus (Abb. 2) zu übertragen und in Serie zu transplantieren (Höhn et al. 1980, Höhn et al. 1982). Beide Tumorlinien zeigten typische Eigenschaften der Ausgangstumoren wie beispielsweise histologisches Bild, Androgenabhängigkeit und Aktivität der sauren Phosphatase (Tabelle 2).

Tabelle 2. Heterotransplantat von Prostatacarcinom auf die Nacktmaus: Charakterisierung der Tumorlinien

	PC 82	PC EW
Gewonnen	Höhn und Schröder, Rotterdam 1977	Höhn und Hermanek, Erlangen 1981
Ausgangsmaterial	Totale Prostatektomie pT3 N0 M0 G2	Staging Lymphdissection (Metastase) T3 pN2 M0 G3
Derzeitige Tierpassage (Nr.)	21	6
Histologie	Beide ähnlich dem Ausgangstumor	
	Rein cribriform	Partiell solide, partiell cribriform-kleindrüsig
DNS-Gehalt (Impulscytophotometrie)	Beide tetraploid mit geringer diploider Sublinie	
Zellzykluszeit (Tage)	18	10
Androgenabhängigkeit	Beide Tumoren stark androgenabhängig	Kein Angehen auf kastrierten männlichen oder auf weiblichen Tieren
Angehrate bei subcutaner Transplantation	90%	90%
Saure Prostataphosphatase	Vorhanden	Vorhanden
Hormonrefraktäre Sublinie	Nicht vorhanden	Nicht vorhanden

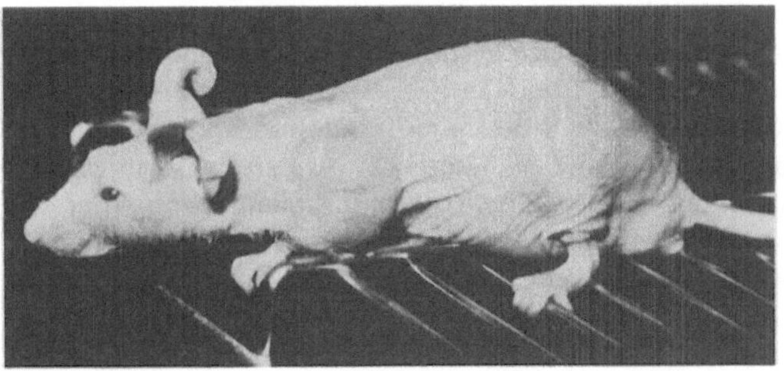

Abb. 2. Nacktmaus mit Heterotransplantat eines menschlichen Prostatakarzinoms (PC 82)

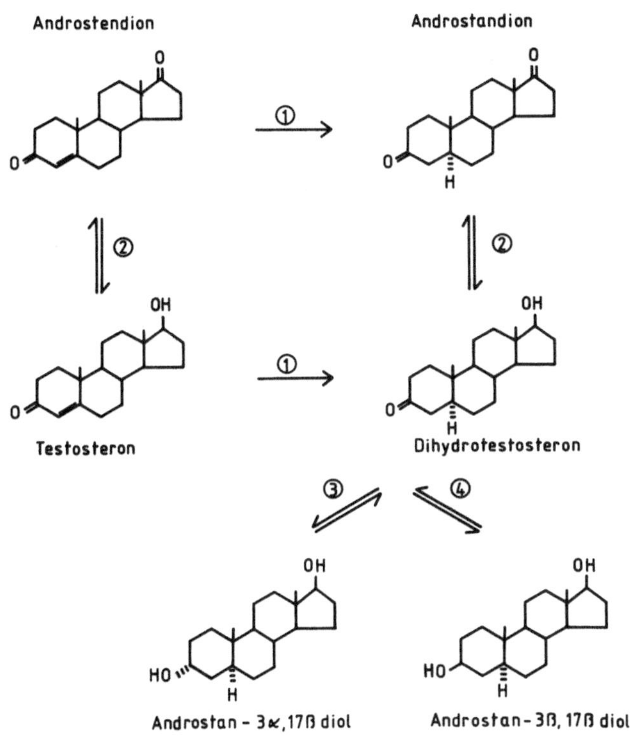

Abb. 3. Testosteronmetabolismus im auf die Nacktmaus transplantierten menschlichen Prostatakarzinom

In einer ersten Studie haben wir bei beiden Zellinien den Testosteronstoffwechsel untersucht. Hierbei konnten wir in beiden Zellinien folgende Metaboliten nachweisen (Abb. 3):

Androstendion, Dihydrotestosteron, Androstandion, und Androstandiol, wobei die Epimere des Androstandiols bisher nicht aufgetrennt wurden. Zwischen Metabolitenbildung und Inkubationszeit konnte in beiden Tumorlinien während der ersten 1–2 Stunden eine lineare Abhängigkeit nachgewiesen werden; nach dieser Zeit kam es dann zu einer Abflachung der Kurve.

Diskussion der Ergebnisse

1. Mit den Untersuchungen zum Testosteronstoffwechsel im Epithel und Stroma konnte in allen Proben Dihydrotestosteron nachgewiesen werden, wobei im Prostatakarzinomgewebe, verglichen mit der BPH, eine signifikant geringere Verstoffwechselung des Testosterons nachgewiesen wurde. Unsere Untersuchungen stehen in dieser Hinsicht im Einklang mit früheren Untersuchungen, wobei wir darüber hinaus erstmals zeigen konnten, daß beim Vergleich der Diyhdrotestosteronbildung in Abhängigkeit vom epithelialen und stromalen Anteil kein Unterschied bestand.

Unsere Ergebnisse weisen weiterhin auf die Probleme hin, denen man sich bei der Interpretation von Stoffwechseluntersuchungen oder Bestimmung der Androgenbindung in Gewebsproben von Prostatakarzinomen, in denen spiegelbildliche Fragmente getrennt metabolisch und histologisch untersucht werden, bewußt sein muß. Die von uns verwendete Mikromethode vermeidet diese Probleme, da in ein und derselben Biopsieprobe Funktion (Testosteronstoffwechsel) und Morphologie (Histologie, Morphometrie) bestimmt werden.

2. Mit unseren ersten Untersuchungen zum Testosteronmetabolismus im Heterotransplantat von Prostatakarzinomgewebe auf die Nacktmaus haben wir die Stoffwechselprodukte erstmals quantitativ und qualitativ erfaßt und somit zeigen können, daß neben Androstendion, das quantitativ als Hauptmetabolit auftritt, auch 5α-reduzierte Derivate des Testosterons gebildet werden. Da die untersuchten Nacktmaustumorlinien typische Eigenschaften der Ausgangstumoren beibehalten, die Tumoren seriell transplantiert und die Wirtstiere hormonell manipuliert werden können, ist klar, daß diese Modelle bei der Erforschung hormoneller Einflüsse der Androgene sowie des Stoffwechsels dieser Steroide im Tumor von Bedeutung sind.

Literatur

Höhn W, Schröder FH, Riemann JF, Joebsis AC, Hermanek P (1980) Human prostatic adenocarcinoma. Some characteristics of a serially transplantable line in nude mice (PC 82). Prostate 1:95

Höhn W, Walther R, Hermanek P (1982) Human prostatic adenocarcinoma: Comparative experimental treatment of the tumor line PC 82 in nude mice. Prostate 3:193

Huggins C, Hodges CV (1941 a) Studies on prostatic cancer. I. The effect of castration, of estrogen and of androgen injection on serum phosphatases in metastatic carcinoma of the prostate. Cancer Res 1:293

Huggins C, Stevens R, Hodges CV (1941 b) Studies on prostatic cancer. II. The effect of castration on advanced carcinoma of the prostate gland. Arch Surg 43:209

McNeal JE (1975) Development and comparative anatomy of the prostate. In Grayhack JT, Wilson JD, Sherbenske MJ (eds) Benign Prostatic Hyperplasia. DHEW Publication No (NIH) 76-1113, Washington D.C., U.S. Government Printing Office p 1

Moore RA (1947) Benign hypertrophy and carcinoma of the prostate. In: Twombly G, Packs G (eds) Endocrinology of Neoplastic Disease. Univ. Press, London, p 194

Moore RJ, Wilson JD (1975) Androgen transport and metabolism in the prostate. In: Grayhack JT, Wilson JD, Sherbenske MJ (eds) Benign Prostatic Hyperplasia. DHEW Publication No (NIH) 76-1113, Washington D.C., U.S. Government Printing Office, p 21

Rohr HP, Oberholzer M, Bartsch G, Koller M (1976) Morphometry in experimental pathology: Methods, baseline data and applications. Int Rev Exp Pathol 54:233

Rohr HP, Frick J, Bartsch G, Oberholzer M, Schweikert HU (1979) Die benigne Prostatahyperplasie. Medizin in unserer Zeit 3:151

Schweikert HU, Neumann F (1983) Abnormalities of sexual development. In: Mahesh VB, Greenblatt RB (eds) Hirsutism and Virilism. John Wright, PSG, Inc, Boston, p 35

Schweikert HU, Wilson JD (1974) Regulation of human hair growth by steroid hormones. I. Testosterone metabolism in isolated hairs. J Clin Endocrinol Metab 38:811

Schweikert HU, Totzauer P, Rohr HP, Bartsch G (im Druck) Correlated biochemical and stereological studies on testosterone metabolism in the stromal and epithelial compartment of human benign prostatic hyperplasia. J Urol

Totzauer P (1982) Testosteronmetabolismus im Stroma und Epithel der menschlichen Prostata. Inaugural-Dissertation, Bonn

Wilson JD, MacDonald PC (1978) Male pseudohermaphroditism due to androgen resistance: Testicular feminization and related syndromes. In: Stanbury JB, Wyngaarden JB, Fredrickson DS (eds) The Metabolic Basis of Inherited Disease. New York, Mc Graw-Hill, p 894

Prolactin: Ein Regulator des zytoplasmatischen Androgen-Rezeptors in der Prostata?

H. Moeller[1], C. Schneider und B. Goecke

Zahlreiche Befunde sprechen dafür, daß Prolactin die Wirkung männlicher Geschlechtshormone in den akzessorischen Geschlechtsdrüsen der Ratte und der menschlichen Prostata verstärkt (Grayhack et al. 1955; Segaloff et al. 1956; Moger und Geschwind 1972; Lloyd et al. 1973; Johnson 1974; Farnsworth 1975; Hostetter und Piacsek 1977; Jacobi et al. 1979; Farnsworth et al. 1981). Man nennt das die andromimetische Wirkung des Prolactins. Möglicherweise beruht sie darauf, daß Prolactin den zytoplasmatischen Androgen-Rezeptor reguliert.

Daher haben wir in der vorliegenden Arbeit die Konzentration des Prolactins im Serum junger reifer Ratten pharmakologisch beeinflußt und nach einer Korrelation zwischen Serum-Prolactin und der Konzentration des Androgenrezeptors in der Prostata gesucht.

Material und Methoden

Tiere

Männliche Auszuchtratten des Wistar-Stammes (Ivanovas, Kisslegg) wurden unter kontrollierten Bedingungen gehalten (25 ± 2 °C, Lichtperiode 6–18 Uhr, Trockenfutter (Altromin) und Wasser ad libitum).

Versuch 1. Acht 63 Tage alte Tiere erhielten täglich 2 Injektionen s.c. von 0,188 mg/kg Lisuridhydrogenmaleat in 0,5 ml 0,9% NaCl für 7 Tage, die Kontrollgruppe erhielt 0,5 ml 0,9% NaCl. Sie wurden am 70. Lebenstag durch Dekapitation getötet. Serum und ventrale Prostatalappen wurden bei –70 ° gelagert.

Versuch 2. Achtzig 63 Tage alte Tiere wurden kastriert. Während der Operation und dann alle 2 Tage erhielten sie 10 mg Cyproteronacetat in Rizinusöl bzw. nur Rizinusöl (Kontrollgruppe) subcutan. Dekapitation am 70. Lebenstag. Serum und ventrale Prostata-Lappen wurden bei –70 ° gelagert. Wegen des geringen Prostata-Gewichtes wurden Prostaten und Seren von 3–6 Tieren zu je 10 Proben pro Behandlungsgruppe gepoolt.

Messung des Androgen-Rezeptors

Die Methode baut auf der Methode von Wagner (1978) zur Messung von steroidbindenden Proteinen auf. Details sind bei Moeller (1982) und Moeller et al. (1983)

1 Universitätskinderklinik, Abteilung für Endokrinologische Laboratoriumsdiagnostik, Rümelinstr. 23, D-7400 Tübingen

Experimentelle Urologie
Hrsg. v. R. Harzmann et al.

Tabelle 1. Zytoplasmatischer Androgenrezeptor in der ventralen Prostata und Serum-Prolactin von Ratten, die 7 Tage mit Lisurid behandelt wurden

	Kontrolle		Lisurid	
	cAR [fmol/mg DNA]	PRL [µg/l]	cAR [fmol/mg DNA]	PRL [µg/l]
	278	14,9	152	7,8
	493	11,8	205	8,3
	776	68,0	358	12,5
	619	13,6	187	8,9
	375	32,0	214	12,2
	464	595	359	4,4
	1004	220	97	10,1
	606	186	203	36
Median	613	50,0	204	9,5
Bereich	278–1004	11,8–595	97–359	4,4–12,5
p			$<0{,}01$	$<0{,}01$

beschrieben. Das Gewebe wird gefroren in einer Kugelmühle homogenisiert, das Pulver bei 0 °C in Puffer (Tris-(hydroxymethyl)-aminomethan 10 mM, NaN_3 5 mM, Dithioerythrit 50 mM, Saccharose 250 mM, mit HCl bei 0 °C eingestellt auf pH 7,4) suspendiert, der 0,64 IU/ml NAD^+-Nucleosidase, E.C.3.2.2.5 (NADase von N. crassa, Sigma) enthält, um Redoxreaktionen von DHT zu verhindern. Das Cytosol (100 000 g, 60 min) wird mit ^3H-DHT für 1 Stunde (Messung der Konzentration des freien Rezeptors) oder für 24 Stunden (Konzentration des gesamten Rezeptors) bei 0 ° in zwei Ansätzen parallel inkubiert. Ansatz 1 enthält 24 nM ^3H-DHT (DHT-(1,2-^3H), 50,6 Ci/mmol, New England Nuclear), Ansatz 2 zusätzlich 2,4 µM Methyltrienolon. Rezeptorgebundenes ^3H-DHT wird durch Agargelektrophorese bei 4 ° nach Wagner (1972) abgetrennt. Die Konzentration von rezeptorgebundenem ^3H-DHT ergibt sich aus der Differenz der anodischen Peaks von Ansatz 1 und Ansatz 2.

In Versuch 2 wurde der Rezeptor zusätzlich im KCl-Extrakt (KCl 0,6 M, Tris-(hydroxymethyl)-aminomethan 10 mM, NaN_3 5 mM, Dithioerythrit 50 mM, Saccharose 250 mM, mit HCl bei 0 ° auf pH 7,4 eingestellt, NADase 0,64 IU/ml) des gewaschenen 100 000 g-Sediments gemessen.

Weitere Methoden

Die Konzentrationen der Hormone im Serum wurden radioimmunologisch gemessen, Testosteron mit den Reagentien der Firma Wien (Succasunna, New Jersey) Prolactin mit den für Rattenprolactin spezifischen Reagentien des NIAMDD (RP1). DNA wurde im 100 000 g-Sediment nach Burton (1956) mit Desoxyribose als Standard gemessen. Protein wurde nach Schaffner und Weissmann (1973) mit Modifikationen von Moeller (1982) bestimmt.

Statistik

Vergleich der Mittelwerte mit Wilcoxon's signed rank test. Der Zusammenhang der Rezeptorkonzentration mit der Konzentration von Prolactin bzw. Testosteron im Serum wurde mit Spearman's Korrelationskoeffizient beschrieben.

Ergebnisse

Versuch 1

Die Behandlung intakter Tiere mit Lisurid (Tabelle 1) senkte die Konzentration des Prolactins im Serum und des cytoplasmatischen Androgen-Rezeptors in dem ventralen Prostatalappen signifikant ($p<0{,}01$). Dagegen blieben unverändert: Konzentration des Testosterons im Serum (Median 2,41 µg/l (1,35–8,25) vs. 2,54 (0,87–5,14); $p > 0{,}05$), Gewicht der ventralen Prostatalappen (185 mg (165–254) vs. 173 (125–210); $p > 0{,}05$) und ihr DNA-Gehalt (397 µg (341–510) vs. 371 (320–493); $p > 0{,}05$).

Versuch 2

Die Behandlung kastrierter Tiere mit Cyproteronacetat (Tabelle 2) hatte keinen Einfluß auf die Testosteron-Konzentration im Serum (0,095 µg/l (0,083–0,213) vs. 0,12 (0,065–0,232); $p>0{,}05$), das Gewicht der ventralen Prostatalappen (27,3 mg (14,2–43,8) vs. 24,1 (17,7–31,8); $p>0{,}05$) und deren DNA-Gehalt (82,5 µg (53,7–143) vs. 89,9 (44,8–119); $p>0{,}05$). In beiden Gruppen konnte im Cytosol kein freier und im 100 000 g-Sediment überhaupt kein Rezeptor nachgewiesen wer-

Tabelle 2. Cytoplasmatischer Androgenrezeptor (cAR) in ventralen Prostaten und Prolactin (PRL) im Serum kastrierter Ratten, die 7 Tage mit Cyproteronacetat behandelt wurden. n = Zahl der Tiere pro Pool

	n	Kontrolle		Cyproteronacetat	
		cAR [fmol/mg DNA]	PRL [µg/l]	cAR [fmol/mg DNA]	PRL [µg/l]
	6	160	78,1	837	194
	6	232	38,9	481	194
	3	69	41,5	466	344
	3	229	43,7	832	367
	4	200	25,0	628	205
	4	392	353	490	192
	4	140	43,3	873	533
	4	330	155	296	437
	3	380	254	233	215
	3	305	245	765	521
Median		231	60,9	559	279
Bereich		69–392	25,0–353	233–873	192–533
p				< 0,01	< 0,01

den (Nachweisgrenze 3 fmol/mg Protein). Dagegen steigerte die Behandlung mit Cyproteronacetat die Prolactin-Konzentration im Serum und die Gesamtkonzentration des Rezeptors im Cytosol signifikant.

Zusammenhang zwischen der Konzentration des cytoplasmatischen Androgen-Rezeptors und den Konzentrationen von Testosteron bzw. Prolactin im Serum

Die Konzentration des cytoplasmatischen Androgen-Rezeptors war mit der Prolactin-Konzentration im Serum positiv korreliert ($n = 36$, $\varrho = 0{,}544$; $p < 0{,}001$), nicht dagegen mit der Serum-Konzentration von Testosteron ($p > 0{,}05$).

Diskussion

Vorliegende Ergebnisse

Im Versuch 1 wurde die Prolactin-Konzentration im Serum durch Lisurid gesenkt, einem dopaminergen Blocker der Prolactin-Sekretion (Gräf et al. 1976). Die Anhebung der Prolactin-Konzentration im Serum durch Cyproteronacetat im Versuch 2 ist eine bekannte Nebenwirkung dieses Progestins und Antiandrogens (Bartsch et al. 1977; Fonzo et al. 1977). In beiden Versuchen war die Konzentration des cytosolischen Androgen-Rezeptors in der ventralen Prostata positiv zur Konzentration des Prolactins, nicht jedoch zu der des Testosterons im Serum korreliert.

Im Versuch 2 wurden die Tiere kastriert, um kompetitive Reaktionen von Cyproteronacetat und endogenem Androgen am Rezeptor gering zu halten. Unter diesen Bedingungen war der Rezeptor offensichtlich vollständig mit Cyproteronacetat besetzt, denn die Konzentrationen von steroidfreiem und chromatingebundenem Androgen-Rezeptor waren unter der Nachweisgrenze von 3 fmol/mg Protein. Dagegen kann rezeptorgebundenes Cyproteronacetat in vitro innerhalb von 12 Stunden bei 0–4° von Methyltrienolon verdrängt werden (Icchii 1980). In unseren Versuchen wurde es innerhalb von 24 Stunden bei 0° gegen ^{3}H-DHT ausgetauscht, wodurch der mit Cyproteronacetat besetzte cytosolische Rezeptor meßbar wurde. Es zeigte sich, daß seine Konzentration höher war als die cytosolische Rezeptorkonzentration bei unbehandelten kastrierten Kontrolltieren. Dagegen war an Chromatin gebundener Rezeptor in beiden Gruppen nicht nachweisbar. Diese Ergebnisse zeigen, daß die Behandlung mit Cyproteronacetat die Konzentration des cytosolischen Rezeptors erhöht, offensichtlich ohne Translokation des Rezeptors in den Kern.

Beide Versuche sprechen dafür, daß Prolactin an der Regulation des cytosolischen Androgen-Rezeptors unabhängig von der Serum-Konzentration des Testosterons beteiligt ist. Wir haben dies erstmals vermutet, als wir sahen, daß die Änderungen der Konzentration des Androgen-Rezeptors in ventraler Rattenprostata während der Pubertät (Moeller et al. 1981) unabhängig von den Androgenen im Serum aber in Phase mit den Konzentrationen des Prolactins im Serum erfolgen (Ranke u. Gupta, persönliche Mitteilung).

Das Konzept wird durch frühere Beobachtungen über die synergistische Wirkung von Prolactin mit Androgenen in akzessorischen Geschlechtsdrüsen, den sogenannten andromimetischen Effekt von Prolactin, gestützt.

Andromimetische Wirkung von Prolactin

Verschiedene Depletions- und Substitutionsversuche von Testosteron und LH zeigten eine stärkere Zunahme des Prostatagewichts, wenn die Substitution von Testosteron oder LH mit einer Behandlung mit Prolactin kombiniert war: Hypophysektomie und Orchidektomie – Substitution von Testosteron vs. Testosteron und Prolactin (Grayhack et al. 1955); Hypophysektomie – Substitution von LH vs. LH und Prolactin (Segaloff et al. 1956; Johnson 1974); Orchidektomie – Substitution von Testosteron vs. Testosteron und zusätzliche Behandlung mit Prolactin (Moger und Geschwind 1972). Die Versuche von Hostetter und Piacsek (1977) an Ratten stützen das Konzept der andromimetischen Wirkung von Prolactin; sie fanden, daß die Behandlung mit einem Anti-Prolactin-Serum auf Prostata und Samenblasen eine antitrophe Wirkung haben, während Androgene und FSH in allen Altersgruppen unbeeinflußt waren. LH war bei pubertären Tieren erhöht, nicht jedoch bei erwachsenen.

Die andromimetische Wirkung des Prolactins scheint durch eine vermehrte intrazelluläre Aufnahme von Androgenen bedingt zu sein: die Aufnahme von ^{3}H-Testosteron in Schnitten von ventraler Rattenprostata wurde durch Zugabe von Prolactin zum Medium erhöht (Lloyd et al. 1973); die in-vivo-Aufnahme von ^{3}H-Testosteron in BPH-Gewebe war niedriger bei Patienten, deren Prolactin-Konzentration im Serum durch Behandlung mit Bromoergocryptin gesenkt war (Jacobi et al. 1979); entsprechend war die in-vivo-Aufnahme von ^{3}H-Testosteron in das Gewebe von Prostata-Carcinom und BPH bei Patienten gesteigert, deren Prolactin-Konzentration im Serum durch Behandlung mit Chlorpromazin erhöht worden war (Farnsworth et al. 1981).

Schlußfolgerung

Unsere Hypothese ist, daß Prolactin bei der Regulation des cytoplasmatischen Androgen-Rezeptors in der ventralen Rattenprostata beteiligt ist, während die Translokation des Rezeptors auf Nukleoproteine die Bindung von DHT voraussetzt.

Danksagung. Die Arbeit wurde von der Deutschen Forschungsgemeinschaft unterstützt (Mo 315/3-1). Der Firma Schering AG (Berlin) danken wir für das Lisuridmaleat sowie für die Bestimmung des rPRL (P. Kuhlmann, Dr. S. Hasan, Dr. R. Horowski).

Literatur

Bartsch W, Horst HJ, Becker H, Nehse G (1977) Sex hormone binding globulin capacity, testosterone, 5-dihydrotestosterone, oestradiol and prolactin in plasma of patients with prostatic carcinoma under various types of hormonal treatment. Acta Endocrinol (Copenh) 85:650–664

Burton K (1956) A study of the conditions and mechanisms of the diphenylamine reaction for the colorimetric estimation of deoxyribonucleic acid. Biochem J 62:315–322

Farnsworth WE (1975) Role of lactogen in prostatic physiology. Urol Res 3:129–132

Farnsworth WE, Slaunwhite WR Jr, Sharma M, Oseko F, Brown JR, Gonder MJ, Cartagena R (1981) Interaction of prolactin and testosterone in the human prostate. Urol Res 9:79–88

Fonzo D, Angeli A, Sivieri R, Andriolo S, Frajrie R, Ceresa P (1977) Hyperprolactinemia in girls with idiopathic precocious puberty under prolonged treatment with cyproterone acetate. J Clin Endocrinol Metab 45:164–168

Gräf KJ, Neumann F, Horowski R (1976) Effect of the ergot derivative lisuride hydrogen maleate on serum prolactin concentrations in female rats. Endocrinology 98:598–605

Grayhack JT, Bunce PL, Kearns JW, Scott WW (1955) Influence of the pituitary on prostatic response to androgen in the rat. Bull Hopkins Hosp 96:154–163

Hostetter MW, Piacsek BE (1977) The effect of prolactin deficiency during sexual maturation in the male rat. Biol Reprod 17:574–577

Icchii S (1980) Changes in the cytoplasmic androgen receptor of rat ventral prostate after administration of androgens, antiandrogens and anabolic steroids. Endocrinol Jpn 27:483–493

Jacobi GH, Kurth KH, Altwein JE (1979) Effekt von Bromocriptin beim Prostatakarzinom: Testosteronstoffwechsel in Abhängigkeit vom Differenzierungsgrad. Urologe [Ausg A] 18:91–98

Johnson DC (1974) Temporal augmentation of LH by prolactin in the stimulation of androgen production by the testes of hypophysectomized male rats. Proc Soc Exp Biol Med 145:610–613

Lloyd JW, Thomas JA, Mawhinney MG (1973) A difference in the *in vitro* accumulation and metabolism of testosterone-1,2-^{3}H by the rat prostate gland following incubation with ovine or bovine prolactin. Steroids 22:473–477

Moeller H (1982) Bestimmung von Androgenrezeptoren durch Bindung von ^{3}H-Dihydrotestosteron in Gegenwart von NAD^{+}-Nukleosidase. Attempto Tübingen

Moeller H, Lander K, Mates G, Gupta D (1981) Prostatic concentrations of androgens and androgen receptors in developing rats. Pediatr Res 15:1565

Moeller H, Oettling G, Fiederer B, Brügmann G (1983) A quantitative assay for the cytoplasmic androgen receptor using ^{3}H-dihydrotestosterone in the presence of NAD^{+}-nucleosidase. Acta Endocrinol (Copenh) 102:153–160

Moger W, Geschwind JJ (1972) The action of prolactin on the sex accessory glands of the male rat. Proc Soc Exp Biol Med 142:1017–1021

Schaffner W, Weissmann C (1973) A rapid, sensitive and specific method for the determination of protein in dilute solution. Anal Biochem 56:502–514

Segaloff A, Steelman SL, Flores A (1956) Prolactin as a factor in the ventral prostate assay for luteinizing hormone. Endocrinology 59:233–240

Wagner RK (1972) Characterization and assay of steroid hormone receptors and steroid binding serum proteins by agar gel electrophoresis at low temperature. Hoppe Seylers Z Physiol Chem 353:1235–1245

Wagner RK (1978) Extracellular and intracellular steroid binding proteins. Acta Endocrinol [Suppl] (Copenh) 218

Nachweis von Androgenrezeptoren im Prostatagewebe mittels Agargelektrophorese

H. W. Bauer[1], W. Sturm und E. Schmiedt

Ausgangspunkt für die Rezeptoranalytik beim Prostatakarzinom ist die seit 1941 bekannte Hormonabhängigkeit (Huggins und Hodges). So sind zum Zeitpunkt der Diagnosestellung bis zu 80% aller Prostatakarzinome hormonell beeinflußbar (Scott et al. 1980).

Dies reduziert sich konsekutiv im zeitlichen Verlauf. Auf dieser Grundlage stellt sich die Frage nach der Rolle von Steroidrezeptoren insbesondere Androgenrezeptoren im Behandlungskonzept des Prostatakarzinoms.

Bereits 1969 haben verschiedene Arbeitsgruppen Adrogenrezeptoren in der Rattenprostata nachgewiesen. Wir haben uns zur Bestimmung der Androgenrezeptoren in der menschlichen Prostata der Methode von Möller et al. (1982) bedient, die gegenüber der Kohledextranmethode, vor allem aufgrund des Vorteils des geringeren Ausgangsmaterials, sinnvoller erschien.

Abbildung 1 zeigt ein Schema der Methode. Das zu untersuchende Gewebe wird zunächst in Tris-HCl-Puffer gewaschen, dann in flüssigem Stickstoff eingefroren, um zu gegebenem Zeitpunkt aufgearbeitet zu werden. Die Aufarbeitung beginnt mit der Homogenisierung im Eisbad.

Danach erfolgt ein Zentrifugationsschritt über 60 Minuten bei 100 000 g. Der Überstand, das sogenannte Zytosol, wird für 24 Stunden mit der Stammlösung R 1881 im Verhältnis 1: 100 H_3 markiert/unmarkiert bei 0 °C inkubiert. Die Zugabe von Triamcinolon soll dazu dienen, daß stets vorhandene Progesteronrezeptoren bzw. Glukokortikoidrezeptoren abgedeckt werden. Zur Auftrennung des Rezeptorgebundenen Steroids und des SHbg-gebundenen Steroids erfolgt die Agarelektrophorese.

Danach wird das Gel fraktioniert und die Aktivität der einzelnen Stückchen im Beta-Counter gemessen, woraus der Rezeptorgehalt in fentomol-Rezeptor/mg Zytosol Protein errechnet werden kann.

Ergebnisse

Bis heute konnte an 19 verschiedenen Prostatakarzinomgeweben und 16 Proben von Prostataadenomen der Gehalt an Androgenrezeptoren bestimmt werden (Abb. 2).

Bei den Prostata-Adenomen war 9mal der Rezeptorgehalt unter der Nachweisgrenze der Methode. 7mal lag der Rezeptorgehalt zwischen 15 und 35 fentomol/mg Protein. Bei den Prostatakarzinomen lag der Gehalt an Rezeptoren 18mal zwischen 25 und 220 fentomol/mg Protein, und einmal war auch hier die Konzentration unter der Nachweisgrenze der Methode.

1 Urologische Universitätsklinik, Klinikum Großhadern, Marchioninistr. 15, D-8000 München 70

Experimentelle Urologie
Hrsg. v. R. Harzmann et al.

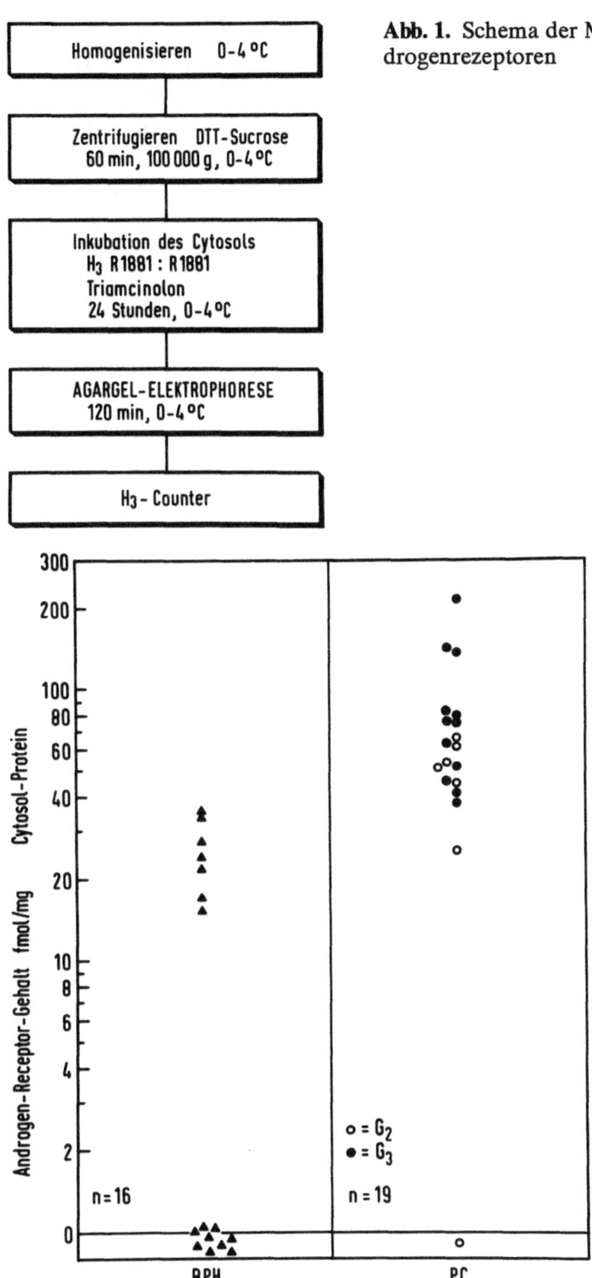

Abb. 1. Schema der Methoden zur Bestimmung der Androgenrezeptoren

Abb. 2. Androgenrezeptorgehalt von 19 verschiedenen Prostatakarzinomgeweben und 16 Prostataadenomgeweben

Tabelle 1. Problematik der Bestimmung der Androgenrezeptoren

Menge des Ausgangsmaterials
Heterogenität des Ausgangsmaterials
Material-Aufbereitung
Nur freie Rezeptoren

Die Frage einer Korrelation zwischen hormoneller Ansprechbarkeit und der Anzahl der Androgenrezeptoren ist bislang an dem Material nicht beantwortbar. Die Dauer der Verlaufsbeobachtung ist noch zu kurz. Neben einer Inhomogenität der Ergebnisse gibt es einen scheinbaren Trend dahingehend, daß vor allem Prostataadenome relativ wenig meßbare Rezeptoren aufweisen. Dies steht in Übereinstimmung mit den Arbeiten von Krieg et al. aus dem Jahr 1979 sowie Sirett et al. (1978). Die Ursache hierfür mag sein, daß nicht die Gesamtzahl der Rezeptoren an sich bestimmt wird, sondern die Anzahl freier Rezeptoren, die noch mit R 1881, dem synthetischen Androgen, reagieren können.

Damit sind wir bereits bei der Problematik der Bestimmung der Androgenrezeptoren. Tabelle 1 zeigt eine Auflistung der Schwierigkeiten in der klinischen Auswertung der Bestimmung der Androgenrezeptoren. Das primäre Problem stellt die Menge des Ausgangsmaterials dar. Neben der Ausgangsmenge ist aber auch die Heterogenität des Materials ein weiteres Problem. Wegen des pluriformen Charakters der Prostatakarzinome ist bereits beim Material, das bei der radikalen Prostatektomie gewonnen wird, nicht sicher zu entscheiden, inwieweit das aufzuarbeitende Stückchen tatsächlich Prostatakarzinomgewebe repräsentiert. Bei Prostatastanzzylindern ist das nahezu unmöglich zu entscheiden.

Auch bei der Aufarbeitung des Materials ist die Trennung zwischen Kernen und Zytoplasmen nur schwer zu realisieren. Während die Rattenprostata, mit der die meisten Ergebnisse bisher erzielt wurden, sehr weich ist und sich sehr leicht homogenieren läßt, ist diese Differenzierung bei der menschlichen Prostata mit den unterschiedlichen Stromaanteilen äußerst schwierig. Aus der Literatur übernommene Trennverfahren von Zytosol und Kernen zeigte in den Vorarbeiten mehr oder minder große Anteile von zerstörten Kernen, so daß letzten Endes nie sicher zu sagen war, inwieweit es sich hier um nukleäre zytoplasmatische Rezeptoranteile handelt.

Zusammenfassung

Insgesamt muß festgehalten werden, daß die Bestimmung der Androgenrezeptoren beim Prostatakarzinom mittels Gelelektrophorese oder der Kohledextranmethode mit den neueren spezifischen Liganden methodisch gelöst zu sein scheint. Doch die Probleme des Ausgangsmaterials, der Menge des Ausgangsmaterials, der Repräsentanz des Materials und der Aufarbeitung stellen im Gegensatz zum Mammakarzinom nach wie vor unüberwindliche Hindernisse dar, um klinisch relevante Ergebnisse zu erzielen.

Literatur

Huggins C, Hodges CV (1941) Studies on prostatic cancer. Cancer Res 1:293

Krieg M, Bartsch W, Janssen W, Voigt KD (1979) A comparative study of binding, metabolism and endogenous in normal hyperplastic and carcinomatous human prostate. J Steroid Biochem 11:615–624

Möller H (1982) Bestimmung von Androgenrezeptoren. Attempto, Tübingen

Scott WW, Menou M, Walsh PC (1980) Hormonal therapy of prostatic cancer. Cancer 45:1929

Sirett DAN, Grant JK (1978) Androgen binding in cytosol and nuclei of human benign prostatic tissue. J Endocrin 77:101

Veränderung der Androgen-Biosynthese bei Ratten unter der Langzeitbehandlung mit einem LHRH-Agonisten (Buserelin) *

B. Beier [1], G. H. Jacobi [1], U. Wenderoth [1], K. Engelbart [2] und J. Sandow [2]

Einleitung

Die Behandlung mit hochwirksamen LHRH-Agonisten führt nach einer kurzfristigen Stimulationsphase zu einer erheblichen Senkung des Serum-Testosteronspiegels, die therapeutisch für die palliative Behandlung des Prostata-Karzinoms von Bedeutung ist (Labrie et al. 1980; Jacobi und Wenderoth 1982). Diese Blockierung der Androgensekretion verläuft über einen Verlust von Rezeptoren für Luteinisierendes Hormon (LH) im Hodengewebe, sie ist bei Ratten begleitet von qualitativen Veränderungen der Steroidbiosynthese (Belanger et al. 1980). Wir untersuchten die Wirkung des D-Ser(Bu^t)^6-LHRH(1-9)-ethylamid (Buserelin, Hoe 766) auf die Steroidbiosynthese der erwachsenen männlichen Ratte im Langzeitversuch. Ziel dieser Arbeit war es, die Einzelheiten des Wirkungsmechanismus der Testosteronsenkung aufzuklären.

Aus Untersuchungen mit anderen Agonisten (Rivier et al. 1979) ist bekannt, daß nach wiederholter Injektion die Androgen-Sekretion absinkt, während gleichzeitig Anstiege des Plasmaprogesteron beobachtet werden. Diese Verschiebung von androgenwirksamen C_{19}-Steroiden zu unwirksamen Vorstufen (C_{21}-Steroiden), als steroidogene Läsion bezeichnet, wird auch nach Gonadotropin-Injektion beobachtet (Dufau et al. 1979). Eine Desensitisierung der Leydig-Zellen unter supraphysiologischer LH-Stimulierung findet sich *in vivo* und *in vitro* (Dix und Cooke 1981). Wir untersuchten deshalb die Steroid-Biosynthese im Rattenhoden in vitro durch Stimulation mit hCG nach einer Behandlung der Tiere über insgesamt 12 Monate durch tägliche Buserelin-Injektion. Anschließend wurde die Rückbildungsfähigkeit der Veränderungen während einer 5monatigen Erholungsphase geprüft.

Material und Methoden

Es wurden ausgewachsene männliche Ratten (10 Tiere pro Gruppe) unter Standardbedingungen in einem licht- und temperaturkontrollierten Raum gehalten. Sie wurden für 12 Monate mit einer täglichen s.c. Dosis von Buserelin 2,5 bzw. 12,5 µg/kg Körpergewicht behandelt, daran schloß sich ein 5monatiges, behandlungsfreies In-

---

* Diese Veröffentlichung enthält wesentliche Ergebnisse der Dissertation von B. Beier, Johannes-Gutenberg-Universität

1 Urologische Klinik im Universitätsklinikum der Johannes-Gutenberg-Universität, Langenbeckstr. 1, D-6500 Mainz
2 Hoechst AG, D-6230 Frankfurt/Main 80

Experimentelle Urologie
Hrsg. v. R. Harzmann et al.

tervall an. Gruppen von 10 Tieren wurden nach 3, 6, 12 und 17 Monaten durch Dekapitation getötet zur Untersuchung der Androgen-Biosynthese. Untersucht wurde die Gewichtsentwicklung der androgen-abhängigen Organe, der Serumtestosterongehalt, sowie die Sekretionskapazität des Hodens für C_{21}- und C_{19}-Steroide bei Inkubation mit hCG (human Choriongonadotropin, Ekluton, Vemie) für 3 Stunden *in vitro*. Zur Inkubation wurden die Hoden zu den jeweiligen Autopsieterminen rasch entnommen, dekapsuliert und in Medium 199 mit 250 mU hCG inkubiert. Die C_{21}- und C_{19}-Steroide im Inkubationsmedium wurden aufgetrennt durch Hochdruckflüssigkeitschromatographie (HPLC) auf einer Waters Reversed Phase Octadecasilyl (C_{18})-Säule, unter Verwendung eines UV-Monitors bei 214 nm, im isokratischen System Acetonitril : Wasser (80 : 20), Flußrate 2 ml/min. Die Identifizierung und quantitative Bestimmung der einzelnen Steroide erfolgte durch spezifische Radioimmunoassays in den HPLC-Fraktionen (10 Fraktionen pro min). Zur Kalibrierung wurden synthetische Steroide (Sigma) als Standards verwendet. Soweit die Steroide nicht durch HPLC eindeutig getrennt werden konnten, erfolgte die Quantifizierung durch spezifische Antisera (Kreuzreaktion von weniger als 5% mit Steroiden gleicher Retentionszeit).

Ergebnisse

Während der 12monatigen Buserelin-Behandlung war das Gewicht der androgenabhängigen Organe (ventrale Prostata, Samenblasen) stark reduziert. Fünf Monate nach Absetzen der Behandlung zeigten die Organgewichte der behandelten Gruppen keinen Unterschied mehr zu den Kontrolltieren. Die Serum-Testosteronwerte waren unter der Behandlung stark gesenkt, nach jeder täglichen Injektion zeigte sich aber ein flüchtiger Anstieg mit Rückkehr zu niedrigen Basalwerten, wie sie kastrierten Tieren entsprechen.

Bei Bestimmung der Sekretionskapazität in vitro für Testosteron fanden wir als Erklärung für die Gewichtsreduktion der androgen-abhängigen Organe während der 3stündigen Stimulation mit hCG eine dosisabhängige Einschränkung der Testosteron-Produktion (Abb. 1). Bei beiden Dosierungen von Buserelin zeigte sich histologisch eine ausgedehnte bis totale Atrophie des Germinalepithels. Die Leydig-Zellen waren proliferiert, mit Ausbildung von breiten Zellsträngen und herdförmigen Zellpolstern. Die verringerte Sekretionskapazität war überraschenderweise 5 Monate nach Absetzen der Behandlung nicht nur kompensiert, sondern sie stieg deutlich gegenüber den Kontrolltieren an sowie korreliert mit einer auch 5 Monate nach Absetzen der Behandlung noch nachweisbaren herdförmigen Vermehrung der Leydigzellen, bei gleichzeitiger ausgedehnter Atrophie des Germinalepithels.

Ein komplementäres Verhalten bot hingegen die Sekretionskapazität für Progesteron (Abb. 2), eines der wichtigsten Präcursoren in der Biosynthese des Testosterons. Über den gesamten Behandlungszeitraum war unter Buserelin-Behandlung eine zum Teil erheblich erhöhte Sekretionskapazität festzustellen, die auch 5 Monate nach Absetzen der Behandlung noch erhalten blieb.

Wir vermuteten daher eine steroidogene Läsion auf dem Synthesewege von Progesteron (C_{21}) zu Testosteron (C_{19}), die unter der supraphysiologischen Gonadotropinstimulierung nach Buserelin-Injektion entsteht und während der 12monatigen

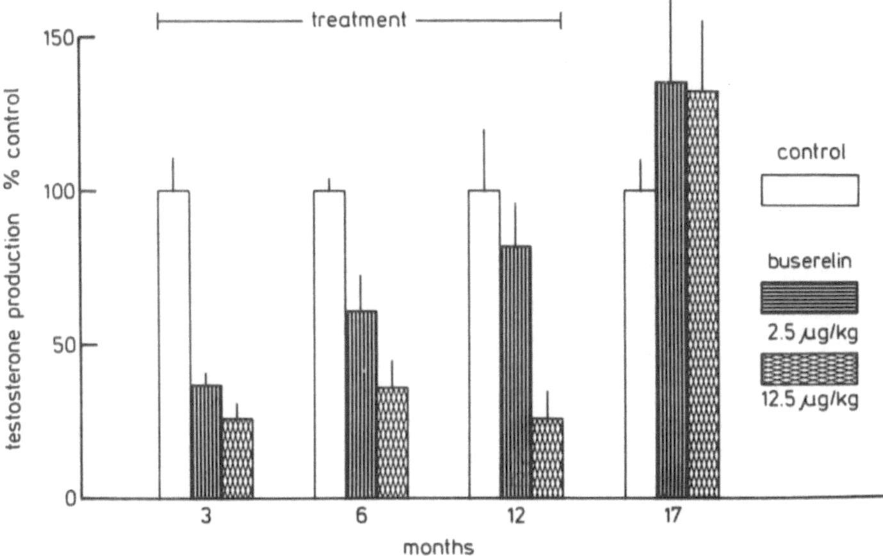

Abb. 1. Steroid-Biosynthese während der Langzeitbehandlung mit einem hochwirksamen LHRH-Agonisten (Buserelin) bei Ratten. Sekretionskapazität des Hodens für in vitro Testosteron-Stimulation mit hCG 250 mU für 3 Stunden. Unterer Teil der Abbildung: Testosteronproduktion in vitro. Nach 12 Monaten wurde die Behandlung abgesetzt und die Steroid-Biosynthese nach einer 5monatigen Erholungsphase erneut untersucht

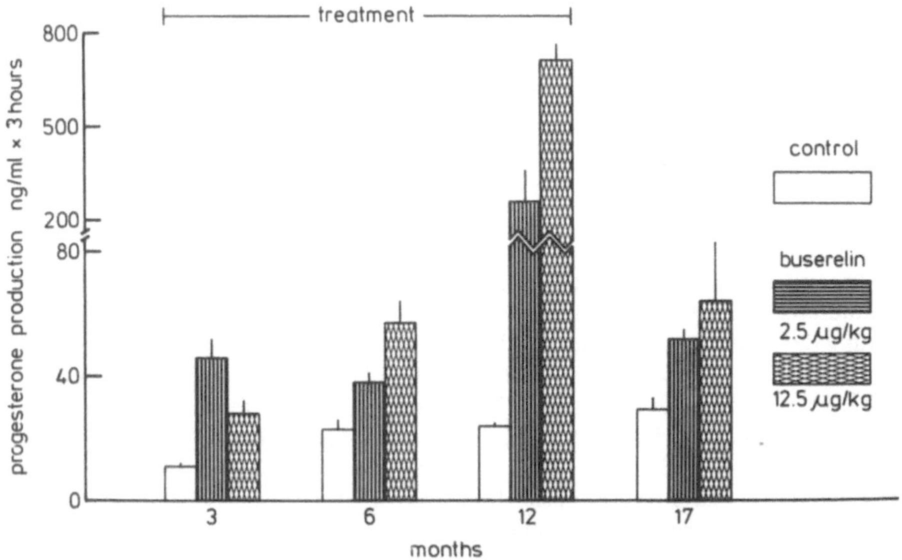

Abb. 2. Untersuchung der Steroid-Biosynthese während einer 12monatigen Behandlung und anschließender 5monatiger Erholungsphase. Sekretionskapazität des Hodens in vitro für Progesteron (Einzelheiten s. Abb. 1). Mittelwerte und Standardabweichung der über 3 Stunden integrierten Steroid-Produktion, 10 Ratten pro Gruppe

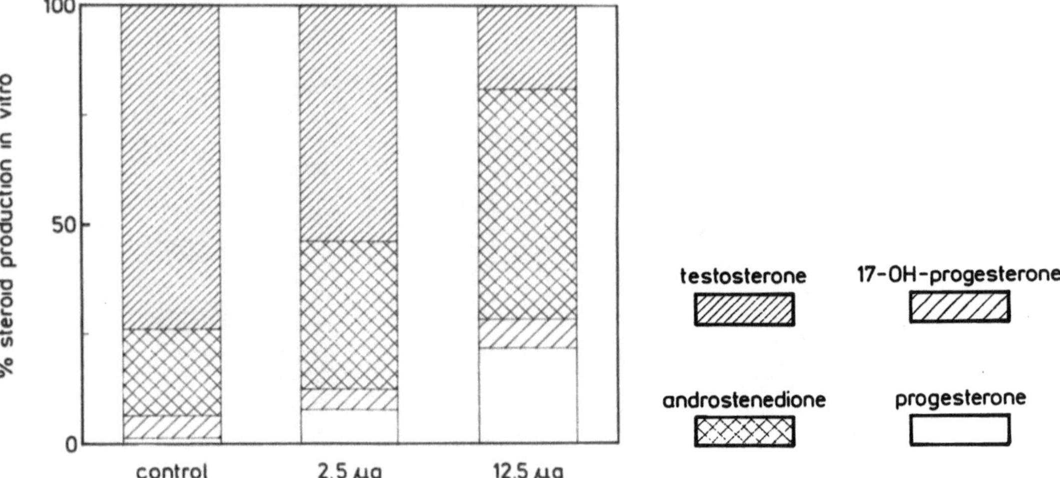

Abb. 3. Qualitative Veränderungen der Androgen-Biosynthese nach 12 Monaten Behandlung mit Buserelin. Das Verhältnis der im Medium nach HPLC-Trennung gefundenen Steroide (Progesteron, 17-Hydroxyprogesteron, delta-4-Androsten-dion, Testosteron) ändert sich zugunsten der androgen-unwirksamen C21-Steroide

Behandlung erhalten bleibt. Diese genauer zu charakterisieren, war Aufgabe der differenzierten Untersuchung der Inkubationsmedien durch HPLC und RIA. Die Androgen-Biosynthese führt über Pregnenolon, Progesteron und 17-hydroxy-Progesteron (C_{21}-Steroide) zum Testosteron, wobei bei der Ratte hauptsächlich der delta-4-Weg eine quantitative Rolle spielt (Bell et al. 1968). Daher ließen sich bei Untersuchung der Inkubationsmedien die Steroide des delta-5-Weges nur in geringer Konzentration nachweisen (hauptsächlich Dehydro-epi-androsteron, DHEA). In höherer Konzentration gefunden wurden hingegen alle Steroide des delta-4-Wegs (Progesteron, 17-OH-Progesteron, delta-4-Androstendion, Testosteron). Dagegen waren 5-alpha-dihydrotestosteron (DHT) und Östradiol (E2) im Inkubationsmedium nicht in nennenswerter Konzentration nachweisbar.

Die prozentuale Verteilung der einzelnen C_{21}- und C_{19}-Steroide nach 12monatiger Behandlung (Abb. 3) zeigte im Vergleich zur Kontrolle eine dosisabhängige Einschränkung der Sekretionskapazität für Testosteron, vor allem aber eine verminderte Konversion der C_{21}-Steroide (Progesteron und 17-OH-Progesteron) zu den C_{19}-Steroiden. Der Quotient der C_{21}- und C_{19}-Steroide ist zugunsten der C_{21}-Steroide verschoben. Dies entspricht einer Hemmung der Aktivität der 17,20-Desmolase. Weiterhin zeigte sich, daß trotz erhöhter Progesteronsekretion sich der Anteil des 17-OH-Progesterons kaum veränderte. Das Enzym, das diesen Schritt katalysiert (17-Hydroxylase), ist in seiner Aktivität ebenfalls eingeschränkt.

Fünf Monate nach Ende der Behandlung waren die qualitativen Veränderungen der Steroid-Biosynthese nicht mehr feststellbar, während die Gesamtsekretion der C_{21}/C_{19}-Steroide in den zuvor mit Buserelin behandelten Gruppen deutlich erhöht blieb.

Eine interessante Besonderheit fand sich hinsichtlich des Progesteronabbaus. Am Ende der 12monatigen Behandlung tauchte in beiden Behandlungsgruppen ein neuer Steroid-Peak auf, der als 5-alpha-Pregnan-3,20-dion charakterisiert werden konnte. Es handelt sich hierbei um einen nicht androgenwirksamen Metaboliten des Progesterons, wie er bei der Inkubation von dekapsuliertem Hodengewebe als Produkt des tubulären Metabolismus gefunden wird (Bell et al. 1971).

Diskussion

Die Veränderungen der Steroid-Biosynthese während einer 12monatigen Injektionsbehandlung mit hohen Dosen von Buserelin zeigen deutlich, daß LHRH-Agonisten eine spezifische Wirkung auf den Steroidmetabolismus besitzen (Abb. 4). Diese Veränderungen gleichen den unter hochdosierter Behandlung mit Gonadotropinen gefundenen Hemmungen der Steroid-Biosynthese auf der Stufe der 17,20-desmolase und 17-hydroxylase (Dufau et al. 1979). Sie können damit auf die supraphysiologische LH-Freisetzung während der Initialphase der Buserelinbehandlung zurückgeführt werden. Normalerweise stimuliert LH durch Aktivierung des side chain cleaving-enzyme die Produktion von delta-5-Pregnenolon (C_{21}) aus Cholesterol (C_{27}). Über diese Zwischenstufe wird durch Vermittlung mehrerer Enzyme der Leydigzelle Testosteron gebildet. Unter supraphysiologischer Stimulierung des LH-Release durch LHRH-Agonisten oder durch hCG-Injektion (Dufau et al. 1979) werden bestimmte Enzyme dieser Kette spezifisch gehemmt. Ein Einfluß von Östradiol (Kalla et al. 1980; Rommerts und Brinkmann 1981) wird diskutiert, das die Konversion von Progesteron zu 17-OH-Progesteron hemmen soll, wobei die Sekretion von Pregnenolon unverändert bleibt. Der Angriff an der Biosynthese erfolgt auch durch LHRH-Agonisten, die bei hypophysektomierten Ratten die Wirkung der Gonadotropinstimulation auf die Testosteron-Biosynthese abschwächen (direkter gonadaler Angriff von LHRH). Dies entspricht unseren eigenen Beobachtungen bei der Ratte

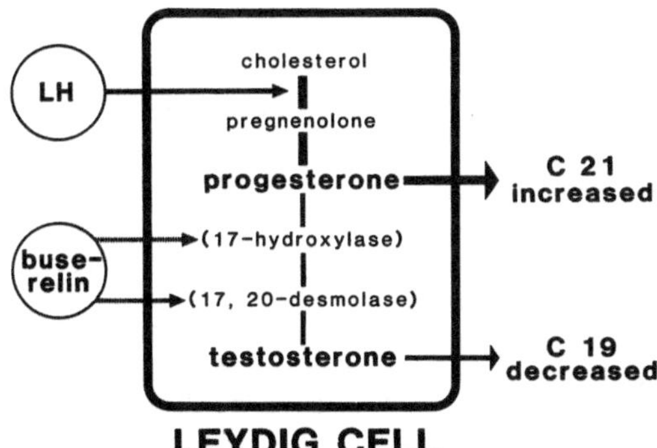

Abb. 4. Regulation der Testosteronsekretion unter Behandlung mit LHRH-Agonisten. Durch supraphysiologische LH-Freisetzung wird die Steroid-Biosynthese der Androgene durch Hemmung von zwei Schlüsselenzymen stark eingeschränkt

(Sandow 1982) und auch den für den Menschen mitgeteilten Veränderungen der Steroid-Biosynthese unter wiederholter hCG-Injektion oder bei Choriongonadotropin-sezernierenden Tumoren (Wang et al. 1980a, b; Glass und Vigerski 1980). Es sind also neben Veränderungen im Rezeptorstatus (down-regulation) bei der Ratte auch unter Langzeitbehandlung über 12 Monate hauptsächlich die eingeschränkte Aktivität der 17,20-Desmolase und der 17-Hydroxylase, welche zu der erheblich verminderten Testosteronsynthese und -sekretion führen. Zusätzlich wird der Testosteron-Biosynthese noch das Vorprodukt entzogen durch die vermehrte Metabolisierung von Progesteron zu 5-alpha-Pregnan-3,20-dion.

Die beobachteten Veränderungen sind für das Verständnis der Hemmung der Testosteron-Biosynthese beim Prostatakarzinom von erheblicher Bedeutung. Es zeigt sich, daß die anfängliche LH-Freisetzung während des Behandlungsbeginns durchaus ihre Bedeutung für die Einleitung des beschriebenen pathophysiologischen Mechanismus besitzt. Dagegen abzugrenzen ist die Einschränkung der Biosynthesekapazität nach Hypophysektomie oder Implantation eines hochwirksamen LHRH-Agonisten (Vickery 1981). Auffällig unter der täglichen Injektionsbehandlung mit Buserelin ist die ausgeprägte Leydigzellhyperplasie, wie sie auch unter hCG-Injektion gesehen wird (Kent, Christensen und Peacock 1980). Die bei der Ratte gefundene Leydigzell-Hyperplasie durch eine täglich ausgelöste (wenn auch minimale) Stimulierung der Hypophyse findet in der Humanpathologie kein Gegenstück. Bei den wegen Prostatakarzinom behandelten Patienten tritt vielmehr eine weitgehende Involution des Hodenparenchyms mit Atrophie der Leydigzellen auf. Die Funktion der Leydigzellen beim Menschen kann jedoch weiterhin durch hCG stimuliert werden, so daß eine einmal begonnene Behandlung mit LHRH-Agonisten fortgesetzt werden muß oder die Androgensekretion durch Orchidektomie ausgeschaltet werden sollte.

Zusammenfassung

Männliche erwachsene Ratten (Anfangsgewicht 200 g) wurden über 12 Monate mit dem LHRH-Analogon Buserelin (Hoe 766) durch tägliche Injektion behandelt (2,5 und 12,5 μg/kg s.c.). Die Steroid-Biosynthese wurde untersucht nach 3, 6 und 12 Monaten Behandlung sowie 5 Monate nach Behandlungsende durch Inkubation der Hoden in vitro mit hCG und Bestimmung der C_{21}/C_{19}-Steroide im Inkubationsmedium. Unter der Behandlung zeigte sich eine ausgeprägte Hemmung der Sekretionskapazität für Testosteron, während die Sekretion von Progesteron in vitro gesteigert war. Fünf Monate nach Absetzen der Behandlung war die Sekretionskapazität für Testosteron *und* Progesteron in den Behandlungsgruppen höher als in der Kontrollgruppe. Histologisch fand sich bei Behandlungsende eine ausgedehnte bis totale Atrophie der tubuli seminiferi sowie eine ausgeprägte Hyperplasie der Leydig-Zellen. Fünf Monate nach Behandlungsende war diese Leydigzell-Hyperplasie noch deutlich nachweisbar. Die Auftrennung der Steroide im Inkubationsmedium durch HPLC zeigte ein Überwiegen von nichtandrogenwirksamen C_{21}-Steroiden (Progesteron, 17-OH-Progesteron) bei Reduktion der Androgene (Androsten-dion, Testosteron). Nach einer Erholungszeit von 5 Monaten waren diese qualitativen Veränderungen der Steroid-Biosynthese nicht mehr vorhanden. Wir schließen aus den vorgelegten Befunden, daß während der Langzeitbehandlung mit Buserelin durch tägliche Injektion eine persistierende Veränderung der Steroid-Biosynthese der Ratte ausgelöst wird. Die beobachtete Leydigzell-Hyperplasie kann als ein Anpassungsmechanismus des Hodens an die verringerte Androgensekretion aufgefaßt werden. Ähnliche Veränderungen werden unter der hochdosierten Gonadotropin-Behandlung (hCG) gesehen. Welche qualitativen Veränderungen der Androgen-Biosynthese beim Menschen während der Behandlung des Prostata-Karzinoms auftreten, bleibt durch weitere Untersuchungen aufzuklären.

Literatur

Belanger A, Auclair C, Ferland L, Caron S, Labrie F (1980) Time-course of the effect of treatment with a potent LHRH agonist on testicular steroidogenesis and gonadotropin receptor levels in the adult rat. J Steroid Biochem 13:191–196

Bell JBG, Vonson GP, Hopkin DJ, Lacy D (1968) Pathways for androgen biosynthesis from [7-alpha-^{3}H]pregnenolone and [4-^{14}C]progesterone by rat testis interstitium in vitro. Biochem Biophys Acta 164:412–420

Bell JBG, Vinson GP, Lacy D (1971) Studies on the structure and function of the mammalian testis. III. In vitro steroidogenesis by the seminiferous tubules of rat testis. Proc Soc Lond [Biol] 176:433–443

Dix CJ, Cooke BA (1981) Effect of lutropin and cycloheximide on lutropin receptors and cyclic AMP production in Leydig tumor cells in vitro. Biochem J 196:713–719

Dufau ML, Cigorraga S, Baukal AJ, Sorrell S, Bator JM, Neubauer JF, Catt KJ (1979) Androgen biosynthesis in Leydig cells after testicular desensitization by luteinizing hormone-releasing hormone and human chorionic gonadotropin. Endocrinology 105:1314–1321

Jacobi GH, Wenderoth UK (1982) Gonadotropin-releasing hormone analogues for prostate cancer: untoward side effects of high-dose regimens acquire a therapeutical dimension. Eur Urol 8:129–134

Kalla NR, Nisula BC, Menard R, Loriaux DL (1980) The effect of estradiol on testicular testosterone biosynthesis. Endocrinology 106:35–39

Kent Christensen A, Peacock KC (1980) Increase in Leydig cell number in testes of adult rats treated chronically with an excess of human chorionic gonadotropin. Biol Reprod 22:383–391

Labrie F, Cusan L, Seguin C, Belanger A, Pelletier G, Reeves J, Kelly PA, Lemay A, Raynaud JP (1980) Antifertility effects of LHRH agonists in the male rat and inhibition of testicular steroidogenesis in man. Int J Fertil 25:157–170

Rivier C, Rivier J, Vale W (1979) Chronic effects of [D-Trp^{6},Pro^{9}-NEt]luteinizing hormone-releasing factor on reproductive processes in the male rat. Endocrinology 105:1191–1201

Rommerts FFG, Brinkman AO (1981) Modulation of steroidogenic activities in testis Leydig cells. Mol Cell Endocrinol 21:15–28

Sandow J (1982) Gonadotropic and antigonadotropic actions of LHRH analogues. In: Müller EE, MacLeod RM (eds) Neuroendocrine Perspectives Vol. 1, Elsevier Biomedical Press, p 339–395

Vickery BH (1981) Physiology and antifertility effect of LHRH and agonistic analogs in male animals. In: Zatuchni GI, Shelton JD, Sciarra JJ (eds) LHRH peptides as female and male contraceptives, Harper & Row, Philadelphia, p 275–290

Wang C, Paulsen CA, Hopper BR, Rebar RW, Yen SSC (1980a) Acute steroidogenic responsiveness to human luteinizing hormone in hypogonadotropic hypogonadism. J Clin Endocrinol Metab 51:1269–1273

Wang C, Rebar RW, Hopper BR, Yen SSC (1980b) Functional studies of the luteinizing hormone–Leydig cell–androgen axis: exaggerated response in C-18 and C-21 testicular steroids to various modes of luteinizing hormone stimulation. J Clin Endocrinol Metab 51:201–208

Veränderung der hypophysären und testikulären Rezeptoren unter der Langzeitbehandlung von Ratten mit einem LHRH-Agonisten (Buserelin) *

U. Köhrmann [1], G. H. Jacobi [1], U. Wenderoth [1] und J. Sandow [2]

Einleitung

In der Urologie wird die androgenhemmende Wirkung von LHRH-Agonisten zur palliativen Therapie des testosteronabhängigen Prostatakarzinoms (Wenderoth und Jacobi 1983) angewandt. Wenn LHRH-Analoga täglich durch Injektion oder Nasalspray in hoher Dosis verabreicht werden, hemmen sie die Gonadotropinfreisetzung und die Testosteron-Sekretion. Diese Wirkung wird über eine initiale Stimulationsphase (supraphysiologische Gonadotropin-Freisetzung) ausgelöst. Die Mechanismen der Hemmwirkung von LHRH-Analoga bei längerer Behandlung werden durch Veränderungen der Steroidbiosynthese sowie der LHRH-Rezeptoren der Hypophyse und der LH-Rezeptoren der Leydig-Zellen erklärt (Sandow 1983). Eine zusätzliche Regelung auf lokaler Ebene kann durch LHRH-Rezeptoren der Leydig-Zellen (Bourne et al. 1980, Sharpe und Fraser 1980) erklärt werden.

Die hier dargestellten Untersuchungen sollen zum Verständnis dieser Rezeptorveränderungen beitragen. Die Versuche wurden an der Ratte durchgeführt, um die Rezeptoren für LHRH und LH in Hypophyse und Hoden in zeitlicher Abhängigkeit von der Behandlung zu erfassen. Eine Rezeptoruntersuchung beim Menschen kann nur selten an Biopsie- oder Autopsiematerial durchgeführt werden.

Da Rezeptorkonzentrationen altersabhängigen Schwankungen unterworfen sind, wurden die Versuche an Tieren dreier verschiedener Altersstufen durchgeführt mit einer Dosis von Buserelin, die sich in früheren Versuchen als suppressiv wirksam erwiesen hatte.

Material und Methoden

Erwachsene männliche Sprague-Dawley Ratten (100, 200 oder 500 g Körpergewicht) wurden über 14 Tage behandelt durch je eine tägliche Buserelininjektion von 10 µg/kg s.c. Gruppen von 5 Tieren wurden jeweils eine Stunde nach der Injektion an Tag 1 und Tag 14 getötet. Die Hypophysenvorderlappen wurden homogenisiert und das 15,000 × g Sediment für die Bestimmung der LHRH-Rezeptoren eingesetzt. Die Hoden wurden zur Isolierung der Leydigzellen mit Collagenase behandelt. Die

* Diese Veröffentlichung enthält wesentliche Ergebnisse der Dissertation von U. Köhrmann, Johannes-Gutenberg-Universität

1 Urologische Klinik im Universitätsklinikum der Johannes-Gutenberg-Universität, Langenbeckstr. 1, D-6500 Mainz

2 Hoechst AG, D-6230 Frankfurt/Main 80

Experimentelle Urologie
Hrsg. v. R. Harzmann et al.

Leydigzellen wurden durch enzymspezifische Färbung identifiziert (Paz et al. 1982). Die Bestimmung der LHRH- und LH-Rezeptoren erfolgte in der vereinigten Leydigzell-Fraktion von jeweils 4 Hoden unter Einsatz von 0,2 Gewebeäquivalenten pro Ansatz. Die LHRH-Rezeptoren der Hypophyse wurden bestimmt durch Bindung von ^{125}I-Buserelin (Clayton und Catt 1981), die LHRH-Rezeptoren des Hodens durch Bindung von ^{125}I-Buserelin an Collagenase-isolierte Leydig-Zellen (Sharpe und Fraser 1980) und die LH/hCG-Rezeptoren der isolierten Leydig-Zellen durch Bindung von ^{125}I-markiertem Human-Choriongonadotropin (Auclair et al. 1977). Die Bindungskapazität der Rezeptoren wurde berechnet als fmol Hormon pro Hpyophyse oder Hoden. Bei der Rezeptorbestimmung im Hypophysenhomogenat und in der Leydigzellpräparation wurde der Anteil des noch am Rezeptor haftenden Hormons (Occupancy) reduziert durch 24stündiges Waschen der Rezeptorpräparation bei + 4 °C in einem Volumen von 30 ml Phosphatpuffer (Clayton 1982).

Ergebnisse

Die LHRH-Rezeptoren der Hypophyse zeigen bereits eine Stunde nach einmaliger Injektion von 10 μg/kg Buserelin s.c. eine signifikante Verringerung gegenüber der unbehandelten Kontrollgruppe, die auch bis zum 14. Behandlungstag erhalten bleibt. Die Bindungskapazität der Hypophysen unbehandelter Tiere geht altersabhängig zurück. Eine Verringerung der Rezeptoren findet sich unter der Behandlung in allen drei Altersklassen (Abb. 1).

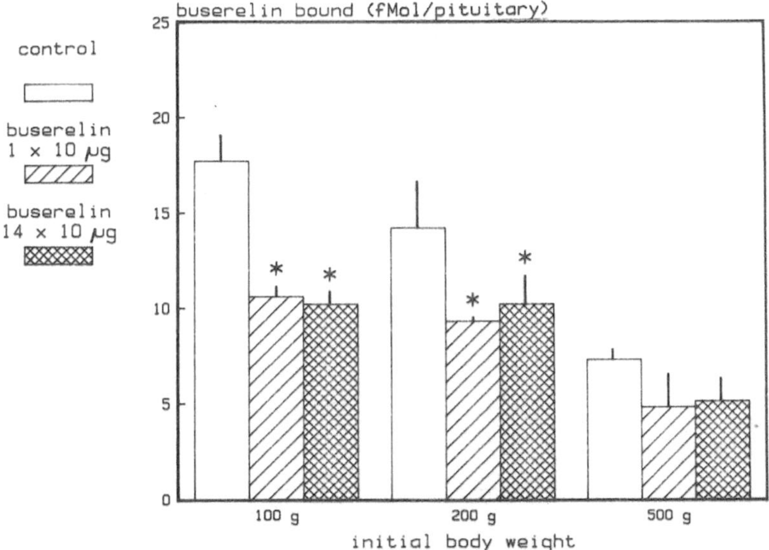

Abb. 1. Hypophysäre LHRH-Rezeptoren nach 14 Tagen Behandlung mit Buserelin 1× täglich 10 μg/kg s.c. Bindungskapazität für LHRH gemessen durch ^{125}I-Buserelin-Bindung. Eine Verringerung der Rezeptorzahl (Depletion) tritt bereits eine Stunde nach der ersten Behandlung auf. Mittelwerte und Standardfehler von 4 Ratten pro Gruppe

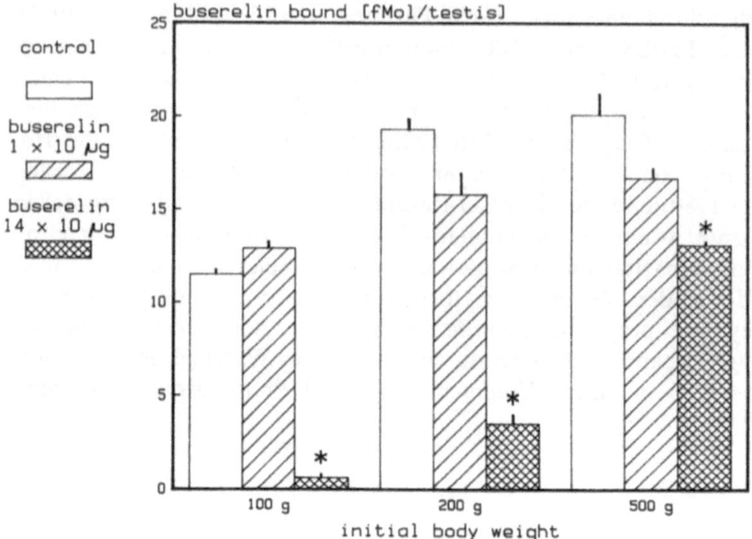

Abb. 2. LHRH-Rezeptoren in isolierten Leydig-Zellen der Ratte nach 14tägiger Behandlung mit Buserelin. Bindungskapazität der testikulären LHRH-Rezeptoren gemessen durch Bindung von ^{125}I-Buserelin. Eine Rezeptordepletion findet sich erst nach mehrfacher Behandlung. Mittelwerte und Standardfehler von 4 Ratten pro Gruppe

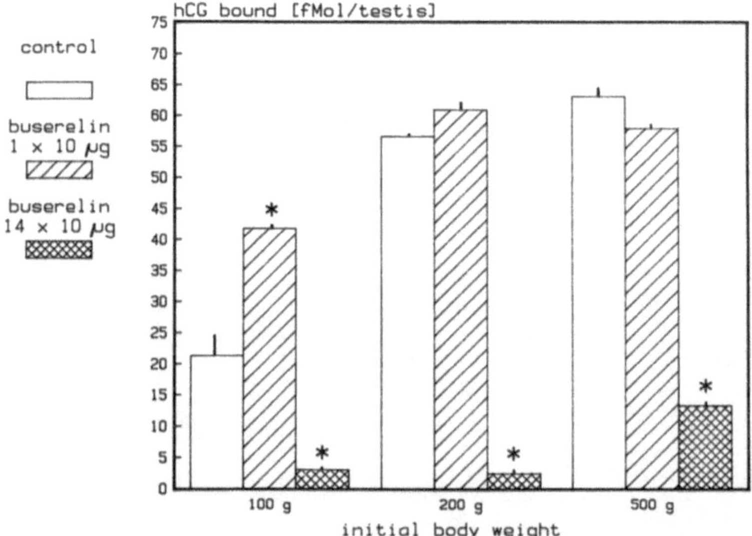

Abb. 3. Gonadotropinrezeptoren in isolierten Leydig-Zellen von Ratten nach 14tägiger Buserelinbehandlung. Bindungskapazität gemessen durch Bindung von ^{125}I-human-Choriongonadotropin (hCG). Altersabhängiger Anstieg der Rezeptoren, eine Depletion findet sich erst nach Mehrfachbehandlung. Mittelwerte und Standardfehler von 4 Ratten pro Grüppe

Die LHRH-Rezeptoren der Leydigzellen zeigen ein anderes Verhalten. Die Anzahl der Rezeptoren nimmt altersabhängig zu. Erst nach mehrfacher Buserelin-Behandlung verringert sich die Bindungskapazität. Die Rezeptor-Depletion ist mit zunehmendem Lebensalter schwächer ausgeprägt (Abb. 2). Auch die Gonadotropin-Rezeptoren der Leydig-Zellen zeigen eine altersabhängige Zunahme der Bindungskapazität für hCG. Eine Stunde nach einmaliger Buserelininjektion findet sich bei jungen Tieren (100 g) ein vorübergehender Rezeptoranstieg, bei älteren Tieren dagegen keine Veränderung der Rezeptorzahl. Nach 14tägiger Behandlung weisen alle Gruppen eine starke Reduktion der LH/hCG-Rezeptoren auf, die mit zunehmendem Alter nicht wesentlich geringer wird (Abb. 3).

Die Wirkung der 14tägigen Buserelinbehandlung auf das Hodengewicht war altersabhängig. Die jüngste Gruppe zeigte eine deutliche Verringerung des Hodengewichts um 26%, die älteste Behandlungsgruppe wies keine Veränderung mehr auf.

Diskussion

Die Untersuchungen zeigen deutliche Veränderungen der hypophysären und testikulären Rezeptoren unter der täglichen Behandlung mit dem LHRH-Agonisten Buserelin. Die LHRH-Rezeptoren der Hypophyse reagieren am schnellsten, bereits nach einer Stunde findet sich ein erheblicher Abfall der Bindungskapazität, der über 14 Tage beibehalten wird. Der Rezeptorverlust ist nicht auf Besetzung mit gebundenem Peptid (Occupancy) zurückzuführen, da eine Korrektur durch das Waschen der Rezeptorpräparation durchgeführt wurde. Es ist bekannt, daß durch Dissoziation in einem größeren Flüssigkeitsvolumen zuvor gebundenes Buserelin entfernt wird (Clayton 1982). Ebenso kann eine Veränderung der Rezeptoraffinität unter der Behandlung ausgeschlossen werden (Clayton und Catt 1981). Dagegen zeigen die Rezeptoren der Leydig-Zellen ein anderes zeitliches und quantitatives Verhalten. Dies gilt sowohl für die testikulären LHRH-Rezeptoren als auch für die Bindung von LH/hCG. Bei Kontrolltieren nimmt die Bindungskapazität altersabhängig zu im Gegensatz zum Verhalten der Hypophysenrezeptoren. Nach einmaliger Stimulation findet sich an den LHRH-Rezeptoren der Leydig-Zellen kein wesentlicher Rezeptorverlust. Die Rezeptordepletion nach 2wöchiger Behandlung ist auch mit zunehmendem Lebensalter abgeschwächt.

Die Bindungskapazität der LH/hCG-Rezeptoren steigt ebenfalls mit dem Lebensalter an. Innerhalb einer Stunde nach der ersten Buserelinbehandlung findet sich noch keine Verringerung der Bindungskapazität. Die Zeitabhängigkeit der Rezeptorveränderungen nach hCG-Behandlung ist bekannt (Auclair et al. 1977), das Maximum der Depletion findet sich erst nach 16–24 Stunden. Nach 14tägiger Behandlung ist der Rezeptor-Verlust (Down-Regulation) stark ausgeprägt, diese Wirkung der Behandlung bleibt auch mit zunehmendem Lebensalter erhalten.

Unsere Befunde zeigen, daß die Hemmung der Androgensekretion unter hochdosierter Behandlung mit LHRH-Agonisten sowohl über hypophysäre als auch testikuläre Rezeptorveränderungen zustandekommt, die mit unterschiedlicher zeitlicher Abhängigkeit ansprechen. Bereits nach einmaliger Stimulierung findet sich ein rascher Abfall der Bindungskapazität der LHRH-Rezeptoren der Hypophyse (Abb. 4). Die supraphysiologische Gonadotropin-Ausschüttung erzeugt mit zeitlicher Verzö-

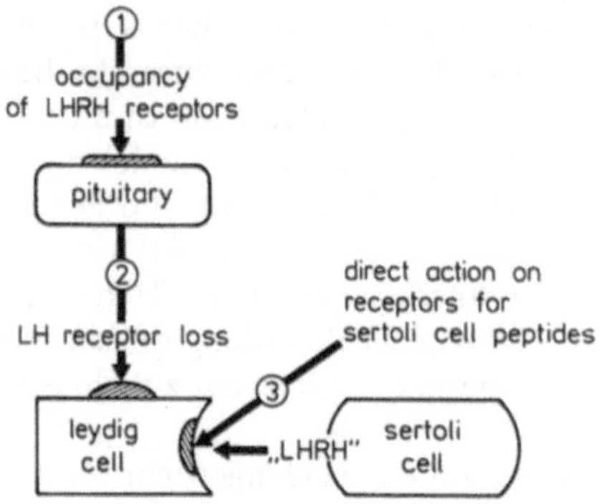

Abb. 4. Buserelin-Hemmung der Androgensekretion, Zusammenfassung der Wirkungsmechanismen. (1) Besetzung der LHRH-Rezeptoren, die Neusynthese von Rezeptorprotein wird reduziert durch Ausschaltung der Wirkung des endogenen LHRH (Autoregulation) und beschleunigten Rezeptorabbau. (2) Ein Verlust von LH/hCG-Rezeptoren der Leydig-Zellen schränkt die Testosteronsekretion ein. Die Rezeptordepletion wird durch supraphysiologische LH-Freisetzung eingeleitet. (3) Direkte Beeinflussung der Leydig-Zellrezeptoren für ein „testikuläres LHRH" der Sertoli-Zellen. Die Buserelinbehandlung wirkt bei der Ratte über diesen parakrinen Mechanismus lokal auf die Funktion der Leydig-Zellen

gerung einen Rezeptorverlust von LH/hCG-Rezeptoren der Leydig-Zellen (Auclair et al. 1977; Catt et al. 1980), der etwa 16 Stunden zu seiner Entstehung benötigt und nach 14tägiger Behandlung unabhängig vom Alter der Tiere in voller Ausprägung gefunden wird. Eine zusätzliche direkte Wirkung von LHRH und Buserelin auf die Leydig-Zellen wird wahrscheinlich gemacht durch die beobachteten Veränderungen der Bindungskapazität für LHRH nach 14tägiger Behandlung. Bei der Ratte wirkt die Buserelininjektion möglicherweise direkt auf Rezeptoren für ein endogenes LHRH-ähnliches Peptid, das von den Sertoli-Zellen als parakriner Faktor sezerniert wird (Sharpe und Fraser 1980). Die quantitative Bedeutung dieser Rezeptorveränderungen für die Regulierung der Leydig-Funktion ist nicht bekannt. Bei Behandlung von Leydig-Zellkulturen der Ratte (Sharpe und Cooper 1982; Browning et al. 1983) erzeugt die direkte Wirkung von Agonisten zunächst eine Stimulation, führt aber bei weiterer Gabe zu einer Hemmung. Wie weit dieser lokale Mechanismus beim Menschen zur Feinregulierung der Testosteronsekretion beiträgt, bleibt zu untersuchen.

Während der Injektionsbehandlung mit Agonisten tritt sehr wahrscheinlich ein Verlust hypophysärer Rezeptoren ein, der die eingeschränkte Stimulierbarkeit der LH-Sekretion bei fortgesetzter Behandlung erklärt.

Die Hemmung der Hodenfunktion wird eingeleitet durch die anfängliche supraphysiologische LH-Freisetzung, da LH der kritische Faktor für die Regulation der Ansprechbarkeit von Leydig-Zellen ist (Sharpe und Fraser 1983).

Zusammenfassung

Die Rezeptorveränderungen an Hypophyse und Hoden unter hochdosierter Behandlung mit LHRH-Analogen wurden an männlichen Ratten untersucht. Tiere dreier verschiedener Altersklassen (100, 200 und 500 g Körpergewicht) erhielten täglich 10 µg Buserelin pro kg s.c. Die Untersuchung der LHRH-Rezeptoren der Hypophyse erfolgte im Gewebehomogenat. Zur Bestimmung der Rezeptoren im Hoden wurden die Leydig-Zellen durch Behandlung mit Collagenase isoliert. Ihre Bindungskapazität für LHRH wurde bestimmt durch Bindung von ^{125}I-Buserelin in vitro, die LH-Bindungskapazität durch Inkubation mit ^{125}I-hCG. Das zeitliche Ansprechen der Rezeptoren in Hypophyse und Leydig-Zellen auf die Behandlung war unterschiedlich. Die Hypophysenrezeptoren fielen bereits eine Stunde nach der ersten Injektion stark ab und blieben während einer 14tägigen Behandlung gleichmäßig verringert. Die LHRH-Rezeptoren der Leydig-Zellen zeigten nach einmaliger Behandlung keine wesentliche Veränderung, waren aber nach 14tägiger Behandlung deutlich reduziert. Der Rezeptorverlust der Leydig-Zellen für LH/hCG war nach 14 Tagen Buserelinbehandlung in allen Altersgruppen stark ausgeprägt.

Die Ergebnisse dieser Rezeptorstudien ermöglichen ein Verständnis der veränderten Ansprechbarkeit unter der Behandlung mit LHRH-Agonisten beim Menschen. Die hemmende Wirkung an Hypophyse und Leydig-Zellen wird primär über eine supraphysiologische Gonadotropinfreisetzung ausgelöst. Für eine zusätzliche direkte Wirkung am Hoden sprechen zeitabhängige Veränderungen von LHRH-Rezeptoren der Leydig-Zellen unter Buserelinbehandlung. Dieser Mechanismus entspricht unter physiologischen Bedingungen einer parakrinen Beeinflussung der Leydig-Zellfunktion durch ein LHRH-ähnliches Peptid der Sertoli-Zellen.

Literatur

Auclair C, Kelly PA, Labrie F, Coy DH, Schally AV (1977) Inhibition of testicular luteinizing hormone receptor level by treatment with a potent luteinizing hormone-releasing hormone agonist or human chorionic gonadotropin. Biochem Biophys Res Commun 76:855–862

Bourne GA, Regiani S, Payne AH, Marshall JC (1980) Testicular GnRH receptors – characterization and localization on interstitial tissue. J Clin Endocrinol Metab 51:407–409

Browning JY, Heindel JJ, Grotjan HE (1983) Primary culture of purified Leydig cells isolated from adult rat testes. Endocrinology 112:543–549

Catt KJ, Harwood JP, Clayton RN, Davies TF, Chan V, Katikineni M, Nozu K, Dufau N (1980) Regulation of peptide hormone receptors and gonadal steroidogenesis. Recent Prog Horm Res 36:557–622

Clayton RN (1982) GnRH modulation of its own pituitary receptors: evidence for biphasic regulation. Endocrinology 111:152–161

Clayton RN, Catt KJ (1981) Gonadotropin-releasing hormone receptors: characterization, physiological regulation, and relationship to reproductive function. Endocr Rev 2:186–209

Paz GF, Winter JSD, Reyes FI, Faiman C (1982) Determination of delta-5-3-beta-hydroxysteroid dehydrogenase activity in intact isolated rat Leydig cells. Int J Androl 5:74–80

Sandow J (1983) The regulation of LHRH action at the pituitary and gonadal receptor level: a review. Psychoneuroendocrinology 8:277–297

Sharpe RM, Cooper I (1982) Variations in the steroidogenic responsiveness of isolated rat Leydig cells. J Reprod Fertil 65:475–481

Sharpe RM, Fraser HM (1980) Leydig cell receptors for luteinizing hormone-releasing hormone and its agonists and their modulation by administration or deprivation of the releasing hormone. Biochem Biophys Res Commun 85:256–262

Sharpe RM, Fraser HM (1983) The role of LH in regulation of Leydig cell responsiveness to an LHRH agonist. Mol Cell Endocrinol 33:131–146

Wenderoth UK, Jacobi GH (1983) Gonadotropin-releasing hormone analogues for palliation of carcinoma of the prostate. World J Urol 1:40–48

VIII. Prostata-Karzinom

Verteilungsmessungen von Zink und Cadmium im Hodengewebe bei Patienten mit Prostatakarzinomen verschiedener histologischer Differenzierung im Vergleich zu normalen Hoden

A. Feustel[1], R. Wennrich und H. Dittrich

Zusammenfassung

In Zellfraktionen von Hoden- und Nebenhodengewebe bei 19 Patienten mit Prostatakarzinomen verschiedener histologischer Differenzierung im Vergleich zu normalen Hoden wurden Zink und Cadmium mit Hilfe der flammenlosen AAS gemessen. Deutliche Unterschiede fanden sich in den Kernfraktionen für Zn und in den Mitochondrienfraktionen für Cd bei unterschiedlicher Histologie der Prostata. Verteilungsanalytische Untersuchungen von Zn in Gewebsschnitten gleicher Patientenauswahl ergab die höchste Zink-Konzentration im Kernepithel. Im Gegensatz zu Normalproben war im Interstitium des Hodens bei Prostatakarzinomen kein Zn nachweisbar.

Einführung

Seit langem ist eine auffällig hohe Zink-Konzentration in der menschlichen Prostata und dem Seminalplasma bekannt (Bertrand u. Vladesco 1921; Piscator 1981). Es fand sich eine sehr heterogene Zn-Verteilung in der Prostata, die nicht mit der anatomischen Struktur dieses Organs einhergeht (Aughey et al. 1975; Kerr et al. 1960; Piscator 1981). Die Zn-Lokalisation wurde vorwiegend in den epithelialen Zellen (Gyorkey et al. 1967), aber auch im Drüsengewebe und den sekretorischen Vakuolen beobachtet (Kiyoki et al. 1983). Wir selbst konnten in der Kernfraktion der normalen Prostata einen höheren Zn-Gehalt als in den Mitochondrien nachweisen (Feustel u. Wennrich 1984). Zn ist von Bedeutung für die strukturelle Integrität des prostatischen Epithels (Lo et al. 1960; Whitemore 1963). Kein Zweifel besteht über die Androgenabhängigkeit der Speicherung und Sekretion von Zn, welche in der Pubertät beginnen soll (Prout u. Sierp 1959; Schoonees et al. 1969; Whitmore 1963). Trotzdem ist die biologische Funktion der auffällig hohen Zn-Konzentrationen im Prostatagewebe bis heute nicht eindeutig geklärt (Schenck 1975; Vallee 1959). Man glaubt an eine innerhalb der Prostata wirkende strukturelle Zinkwirkung, besonders im Zusammenhang mit der Carboanhydrase, und eine zweite sekretorische Funktion dieses Schwermetalls (Aumüller 1979).

1 Urologische Abteilung, FE Krankenhaus, Sektion Chemie und Sektion TV, Karl-Marx-Universität, Pfarrgasse 15, DDR-7113 Leipzig-Markkleeberg

Experimentelle Urologie
Hrsg. v. R. Harzmann et al.

Dihydrotestosteron soll die Synthese eines Zn bindenden Proteins mit seinen Speicherfunktionen innerhalb des Prostataepithels sowie dessen Sekretion entscheidend beeinflussen (Mawson u. Ficher 1952; Reed u. Stitch 1973; Vallee 1959).

Wir konnten in den Untersuchungen der letzten Jahre einen biologisch antagonistischen Effekt zwischen Zink und Cadmium in der menschlichen Prostata nachweisen (Feustel et al. 1982). Eine carcinogene Wirkung von Cd wurde in verschiedenen tierischen Geweben, u. a. in der Prostata und im Hoden, in der Literatur beschrieben (Buell 1975; Chandler u. Timms 1976; Habib u. Stitch 1925). In neuester Zeit wurde die Möglichkeit diskutiert, daß unter vielen anderen denkbaren Faktoren auch das Zn/Cd-Verhältnis als krebsauslösender Faktor in der Prostata angesehen werden könnte (Piscator 1981). Man stellt sich vor, daß bereits kleine Verschiebungen der Androgen-Östrogen-Balance in der Prostatazelle in Anwesenheit schwefelhaltiger metallbindender Proteine die Verdrängung von Zn durch Cd aus seinen Eiweißbindungen bewirken könnte. Theoretisch wird auch eine Akkumulation von Cd im Hoden für eine Erniedrigung des Testosterongewebsspiegels und damit als protektiver Effekt für die Prostatacarcinogenese diskutiert (Piscator 1981). Da bisher nur sehr wenige Untersuchungen über Cd-Hodenkonzentrationen und dabei besonders bei Cd-exponierten Arbeitern vorliegen, glaubt man, daß Cd-Konzentrationen im Hoden denen im Prostatagewebe entsprechen können (Smith et al. 1960). In Anbetracht der in letzter Zeit diskutierten möglichen epidemiologischen Aspekte der Prostata-Karzinomentstehung (Dhom 1983) war es für uns interessant, eine bis jetzt nicht bekannte Zn/Cd-Relation in Gewebsfraktionen des normalen menschlichen Hodens und bei Prostatakarzinomen verschiedener histologischer Dignität zu untersuchen. Gleichzeitig haben wir den ersten Versuch einer Gewebsverteilungsmessung dieser Schwermetalle in Hodengewebsschnitten mittels Laser-Atomabsorption unternommen.

Material und Methodik

Für unsere Untersuchungen wurden Hoden und Nebenhoden von 19 Patienten mit Prostatakarzinomen verschiedener Histologie und zum Vergleich 13 normale Hoden von Probanden, die nach tödlichem Unfall akut verstorben sind, verwendet. Das Gewebe wurde histologisch untersucht. Das verbleibende Material wurde tiefgefroren und bis zur Verarbeitung in Polyäthylengefäßen bei –30 °C aufbewahrt. Für die Untersuchungen wurde ein Teil des Hodenmaterials für Zellfraktionierungen eingesetzt. Von einem zweiten Teil wurden Semi-Dünnschnitte (40 μm) gefertigt, die auf speziell gereinigte Quarz-Objektträger aufgezogen wurden.

Die Zellfraktionen wurden wie folgt hergestellt: Kleingeschnittenes Gewebe wurde in einen speziellen Potter-Homogenisator auf PTFE zusammen mit einigen Millilitern eines Tris-HCl-Puffers gegeben. Dabei wurden vorher die Chemikalien und Materialien auf Abwesenheit von Cd und Zn überprüft. Das Homogenat wurde durch ein Nylonsieb (150 μm) gegeben. Mittels Ultrazentrifuge wurden die Kernfraktionen (1000 × g für 10 Minuten) und die Mitochondrien und Mikrosomenfraktion (100 000 × g für 60 Minuten) sedimentiert. Die Fraktionen wurden mikroskopisch auf ihre Reinheit überprüft.

Alle Zellfraktionen wurden in kleine Quarzbecher gegeben und bei 180 °C bis zur Gewichtskonstanz getrocknet. Danach wurden die Proben in Salpetersäure (Suprapur, Merck) gelöst und in Polyäthylengefäße überführt. Die Messung der Zn- und Cd-Konzentrationen erfolgte mit Hilfe der flammenlosen AAS (Jarrell-Ash 811). Dabei wurde mit der Standard-Additions-Methodik gearbeitet.

Die Bestimmung von Zn und Cd in Gewebsschnitten auf Quarzobjektträgern wurde mit Laser-Atomabsorption durchgeführt.

Mit Hilfe eines Impuls-Lasers (LMA-10, VEB Carl-Zeiss Jena) werden speziell unter einem Mikroskop ausgewählte Sektoren des Gewebes (ca. 100 μm Durchmesser) verdampft. Das dabei entstehende Festaerosol wird im Argonstrom in eine heiße Graphitrohrküvette überführt. Die Messung der Zn- und Cd-Gehalte erfolgt mittels flammenloser AAS für beide Elemente gleichzeitig (2-Kanal-AAS-Gerät, Eigenbau).

Ergebnisse

Zink und Cadmium wurden in den Zellfraktionen der Kerne, Mitochondrien und Cytosol von 12 normalen Hoden und 19 Hoden von Patienten mit verschieden differenzierten Prostatakarzinomen bestimmt. Vergleichend dazu wurden die entsprechenden Zellfraktionen von Nebenhodengewebe untersucht (s. Tabelle 1).

Wie aus Tabelle 1 ersichtlich, fanden wir die höchste Zinkkonzentration in unbehandelten gut differenzierten Prostatakarzinomen sowohl in der Kern- als auch in der Mitochondrienfraktion. Im Cytosol waren keine nennenswerten Zn-Mengen nachweisbar. Die niedrigsten Zn-Gehalte fanden wir in der Kernfraktion der soliden Karzinome. Die gemessenen Cd-Konzentrationen sind in den Mitochondrienfraktionen höher als in den Kernfraktionen. Im Cytosol sind nennenswerte Cd-Mengen nicht nachweisbar, eine Tatsache, die gegen eine Kontamination bei der Verarbeitung des Materials spricht. Die höchsten Cd-Werte wurden in der Mitochondrienfraktion des Hodengewebes bei soliden Prostatakarzinomen gemessen. Die Werte, die wir bei der Bestimmung von Zn und Cd in Zellfraktionen von Nebenhodengewebe (s. Tabelle 2) gefunden haben, zeigen ein gleiches Verhalten wie die im Hoden erhaltenen Resultate.

Auch in der Kernfraktion des Nebenhodens bei soliden Prostatakarzinomen konnte kein Zn gemessen werden.

Zur besseren Übersicht wurden die Ergebnisse getrennt nach Zn- und Cd-Werten in Abb. 1 zusammengestellt.

Deutlich sichtbar ist in Abb. 1, daß die Zink-Konzentrationswerte in den Zellfraktionen des Hodens bei soliden Prostatakarzinomen mit klinisch besonders ungünstiger Prognose und in der Regel hormonrefraktärem Verhalten lediglich in der Mitochondrienfraktion durchschnittliche Zink-Konzentrationen aufweisen. Im Gegensatz zu den Hoden anderer Histologien, bei denen regelmäßig die Kernfraktionen die höchsten Zn-Gehalte hatten, findet sich hier umgekehrtes Verhalten.

Die Messungen in den Zellfraktionen vermitteln einen Überblick über die Konzentration der Metalle im Gesamtgewebe. Um etwas Näheres über das Verteilungsmuster von Zn und Cd im Hodengewebe aussagen zu können, haben wir versucht,

Tabelle 1. Zn und Cd in Zellfraktionen von Hodengewebe in µg/g Trockengewicht

Prostata	n	Kerne		Mitochondrien		Cytosol	
		Cd	Zn	Cd	Zn	Cd	Zn
normal	12	0,65±1,09	362±241	0,93±1,24	148±153	0,05±0,07	8,5±6,1
gut diff. Adeno-Ca. unbeh.	6	0,37±0,39	920±827	1,12±1,77	513±540	0,02±0,02	10,2±7,0
gut diff. Adeno-Ca. vorbeh.	3	1,37±1,48	370	1,0 ±1,6	424±533	0,04	59
entdiff. Adeno-Ca. unbeh.	1	(12,6)	(4248)	3,0	436	0,19	7
entdiff. Adeno-Ca. vorbeh.	2	0,75	1010	1,05	355	0,12	61
solides Ca. unbeh.	6	1,18±0,61	37±24	3,10±3,72	275±291	0,03±0,04	6,0±5,0
solides Ca. vorbeh.	1	(6,51)	<30	1,21	202	0,61	7

Tabelle 2. Zn und Cd in Zellfraktionen von Nebenhodengewebe in µg/g Trockengewicht

Prostata	n	Kerne		Mitochondrien		Cytosol	
		Cd	Zn	Cd	Zn	Cd	Zn
normal	10	0,89±0,84	346±301	0,36±0,22	138±130	0,19±0,19	30±17
gut diff. Adeno-Ca. unvorbeh.	5	0,59±0,83	403±292	1,28±1,40	441±499	0,14±0,18	12±12
solides Ca. unvorbeh.	2	2,2	<10	6,98	800	0,8	7

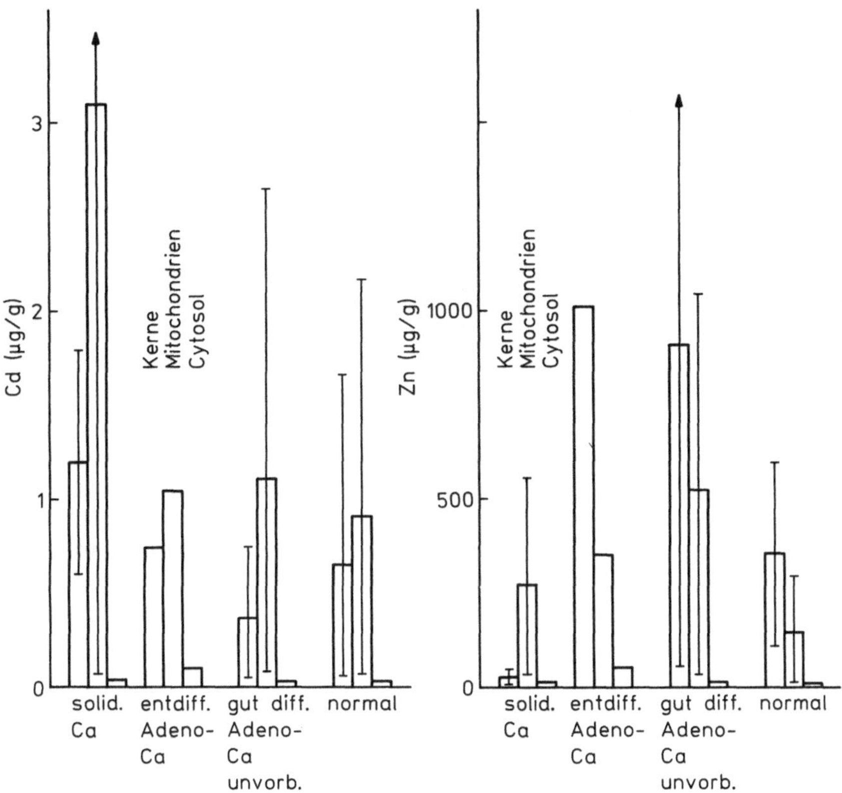

Abb. 1. Konzentration von Cd und Zn in Zellfraktionen von Hodengewebe bei verschiedener Histologie der Prostata

mit Hilfe der Laserverdampfung Messungen in den tubulären Lumina, im Kernepithel und im Interstitium durchzuführen.

Bei Laserkratern von durchschnittlich 100–150 µm Durchmesser und einer Gewebsschichtdicke von 40 µm werden pro Schuß ca. 100 Nanogramm (trockenes) Gewebe abgetragen. Bei Zinkkonzentrationen zwischen 100 und 2000 µg pro g trockenes Gewebe werden folglich absolute Zinkmengen zwischen 10 und 200 Pikogramm für die analytische Messung zur Verfügung gestellt. Sicher nachweisbar sind mit der flammenlosen AAS Zinkmengen oberhalb 5 Pikogramm absolut.

Dagegen war es nicht möglich, Aussagen über die Cd-Verteilung zu erhalten. Bei Cd-Gewebskonzentrationen, die um 2 bis 3 Größenordnungen niedriger als die des Zinks liegen, war es nicht möglich, dieses Element zu bestimmen, da die analytische Erfassungsgrenze für Cd in der gleichen Größenordnung (2 × schlechter) wie für Zn liegt.

Wir fanden unterschiedliche Zn-Absolutmengen in den verschiedenen Gewebsbereichen. Die Durchschnittswerte von jeweils 15 Schuß pro Gewebsbereich und pro Probe ergaben, daß die höchsten Zinkkonzentrationen im Keimepithel lokalisiert sind. Im Gegensatz zu Normalproben konnten wir im Interstitium bei Hodenschnitten von Prostatakarzinomen (außer bei unbehandelten gut differenzierten Adenocarcinomen) kein Zn nachweisen.

Diskussion

Bei unseren letzten Untersuchungen über Zellfraktionen der Prostata konnten wir einen Anstieg der Zn-Konzentration in der Kernfraktion von normaler Prostata über das gut differenzierte Adenokarzinom zum Adenom feststellen (Feustel u. Wennrich 1984). Das solide Karzinom hatte die niedrigsten Werte für Zn in der Kernfraktion. Die gleiche Abstufung erhielten wir in der Kernfraktion von Hodengewebe bei unterschiedlicher Prostatahistologie. In den Mitochondrienfraktionen der Prostata und der Hoden fiel auf, daß die Zink-Konzentrationen bei Normalpatienten am niedrigsten waren.

In früheren Untersuchungen von Zellfraktionen von Prostatageweben fanden wir für Cd stark erhöhte Werte in den Kern- und Mitochondrienfraktionen von schlecht differenzierten Karzinomen gegenüber den Normalwerten und BPH. Bei unseren jetzigen Untersuchungen waren die Cd-Werte in den Mitochondrienfraktionen der Hodengewebe der schlecht differenzierten Prostatakarzinome ebenso erhöht. Dagegen konnte in den Kernfraktionen der Hoden kein deutlicher Konzentrationsanstieg für Cd im Vergleich zu Normalwerten und Patienten mit gut differenzierten Adenokarzinomen festgestellt werden. Es liegen sehr wenig Arbeiten über Schwermetallkonzentrationen im menschlichen Hoden vor (Schneider et al. 1970). In der einzigen uns bekannten Arbeit (Suescun et al. 1982), in welcher Zn-Konzentrationen im menschlichen Hoden und Nebenhoden gemessen und in Relation zu Dehydrotestosteron- und Östrogenkonzentrationen im Hodengewebe gesetzt wurden, fand sich eine positive Korrelation zwischen Zn- und Androgenkonzentration im Hoden von Patienten mit Prostatakarzinomen ohne Angabe der Differenzierung. Unter Östrogentherapie war die Androgenkonzentration im Hoden und im Nebenhoden niedriger. Die Zink-Konzentration differierte jedoch nicht wesentlich gegenüber den unbehandelten Karzinomen. Da die Zink-Akkumulation in der Prostata und auch im Hoden eindeutig androgen gesteuert ist, wäre zu einem Teil erklärbar, daß die Kernfraktionen, an welche die Hormonrezeptoren gebunden sind, von der normalen Prostata bis zum gut differenzierten Adenokarzinom eine ansteigende Zn-Konzentration aufweisen. Das deutliche Absinken des Zn-Gehaltes bei den schlecht differenzierten soliden Karzinomen würde das Fehlen einer hormonellen Beeinflußbarkeit ihres Wachstums bei zunehmender Dedifferenzierung verständlich machen. Da man heute bei der benignen Prostatahyperplasie dem fibromuskulären Stroma eine wichtige Rolle im Hormonstoffwechsel zuweist, ließen sich interessanterweise in unseren Untersuchungen keine meßbaren Zink-Konzentrationen im Interstitium des Hodengewebes bei Prostatakarzinomen finden (s. Abb. 2).

In Abb. 2 werden die durchschnittlichen Verteilungen der Zn-Mengen in den unterschiedlichen Gewebsstrukturen des Hodens bei verschiedenen Prostatahistologien deutlich.

Die Tatsache, daß die höchsten Cd-Konzentrationen in den Mitochondrienfraktionen des Hodengewebes besonders bei schlecht differenzierten Prostatakarzinomen von uns gemessen wurden, könnte im Zusammenhang mit dem von einigen

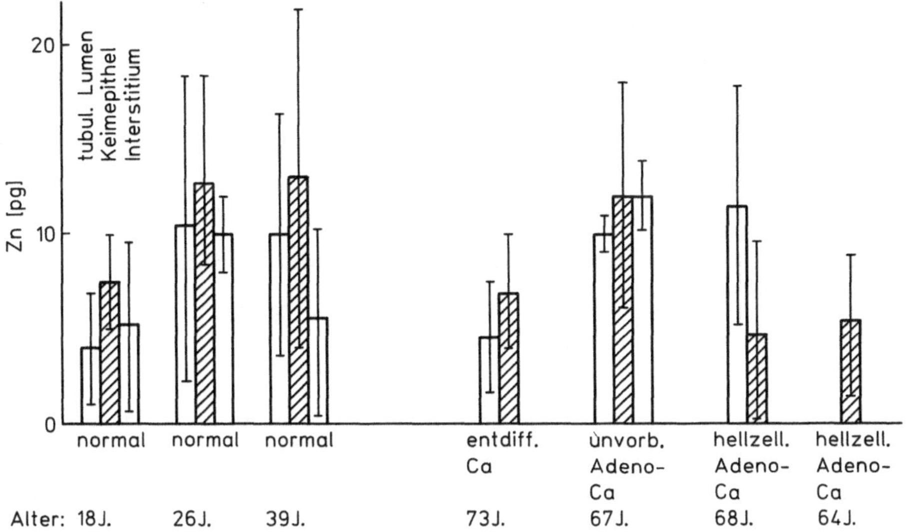

Abb. 2. Absolute Zn-Mengen pro Laserschuß in verschiedenen Bereichen von Schnitten menschlicher Hoden

Autoren der letzten Jahre diskutierten protektiven Effekt von Cd für die maligne Transformation der Prostatazelle bei gleichzeitiger Hemmung der Dihydrotestosteron-Synthese gesehen werden (Habib u. Stitch 1925; Wallace u. Grant 1975).

Eine nähere Erklärung dafür muß weiteren Untersuchungen vorbehalten bleiben.

Literatur

Aughey E, Scott R, King PC, East BW, Harris IA, Baldy S (1975) The distribution and retention of cadmium 115 m in the rat following injection in the prostate. Br J Urol 47:185–191

Aumüller G (1979) Prostate gland and seminal vesicles. Springer, Berlin Heidelberg New York, p 130–131

Bertrand G, Vladesco R (1921) Intervention probable du zinc dans les phaenomens de fecondation chez les animaux vertebrates. CR Acad Sci (Paris) 5:173–176

Buell G (1975) Some biochemical aspects of cadmium toxicology. J Occup Med 17 (3):189–195

Chandler JA, Timms BG (1976) Effect of testosterone and cd on the rat lateral prostate in vitro. J Endocrinol 63:22

Dhom G (1963) Epidemiologic aspects of latent and clinically manifest carcinoma of the prostate. J Cancer Res Clin Oncol 106:210–218

Feustel A, Wennrich R (1984) Determination of the distribution of zinc and cadmium in cellular fractions of BPH, normal prostate and prostatic cancers of different histologies by AAS and laser AAS in tissue slices. Urol Res 12:253–256

Feustel A, Wennrich R, Steiniger D, Klauß P (1982) Zinc and cadmium concentration in prostatic carcinoma of different histological grading in comparison to normal prostate tissue and adenofibromyomatosis (BPH). Urol Res 10:310–303

Gyorkey F, Huff M K-W, Gyorkey P (1967) Zinc and magnesium in human prostate gland: Normal hyperplastic and neoplastic. Cancer Res 27:1348

Habib FK, Stitch SR (1925) The interrelationship of the metal and androgen binding proteine in normal and cancerous human prostatic tissues. Acta Endocrinol [Suppl] (Copenh) 199: 129

Kerr WK, Kerrestici AG, Mayoh H (1960) The distribution of zinc within the prostate gland. Cancer 13:550–554

Kiyoko O, Marita H, Arai R, Kishimoto T (1983) Ultrastructural localisation of zinc in the hyperplastic prostate. Prostate 4:631–638

Lo MC, Hall T, Whitemore WF (1960) Cancer 13:401

Mawson CA, Ficher MJ (1952) Occurrence of zinc in human prostate gland. Can J Med Sci 30:336

Piscator M (1981) Role of Cd in carcinogenesis with special reference to cancer of the prostate. Environ Health Perspect 40: 107–120

Prout JR, Sierp M (1959) Radioactive zinc in the prostate. JAMA 169: 1703

Reed MJ, Stitch SR (1973) Endocrinology 58:405–419

Schenck B (1975) Physiologie und Pathologie der Prostata. Thieme, Stuttgart, pp 11–24

Schneider HJ, Anke M, Holm W (1970) The inorganic components of the testicle, epididymis, seminal vesicle, prostate and ejaculate of young men. Int Urol Nephrol 2 (4):419–427

Schoonees R, Klerk JW de, Murphy GP (1969) Correlation of prostatic bloodflow with 45 zinc activity in intact, castrated and testosterone treated beboons. Invest Urol 6:476

Smith JP, Smith JC, Call M (1960) Chronic poisoning from cadmium fume. J Pathol Bacteriol 80:287

Suescun M, Camps S, Rivarola MA, Gonzalez et al. (1982) Testosterone/dihydrotestosterone and zinc concentrations in human testis and epididymis. Arch Androl 7 (4):297–303

Vallee BZ (1959) Biochemistry, physiology and pathology of zinc. Phys Rev 39:443–458

Wallace AM, Grant JK (1975) Effect of zinc and androgen metabolism in the human hyperplastic prostate. Biochem Soc Trans 3:540

Whitmore WF (1963) Comments of zinc in the human and canine prostate. Natl Cancer Inst Monogr 12:337–340

Isoenzyme der Lactatdehydrogenase als Parameter für das Tumorwachstum von Prostata-Karzinomzellinien in „Nude Mice“

W. Heckl[1] und J. Fogh[2]

Einleitung

Zur Beurteilung der Wachstumskinetik von subcutan in der Nacktmaus gewachsenen Tumoren dient häufig die Ermittlung der Tumoroberfläche, des Tumorvolumens oder des Tumorgewichts (Povlsen et al. 1975; Schmidt 1975). Diese Methode wird ebenso in Chemotherapiestudien von subcutan gewachsenen Prostatakarzinomen angewandt (Höhn 1983). Sie kann jedoch dann nur bedingt brauchbar sein, wenn Metastasen auftreten (Ware et al. 1982) oder der Tumor infolge der Chemotherapie teilweise durch Bindegewebe oder nekrotisches Gewebe ersetzt wird.

Nachdem bereits in früheren Studien die Lactatdehydrogenase im Prostata-Karzinom elektrophoretisch nachgewiesen wurde (Mráz 1979), war es das Ziel dieser Untersuchungen zu überprüfen, ob sich ihre Isoenzyme als Parameter für das subcutane Wachstum von Prostatakarzinom-Zellinien in der Nacktmaus eignen.

Methode und Ergebnis

Bei den Prostata-Karzinom-Zellinien DU-145, PC-3 und PC-3/M ließen sich in der Elektrophorese jeweils 5 Isoenzyme der Lactatdehydrogenase (=LDH) darstellen, wobei die LDH_4 und LDH_5-Isoenzyme jeweils am langsamsten wanderten. Zwischen PC-3 und PC-3/M war weder quantitativ noch qualitativ ein Unterschied zu erkennen (Abb. 1).

Obwohl auch im Mäuseserum elektrophoretisch 5 LDH-Isoenzyme identifizierbar sind, konnten in tumortragenden Mäusen die humanen $LDH_{4/5}$-Isoenzyme infolge der geringeren Wanderungsgeschwindigkeit überlappungsfrei dargestellt und somit als Parameter für das Tumorwachstum verwendet werden (Abb. 2).

3 Gruppen zu je 10 Tieren von 6 Wochen alten männlichen „nude mice“ wurden die Prostata-Carcinom-Zellinien DU-145, PC-3 und PC-3/M als Zellsuspension in einer Konzentration von 1×10^6 Zellen/0,25 ml/Tier subcutan injiziert. Eine vierte tumorfreie Gruppe diente als Kontrolle.

Nach 3 Wochen und in weiteren 4tägigen Abständen wurden die humanen $LDH_{4/5}$-Isoenzyme im Mäuseserum mittels der Disc-Elektrophorese nach der Methode von Rosalki (1974) analysiert und mit der Tumorgröße verglichen. 16 Tage

1 Urologische Klinik und Poliklinik der Universität Würzburg, Josef-Schneider-Str. 2, D-8700 Würzburg

2 Sloan Kettering Institute for Cancer Research, Human Tumor Cell Laboratory, Rye, New York, NY, USA

Experimentelle Urologie
Hrsg. v. R. Harzmann et al.

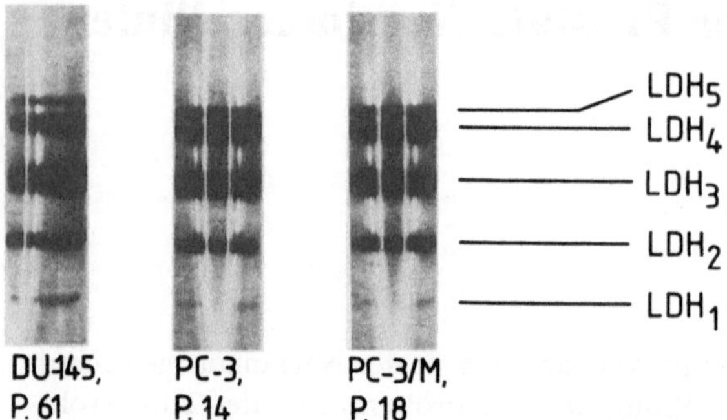

Abb. 1. Isoenzymmuster der Lactatdehydrogenase. Die Prostata-Karzinomzellinien DU-145, PC-3 und PC-3/M zeigen in der Elektrophorese jeweils 5 Isoenzyme. Die LDH_4 und LDH_5-Isoenzyme wandern am langsamsten

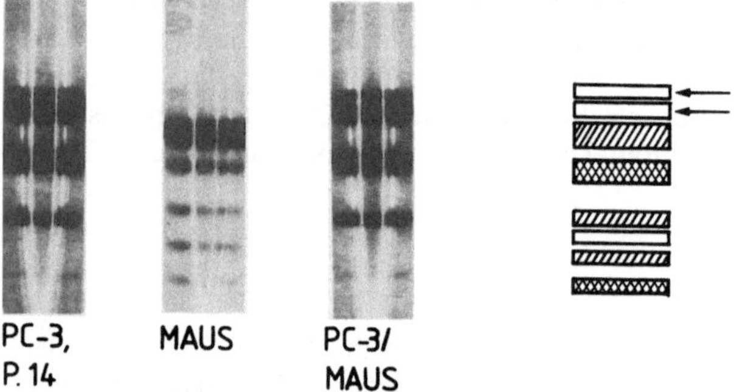

Abb. 2. LDH-Isoenzymmuster von PC-3 im Serum einer nude mouse. In der Elektrophorese werden teilweise überlappt die humanen und murinen LDH-Isoenzyme dargestellt. Die als Wachstumsparameter verwendeten humanen LDH_4 und LDH_5-Isoenzyme sind mit Pfeilen gekennzeichnet. Die LDH-Isoenzymmuster von PC-3/M und DU 145 zeigen im Mäuseserum dieselben Verhältnisse

nach der ersten LDH-Messung wurden die Tumoren exstirpiert, das Gewicht ermittelt und auf mögliche cystische Veränderungen makroskopisch untersucht. Nach weiteren 2 und 4 Tagen folgten Bestimmungen der humanen $LDH_{4/5}$-Isoenzyme im Mäuseserum.

Nach 3 Wochen waren im Serum der 3 Gruppen zusammen mit dem Tumor die humanen $LDH_{4/5}$-Isoenzyme nachweisbar. Obwohl die Isoenzymmengen unter den einzelnen Tieren jeder Gruppe variierten, kam es bei allen 3 Kollektiven mit zunehmendem Tumorvolumen zu einem Anstieg der humanen $LDH_{4/5}$-Isoenzyme (Abb. 3, 4).

Im Gegensatz zu den in-vitro-Bestimmungen waren etwas differente Isoenzymwerte erkennbar. Nach Exstirpation der Tumoren 16 Tage nach der ersten Serumuntersuchung waren nach 2 Tagen bei DU 145 und PC-3 in 3 Fällen und bei PC-3/M in 4 Fällen kein humanes LDH mehr im Mäuseserum festzustellen. Bei allen anderen Tieren war dies nach 4 Tagen der Fall.

Bei allen 3 Mäusekollektiven bestand zwischen dem Tumorvolumen und den humanen $LDH_{4/5}$-Isoenzymmengen eine gute Korrelation.

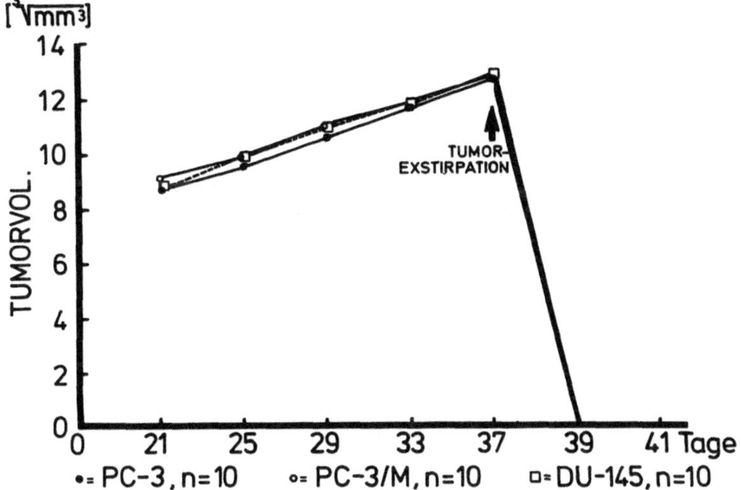

Abb. 3. Tumorvolumen im Verhältnis zur Zeit. Jede Wachstumskurve repräsentiert den Mittelwert des Tumorvolumens von DU-145, PC-3 und PC-3/M in jeweils 10 nude mice

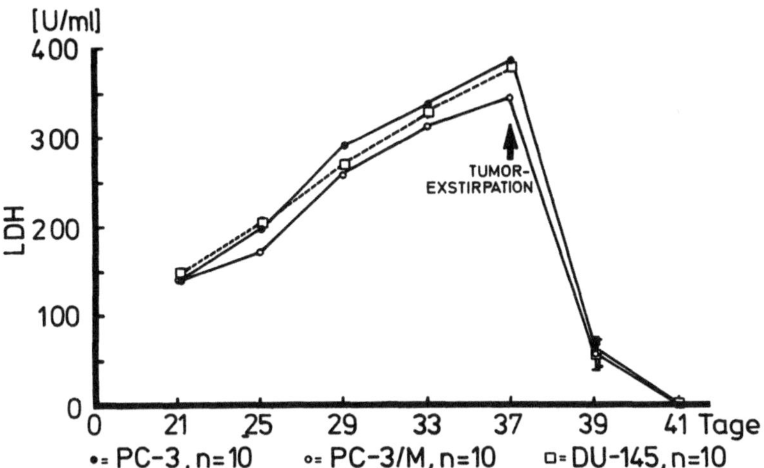

Abb. 4. Humane $LDH_{4/5}$-Isoenzymmenge im Verhältnis zur Zeit. Mit zunehmendem Tumorvolumen kommt es bei DU-145, PC-3 und PC-3/M zu einer Zunahme der humanen $LDH_{4/5}$-Isoenzymmengen im Mäuseserum. Jede Wachstumskurve repräsentiert die Mittelwerte der humanen $LDH_{4/5}$-Mengen von DU-145, PC-3 und PC-3/M im Serum von je 10 nude mice. 2 Tage nach der Tumorexstirpation waren bei DU-145 und PC-3 in 3 Fällen und bei PC-3/M in 4 Fällen kein humanes LDH im Mäuseserum nachweisbar

Diskussion

Mit dieser Untersuchung konnte gezeigt werden, daß die Bestimmung der Isoenzyme der Lactatdehydrogenase eine brauchbare Methode zur Ermittlung des Tumorwachstums von Prostata-Carcinomen in der Nacktmaus darstellt. Die beiden humanen LDH-Isoenzyme (LDH_4 und LDH_5) können leicht separiert und quantitativ ermittelt werden. Ihre Darstellung ist auch dann möglich, wenn der subcutan gewachsene Tumor sehr klein ist. Obwohl der Mechanismus für die LDH-Freisetzung in das Wirtstier nicht bekannt ist, reflektieren die humanen LDH-Konzentrationen im Mäuseserum intakte Tumorzellen. Bei in-vivo-Chemotherapiestudien könnten die humanen $LDH_{4/5}$-Isoenzyme als effektiver Tumormarker dienen, auch wenn bei behandelten Tumoren die gemessenen Isoenzyme nicht notwendigerweise die gesamte Tumormasse darstellen (Kyriazis et al. 1978). Die Anwendung dieser Methode an anderen Tumoren wäre denkbar.

Literatur

Höhn W, Bornhof CH (1983) Ergebnisse der experimentellen Therapie des auf Nacktmäuse heterotransplantierten humanen Prostata-Carcinoms. Beitr Urol 3:289–297

Kyriazis AP, Di Persio L, Michael GJ, Pesce AJ, Stinnett JD (1978) Growth patterns and metastatic behavior of human tumors growing in athymic mice. Cancer Res 38:3186–3190

Mráz J, Vrubel F, Hanselová M (1979) Carcinoma of the prostate. Int Urol Nephrol 11:301–309

Povlsen CO, Jacobsen GK (1975) Chemotherapy of a human malignant melanoma transplanted in the nude mouse. Cancer Res 35:2790–2796

Rosalki SB (1974) Standardisation of isoenzyme assays with special reference to lactate dehydrogenase isoenzyme electrophoresis. Clin Biochem 7:29–40

Schmidt M, Good RA (1975) Transplantation of human cancers to nude mice and effects of thymus grafts. J Natl Cancer Inst 55:81–87

Ware JL, Paulson DF, Mickey GH, Webb KS (1982) Spontaneous metastasis of cells of the human prostate carcinoma cell line PC-3 in athymic nude mice. J Urol 128:1064–1067

Spezifitätsanalyse monoklonaler Antikörper gegen Antigene von Prostata-Karzinomen

M. WIRTH[1], M. SCHARDEY[1], W. ORMANNS[2] und R. ACKERMANN[3]

Einleitung

Die Prognose einer Prostata-Karzinomerkrankung wird im wesentlichen vom Tumorstadium und der Malignität des Karzinoms bestimmt. Geheilt werden können zur Zeit jedoch nur auf die Prostata begrenzte Karzinome. Eine verbesserte Prognose könnte deshalb von geeigneteren Methoden zur Früherkennung erwartet werden. Um jedoch auch fortgeschrittene Karzinome erfolgreicher behandeln zu können, ist die Entwicklung effektiver Behandlungsmethoden notwendig. Diese Ziele könnten erreicht werden, wenn es gelänge, für die Diagnostik und die Therapie des Prostata-Karzinoms geeignete, tumorassoziierte Antigene nachzuweisen.

Mit Hilfe der von Köhler und Milstein 1975 entwickelten Hybridomtechnik ist es möglich geworden, monoklonale Antikörper gegen einzelne antigene Determinanten z. B. von Tumorzellen zu gewinnen. Diese Methode erlaubt es, gezielt nach tumorassoziierten Antigenen von Tumoren zu suchen und führte z. B. bei Colon-Karzinomen und Melanomen zum Nachweis solcher Antigene.

Ziel der eigenen Untersuchungen war es deshalb, mittels monoklonaler Antikörper zu prüfen, ob solche tumorassoziierte Antigene auch beim Prostata-Karzinom nachgewiesen werden können.

Methodik

Die Immunisierung von Balb/c Mäusen erfolgte intraperitoneal und/oder intravenös mit 5–10 Millionen vitalen Tumorzellen der Prostata-Carcinom-Zellinien DU 145, PC 3 und PC 93. Milzzellen der immunisierten Tiere wurden mit den Myeloma-Zellen P3X63 Ag8 oder mit der nicht sezernierenden Variante P3X63 Ag8/653 mit Hilfe von Poly-Ethylenglycol 1500 fusioniert. Anschließend wurden die Zellen in Costar-Mikrotiterplatten in RPMI 1640 Medium mit 10% fötalem Kälberserum ausgesät. Eine Selektion der fusionierten Zellen wurde durch Zugabe von Hypoxanthin, Aminopterin und Thymidin zum Kultur-Medium erreicht. Clone wurden nach 8–14 Tagen mit einer Mikropipette abgesaugt und separat weitergezüchtet. Der Überstand der Clone wurde mittels eines Radioimmunoassays und eines Enzymimmunoassays an fixierten Zellen auf eine spezifische Antikörperproduktion untersucht.

1 Urologische Klinik und Poliklinik der Universität, Josef-Schneider-Str. 2, D-8700 Würzburg
2 Pathologisches Institut der Universität, D-8700 Würzburg
3 Urologische Klinik und Poliklinik der Universität, Moorenstr. 5, D-4000 Düsseldorf

Experimentelle Urologie
Hrsg. v. R. Harzmann et al.

Interessant erscheinende Clone wurden 3–4fach rekloniert, in Massenkultur propagiert und eingefroren.

Um hohe Antikörpermengen zu erhalten, wurden die Hybridome intraperitoneal in mit Pristan vorbehandelten Balb/c Mäusen gezüchtet.

Zur weiteren Spezifitätsanalyse der monoklonalen Antikörper erfolgten immunhistochemische Untersuchungen mittels der von Hsu et al. 1981 beschriebenen hochempfindlichen ABC-Immunoperoxidase-Technik an Gefrierschnitten und Paraffinschnitten verschiedener menschlicher Gewebearten.

Die Bestimmung der Immunglobulinsubklassen der monoklonalen Antikörper erfolgte mittels der Doppeldiffusionstechnik nach Ouchterlony.

Ergebnisse

Aus 10 Fusionierungsexperimenten konnten 1790 Hybridome gewonnen werden. Eine Antikörperproduktion wurde in 11–40% der Überstände der einzelnen Fusionen nachgewiesen.

Auf die Spezifitätsanalyse von 4 aus diesen Fusionierungsexperimenten hervorgegangenen monoklonalen Antikörpern soll im weiteren eingegangen werden. Hybridom 55 wurde durch Immunisierung mit der Prostata-Karzinom-Zellinie DU 145 gewonnen und produziert einen IgG_1 Antikörper. Die Hybridome 122d, 135a und 146 gingen aus einer Immunisierung mit der Prostata-Karzinom-Zellinie PC 93 hervor. Der monoklonale Antikörper des Hybridoms 122c ist vom IgM-Typ, während 135a und 146 IgG_1 Antikörper produzieren.

Die radio- und enzymimmunologische Spezifitätsanalyse der 4 monoklonalen Antikörper ist in Tabelle 1 dargestellt. Der Antikörper 55 erkennt ausschließlich die zur Immunisierung verwendete Zellinie. Die monoklonalen Antikörper 122d und 146 binden spezifisch nur an 2 von 4 untersuchten Prostata-Karzinom-Zellinien. Der Antikörper 135a erkennt 3 von 4 getesteten Prostata-Karzinom-Zellinien, jedoch keine der anderen getesteten Zellen.

In weiteren Experimenten an formalinfixierten Schnitten und Gefrierschnitten von verschiedenen menschlichen Geweben sollte die Spezifität der Antikörper weiter untersucht werden. Hierzu wurde die hochempfindliche ABC-Peroxidase-Technik gewählt, um eine möglichst genaue Nachweismethode zur Verfügung zu haben.

Die Reaktivität des Antikörpers 55 wurde an 6 verschiedenen Prostata-Karzinomen und 4 Prostata-Adenomen untersucht. In keinem Fall konnte eine Bindung nachgewiesen werden.

Die immunhistochemische Spezifitätsanalyse des Antikörpers 122d ist in Tabelle 2 wiedergegeben. Der Antikörper bindet an 3 von 8 untersuchten Prostata-Karzinomen und an 3 von 6 untersuchten Prostata-Adenomen. Desweiteren konnte eine spezifische Reaktion an einem von 2 untersuchten Mamma-Karzinomen beobachtet werden.

Der monoklonale Antikörper 135a bindet, wie in Tabelle 3 erkennbar ist, an die Mehrzahl der Prostata-Karzinome. Eine spezifische Bindung konnte jedoch auch an Prostata-Adenomen sowie an anderen malignen Tumoren nachgewiesen werden.

Antikörper 146 erkennt bisher ausschließlich adenoides Gewebe (Tabelle 4). Er bindet neben Prostata-Karzinomen an Prostata-Adenome, Magen-Karzinome, Co-

Tabelle 1. Radio- und enzymimmunologische Spezifitätsanalyse der monoklonalen Antikörper an fixierten Zellen

Zellinie	Ursprung	Monoklonaler Antikörper			
		55	122d	135a	146
DU 145	Prostata-Karzinom	+	+	+	+
PC 93	Prostata-Karzinom	–	+	+	+
PC 3	Prostata-Karzinom	–	–	–	–
EB 33	Prostata-Karzinom	–	–	+	–
T 24	Urothel-Karzinom	–	–	–	–
Caki 1	Nieren-Karzinom	–	–	–	–
HeLa	Cervix-Karzinom	–	–	–	–
K 562	Leukämie	–	–	–	–
Buttel	transformierte B-Zellinie	–	–	–	–
PMC 1	HLA A2 A29 B12 Cw1	–	–	–	–
PMC 2	HLA A3 A9 B7 Bw16	–	–	–	–

(+ signifikante Bindung, – keine signifikante Bindung, PMC: periphere mononukleäre Zellen)

Tabelle 2. Immunhistochemische Spezifitätsanalyse des monoklonalen Antikörpers 122d

Gewebe	Anzahl	Spezifische Bindung	
		–	+
Prostata-Karzinom	8	5	3
Prostata-Adenom	6	3	3
Urothel-Karzinom	2	2	–
Nieren-Karzinom	2	2	–
Magen-Karzinom	2	2	–
Mamma-Karzinom	2	1	1
Colon-Karzinom	2	2	–
Lungen-Karzinom	2	2	–

(– keine Bindung, + spezifische Bindung)

Tabelle 3. Immunhistochemische Spezifitätsanalyse des monoklonalen Antikörpers 135a

Gewebe	Anzahl	Spezifische Bindung	
		–	+
Prostata-Karzinom	10	4	6
Prostata-Adenom	17	13	4
Urothel-Karzinom	7	6	1
Nieren-Karzinom	1	–	1
Nieren-Adenom	1	1	–
Magen-Karzinom	2	1	1
Mamma-Karzinom	2	1	1
Colon-Karzinom	2	–	2
Uterus-Karzinom	1	–	1

(– keine Bindung, + spezifische Bindung)

Tabelle 4. Immunhistochemische Spezifitätsanalyse des monoklonalen Antikörpers 146

Gewebe	Anzahl	Spezifische Bindung	
		–	+
Prostata-Karzinom	8	4	4
Prostata-Adenom	5	1	4
Urothel-Karzinom	2	2	–
Nieren-Karzinom	2	2	–
Magen-Karzinom	2	–	2
Mamma-Karzinom	2	1	1
Colon-Karzinom	2	1	1
Lungen-Karzinom	2	2	–

(– keine Bindung, + spezifische Bindung)

lon- und Mamma-Karzinome, jedoch nicht an Urothel-Karzinome, Nieren-Karzinome und Lungen-Karzinome.

Diskussion

Die Spezifitätsanalyse von 4 gegen Prostata-Karzinom-Zellinien entwickelten monoklonalen Antikörpern wurde dargestellt. Die radio- und enzymimmunologischen Bindungsstudien an Zellinien zeigten, daß die Prostata-Karzinomzellinie EB 33, DU 145 und PC 93 gemeinsam antigene Strukturen besitzen. Desweiteren ließen diese Untersuchungen vermuten, daß die vier beschriebenen monoklonalen Antikörper eine gewisse Prostata-Karzinom-Spezifität besitzen.

Die immunhistochemischen Untersuchungen an Gewebeschnitten mittels der ABC Immunperoxidase-Technik ergaben keine Bindung des durch Immunisierung mit DU 145 entwickelten Antikörpers 55 an 6 Prostata-Karzinome und 4 Prostata-Adenome. Unter Berücksichtigung der Ergebnisse der radio- und enzymimmunologischen Untersuchungen kann vermutet werden, daß der Antikörper 55 eine spezifische Determinante der Prostata-Karzinomzellinie DU 145 erkennt.

Die monoklonalen Antikörper 122 d, 135 a und 146 binden neben verschiedenen Prostata-Karzinomen auch an eine Anzahl von Prostata-Adenomgeweben. Des weiteren konnten bei diesen drei Antikörpern auch Bindungen an nicht von der Prostata stammenden Geweben nachgewiesen werden. Inwieweit Antikörper 146 eine spezifische Determinante von adenoidem Gewebe erkennt, bedarf noch weiterer Prüfung.

Zusammenfassend kann festgestellt werden, daß die Erwartungen bezüglich der Prostata-Karzinom-Spezifität der Antikörper, die aufgrund der radio- und enzymimmunologischen Analysen an Zellen entstanden waren, durch die immunhistochemischen Untersuchungen relativiert wurden. Die hier dargestellten monoklonalen Antikörper binden ähnlich wie die von Ware et al. 1982, Webb et al. 1984, Starling et al. 1982 und Wright et al. 1983 beschriebenen, gegen Prostata-Karzinome entwikkelten Antikörper auch an anderen Gewebearten. Dies könnte bedeuten, daß der Nachweis eines Prostata-Karzinom assoziierten Antigenes sehr schwierig ist, oder daß solche Antigene in geringerem Ausmaß auch an anderen Tumorzellen vorkommen können. Die bisherigen eigenen Untersuchungen lassen jedoch keine quantitative Aussage über eine unterschiedliche Expression, der von den hier dargestellten monoklonalen Antikörpern erkannten Antigene an Prostata-Karzinomen, im Vergleich zu anderen Gewebearten zu. Um diese Frage zu klären, sind z.B. Absorptionsexperimente mit Gewebeextrakten erforderlich. Sollte sich hierbei eine deutlich höhere Bindung der Antikörper an Prostata-Karzinomen im Vergleich zu anderen Tumoren oder Geweben ergeben, könnten diese Antikörper dazu benutzt werden, um antitumoral wirkende Substanzen in einer erhöhten Konzentration an das Prostata-Karzinom zu bringen.

Literatur

Hsu SM, Raine L, Fanger H (1981) The use of avidin biotin peroxidase complex (ABC) in immunoperoxidase techniques. A comparison between ABC and unlabeled antibody (PAP) procedures. J Histochem Cytochem 29:577–580

Köhler G, Milstein C (1975) Contineous cultures of fused cells secreting antibodies of predefined specificity. Nature 256:495–497

Starling JJ, Sieg SM, Beckett ML, Schellhammer PF, Ladaga LE, Wright GL (1982) Monoclonal antibodies to human prostate and bladder tumor-associated antigens. Cancer Res 42:3084–3089

Ware JL, Paulson DF, Parks SF, Webb KS (1982) Production of monoclonal antibody αPro3 recognizing a human prostatic carcinoma antigen. Cancer Res 42:1215–1222

Webb KS, Paulson DF, Parks SF, Tuck FL, Walther PJ, Ware JL. Characterization of prostate-tissue-directed monoclonal antibody, α-Pro 13. Cancer Immunol Immunother (im Druck)

Wright GL, Beckett ML, Starling JJ, Schellhammer PF, Sieg SM, Ladaga LE, Poleskic S (1983) Immunohistochemical localization of prostate carcinoma-associated antigens. Cancer Res 43:5509–5516

Immunhistologischer Nachweis des Estramustin-bindenden Proteins (EMBP) in der Prostata

H. J. NELDE[1], S. H. FLÜCHTER, R. HARZMANN und K.-H. BICHLER

Estramustinphosphat – ein Stickstoff-Lost-Östrogen-Kombinationspräparat – ist ein potentes Zytostatikum zur Behandlung des progredienten und metastasierenden Prostatakarzinoms.

Nach Dephosphorylierung wird Estramustin mit großer Affinität an ein Protein im Zytosol der Prostata gebunden (Björk et al. 1982; Forsgren et al. 1978, 1979). Dieses Protein, u. a. Estramustin-bindendes Protein (EMBP; Forsgren et al. 1979) genannt, ist unter den weiteren Synonyma „Prostatic secretion protein“ (PSP, Pousette et al. 1981), „prostatic binding protein“ (PBP, Heyns et al. 1977), „Prostatein“ (Lea et al. 1979) und „α-Protein“ (Fang et al. 1971) bekannt.

Zur Zeit ist nur ein Kaninchen-Antikörper gegen das Estramustin-bindende Protein der Ratte verfügbar. Nach Untersuchungen von Björk (1982) zeigt dieser Kaninchen-Antiratten-Antikörper deutliche Kreuzreaktion mit dem aus humanem Prostatagewebe isolierten Protein. Es wurde deshalb die Brauchbarkeit dieses Kaninchen-Antiratten-Serums zum immunhistologischen Nachweis von EMBP in der Prostata von Ratte und Mensch getestet.

Methode

In Formalin (4%, pH 7,0) fixiertes Prostatagewebe wurde nach gängigen Routinemethoden in Paraffin eingebettet und 5µ-Gewebeschnitte für die immunhistologischen Nachweisreaktionen vorbereitet. Hierzu wurde die Immunperoxidasetechnik nach Sternberger (1970) verwandt (Abb. 1). Zur Überprüfung der Spezifität wurden parallel Negativkontrollen durchgeführt und bei Nachweisen am histologischen Schnittmaterial des humanen Gewebes Prostatagewebe von der Ratte als Positivkontrolle mitinkubiert.

Für den Nachweis im Prostatagewebe der Ratte wurden 60 Tage alte Wistar-Ratten verwandt. In einer Pilotstudie wurde der EMBP-Gehalt in der Prostata von Kontrolltieren (n = 4) und kastrierten Ratten (n = 4) 1, 3, 5 und 7 Tage nach Kastration verglichen.

Humanes Prostatagewebe wurde durch Stanzbiopsie oder durch transurethrale Resektion gewonnen. Untersucht wurden folgende Gewebequalitäten: BPH-Gewebe (n = 8), Prostatakarzinom-Gewebe, unbehandelt (n = 3) und Prostatakarzinom-Gewebe nach Hormontherapie (n = 6).

1 Urologische Abteilung der Eberhard-Karls-Universität, Calwer Str. 7, D-7400 Tübingen

Experimentelle Urologie
Hrsg. v. R. Harzmann et al.

	NE
1. Alkoholreihe, absteigend	
2. H_2O_2, 3%	
3. Spülen in H_2O, Tris-Puffer (pH 7,6; 0,05 m)	
4. Normales Schweineserum in Tris-Puffer (1 : 20)	
5. 1. Antiserum (Kaninchen-Antiserum)	1 : 50*
6. Tris-Puffer	
7. 2. Antikörper (Schwein-Antikaninchen-γ-Globulin)	1 : 20**
8. Tris-Puffer	
9. PAP-Komplex vom Kaninchen	1 : 20**
10. Tris-Puffer	
11. AEC-Reaktion	**
12. Spülen in H_2O	
13. Gegenfärbung mit Hämatoxylin	
14. Spülen in H_2O	
15. Eindecken in Glyceringelatine	

* PHARMALEO
** DAKO

Abb. 1. Immunperoxidasemethode nach Sternberger

Ergebnisse

Bei der nichtkastrierten Ratte ist eine intensive Nachweisreaktion in der ventralen Prostata erkennbar. Das Protein findet sich sowohl in den Drüsenlumina als auch in den Epithelzellen (Abb. 2a). Die intrazellulär angefärbten Areale liegen hauptsächlich in den kernfreien apikalen Bereichen der Epithelzellen. In den einzelnen Drüsenlumina läßt sich teilweise mehr oder weniger Sekret erkennen. Das fibromuskuläre Stroma erwies sich als reaktionsnegativ.

Bei den kastrierten Ratten war am 1. und 3. Tag nach Kastration kein nennenswerter Unterschied gegenüber den Kontrollen erkennbar. Erst am 5. Tag nach Kastration war neben morphologischen Veränderungen wie z. B. einer Abflachung des Epithels eine Verminderung von Estramustin-bindendem Protein intrazellulär bei gleichzeitiger, flauer Sekretanfärbung in den Lumina erkennbar.

Eine weitere Entleerung der Epithelzellen zeigte sich am 7. Tag nach Kastration. Das EMBP lag dann den Epithelzellen nur noch tapetenartig als schmaler Saum auf. Die Restsekretionsprodukte in den Lumina erschienen marmoriert und aufgelockert (Abb. 2b).

Ein ähnliches Bild ergab sich in der immunhistologischen Nachweisreaktion beim menschlichen benignen Prostatagewebe (Abb. 3a). Die gut ausgebildeten Epithelzellen enthielten reichlich EMBP. Die Lumina waren allerdings im Gegensatz zur Ratte beim menschlichen Prostatagewebe in der Regel reaktionsfrei. Auch im Stroma war das Protein nicht nachweisbar.

Mit zunehmendem Alter des Patienten zeigte sich eine Reduzierung des intrazellulären EMBP-Gehaltes (Abb. 3b).

In bisher allen virginellen Prostatakarzinom-Geweben fand sich eine massive Anreicherung des EMBP im Karzinomgewebe (Abb. 4). Die drüsig aufgebauten

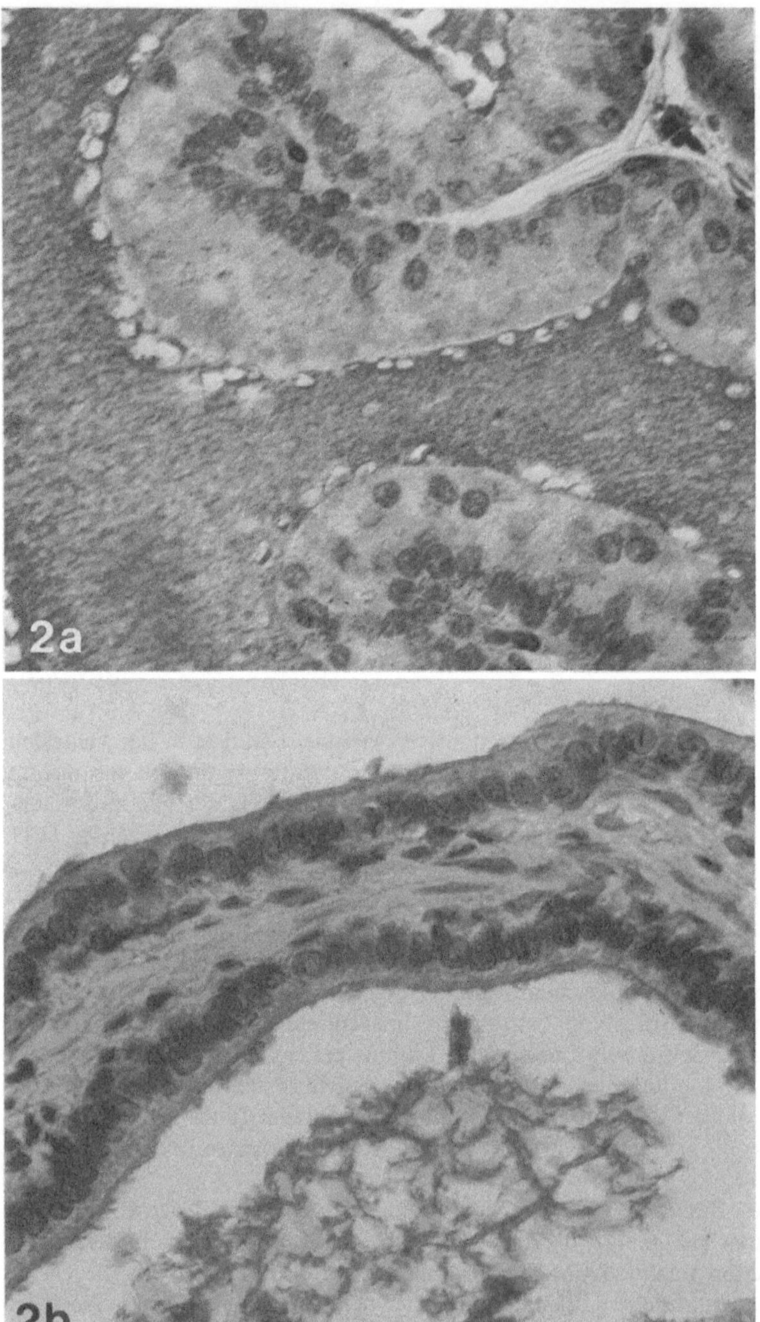

Abb. 2a, b. Immunhistologische Nachweisreaktion des Estramustin-bindenden Proteins im Prostatagewebe der Ratte. **a** Normales Prostatagewebe, **b** Prostatagewebe 7 Tage nach Kastration

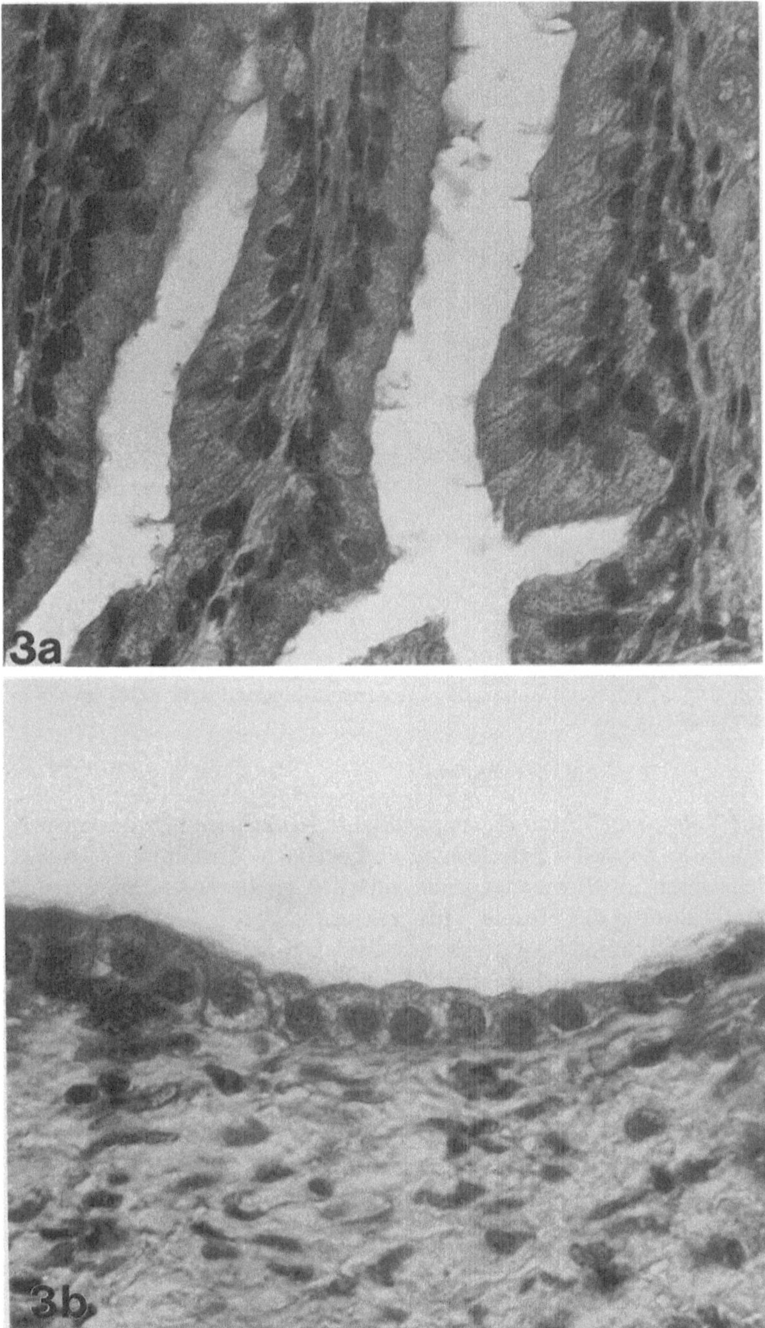

Abb. 3. Immunhistologische Nachweisreaktion des Estramustin-bindenden Proteins im benignen, humanen Prostatagewebe **a** eines 49jährigen Mannes, **b** eines 72jährigen Mannes

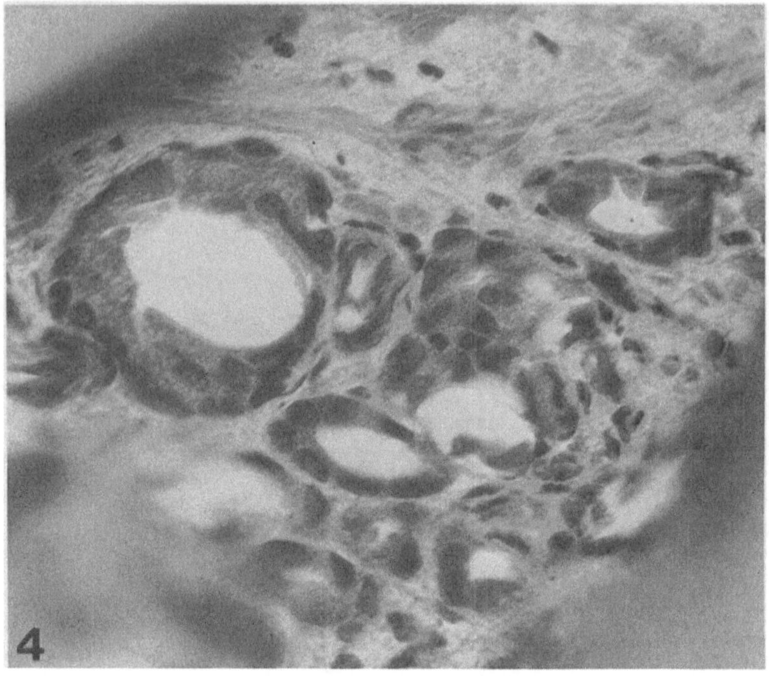

Abb. 4. Immunhistologische Nachweisreaktion des Estramustin-bindenden Proteins im unbehandelten Prostatakarzinomgewebe (G II)

Karzinomverbände hoben sich durch die intrazelluläre Anfärbung hervor, entsprechend der schon von Ratte und BPH-Gewebe vorgezeigten Verteilung. Zwischen den Zellverbänden waren im Stroma liegende gefärbte Areale angeschnitten und von den fibrillären Strukturen des Stromas abzugrenzen.

Unter der initialen Therapie (Kastration und Östrogen-Stoßtherapie) und nach Langzeit-Östrogen-Therapie konnten je nach klinischem Verlauf unterschiedliche Befunde nachgewiesen werden, die an Einzelbeispielen dargestellt werden (Tabelle 1).

Beim metastasierenden, mittelhochdifferenzierten Adenocarcinom zeigt sich die Ausgangssituation im Primärtumor vor Therapie (Abb. 5a). Nach Kastration und Applikation von 10 g Honvan ist nach 12 Tagen eine fast restlose EMBP-Entleerung zu erkennen (Abb. 5b). Diese Reduzierung des EMBP-Gehaltes persistiert bei Patienten unter 12monatiger Hormontherapie (80 mg Estradurin), jedoch nur bei Fällen mit Karzinomregression.

Im Gegensatz dazu läßt der immunhistologische Befund der Patienten mit metastasierendem Prostatakarzinom nach Honvan-Stoßtherapie und Estradurin-Langzeittherapie über zwei Jahre in den Karzinomzellen eine massive EMBP-Anfärbung erkennen (Abb. 6).

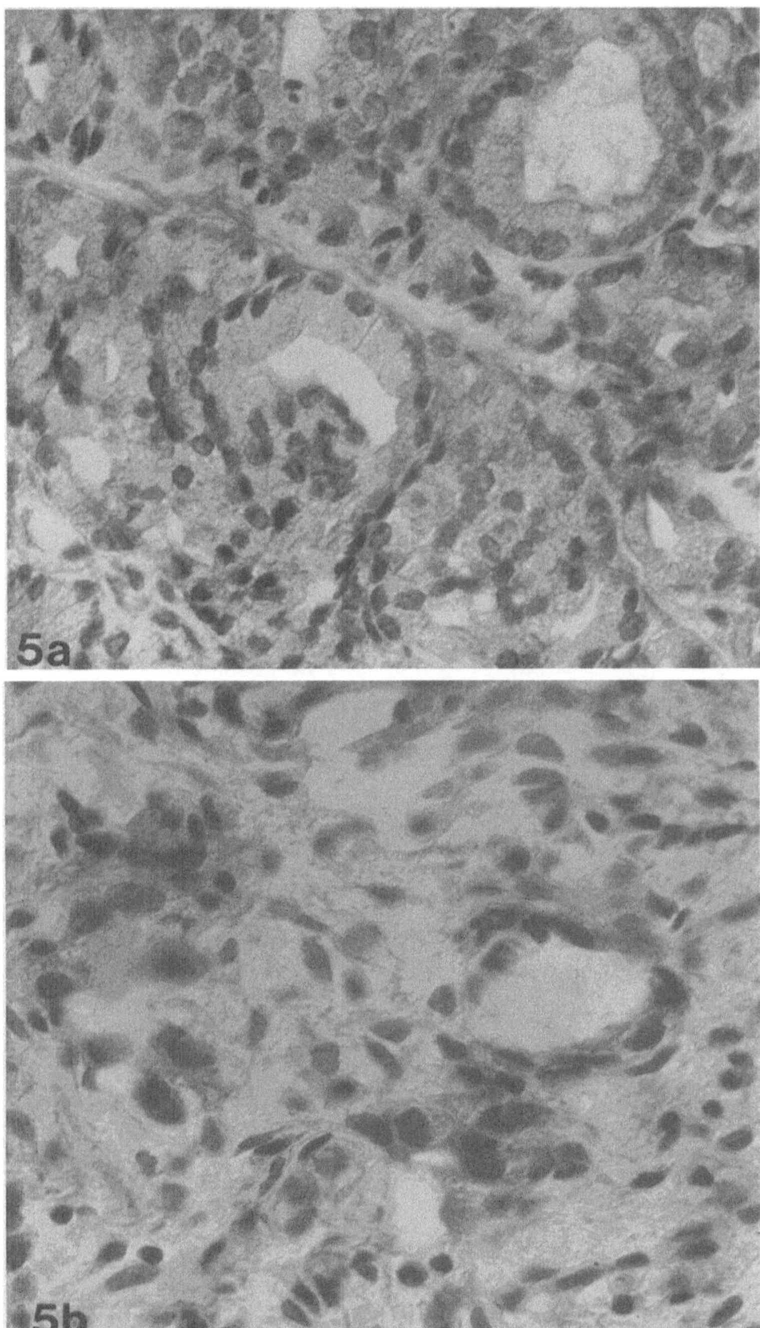

Abb. 5. Immunhistologische Nachweisreaktion des Estramustin-bindenden Proteins im Prostatakarzinomgewebe (G II) **a** vor Therapie, **b** nach Kastration und Honvan-Stoßtherapie

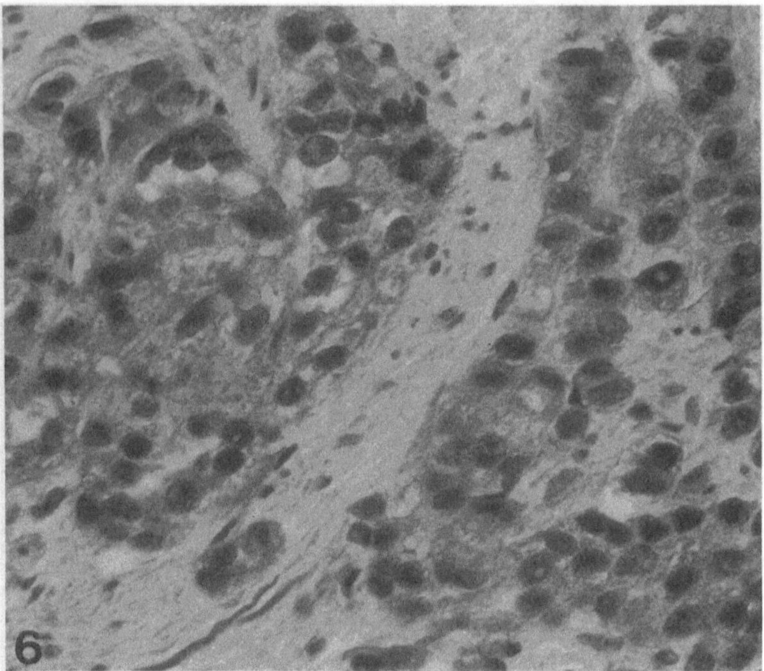

Abb. 6. Immunhistologische Nachweisreaktion des Estramustin-bindenden Proteins im Prostatakarzinomgewebe bei klinischer Progression

Tabelle 1. Prostatakarzinom-Patienten, Therapie und Klinik mit der immunhistologischen Nachweisreaktion

Patient	Stadium	Klinik	Vor Therapie	Kastration Honvan	Kastration Honvan Estradurin	
					12 Mon.	24. Mon.
1	DG_2	V	+ + +	*	*	*
2	DG_2	V	+ + +	*	*	*
3	DG_2	V	+ + +	*	*	*
4	DG_2	R	+ +	–	–/ +	*
5	DG_2	R	+ + +	*	+	*
6	DG_3	R	+ +	*	–/ +	*
7	DG_2	R	+ +	–	–	*
8	DG_3	P	+ +	*	*	+ +
9	DG_3	P	*	*	*	+ +

V virginelles Prostatakarzinom
P klinische Progression
R klinische Regression

+ + + intensive Anfärbung
+ + mäßige Anfärbung
+ geringe Anfärbung
– keine Anfärbung
* Gewebe nicht vorhanden

Diskussion

Unter Verwendung eines spezifischen Kaninchen-Antiratten-Serums gegen das Estramustin-bindende Protein läßt sich immunhistochemisch mit der Immunperoxidasetechnik eine Anfärbung des EMBP in Epithelzellen und Drüsenlumina der Prostata von Ratte und Mensch nachweisen. Dieses Bindungsprotein konnte im Prostatastroma nicht gefunden werden.

Die Kastration führt bei der Ratte zu einer EMBP-Entleerung in den Epithelzellen und den Drüsenlumina. Ein ähnlicher Effekt der Abnahme des EMBP-Gehaltes im Drüsengewebe bei gleichzeitiger zunehmender Atrophie der Drüsenzellen ist nach eigenen Untersuchungen offensichtlich im humanen BPH-Gewebe altersabhängig erkennbar, was möglicherweise durch ein altersbedingtes Hormondefizit erklärbar ist.

In der Literatur wurde eine Beeinflussung des EMBP-Gehaltes im Epithel der Rattenprostata durch Östrogensubstitution bzw. Testosteron-Entzug bereits beschrieben (Aumüller et al. 1982; Forsgren et al. 1979; Högberg et al. 1979). Diese Befunde werden hier bestätigt. Unsere Untersuchungen von Karzinomgeweben zeigten nach Kastration und Östrogentherapie ähnliche Effekte (Tabelle 1). Es kam hier zunächst zu einer restlosen intrazellulären Entleerung.

Unsere bisherigen Erfahrungen zeigen, daß diese verminderte Produktion des Bindungsproteins bei Karzinom-Patienten unter Langzeit-Östrogen-Therapie (80 mg Estradurin) in Regression persistiert. Bei Patienten, die sich klinisch in Progression befinden, wird trotz Östrogen-Therapie ein hoher intrazellulärer EMBP-Level gehalten.

Die vorliegenden Untersuchungen sind als Pilotstudien aufzufassen. Da bisher noch kein Antikörper gegen humanes Estramustin-Bindungsprotein verfügbar ist, wurden diese Untersuchungen mit einem Kaninchen-Antiratten-Antikörper durchgeführt. Dies ist möglich, da eine Kreuzreaktion des Kaninchen-Antiratten-Antikörpers mit humanem EMBP vorliegt.

Durch weitere Verlaufsbeobachtungen an größeren Kollektiven muß geklärt werden, ob in allen virginellen Karzinomen große Konzentrationen an EMBP im Karzinomgewebe nachweisbar sind. Weiterhin bedarf es der Überprüfung, ob dieser Befund eine Aussage zur Hormon- bzw. Zytostatikasensibilität zuläßt.

Es bleibt zunächst unklar, ob aus der hier nachweisbaren restlosen EMBP-Entleerung nach Kastration und Östrogen-Stoßtherapie Rückschlüsse auf ein Therapieansprechen gezogen werden können. Im Karzinomgewebe, das unter Langzeit-Östrogen-Therapie eine Progression zeigte, fanden wir eine Zunahme der EMBP-Konzentration. Gegenstand weiterer Untersuchungen wird sein, zu klären ob dieser Befund sich regelmäßig im hormonresistenten Prostatacarcinom in Progress zeigt und ob diesem erneuten EMBP-Nachweis eine Aussage hinsichtlich einer Estramustin-Phosphat-Empfindlichkeit zukommt, so daß hier frühzeitig eine Zytostatikatherapie erfolgen kann.

Für die Prädiktion einer Hormonsensibilität des Prostatakarzinoms kommt nach unserer Auffassung den Enzymen und den Steroidrezeptoren im Prostatakarzinomgewebe große Bedeutung zu. Erst nach Verfügbarkeit entsprechender Antikörper wird es jedoch möglich sein, mit der hier beschriebenen Immunperoxidasetechnik eine direkte Korrelation zwischen vorliegender Histologie bzw. Zytologie und dem Rezeptorgehalt herzustellen.

Mit der immunhistologischen bzw. immunzytologischen Technik läßt sich die bisherige Problematik der biochemischen Untersuchungsmethoden (Heterogenität des Prostatagewebes, Differenz zwischen histologischem Referenzbefund und biochemisch untersuchtem Gewebe) umgehen.

Darüber hinaus könnten sich durch andere Sekretionsprodukte des Karzinomgewebes, wie z.B. das EMBP, weitere ergänzende Hinweise ergeben, die Hormon- bzw. Zytostatikasensibilität des Karzinoms genauer zu erfassen.

Literatur

Aumüller G, Seitz J, Heyns W, Flickinger CJ (1982) Intracellular localization of prostatic binding protein (PBP) in rat prostate by light and electron microscopic immunocytochemistry. Histochemistry 76:497–516

Björk P et al. (1982) Partial characterization and "quantitation" of a human prostatic estramustin-binding protein. Cancer Res 42:1935–1942

Fang S et al. (1971) Androgen receptors: steroid- and tissue-specific retention of a 17β-hydroxy-5α-androstan-3-1-protein complex by the cell nuclei of ventral prostate. J Biol Chem 246:16–24

Forsgren B et al. (1978) Binding of estramustine, a nitrogen mustard derivative of estradiol-17β, in cytosol from rat ventral prostate. Acta Pharmaceutica Sciencia 15:23–32

Forsgren B et al. (1979) Binding characteristics of a major protein in rat ventral prostate cytosol that interacts with estramustine, a nitrogen mustard derivative of 17β-estradiol. Cancer Res 39:5155–5164

Forsgren B et al. (1979) Purification and distribution of a major protein in rat prostate that binds estramustin, a nitrogen mustard derivative of estradiol-17β. Proc Natl Acad Sci USA 76:3149–3153

Heyns W et al. (1977) Immunochemical measurement of prostatic binding protein. FEBS Lett 81:43–47

Högberg B et al. (1979) Prostate cancer and hormone receptors. In: The interaction of steroidal alkylating agents with binding components in the soluble fraction of the prostate. Alan R Liss, p 181–199

Hoisaeter PA et al. (1981) Characterization of androgen receptor and estramustin binding protein of rat ventral prostatic tissue in organ culture. J Steroid Biochem 14:251–260

Lea OA et al. (1979) Prostatin – a major secretory protein of the rat ventral prostate. J. Biol Chem 254:6196–6202

Peterson C et al. (1983) Subcellular localization of estramustine in rat ventral prostate following intravenous injection. Acta Physiol Scand [Suppl] 515:55–63

Pousette A et al. (1980) On the presence of "prostatic secretion protein" in different species. Acta Chemica Scandinavica B 34/II:155–156

Sternberger LA et al. (1970) The unlabelled antibody enzyme method of immunohistochemistry. J Histochem Cytochem 18:315–333

Uptake and Binding of Estramustine and Estromustine, Metabolites of Estramustine Phosphate (Estracyt), in the Human Prostate, and New Aspects on the Cytotoxic Activity of Estramustine Phosphate In Vitro

P. Björk[1], Å. Fritjofsson[2], and B. Hartley-Asp[1]

Introduction

Estramustine phosphate (EMP, Estracyt) has been used for more than a decade as secondary treatment in cases refractory to hormonal or ablative therapy (Edsmyr et al. 1982) and as primary treatment in poorly differentiated tumours (Leistenschneider and Nagel 1982). Though the clinical effects of EMP are well documented its mode of action is not fully understood.

In man EMP is rapidly dephosphorylated to yield estramustine, an event that takes place in the gastrointestinal tract, and is then oxidized to a high extent to the estrone counterpart of estramustine, estromustine (Gunnarsson et al. 1981). To some extent estramustine and estromustine are also hydrolyzed to yield free estrogens, which accounts for the estrogenic effects observed with EMP. Little is known about the mustard moiety liberated during the hydrolysis, but the absence of bone marrow depression in patients treated with EMP indicates no alkylating activity deriving from free nornitrogen mustard released into the circulation.

We have previously reported on a protein in rat ventral prostate that binds estramustine and estromustine but not the free estrogens with high affinity and high capacity (Forsgren et al. 1979; Forsgren et al. 1979). This protein was called "estramustine-binding protein" (EMBP) as the strong binding of these ligands to EMBP was the reason for its discovery at our laboratories. However, several other investigators have described similar proteins in the rat prostate that most probably represent one and the same protein species (Liao et al. 1971; Heyns et al. 1977; Lea et al. 1979). EMBP is a secretion protein as it can be found in the luminal part of the gland (Heyns and DeMoor 1977; Lea et al. 1979). It was found to be androgen dependent as it diminished following castration or estrogen treatment and was restored by administration of androgens (Pousette et al. 1981). In the rat ventral prostate, physiological concentrations of purified rat EMBP have been shown to inhibit the translocation of the activated androgen-receptor complex into the nucleus and based on these findings it has been speculated that EMBP might act as a regulator of androgen action (Shyr and Liao 1978; Pousette et al. 1981).

Reports of similar proteins in the human prostate have been sparse. We have reported from a structurally and immunochemically related protein in normal, hy-

1 Department of Pharmacology, AB Leo Research Labs., Box 941, S-251 09 Helsingborg
2 Department of Urology, Akademiska Sjukhuset, S-750 14 Uppsala

Experimentelle Urologie
Hrsg. v. R. Harzmann et al.

perplastic as well as in cancerous human prostatic tissue, though present in substantially lower amounts than EMBP in the rat ventral prostate (Björk et al. 1982). Based on these findings we have proposed that EMBP may act as an accumulator of estramustine and estromustine into the prostatic cells.

Once taken up by the prostate these metabolites may be expected to exert cytotoxic activities at more than one subcellular level as judged from the experimental data available. In vitro, estramustine and estromustine are cytotoxic in human prostatic cancer cell lines (Hartley-Asp and Gunnarsson 1982) and have been shown to induce mitotic arrest at metaphase (Hartley-Asp 1984). Estramustine has also been found to interact with the nuclear protein matrix in HeLa cells, but with no damage of DNA occurring even at lethal levels of estramustine (Tew et al. 1983). Estramustine has also been shown to affect microtubule-dependent cellular fractions as recent observations indicate that the movement of microtubule-dependent pigment granules in the Squirrel fish erythrophores are inhibited (Stearns and Tew 1985).

In this paper we present data from measurements of EMP metabolites and estimations of EMBP in plasma and tumour tissue of Estracyt treated patients with cancer prostatae to correlate uptake of EMP metabolites with concentrations of EMBP in the prostatic tumours. The use of a recently introduced technique for protein separations, “fast protein liquid chromatography” (FPLC) (Richey 1983), for determinations of EMBP in human prostatic tissue is described and results from examination of the interference of EMP in assembly and disassembly of microtubule proteins in vitro are presented.

Experimental

Measurement of EMP Metabolites and Estimation of EMBP in Patients Treated with Estracyt

EMP metabolites were measured in plasma and tumour tissue from patients given the drug orally, 2 × 280 or 2 × 420 mg, twice daily and with the last dose given at least 4 h before operation. The patients had received no previous treatment. Tissue was removed by transurethral electroresection (TUR) with precautions taken to avoid protein denaturation during surgery, i.e. by using an isotonic glycine buffer (pH 6.5) for irrigation and a cutting current as weak as possible. Plasma samples were drawn during surgery.

EMP metabolites, estramustine, estromustine, estradiol and estrone, were measured by the gas chromatography technique developed by Andersson et al. (1981). Prostatic tumour tissue was homogenized in 3 × 5 volumes of methanol and the methanol phases were separated by centrifugation. The pooled organic phase was evaporated and the dry residue was dissolved in ether and analyzed for EMP metabolites. Plasma samples were extracted as described previously (Andersson et al. 1981) and the organic phase was examined for metabolites as above.

For estimation of EMBP the prostatic tissue was homogenized in 3 volumes of a sucrose containing buffer (50 mM Tris-HCl, 250 mM sucrose, 10 mM KCl, 1.5 mM $MgCl_2$, pH 7.4) and centrifugated for 1 h at 105,000 × g. The resulting supernatant fraction, i.e. the cytosol, was labelled with either 10 nM ^{3}H-estramustine or ^{3}H-estromustine for 30 min at 30 °C. The protein-bound radioactivity was obtained by filtration through Sephadex G-25 Medium columns (prepacked PD-10 columns, Pharmacia Fine Chemicals, Uppsala, Sweden) previously equilibrated with Tris-NaCl buffer (0.05 M Tris-HCl, 0.5 M NaCl, pH 7.4) and analyzed by sucrose density gradient centrifugation as described in detail in legend to Fig. 1.

Analysis of ^{3}H-Estromustine-Binding in Normal Prostates by FPLC

Human prostatic tissue from accident cases were homogenized in the presence of a protease inhibitor, phenylmethylsulfonyl fluoride (PMSF, 0.5 mM). Cytosols were prepared as above, and salt-extracts by extraction of the 105,000 × g sediment in 0.6 M potassium chloride overnight at 4 °C and re-centrifugation as above. Samples were labelled with 10 nM ^{3}H-estromustine for 16–20 h at 15 °C without removal of unbound ligand by Sephadex G-25 filtration. Change to low-salt buffer was made for the salt-extract prior to incubation with ^{3}H-estromustine. Estromustine was used for ^{3}H-labelling of samples as previous results indicated a slightly higher affinity to rat EMBP for this compound as compared to estramustine (Forsgren et al. 1979).

An FPLC apparatus (Pharmacia Fine Chemicals) was equipped with a polyanion exchanger, Mono Q column (Pharmacia Fine Chemicals), and samples (0.5 ml) were injected and eluted with a 0.01–1 M sodium chloride gradient. Absorbance at 280 nm was registered continuously and fractions (0.3 ml) were collected directly into counting vials for measurement of radioactivity.

Purified rat EMBP was labelled with ^{3}H-estromustine as above and run on FPLC/Mono Q for comparison. For partial purification of human EMBP non-labelled aliquots of salt-extract were injected into the FPLC/Mono Q system. The fractions that gave radioactive peaks in previously labelled samples were collected, labelled with ^{3}H-estromustine as above and rechromatographed on FPLC for quality as well as quantity control of the purification. The partially purified fractions were also analyzed by gel filtration on Ultrogel AcA-44 columns (LKB Sverige AB, Bromma, Sweden) for estimation of molecular weight(s) of the radioactive complex(es).

Effects of EMP on Microtubule Assembly/Disassembly

Microtubule proteins were prepared from bovine brain according to Borisy et al. (1974) and Larsson et al. (1976) yielding a preparation containing approx. 80% tubulin. Prior to use, the microtubule proteins were suspended in Pipes buffer (100 mM Pipes, 0.5 mM $MgSO_4$, 1 mM GTP, pH 6.8). After incubation for 30 min at 4 °C the sample was centrifuged for 35,000 × g. Between analyses, microtubule protein solutions were stored in liquid nitrogen (Deinum et al. 1981).

Microtubule protein concentration was measured according to Bradford (1976) with tubulin as the standard and with the tubulin concentration determined as described previously (Wallin and Deinum 1983).

Assembly of microtubule proteins in Pipes buffer containing EDTA (1 mM) was started by the addition of one volume of microtubule proteins at 4 °C to six volumes of Pipes-EDTA buffer at 37 °C. Assembly was measured as the increase in turbidity monitored continuously by the change in absorbance at 350 nm (Deinum et al.

1981). EMP, added from a stock solution in distilled water, or equal amounts of aq. dest. was added either to the Pipes-EDTA buffer or to the microtubule protein solution. EDTA was included in the Pipes buffer to prevent precipitation of insoluble Ca^{2+} or Mg^{2+} EMP complex. Taxol (a gift from Dr. M. Sufness, National Institute of Health, Bethesda, Maryland, USA) was added from a stock solution in dimethyl sulfoxide.

All procedures were performed at 0–4 °C if no other conditions are stated.

Results

Uptake and Binding of EMP Metabolites in Prostatic Tumour Tissue

The metabolite concentrations in plasma and tumour tissue from the patients investigated so far are summarized in Table 1. No differences in estrogen concentrations were found between plasma and tissue. In all patients estromustine was found to be the main metabolite in plasma as well as in tumour tissues, however only a slightly higher concentration in the tissue than in plasma was found in two out of three cases. Interestingly, estramustine, though present at lower concentrations than estromustine, showed accumulation in the prostate as the concentrations in the tissue exceeded that in plasma by 4–11 times.

EMBP was estimated from the sedimentation profiles as is described in Fig. 1. Binding of ^{3}H-estramustine (Fig. 1a) was 1.6–2.6 times higher in the prostatic cancer tissue (range 2365–3948 fmol/g tissue wet weight) as compared to the mean value for the BPH tissue (1522 fmol/g tissue; n=2). The corresponding figures for ^{3}H-estromustine (Fig. 1b) were 2.3–3.6 times higher in the prostatic tumour (range 1990–3145 fmol/g tissue) than in BPH tissue (mean value, 884 fmol/g tissue; n=3). Binding was negligible in plasma samples.

Table 1. Concentrations of EMP metabolites (ng/g) in plasma and prostatic cancer tissue of patients treated with Estracyt

Patient	Sample	Concentration of metabolites (ng/g)			
		E_2M	E_1M	E_2	E_1
GJ	Plasma	20	235	16	150
GJ	Cancer	105	300	14	125
AM	Plasma	25	425	9	120
AM	Cancer	95	310	17	120
SS	Plasma	20	375	9	130
SS	Cancer	210	480	11	100

The dose was 2×280 mg per day (GJ, SS) and 2×420 mg per day (AM). E_2M, estramustine; E_1M, estromustine; E_2, estradiol; and E_1, estrone.

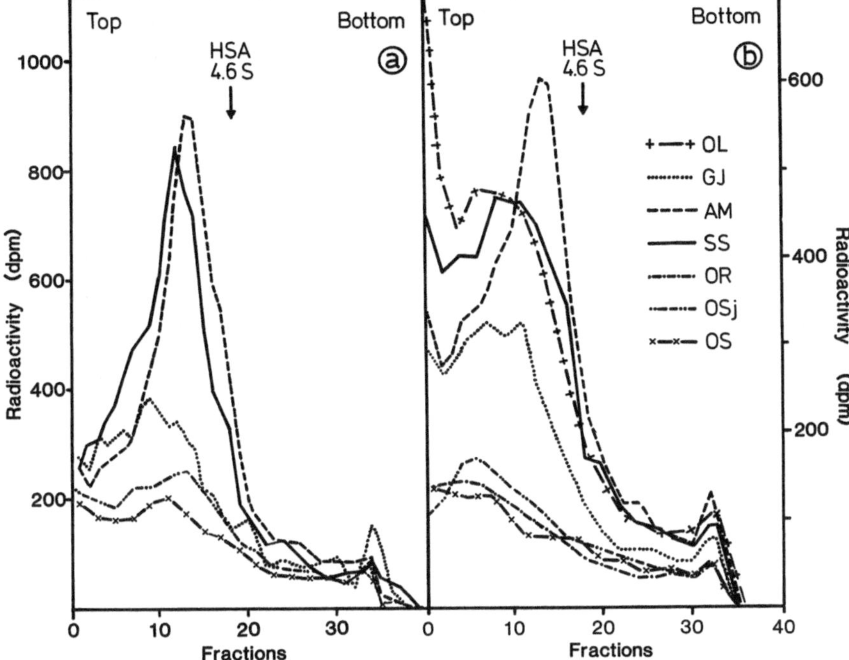

Fig. 1. Sucrose density gradient centrifugation of ^{3}H-estramustine (**a**) and ^{3}H-estromustine (**b**) labelled cytosols: Cytosol fractions were prepared from prostatic cancer tissue of Estracyt treated patients (OL, GJ, AM, and SS) and from BPH tissues of untreated cases (OS, OSj, and OR). Both tumour and BPH tissue were obtained by TUR as described in Experimental. Protein-bound radioactivity, 0.2 ml, was loaded on 5–20% w/w linear sucrose gradients prepared in Tris-NaCl buffer (0.05 M Tris-HCl, 0.5 M NaCl, pH 7.4) and centrifugation was performed for 23 h at 250,000 × g in a Beckman L5-65 ultracentrifuge equipped with a SW 56 rotor (Beckman Instruments, Inc, Spinco Division, Palo Alto, Calif., USA). Fractions, 80 µl, were collected from top to bottom of the gradients and counted for radioactivity. EMBP was estimated as the radioactivity recovered in fractions 1–20. HSA indicates position of human serum albumin run for comparison in parallel gradients

Estromustine-Binding in Normal Human Prostates

FPLC/Mono Q analysis of ^{3}H-estromustine-labelled rat EMBP (Fig. 2) gave a major radioactive peak eluted with 0.37 M sodium chloride. A minor peak was also seen at 0.26 M and this was recovered even when the main peak was collected and re-run under identical conditions.

In Fig. 3 representative chromatograms of ^{3}H-estromustine-labelled cytosol and salt-extract prepared from a normal human prostate are shown. Higher binding was obtained in the salt-extract than in the cytosol, 130 and 86 fmol/mg protein respectively. When samples were labelled in the presence of a 1000-fold excess of unlabelled estromustine binding of the tritium ligand was partially inhibited, 45% in the cytosol and 54% in the salt-extract. Similar elution profiles to that of rat EMBP were seen with the salt-extracts, while the cytosol fractions gave broader peaks with the maximum radioactivity eluted at a slightly higher salt concentration.

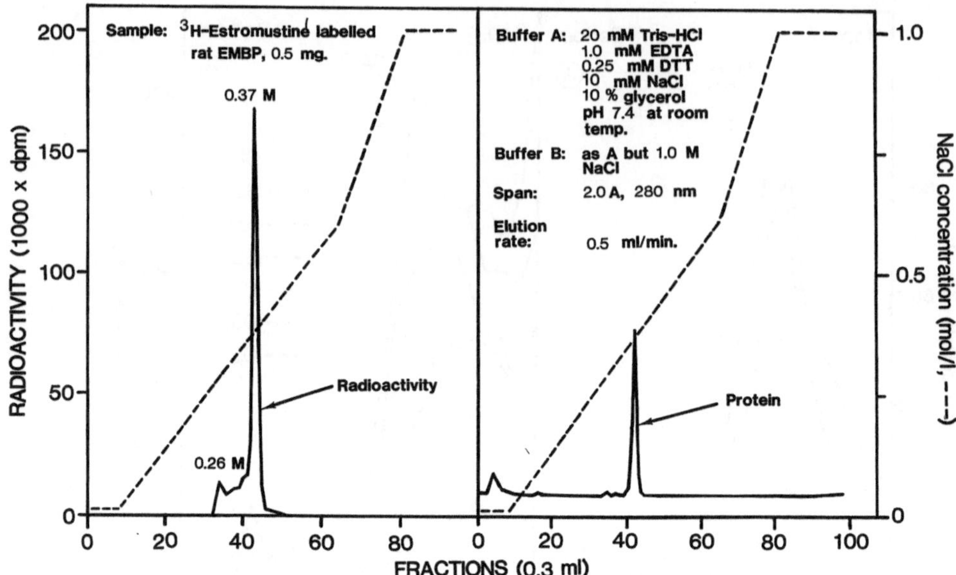

Fig. 2. FPLC/Mono Q analysis of ^{3}H-estromustine labelled rat EMBP: Prior to incubation, purified rat EMBP (1 mg/ml) was dissolved in homogenization buffer without PMSF. Sample volume to be injected into the Mono Q column was 0.5 ml

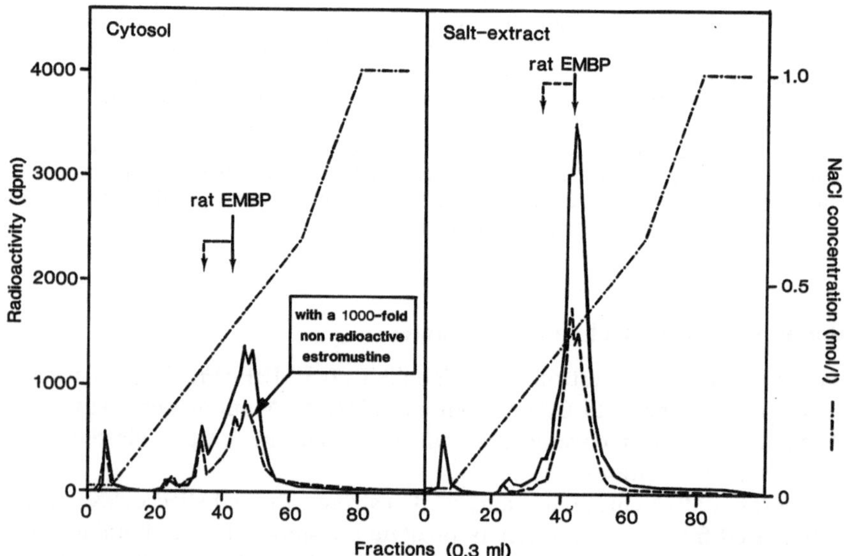

Fig. 3. Ion-exchange chromatography on Mono Q/FPLC of cytosol and salt-extract from a normal human prostate (62-year old man): Samples were dissolved in homogenization buffer with PMSF (0.5 mM). Incubation of samples was performed with or without a 1000-fold excess of non-radioactive ligand. Sample volumes, buffer systems, elution rate and salt gradient profile are as described in the legend to Fig. 2. Arrows indicate the position of the main and the minor radioactive peaks obtained when analyzing rat EMBP by FPLC (Fig. 2)

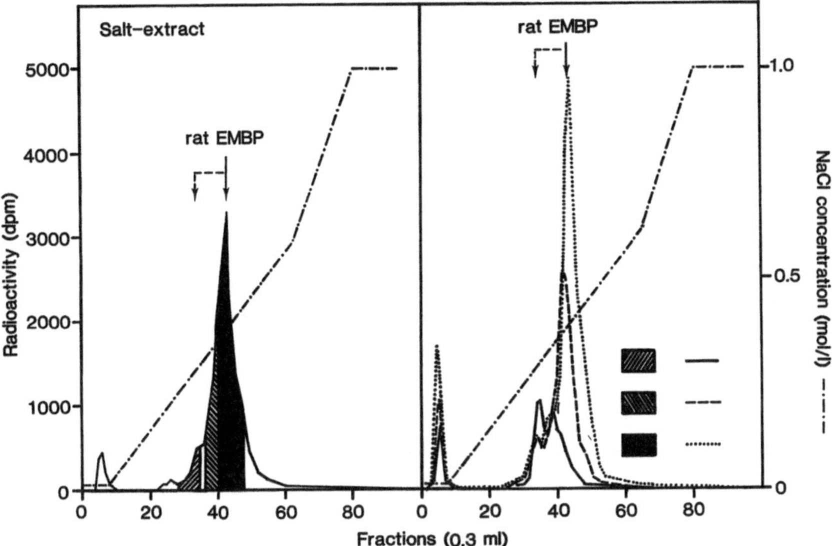

Fig. 4. Partial purification of estromustine binding sites using FPLC: The salt-extract analyzed in Fig. 3 was used also for purification. The degree of purification was calculated from the radioactivity recovered in fractions 41–48 expressed as fmol bound estromustine/mg protein. The conditions during analysis were the same as given in Fig. 2

The results from the partial purification of human EMBP using FPLC are shown in Fig. 4. In the partially purified FPLC fractions, the main radioactive peak was recovered at the same position as in the crude salt-extract, yielding a 14-fold degree of purification when calculated as fmol bound estromustine per mg protein. Moreover, as judged from the elution profiles following FPLC human EMBP seems to exist as several inter-related molecular forms that differ with respect to surface-charge distribution. After gel filtration on AcA-44 columns (Fig. 5), the main radioactivity was eluted with the excluded volume in the crude salt-extract as in the partially purified FPLC-fractions. This indicates a molecular weight of $\geqq$ 250,000, supporting previous observations that human EMBP has a marked tendency to form aggregates under certain conditions (Björk et al. 1982). With the main FPLC peak a minor radioactive fraction was also seen at an elution volume indicating a molecular weight of 40–45,000 or at the position of rat EMBP when analyzed on the same gel-exclusion column (data not shown).

Interference of EMP with Microtubule Protein Assembly/Disassembly

The results presented here are submitted for publication in an extended form elsewhere (Kanje et al. 1985). The lipophilic nature of estramustine and estromustine makes these compounds practically insoluble in aqueous media. As EMP is readily soluble in water this compound was used instead of estramustine or estromustine in this study.

As is shown in Figs. 6 and 7, EMP inhibited assembly of microtubule protein in a dose-dependent manner. Furthermore, no difference in the level of assembly

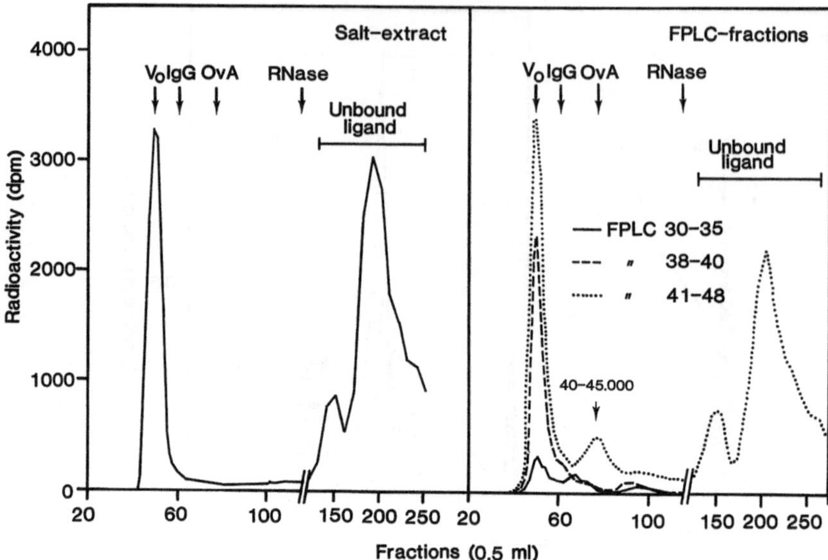

Fig. 5. Gel filtration on Ultrogel AcA-44 columns (1.6×32 cm) of crude salt-extract and partially purified fractions after FPLC: Buffer A in Fig. 1 was used as elution buffer. For calibration of the columns, standard proteins were run in parallel: Blue Dextran-2000 (Pharmacia Fine Chemicals) was used for V_0-estimation; human IgG, molecular weight 153,100; OvA, egg albumin, 45,000; and RNase, ribonuclease A, 13,700. Arrow indicates the position of ^{3}H-estromustine labelled rat EMBP when analyzed on the same columns (estimated molecular weight for rat EMBP, 40–45,000). Molecular weights were calculated according to Determann and Michel (1966)

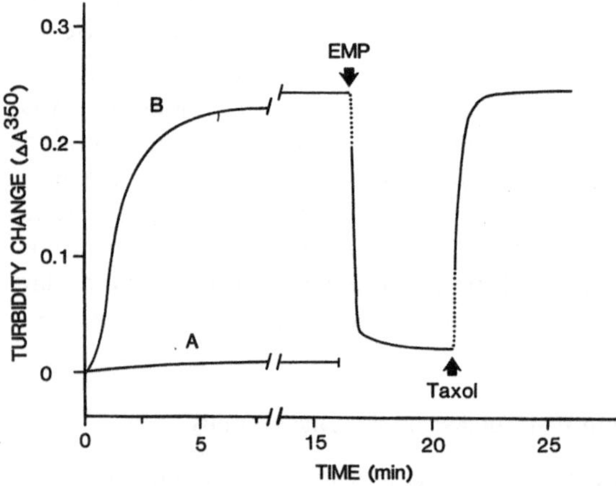

Fig. 6. Assembly of brain microtubule proteins as a function of time: EMP (0.42 mM) was added initially (*A*) or at steady state level of assembly (*B*). Arrow indicates the time point for addition of EMP. Also indicated is the time for addition of taxol (20 μM) to assembly of microtubules previously inhibited at steady state levels with EMP. Assembly of microtubules (1.8 mg protein/ml) was induced by raising the temperature from 10 to 37 °C and monitored by the increase in absorbance at 350 nm against time. The assembly buffer (Pipes-EDTA) was as in Experimental

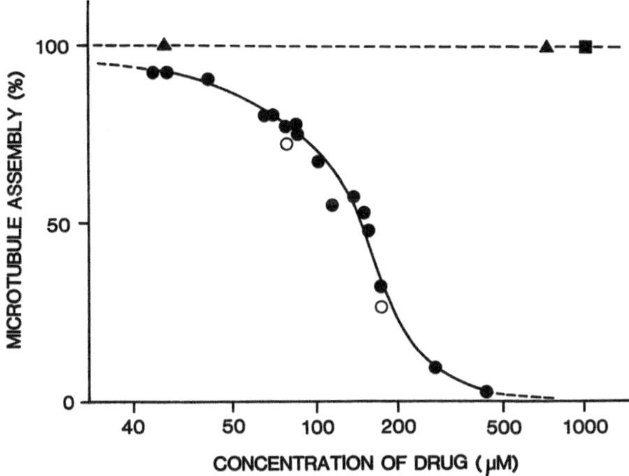

Fig. 7. Effects on microtubule assembly with different concentrations of EMP: The steady state level of assembly was measured after preincubation for 10 min at 10 °C with EMP, (●); nornitrogen mustard (■); or estradiol-17β, (▲); and after addition of EMP to preformed microtubules, (○). Conditions were as described in the legend to Fig. 6 except for the microtubule concentration (2.1 mg/ml)

could be seen whether EMP was added initially or at steady state or if the microtubule proteins were pre-incubated with the drug for 30 min at 4 °C. The level of microtubule protein assembly was however not affected after the addition of estradiol-17β-phosphate or nornitrogen mustard (Fig. 7), indicating a specific effect for EMP on microtubule assembly. The extent of microtubule assembly showed a non-linear dose-response curve with increasing amounts of EMP and the same curve was obtained if the disassembly level was plotted (Fig. 7).

Addition of EMP at a constant concentration to preformed microtubules induced the same change in turbidity independent of the protein concentration (Fig. 8). If the turbidity change was plotted against the concentration of microtubule protein, parallel curves were obtained but a higher microtubule protein concentration was required as the concentration of EMP increased. Thus, EMP appears to increase the critical microtubule protein concentration that is necessary for assembly to occur.

Addition of stoichiometric amounts of taxol, a microtubule promoting drug (Deinum and Wallin 1984), reinduced assembly of microtubule proteins previously disassembled by EMP treatment (Fig. 6).

Discussion

In this paper direct measurement of EMP metabolites in plasma and prostatic tumour tissue of Estracyt treated patients are reported. The protein-binding studies for estimation of EMBP could be carried out on TUR material when precautions were undertaken to avoid protein denaturation during operation.

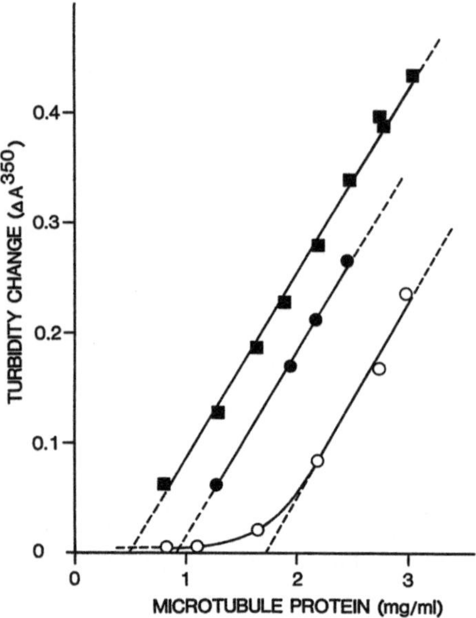

Fig. 8. Microtubule assembly at different protein concentrations: The steady state level of assembly was measured without (■) or with the addition of either 84 μM (●) or 151 μM (○) EMP to preformed microtubules at 37 °C. Conditions were as described in legend to Fig. 7

An uptake of substantial amounts of estramustine and estromustine within the prostatic tumour has been unequivocally demonstrated (in the range from 95 to 480 ng/g tissue wet weight). Moreover, estimation of EMBP in this tissue indicated higher levels of estramustine and estromustine binding sites in the prostatic tumour than in ordinary BPH tissue from untreated cases. This difference might be even more pronounced, since the EMBP values could be underestimated due to the fact that no efforts were made to deplete binding sites from occupying ligands deriving from the EMP treatment. The data presented here may indicate a possible correlation between uptake of estramustine and estromustine and EMBP concentrations. Our findings support the proposed role for the EMBP as an agent that may bring about a selective uptake of estramustine and estromustine into the prostatic tumour. At present we have analyzed plasma and tumour tissue from an additional four Estracyt treated patients and the results show the same tendency with respect to uptake and/or accumulation of estramustine and estromustine. The same difference in EMBP levels between prostatic tumours from Estracyt treated patients and BPH tissue from untreated cases was also seen.

Using the FPLC technique, a higher binding of estromustine was found in the salt-extract as compared to that in the cytosol fraction. This difference may indicate that secretory granules and condensing vacuoles are the intracellular storage sites for human EMBP, as was shown recently for rat EMBP by Aumüller et al. (1982). Moreover, radioactive estromustine recovered in the cytosol may at least partially represent binding to EMBP secreted by the gland, as prostatic secretion contaminates our cytosol preparations. This may also reflect a lower secretory capacity of the human prostatic tissue as compared to that of rat ventral prostate.

The inability of a thousand-fold excess of unlabelled estromustine to inhibit completely the binding of the radioactive ligand indicates that the association of estromustine to the binding sites is hindered by the presence of endogenous material. This was reported for the binding of steroid hormones to rat EMBP as delipidation of ventral prostate samples resulted in a marked increase in binding (Heyns and DeMoor 1977). We have observed the same phenomenon with binding of estramustine and estromustine to rat ventral prostate cytosols, where delipidation yielded a two-fold increase in binding as compared to untreated samples (unpublished data).

The present study is the first in which the FPLC technique has been used for determination of estromustine binding sites in prostatic tissue. We have obtained good protein recoveries (more than 90% in most cases), reproducible separations and only minor losses of bound radioactive estromustine due to dissociation during the run and/or adsorption of the ligand to the column material. These results demonstrate that FPLC is a useful tool for studies of human EMBP. In ongoing studies we have used FPLC in an attempt to purify human EMBP to homogeneity and for analyses of clinical material to establish further the significance of EMBP for the therapeutic effects of Estracyt in prostatic cancer. FPLC is also used for estimation of EMBP in those human prostatic cancer cell lines, where estramustine and estromustine were found to exert cytotoxic activities in vitro (Hartley-Asp and Gunnarsson 1982; Hartley-Asp 1984).

The present study has put further emphasis on previous observations indicating a complex mechanism of action of EMP. Though estramustine has been reported to interact with the nuclear matrix in HeLa cells, the lack of DNA strand breaks indicates an effect of the drug that in many respects differs from those of classical alkylating agents (Tew et al. 1983). Furthermore, the cytotoxic activity of estramustine (and estromustine) in human prostatic tumour cells could not be attributed to either the hormone part or the mustard moiety of the molecule but is a unique property of intact estramustine (Hartley-Asp and Gunnarsson 1982).

The observation that estramustine inhibited mitosis in two human prostatic cancer cell lines (DU 145 and PC-3) (Hartley-Asp 1984), implicated an involvement of microtubules in the mode of action of EMP. In this report it is demonstrated that EMP inhibites microtubule assembly in vitro and induces rapid disassembly of preformed microtubules at concentrations comparable to the plasma and prostatic tumour levels of EMP metabolites in Estracyt treated patients (see Table 1). This effect was specific for EMP as neither nornitrogen mustard nor estradiol-17β-phosphate affected microtubule assembly or disassembly.

Although EMP appears to have a colchicine-like effect on mitosis preliminary data indicate that the drug does not interfere with the binding of colchicine to tubulin. Instead EMP seems to interact with microtubule associated proteins, hence increasing the critical protein concentration required for the assembly of microtubules, which contrasts to colchicine, vinblastine and nocodazole that bind specifically to the tubulin dimer (Wallin and Deinum 1983).

Taxol was found to reinduce assembly of microtubules previously inhibited by EMP, but this effect with taxol was not obtained with tubulin-binding drugs like colchicine (Deinum and Wallin 1984). This gives further support to the hypothesis that EMP exerts part of its cytotoxic activity via an interaction with microtubule associated proteins. However, the relatively high molar ratio of EMP to microtubule associated proteins needed to obtain complete inhibition of assembly and the non-linear dose response curve indicates a weak interaction.

The present findings suggest a mechanism of action for EMP, where estramustine and estromustine are taken up in the prostatic tumour cells by a specific interaction with EMBP, thus providing the prostatic tissue with a continuous supply of cytotoxic metabolites. This mechanism for selective uptake cannot be valid for estrogens as both estradiol and estrone show very weak affinity for EMBP (Forsgren et al. 1979). Furthermore, EMBP is essentially different from the estrogen receptor that is detected in the human prostate in low concentrations (Donnelly et al. 1983; Ekman et al. 1983). Also estramustine and estromustine are not bound to the estrogen receptor as they are substituted in 3-position or at the position of the phenolic functional group of the estrogen. An intact phenolic group is believed to be a prerequisite for binding of estrogens to the receptor (LeClercq et al. 1976).

Thus, this mechanism of uptake would seem only to apply for estramustine and estromustine.

References

Andersson SB, Gunnarsson PO, Nilsson T, Plym Forshell G (1981) Metabolism of estramustine phosphate (Estracyt®) in patients with prostatic carcinoma. Eur J Drug Metab Pharmacokinet 6:149–154

Aumüller G, Seitz J, Heyns W (1982) Intracellular localization of prostatic binding protein (PBP) in rat prostate by light and electron microscopic immunocytochemistry. Histochemistry 76:496–516

Björk P, Forsgren B, Gustafsson J-Å, Pousette Å, Högberg B (1982) Partial characterization and "quantitation" of a human prostatic estramustine-binding protein. Cancer Res 42:1935–1942

Borisy GG, Olmsted JB, Marcum JM, Allen C (1974) Microtubule assembly *in vitro*. Fed Proc Am Socs Exp Biol 33:167–174

Bradford CA (1976) A rapid and sensitive method for quantitation of microgram quantities of protein utilizing the principle of protein-dye binding. Anal Biochem 72:248–254

Deinum J, Wallin M (1984) The effect of heparin and taxol on the assembly of microtubules from bovine brain. J Submicrosc Cytol 16:31–32

Deinum J, Wallin M, Lagercrantz C (1981) Spatial separation of the two essential thiol groups and the binding-site of the exchangeable GTP in brain tubulin. A spin label study. Biochim Biophys Acta 671:1–8

Determann H, Michel W (1966) The correlation between molecular weight and elution behaviour in the gel chromatography of proteins. J Chromatogr 25:303–313

Donnelly BJ, Lakey WH, McBlain WA (1983) Estrogen receptor in human benign prostatic hyperplasia. J Urol 130:183–187

Edsmyr F, Andersson L, Könyves I (1982) Estramustine phosphate (Estracyt): experimental studies and clinical experience. In: Jacobi GH, Hohenfeller R (eds) Prostate cancer, International perspectives in urology, vol 3. Williams & Wilkins, Baltimore, p 253–268

Ekman P, Barrack ER, Greene GL, Jensen EV, Walsh PC (1983) Estrogen receptors in human prostate: Evidence for multiple binding sites. J Clin Endocrinol Metab 57:166–176

Forsgren B, Björk P, Carlström K, Gustafsson J-Å, Pousette Å, Högberg B (1979) Purification and distribution of a major protein in rat prostate that binds estramustine, a nitrogen mustard derivative of estradiol-17β. Proc Natl Acad Sci USA 76:3149–3153

Forsgren B, Gustafsson J-Å, Pousette Å, Högberg B (1979) Binding characteristics of a major protein in rat ventral prostate cytosol that interacts with estramustine, a nitrogen mustard derivative of 17β-estradiol. Cancer Res 39:5155–5164

Gunnarsson PO, Plym Forshell G, Fritjofsson Å, Norlén BJ (1981) Plasma concentrations of estramustine phosphate and its major metabolites in patients with prostatic carcinoma

treated with different doses of estramustine phosphate (Estracyt®). Scand J Urol Nephrol 15:201–206
Hartley-Asp B (1984) Estramustine induced mitotic arrest in two human prostatic carcinoma cell lines DU 145 and PC-3. Prostate 5:93–100
Hartley-Asp B, Gunnarsson PO (1982) Growth and cell survival following treatment with estramustine, nor-nitrogen mustard, estradiol and testosterone of a human prostatic cancer cell line (DU 145). J Urol 127:818–822
Heyns W, DeMoor P (1977) Prostatic binding protein. A steroid-binding protein secreted by the prostate. Eur J Biochem 78:221–230
Kanje M, Deinum J, Wallin M, Ekström P, Edström A, Hartley-Asp B (1985) Estramustine phosphate inhibits assembly of isolated brain microtubules and fast axonal transport. Cancer Res 45: May issue
Larsson H, Wallin M, Edström A (1976) Induction of a sheet of polymer of tubulin by Zn (II). Exp Cell Res 100:104–110
Lea OA, Petrusz P, French FS (1979) Prostatein: A major secretory protein of the rat ventral prostate. J Biol Chem 254:6196–6202
LeClercq G, Heuson J-C, Deboei MC (1976) Estrogen receptor interaction with Estracyt® and degradation products, a biochemical study on a potential agent in the treatment of breast cancer. Eur J Drug Metab Pharmacokinet 2:77–84
Leistenschneider W, Nagel R (1982) Estracyt therapy of advanced prostatic cancer with special reference to control therapy with cytology and DNA cytophotometry. Eur Urol 6:111–115
Liao S, Tymoczko JL, Liang T, Anderson KM, Fang S (1971) Androgen receptors: 17β-hydroxy-5α-androstan-3-one and the translocation of a cytoplasmatic protein to cell nuclei in prostate. Adv Biosci 7:155–163
Pousette Å, Björk P, Carlström K, Forsgren B, Högberg B, Gustafsson J-Å (1981) Influence of prostatic secretion protein on uptake of androgen-receptor complex in prostatic cell nuclei. Prostate 2:23–33
Pousette Å, Björk P, Carlström K, Forsgren B, Högberg B, Gustafsson J-Å (1981) Influence of sex hormones on prostatic secretion protein, a major protein in rat prostate. Cancer Res 41:688–690
Richey J (1983) FPLC: A comprehensive separation technique for biopolymers. Int Laboratory Jan/Feb Issue: 50–75
Shyr C, Liao S (1978) Protein factor that inhibits binding and promotes release of androgen-receptor complex from nuclear chromatin. Proc Natl Acad Sci USA 75:5969–5973
Stearns ME, Tew KD (1985) Cellular targets of estramustine, an antiprostatic tumor drug. Cancer Res (in press)
Tew KD, Erickson LC, White G, Wang AL, Schein PS, Hartley-Asp B (1983) Cytotoxicity of estramustine, a steroid-nitrogen mustard derivative, through non-DNA targets. Mol Pharmacol 24:324–328
Wallin M, Deinum J (1983) Tubulin. In: Laitha A (ed) Handbook of neurochemistry, vol 5. Plenum Press, New York, p 101–126

Effect of Estramustine Phosphate (Estracyt) and Diethylstilbestrol on Human Natural Killer Cells In Vitro and In Vivo

T. KALLAND[1]

Introduction

Various forms of cancer therapy, including drugs, have important effects on host immune mechanisms with possible implications for defence against infections as well as spreading of tumor cells. Such effects may be specially prominent in the already immunocompromized cancer patient, and immunotoxicological effects of drugs have become an increasing concern in the trèatment of tumors (Siros and Rola-Pleszczynski 1982). Natural killer (NK) cells are lymphoid cells with cytotoxic activity against certain tumor cells without apparent sensitization. NK cells are presently believed to be of importance in the body's defence against tumors, in particular the control of blood-borne metastasizing tumor cells [for review, see Herberman (1982)]. Moreover, NK cells have been reported to be involved in the resistance against viral and some parasitic infections (Bukowski et al. 1983; Hatcher and Kuhn 1982).

This report compares effects on the NK cell system of two commonly used drugs for treatment of prostatic cancer, diethylstilbestrol and estramustine phosphate.

Materials and Methods

Patients

Eleven patients with a confirmed diagnosis of prostatic adenocarcinoma were included in this study, ranging from 61 to 79 years of age.

The grade of malignancy and clinical stage of the prostatic cancer was evaluated as described (Höisaeter et al. 1980). Patients with stage I and II, well or moderately differentiated carcinoma, received no treatment and are not included in this study. Patients with poorly differentiated carcinoma received primary treatment with a hormone-cytostatic complex, estramustine phosphate (EMP, Estracyt), irrespective of clinical stage (four patients). The treatment consisted of 840 mg of EMP daily in three oral doses. Patients with stage III and IV, well or moderately differentiated carcinoma, received conventional hormonal treatment with DES and polyestradiolphosphate (PEP, Estradurin) (five patients). The regimen consisted of oral treatment with 10 mg of DES daily for the first 2 weeks, and thereafter 2 mg of DES daily. PEP was given at the start of treatment (80 mg im) and later every 4 weeks. Two patients with advanced prostatic cancer were selected for high dose DES

1 Department of Anatomy, University of Lund, Biskopsgatan 7, S-223 62 Lund, Sweden

Experimentelle Urologie
Hrsg. v. R. Harzmann et al.

treatment intravenously as primary treatment, and received 1000 mg of DES daily for 1 week. NK activity was determined immediately before the start of treatment as well as 1 and 4 weeks later.

Effector Cells

Mononuclear cells from peripheral blood of patients or from buffy coates of normal healthy blood donors were isolated by flotation on lymphoprep (Nyegaard, Oslo, Norway) (Böyum 1968). For the in vitro studies, mononuclear cells were cultured for 18 hours at 5×10^6 cells/ml in 2 ml cultures in Nuncleon Multidishes (Nunc, Roskilde, Denmark, cat. no. 143982). The culture medium consisted of RPMI 1640 medium (Flow Laboratories Inc., Irvine, Scotland) supplemented with 10% fetal calf serum (Grand Island Biological, Paisley, Scotland), penicillin (100 units/ml) and streptomycin (100 μg/ml) (complete medium). The substances to be tested were added at the concentrations indicated (w/v) in dimethylsulphoxide (DMSO, E. Merck, Darmstadt, Germany) at a final concentration of 0.1%. This concentration of DMSO did not affect NK activity under the present conditions (data not shown). After the culture period, the cells were washed twice in complete medium and tested for NK activity. Viability at the end of culture time exceeded 90% as judged by trypan blue exclusion.

Target Cells

The leukemia cell lines K.-562 (Lozzio and Lozzio, 1975) and MOLT-4 (Minowada et al. 1972) were maintained in stationary suspension culture in complete medium. Screening for mycoplasma was performed at regular intervals and was always negative.

Natural Killer Cell Assays

The principal outline of the standard isotope-relase assay as well as the agarose assay for study of NK-target cell interaction at the single cell level is shown in Fig. 1.

Isotope-Release Assay. Target cells were labelled with ^{51}Cr as described before (Kalland and Dahlquist, 1983). In the patient studies, NK cell activity was determined by incubation of a fixed number of target cells (10^4) with various numbers of effector cells in 200 μl medium to give effector : target ratios of 100 : 1, 50 : 1 and 25 : 1. Incubation time was 4 hours. Spontaneous release was determined by incubation of target cells in medium only, and total radioactivity by counting samples of labelled target cells. Present cytotoxicity was determined by

$$\frac{\text{test cpm} - \text{spontaneous cpm}}{\text{total cpm} - \text{spontaneous cpm}} \times 100$$

For the in vitro studies, the NK assay was modified to determine kinetic parameters for NK activity analogous to enzyme catalyzed reactions (Kalland and Campbell 1984). In brief, the cytotoxic activity of a constant number of lymphocytes was tested against increasing concentrations of ^{51}Cr-labelled target cells. When the re-

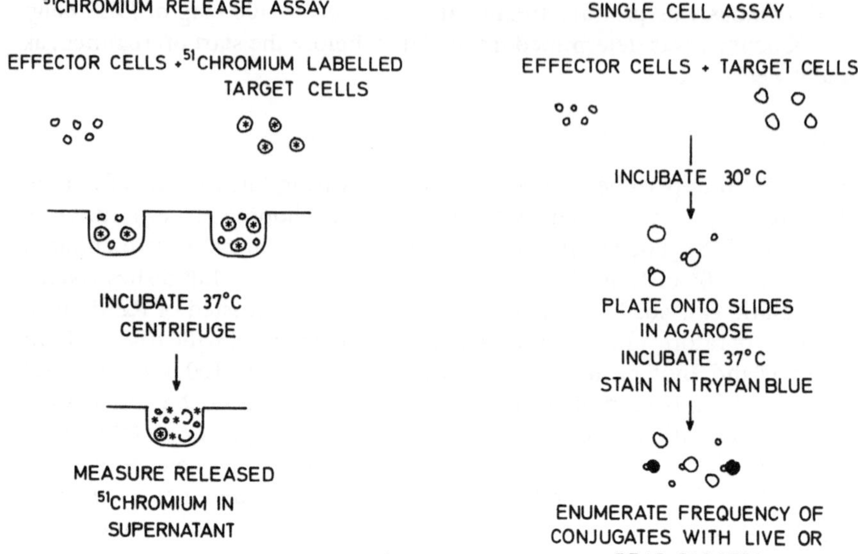

Fig. 1. Principal outline of assays for NK activity

sults are plotted as the rate of target cell lysis against the initial target cell concentration, the data fit a hyperbolic curve typical of Michaelis-Menten kinetics. The assay was run for 2 hours with 5×10^5 effector cells and 2, 4, 6, 8 and 10×10^4 target cells per well in 200 µl medium. Kinetic parameters were calculated by distribution-free methods by the modification of a FORTRAN program obtained through the courtesy of Dr. D. M. Callewaert, Oakland University, Minnesota and run on a UNIVAC 1100/80 computer.

Single Cell Binding and Cytotoxicity Assay. The method was essentially as described by Targan et al. (1980). Effector-target conjugates were formed by mixing effector and target cells ($10^5 : 2 \times 10^5$ cells) in 200 µl complete medium in conical 1 ml microflex tubes (Kontes Scientific Glassware, New Jersey, USA). The cells were incubated for 10 min. The cells were resuspended on a whirlmixer for 5 sec and added to 0.5 ml 0.5% agarose (type A, Calbiochem, La Jolla, California, USA). The agarose was prepared in RPMI 1640 medium, melted in a water bath and further kept in a water bath at 45 °C. Immediately before the addition of cells the agarose was cooled to 39 °C by exposure to room temperature. After admixture of the conjugated cells, small aliquotes were dropped into plastic petri dishes precoated with agarose. Control dishes with target cells alone were prepared in a similar manner. The agarose was allowed to solidify for a 1–2 min at room temperature, was covered with complete medium and incubated at 37 °C in 5% CO_2 athmosphere for 3 hours. Test plates and control plates were read immediately to determine the percentage of lymphocytes forming conjugates (by counting 400 lymphocytes) and at the end of incubation to determine the percentage of bound lymphocytes beeing cytotoxic (by counting 100 conjugates).

Before reading, the plates were stained with trypan blue for 5 min and fixed with 0.5% formaldehyde (Merck, Darmstadt, W. Germany) in phosphate buffered saline (pH 7.4). Effector and target cells were easily distinguished by size differences.

Statistical Analysis

The results were compared using Students t-test. Before doing these comparisons it was checked that the error variances of the groups involved did not differ significantly.

Results

Neither estramustine, nor its separate estradiol or nor-nitrogen mustard parts had any effects on NK cell activity in vitro in concentrations up to 100 μM (Fig. 2). In contrast, DES inhibited NK activity in a dose-dependent manner with significant inhibition down to 1 μM concentration. Exposure of mononuclear cells from peripheral blood to 100 μM DES almost completely abrogated cytotoxic activity against K-562 cells. Time studies showed that in the presence of 10 μM DES significant inhibition was observed after 6 hours culture time with maximal inhibition seen at 18

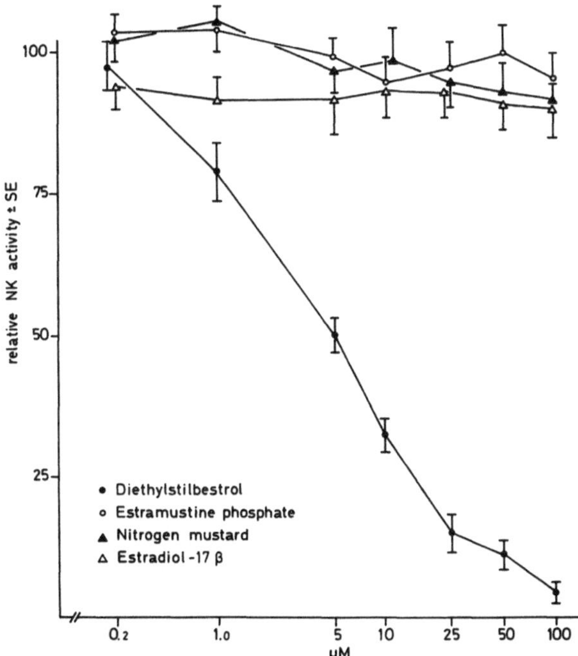

Fig. 2. NK activity expressed as relative V_{max} value compared to vehicle treated cells after incubation of peripheral blood mononuclear cells for 18 hours in the presence of various concentrations of the drugs indicated (actual mean V_{max} value 21.4×10^3). Target cell K-562, mean ± SE of 4 experiments

Table 1. Effect of estrogens and cyclooxygenase inhibitors on NK activity. Reprinted from Kalland and Campbell (1984) with permission of the publisher

Drug exposure	Drug concentration (μM)	Cyclooxygenase inhibitor	$V_{max} \times 10^{-3}$
Vehicle	–	–	23.5±3.5
Vehicle	–	Indomethacin	35.0±5.8
Vehicle	–	Aspirin	31.2±5.0
DES	10	–	12.8±1.5[a]
DES	10	Indomethacin	32.9±4.9
DES	10	Aspirin	27.4±3.6
Estradiol-17β	10	–	21.7±3.3
Estradiol-17β	50	–	24.3±3.5
Estradiol-17β	100	–	21.7±3.6
Transstilbene	10	–	25.5±2.9
Transstilbene	100	–	22.1±3.4
Dienestrol	10	–	15.2±2.6[a]
Dienestrol	100	–	6.7±1.3[a]
Dienestrol	10	Indomethacin	28.0±4.7
Dienestrol	10	Aspirin	25.6±3.5

Peripheral blood mononuclear cells were cultured for 18 hours as described in materials and methods section in the presence of various test substances and tested for NK activity against K-562 target cells. The effect of cyclooxygenase inhibitors on inhibition was tested by inclusion of Indomethacin (10^{-6} M) or Aspirin (10^{-5} M) in the cultures. Mean ± SE of 2 – 5 experiments.
[a] Statistically different from control value

hours. No further inhibition of NK activity was obtained by extension of exposure to 24 hours (data not shown).

The biologically inactive structural analogue of DES, transstilbene was without effect, while dienestrol, an oxidative metabolite of DES with potent estrogenic properties was almost as effective as DES in inhibiting NK activity in vitro (Table 1). The DES induced inhibition of NK activity was reversible and totally abrogated after an additional 18 hours culture period in the absence of DES (Fig. 3).

To get some insight into the mechanism of action of DES on human NK cells, a single cell assay was applied with the ability to distinguish between the two major events in cell-mediated cytotoxicity, binding of the NK cell to its target and the subsequent lytic step. It was clearly shown that DES inhibited the lytic step of NK cells without interfering with the recognition of target cells (Fig. 4). The presence of macrophages during in vitro culture of NK cells has been shown to influence NK activity during the first 24 hours of culture by release of protaglandins (Jondal et al. 1981). Since DES is a potent stimulator of macrophage function, indomethacin or aspirin was included during the 18 hours culture time to investigate if products of the cyclooxygenase system were mediators of the DES related suppression of NK activity. The presence of Indomethacin or aspirin increased the cytotoxic activity of NK cells in control cultures (Table 1) and completely reversed the DES induced inhibition of NK activity. The cytotoxicity of NK cells from patients with prostatic cancer treated with DES, the combination of DES and polyestradiol phosphate or estramustine phosphate before and during treatment for the individual patients is

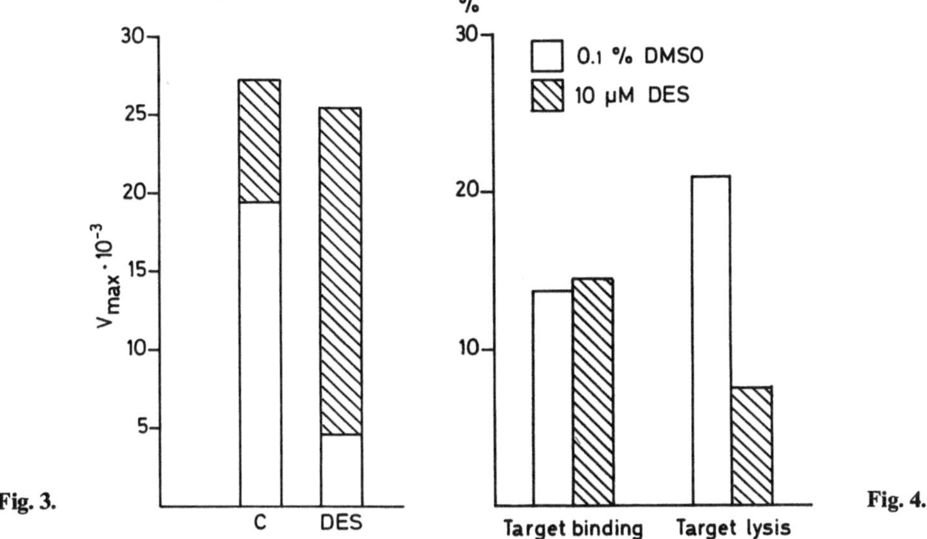

Fig. 3. NK activity of peripheral blood mononuclear cells cultured for 18 hours (□) in the presence of 0.1% DMSO (*C*) or 10 µM DES (*DES*) or washed and cultured for additional 18 hours in the absence of drug ▧ before beeing tested for NK activity against K-562 cells. Data from one of two similar experiments are shown. Reproduced from Kalland and Campbell (1984) with permission of Elsevier Biomedical Press

Fig. 4. Effect of culture of peripheral blood mononuclear cells in the presence of 10 µM DES for 18 hours on the percentage of target binding cells and the percentage of conjugated cells lysing their target. For details on the assay, see materials and methods section. Target cell: K-562, data from one of three almost identical experiments are shown. Reproduced from Kalland and Campbell (1984) with permission of Elsevier Biomedical Press

shown in Fig. 5. EMP apparently did not influence NK activity as the level 1 and 4 weeks after initiation of therapy was the same as the pretherapy level. Hormonal treatment consisting of a combination of DES and PEP substantially reduced natural killing after a treatment period of 1 week, whereas the activity was only slightly further lowered 3 weeks later. In one patient a more pronounced decrease between 1 and 4 weeks occurred. The two patients on high dose DES treatment both showed a decreased response when the therapy was changed after 1 week of treatment. The small number of patients included in this study did not allow an evaluation of a possible dose-response relationship of DES on NK activity. Thus the results indicate that DES-PEP and high dose DES treatment significantly reduced NK activity compared to pretherapy levels in contrast to treatment with EMP.

Discussion

Estrogen effects on the immune system in rodents are well documented (Ahlquist 1976; Kalland 1982; Luster et al. 1984). Recent evidence indicate that estrogens may also affect the immune competence of man during treatment with estrogenic drugs

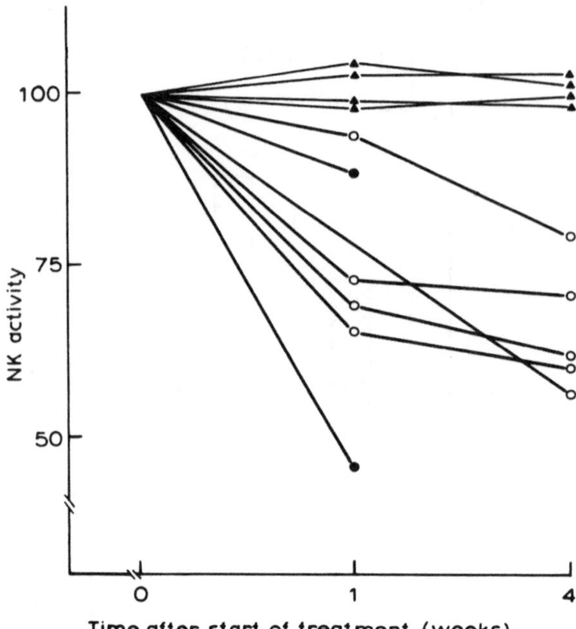

Fig. 5. NK cell activity in peripheral blood of patients treated for prostatic cancer with estramustine phosphate (▲), DES-polyestradiol phosphate (○) or high dose DES i.v. (●). See materials and methods section for details on the treatment regimen. The NK activity after 1 and 4 weeks of treatment is related in percent to pretherapy levels in the individual patient. Target cell: MOLT-4; effector: target ratio 100 : 1. Reproduced from Kalland and Haukaas (1981) with permission of Williams & Wilkins Co.

(Kalland 1984a). The synthetic non-steroidal estrogen DES is widely used in the treatment of prostatic cancer and high doses have been shown to affect T lymphocyte associated functions in vitro as well as in vivo evident as a reduced lymphoproliferative response to T cell mitogens and a reduced activity in the leukocyte adherence inhibition test (Ablin et al. 1976; 1978; Haukaas et al. 1982).

The present paper demonstrates that NK cells are susceptible to DES in vitro and in vivo during treatment for prostatic cancer. In contrast, EMP does not affect spontaneous cytotoxic activity exerted by NK cells. NK cells appear to be preferentially sensitive to DES among the various lymphoid subclasses since e.g. T lymphocyte associated functions were only slightly affected during DES treatment and 100 μM necessary to inhibit the lymphoproliferative response to T cell mitogens in vitro (Ablin et al. 1974; Haukaas et al. 1982).

The mechanism of action of DES on NK cells is only partially understood. A single dose of DES has been reported to alter the distribution of NK cells in vivo (Onsrud and Sander 1982). The present data indicate that DES is able to influence the lytic activity of NK cells in vitro and this effect may also be of importance during long term treatment. Several authors have noted that DES is not generally cytotoxic to lymphoid cells (Ablin et al. 1974; Onsrud and Sander 1982; Haukaas and

Kalland 1982) and the reversibility of the effect as well as the lack of influence on the percentage of target binding cells obviously support this observation. In contrast to the reversibility of DES effects on NK cells observed in the present study, Djeu et al. (1982) was unable to reactivate DES exposed NK cells by treatment with interferon. However, it should be noted that interferon-exposure was limited to 2 hours and NK cells may not revert to normal state during this relatively short period. The effect of DES in vitro was confined to the lytic activity of the NK cell. This is in contrast to murine studies where DES given to adult animals reversibly reduced the number of effector cells (Kalland and Haukaas 1984). Exposure of neonatal mice to DES permanently reduced the number of NK cells through interference with their differentiation at the bone marrow level (Kalland 1980; Kalland 1984).

The abolition of the inhibitory effect of DES on NK cells by Indomethacin and aspirin indicated that prostaglandin synthesis was a necessary step in the inhibitory process. Prostaglandins have been shown to have a dualistic effect on NK cells: low concentrations stimulate while higher concentrations inhibit NK activity (Brunda et al. 1980; Targan 1980; Bankhurst 1982). Prostaglandins have also been reported to mediate some of the suppressor activities excerted by macrophages and perhaps T lymphocytes (Goldyne and Stobo 1981), and thus some of these cell types may release prostaglandine in response to DES and thereby suppress the lytic activity of NK cells. Since estrogens, including DES, are potent stimulators of the reticuloendothelial system, macrophages are prominent candidates as mediating cells (Vernon-Roberts et al. 1969; Steven and Snoon 1979). Alternatively, co-oxydation of DES via the cyclooxygenase system may lead to a metabolite able to inhibit NK cells while DES is not. The importance of this metabolic pathway for DES has been shown (Degen et al. 1982). While it is unknown whether similar mechanisms are operating during DES treatment of patients with prostatic cancer (Kalland and Haukaas 1981), it is tempting to speculate that simultaneous administration of cyclooxygenase inhibitors would prevent the detrimental effects of DES on NK activity during treatment.

The difference in susceptibility of NK cells to DES and EMP is evident both in vitro and during treatment of patients with prostatic cancer. Observations from experimental models indicate that such differences may have implications for the control of metastasis. Mice made NK deficient by treatment with high doses of estrogens, neonatal exposure to DES, specific antibodies to NK cell surface structures or mutations selectively affecting NK cells all have a dramatic increase in the development of metastasis from transplanted or primary carcinogen- induced tumors (Hanna and Schneider 1983; Kalland and Forsberg 1981; Gorelik et al. 1982; Pollack 1982; Hanna 1982; Kärre et al. 1980). A prerequisite for the relevance of the murine models is that metastasizing cells from prostatic carcinomas are susceptible to the cytotoxic effect of NK cells. Some cell lines established from human prostatic carcinomas sensitive to NK cells have been described (Schwemmer et al. 1984). Moreover, patients with prostatic cancer with rapidly progressive disease have a significant lower NK activity compared to patients with stable disease independent of treatment, pointing to an interaction of the prostatic carcinoma and the NK cell system (Kalland and Hofman 1984). However, the question of whether the difference in susceptibility of NK cells to the two drugs discussed here have any consequence for the progress of the disease can only be elucidated in carefully designed prospective studies.

Literatur

Ablin RJ, Bruns GR, Guinan P, Bush IM (1974) The effect of estrogen on the incorporation of ^{3}H-thymidine by PHA-stimulated human peripheral blood lymphocytes. J Immunol 113:705–707

Ablin RJ, Bruns GR, Guinan PD, Al-Sheik H, Bush IM (1976) Hormonal therapy and alteration of lymphocyte proliferation. J Lab Clin Med 87:227–231

Ahlquist J (1976) Endocrine influences on lymphatic organs, immune response, inflammation and immunity. Acta Endocrinol (Copenh) 206:1–136

Bankhurst AD (1982) The modulation of human natural killer cell activity by prostaglandins. J Clin Lab Immunol 7:85–91

Böyum A (1968) Separation of leukocytes from blood and bone marrow. Scand J Clin Lab Invest [suppl 97] 21:1–126

Brunda MJ, Herberman RB, Holden HT (1980) Inhibition of murine natural killer cell activity by prostaglandins. J Immunol 124:2682–2686

Bukowskai JF, Woda BA, Habu S, Okumura K, Welsh RM (1983) Natural killer cells depletion enhances virus synthesis and virus-induced hepatitis in vivo. J Immunol 131:1531–1538

Degen GH, Eling TE, McLachlan JA (1982) Oxidative metabolism of diethylstilbestrol by prostaglandin synthetase. Cancer Res 42:919–923

Djeu J, Stocks N, Ramsey KM (1982) Inhibition of human natural killer cell activity by immunopharmacologic agents and time-dependent reversal of inhibition by interferon (Abstract). Immunobiology 163:213–214

Goldyne ME, Stobo JD (1981) Immunoregulatory role of prostaglandins and related lipids. CRC Crit Rev Immunol 2:189–233

Gorelik E, Wiltrout R, Okumura K, Habur S, Herberman RB (1982) In: Herberman RB (ed) NK cells and other natural effector cells. Acad Press, New York, pp 1331–1337

Hanna N (1982) In: Herberman RB (ed) NK cells and other natural effector cells. Acad Press, New York, pp 1359–1367

Hanna N, Schneider M (1983) Enhancement of tumor metastasis and suppression of natural killer cell activity by β-estradiol treatment. J Immunol 130:974–980

Hatcher FM, Kuhn RE (1982) Destruction of Trypanosoma cruzi by natural killer cells. Science 218:295–296

Haukaas SA, Kalland T (1982) Effects of diethylstilbestrol and estramustine phosphate (Estracyt®) on lymphoid cell populations and mitogen responsiveness in male mice. J Urol 128:862–868

Haukaas SA, Höisäter PÅ, Kalland T (1982) In vitro and in vivo effects of diethylstilbestrol and estramustine phosphate (Estracyt®) on the mitogen responsiveness of human peripheral blood lymphocytes. Prostate 3:405–414

Höisäter PÅ, Haukaas SA, Dahl O, Höyem L, Lea O, Kalland T, Göthlin J, Rosengren B, Gjersvik T (1980) In: Nordiskt symposium om prostatacancer och dess behandling. AB Leo Helsingborg pp 83–86

Jondal M, Merril J, Ullberg M (1981) Monocyte-induced human natural killer cell suppression followed by increased cytotoxic activity during short term in vitro culture in autologous serum. Scand J Immunol 14:555–563

Kalland T (1980) Reduced natural killer activity in female mice after neonatal exposure to diethylstilbestrol. J Immunol 124:1297–1300

Kalland T (1982) Long term effects on the immune system of an early life exposure to diethylstilbestrol. In: Hunt VR, Smith MK, Worth D (eds) Environmental factors in human growth and development. Cold Spring Harbor Laboratory, pp 217–241

Kalland T (1984) Exposure of neonatal female mice to diethylstilbestrol persistently impairs NK activity through reduction of effector cells at the bone marrow level. Immunopharmacology 7:127–134

Kalland T (1985) Immunotoxicity of diethylstilbestrol in man. In: Dean JH, Munson R, Luster MI (eds) Toxicology of the immune system. Raven Press New York (in press)
Kalland T, Campbell T (1984) Effects of diethylstilbestrol on human natural killer cell in vitro. Immunopharmacology (in press)
Kalland T, Dahlquist (1983) Effects of in vitro hyperthermia on human natural killer cells. Cancer Res 43: 1842–1846
Kalland T, Forsberg J-G (1981) Natural killer cell activity and tumor susceptibility in female mice treated neonatally with diethylstilbestrol. Cancer Res 41: 5134–5140
Kalland T, Haukaas SA (1981) Effect of treatment with diethylstilbestrol-polyestradiol phosphate or estramustine phosphate (estracyt®) on natural killer cell activity in patients with prostatic cancer. Invest Urol 18: 437–439
Kalland T, Hofman R (1985) International Seminar on the immunological system as a target for toxic damage (to be published)
Kärre K, Klein GO, Kiessling R, Klein G, Roder JC (1980) Low natural in vivo resistance to syngeneic leukemias in natural killer deficient mice. Nature 284: 624–626
Lozzio GB, Lozzio BB (1975) Human chronic myelogenic leukemia cell line with positive Philadelphia chromosome. Blood 45: 324–334
Luster MI, Pfeifer RW, Tucker AN (1985) In: Dean JH, Munson R, Luster MI (eds) Toxicology of the immune system. Raven Press, New York (in press)
Minowada J, Ohnuma T, Moore GE (1972) Rosette-forming human lymphoid cell lines. I. Establishment and evidence for origin of thymus derived lymphocytes. J Natl Cancer Inst 49: 891–895
Onsrud M, Sander S (1982) Influence of in vivo diethylstilbestrol phosphate on some human blood lymphocyte subpopulations. Acta Pathol Microbiol Immunol Scand (C) 90: 271–276
Pollack SB (1982) In: Herberman RB (ed) NK cells and other natural effector cells. Acad Press, New York, pp 1347–1342
Schwemmer B, Lehmer A, Hofman R, Braun J (1984) Natural killer cell activity in patients with prostatic carcinoma and its in vivo boosting with BCG. Urol Int (in press)
Sirois P, Rola-Pleszczynski M (1982) Immunopharmacology. Elsevier Biomedical Press, Amsterdam
Steven WM, Snoon T (1979) The stimulatory effect of diethylstilbestrol and diethylstilbestrol phosphate on the reticuloendothelial system of the rat spleen. Am J Anat 144: 339–345
Targan SR (1980) The dual interaction of prostaglandin E_2 and interferon on NK lytic activation: Enhanced capacity of effector-target lytic interaction (recycling) and blockage of pre-NK recruitment. J Immunol 127: 1424–1428
Targan S, Grimm E, Bonavida BA (1980) A single cell marker of active NK cytotoxicity: only a fraction of target binding lymphocytes are killer cells. J Clin Lab Immunol 4: 165–168
Vernon-Roberts B (1969) The effect of steroid hormones on macrophage activity. Int Rev Cytol 25: 123–151

Hochdosierte Strahlentherapie des Prostatakarzinoms in Afterloading-Technik: Eine experimentelle Studie

J. Braun [1], H. Lindner [2], W. Erhardt [3], P. Kneschaurek [2] und W. Schütz [1]

Einleitung

Die Strahlentherapie des nicht metastasierenden Prostatakarzinoms ist ein anerkanntes und wirksames therapeutisches Verfahren.

Die Brachy-Therapie, d.h. das Einbringen einer Strahlenquelle in das Zielorgan, wurde von Flocks et al. (1952) entwickelt, indem er flüssiges, kolloidales Radiogold (^{198}Au) in die Prostata intraoperativ einspritzte. Die therapeutischen Erfolge waren gut, aus Strahlenschutzgründen mußte dieses Verfahren jedoch verlassen werden.

Hilaris et al. (1974) griffen die Idee der Brachy-Therapie wieder auf und implantierten operativ Jod-125-Seeds in die Prostata. Gleichzeitig entwickelten Hilaris und Henschke (1975) eine Afterloading-Methode für harte Gamma-Strahler, wie Iridium-192, die nach 6 Tagen wieder aus der Prostata entfernt wurden.

Sinn dieser interstitiellen Strahlentherapie ist die Applikation einer möglichst hohen lokalen Strahlendosis bei maximalem Strahlenschutz des umgebenden Gewebes.

Wir entwickelten seit 1982 in Anlehnung an das gynäkologische Afterloading-Bestrahlungsverfahren beim Vulva- und Corpuscarcinom eine Methode zur „high-dose-rate“ Afterloading-Bestrahlung der Prostata mit hochaktivem Iridium-192.

Material und Methodik

Wir haben für die Versuche 4- bis 5jährige, mittelgroße, männliche Hunde benutzt, die auf Grund der Größe und Lage der Prostata als einzige Versuchstiere in Frage kommen.

In Vollnarkose wurden den Tieren unter transrektaler Ultraschallkontrolle mit Hilfe eines Zielgerätes 4–6 Hohlnadeln perineal in die Prostata eingestochen (Abb. 1a). Den Tieren war vorher operativ eine Harnröhrenfistel angelegt worden, so daß ein kontrastmittelgefüllter Ballonkatheter in die Blase eingelegt werden konnte. Der Ballon grenzt den Blasenhals ab, der sich auf diese Weise sonographisch gut darstellen läßt.

---

1 Urologische Klinik und Poliklinik der Technischen Universität, Ismaninger Str. 22, D-8000 München 80

2 Institut und Poliklinik für Strahlentherapie und radiologische Onkologie der Technischen Universität, Ismaninger Str. 22, D-8000 München 80

3 Institut für experimentelle Chirurgie, Klinikum rechts der Isar der Technischen Universität München, Ismaninger Str. 22, D-8000 München 80

Experimentelle Urologie
Hrsg. v. R. Harzmann et al.

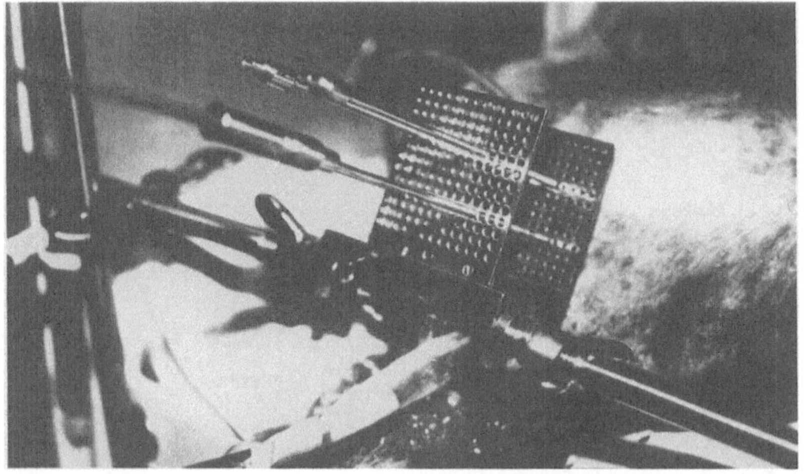

a

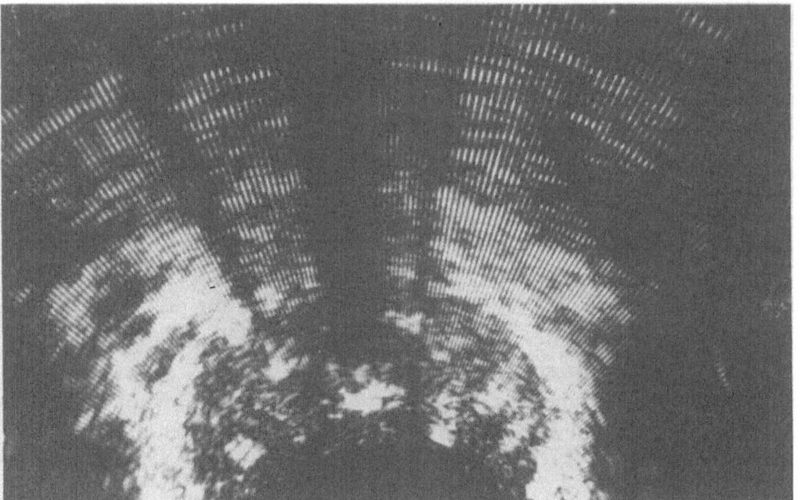

b

Abb. 1. a Zielgerät mit 4 perineal in die Prostata eingestochenen Nadeln. **b** Ultraschall der Prostata mit 4 Nadelreflexen und zentralem Reflex des transurethralen Katheters

Die Einstichtiefe der Nadeln wird dadurch begrenzt, daß ihr helles Reflexmuster im Ultraschall auf der Höhe des Ballons sichtbar wird. Die Parallelität der Nadeln und ihre Lage in Nähe der Kapsel kann nun durch stufenweises Zurückziehen des Ultraschallgerätes durch den deutlichen sonographischen Nadelreflex (Abb. 1 b) dokumentiert werden.

Zur Kontrolle der sonographischen Bestimmung der Nadellage wurden anschließend a.p. und seitliche Röntgenaufnahmen angefertigt, wodurch die Nadelposition im Verhältnis zum kontrastmittelgefüllten Ballonkatheter beurteilt werden kann. Zur Korrektur des Abbildungsfehlers bei unbekanntem Zentralstrahl des Röntgengerätes haben wir einen Röntgengeometriesimulator (Abb. 2) mit bekannten Abmessungen gebaut, bei dem eine Bleikugel im a.p. und seitlichen Strahlen-

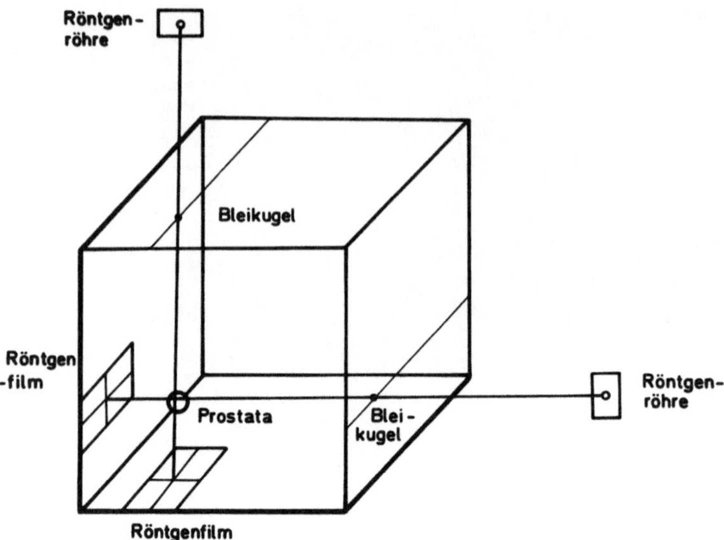

Abb. 2. Röntgengeometriesimulator mit Darstellung des gekreuzten zentralen Strahlenganges der a. p. und seitlichen Röntgenaufnahmen

gang im Lot zur jeweiligen Filmmitte angebracht ist. Aus der Abweichung der Kugelabbildung aus der gekennzeichneten Filmmitte kann der Bestrahlungsplanungsrechner die Verzerrung des Röntgenbildes erkennen, die dann für jeden Punkt des Bildes gilt. Auf diese Weise kann der Rechner die exakte Nadellage aus den Röntgenaufnahmen (Abb. 3) nachvollziehen.

Die Bestrahlungsplanung erfolgt mit dem Computerprogramm „Brachy", wobei die Position der Nadeln mit einem Lichtgriffel dem Rechner entweder vom Polaroidsonographiebild oder dem Röntgenbild eingegeben werden kann. Dadurch können beide Verfahren gegenseitig überprüft werden.

Die Nadeln werden dann an das Bestrahlungsgerät Gammatron angeschlossen, eine Strahlenquelle von 2×1 mm Größe an einem Draht aus einem Strahlentresor ausgefahren und in 0,5 cm oder 1 cm Schritten in den Nadeln bewegt. Auf diese Weise wird das gesamte Prostatavolumen bestrahlt. Die Strahlendosis wird durch die Verweildauer des Strahlers an jedem Haltepunkt variiert. Die gesamte Bestrahlungszeit beträgt etwa 15 Minuten bei 4 Nadeln und 15 Gy an der Prostatakontur bei frischer Strahlenquelle. Es werden 4 Haltepunkte in 1 cm Schritten pro Nadel angesteuert. Die Strahlenquelle hat eine Anfangsenergie von 5 Cu, die bei einer Halbwertszeit von Iridium-192 von 74,2 Tagen relativ rasch nachläßt. Der Dosisabfall an der Prostatakontur ist bei Iridium-192 sehr steil und folgt dem Abstandsquadratgesetz. Die Nadeln und der Katheter werden nach der Bestrahlung entfernt.

Wir haben dieses Strahlentherapieverfahren an 14 Hunden auf seine Praktikabilität und Nebenwirkungsraten getestet. Die Gesamtdosen lagen dabei zwischen 10 Gy und 90 Gy bei 1- bis 5maliger Fraktionierung. Jeweils ein Tier mit gleicher Strahlendosis wurde 24 Stunden bis 8 Tage nach der Bestrahlung getötet, um Akut-

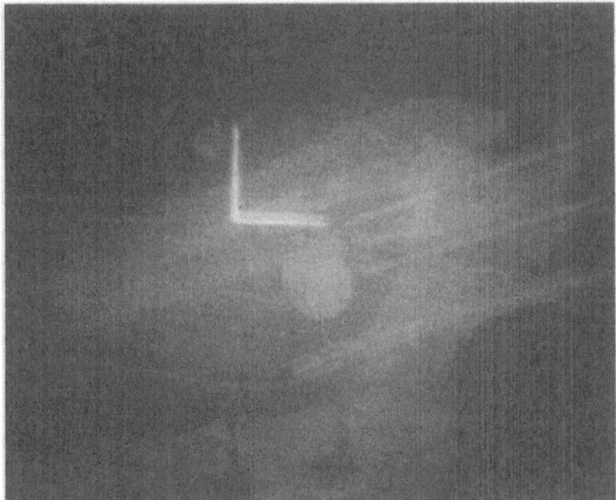

Abb. 3. Seitliche Röntgenaufnahmen mit Darstellung des kontrastmittelgefüllten Ballonkatheters, der 4 in die Prostata eingestochenen Hohlnadeln und der rektalen Schlauchkammermeßsonde. Die Abbildung der Bleikugel zeigt eine geringe Abweichung aus der gekennzeichneten Mitte des Röntgenfilmes.

reaktionen festzustellen, das jeweils andere Tier 3–15 Monate beobachtet um Spätreaktionen abschätzen zu können. Die Strahlendosen in den benachbarten Organen wurden mit Thermolumineszenzkristallen in der Harnröhre, Blase und Rektum, sowie gleichzeitig durch ein Schlauchkammerdosimeter im Rektum gemessen.

Ergebnisse

Das ultraschallgezielte Plazieren der Hohlnadeln gelang – auf Grund von Erfahrungen mit der sonographisch gesteuerten Prostatabiopsie beim Menschen – bei den Hunden problemlos. Es kam dabei zu keinen wesentlichen Blutungen.

Die Dosismessungen ergaben, daß die Harnröhre etwa ⅘ der Randdosis der Prostata und das Rektum etwa ⅓ der Konturdosis erhielt. Dabei ergab sich eine gute Übereinstimmung der bei der Bestrahlungsplanung errechneten Werte mit der tatsächlich gemessenen Strahlendosis.

Akutreaktionen wurden im klinischen Verlauf bei keinem Hund beobachtet, histologisch konnte bei den 24 Stunden bis 8 Tagen nach der Bestrahlung getöteten Hunden keine wesentliche erkennbare Strahlungsreaktion festgestellt werden. Bei zwei der langzeitbeobachteten Hunden kam es nach 3 bzw. 5 Monaten zu ernsthaften Nebenwirkungen in Form einer Rektumulceration. Diese Tiere hatten 3 × 30 Gy bzw. 5 × 15 Gy Dosis erhalten. Die anderen noch länger lebenden Tiere wiesen histologisch bindegewebsartige Strahlennarben ohne Veränderungen an Rektum oder Blase auf. 3 Tiere stehen noch unter Beobachtung und sind klinisch unauffällig.

Tabelle 1. Tumorregression und Nebenwirkungen. Literaturübersicht nach Cox et al. (1977), Lytton et al. (1979) und Seyd (1983)

	Percutane Strahlentherapie	Interstitielle Jod-125-Therapie	"Low-dose-rate" Afterloading Ir-192
Vollständige Tumorregression (Tastbefund)	27% n. 1 Jahr 82% n. 3 Jahren	50% n. 20 Monaten 90% n. 30 Monaten	80% n. 4 Monaten
Tumorfreie Kontrollbiopsie	20 – 60% n. 1 Jahr 80% n. 3 Jahren	45% nach 10 – 24 Monaten	94% nach 4 – 10 Monaten
Schwere Nebenwirkungen	8 – 17%	0 – 5%	4%
Potenzerhaltung	80 – 40%	75%	85%

Diskussion

Ziel der experimentellen Arbeit war nicht, die Wirkung der hochdosierten Iridium-192-Bestrahlung auf das Prostatakarzinom zu testen, da dies bei Hunden nicht experimentell zu erzeugen ist. Es sollten die Durchführungsmöglichkeiten einer solchen Therapie unter Ultraschallkontrolle und die Nebenwirkungen auf Darm und Blase dosisabhängig festgestellt werden. Um die Strahlenwirkung dieser Therapieform auf das menschliche Prostatakarzinom abzuschätzen, müssen wir vergleichbare perkutane und interstitielle Bestrahlungsverfahren heranziehen. So berichtet Syed et al. (1983) über eine Methode der Afterloading-Bestrahlung mit einem low-dose-rate Iridium-192, indem er operativ 18 Hohlnadeln nach einem festen Schema perineal in die Prostata einsticht, dabei in 48 Stunden 35 Gy in das Organ einstrahlt und dann 4 Wochen nach Entfernung der Nadeln die Dosis durch perkutane Bestrahlung auf 75 Gy aufsättigt. Seine Ergebnisse bei 48 bisher so behandelten Patienten sind bezüglich der schweren Nebenwirkungsraten vergleichbar mit anderen Bestrahlungsarten (Tabelle 1).

Die von uns angestrebte „high-dose-rate" Bestrahlung, von der wir uns ähnliche Erfolge erhoffen, soll folgendermaßen durchgeführt werden:

Zunächst wird eine transrektale Sonographie der Prostata in Steinschnittlage in 5 mm-Schritten durchgeführt und auf Polaroidbildern dokumentiert. Anhand dieser Größen- und Infiltrationstiefenbestimmung des Prostatakarzinoms berechnet der Prozeßrechner die ideale Nadellage zur Optimierung der Dosisverteilung an die Prostatakontur. Die Spickung der Prostata erfolgt in Lokal- oder Regionalanästhesie unter Ultraschallkontrolle nach Maßgabe der berechneten Nadellage mit Fotodokumentation des Sonographiebildes und Röntgenkontrolle mit dem Geometriesimulator. Bei liegenden Hohlnadeln, die noch nicht mit der Strahlenquelle geladen sind, erfolgt nun die Berechnung der Dosisverteilung bei wirklicher Nadellage nach dem Sonographiebild und Röntgenbild innerhalb von etwa 10 Minuten. Anschließend wird die Bestrahlung nach Maßgabe der evtl. korrigierten Werte durch Veränderung der Haltepunktzeiten durchgeführt. Die Bestrahlung wird gleichzeitig kontinuierlich durch die rektale Schlauchkammermeßsonde kontrolliert.

Nach der Bestrahlung werden die Nadeln sofort entfernt. Die Dosis der Afterloading-Therapie soll in Anlehnung an Syed 35 Gy betragen, wobei ein Faktor von 1,3 wegen der erhöhten biologischen Wirkung von hohen Einzeldosen zur Anwendung kommt. Daraus resultiert, daß eine Fraktionierung von 3×9 Gy, bzw. 4×6,5 Gy anzustreben ist. Zur Erreichung der Gesamtdosis von 72 Gy an der Prostatakontur wird 4 Wochen nach der letzten Afterloading-Bestrahlung die Prostata perkutan mit dem Betatron durch Pendelfelder bestrahlt.

Unser Verfahren bietet als Vorteile gegenüber anderen Arten der Strahlentherapie des Prostatakarzinoms eine hohe Strahlendosis im Zielorgan und eine exakte Bestrahlungsplanung mit einer guten Anpassung des Isodosenverlaufs an das Prostatavolumen und evtl. Infiltrationen.

Der Strahlenschutz ist deutlich verbessert, da keinerlei Strahlenbelastung des OP-Personals besteht und keine besonderen pflegerischen Maßnahmen auf der Station nötig sind, da keine permanenten Strahlenquellen im Patienten verbleiben. Unser Verfahren ist unabhängig von operativen Eingriffen, weil die Bestrahlung nicht gleichzeitig mit der Lymphadenektomie durchgeführt werden muß und den Heilungsverlauf dieses, mit einer relativ hohen Morbidität verbundenen, Eingriffes nicht negativ beeinflußt.

Literatur

Cox JD, Stoffel ThJ (1977) The significance of needle biopsy after irradiation for stage C adenocarcinoma of the prostate. Cancer 40:156

Flocks RH, Kerr HD, Elkins HB, Culp D (1952) Treatment of carcinoma of the prostate by interstitial radiation with radioactive gold (198 Au): a preliminary report. J Urol: 68:510

Hilaris BS, Henschke UK (1975) General principles and techniques of interstitial brachytherapy. In: Hilaris JS (ed) Handbook of interstitial brachytherapy. Publ. Sciences Group, Memorial-Sloan-Kettering Cancer Center, Acton/Mass., pp 219

Hilaris BS, Whitmore WF, Batata MA, Grabstald H (1974) Radiation therapy and pelvic node dissection in the management of cancer of the prostate. Am J Roentgenol 121:832

Lytton B, Colins JT, Weiss RM, Schiff M jr, Mc Guire EJ, Livolsi V (1979) Results of biopsy after early stage prostatic cancer treatment by implantation of J-125 seeds. J Urol 121:306

Syed NA, Puthawala AA, Tansey LA, Shamberg AM (1983) Temporary Ir-192 implantation in management of carcinoma of the prostate. In: Hilaris BS, Batata MA (eds) Brachy therapy – oncology 1983. Memorial-Sloan-Kettering Cancer Center, New York pp 83

IX. Zytologie

Autoradiographische und histologisch-zytologische Untersuchungen zum Grading von Prostatakarzinomen

B. HELPAP[1] und L. WEISSBACH[2]

Zusammenfassung

Im Rahmen der Verfeinerung des durch den Pathologisch-Urologischen Arbeitskreis „Prostatakarzinom" inaugurierten, histologisch-zytologischen Grading von Prostatakarzinomen wurden kombinierte histologisch-zytologisch-autoradiographische Untersuchungen an verschieden differenzierten Prostatakarzinomen durchgeführt und das daraus abgeleitete Grading hinsichtlich seiner Wertigkeit in einer retrospektiven Studie überprüft. Mit der ^{3}H-Thymidin-Autoradiographie zeigte sich ein zunehmender Markierungsindex bei abnehmender Differenzierung der Karzinome. Nur in einem sehr geringen Bereich korrelierten hohe histologische und zytologische Differenzierung. Karzinome dieser Gruppe wurden in den Malignitätsgrad I a eingestuft. Histologisch hochdifferenzierte Karzinome mit mäßiger Kernaplasie entsprachen dem Malignitätsgrad I b. In gleicher Weise wurde der Malignitätsgrad II in Untergruppen a und b unterteilt. G III-Karzinome entsprachen wenig bis undifferenzierten Formen. In der retrospektiven Studie überlebten alle Patienten mit G I a-Karzinomen die 4,5-Jahresfrist. Eine Absterberate bis 30% erfuhren Patienten mit Prostatakarzinomen G I b bis G II a. Die wenig differenzierten G II b- und III-Karzinome zeigten lediglich Überlebensraten (4,5 bis 5,5 Jahre) von 30 bis 20%. Unter Hormontherapie fanden sich gleiche Ergebnisse. Fälle von Progression nach totaler Prostatektomie oder exspektativer Beobachtung gehörten niemals der Gruppe G I a an. G I a-Karzinome fanden sich nur in der Gruppe inzidenter Karzinome Typ A_1.

Die vorliegende kombinierte histologisch-zytologisch-zellkinetische Analyse von Prostatakarzinomen ist nach kurzem Training leicht reproduzierbar und ist nicht nur hilfreich bei der Diagnostik sondern auch bei der Therapieplanung. Klassifikation und Grading von Prostatakarzinomen sollten einheitlich gehandhabt werden, um vergleichende Studien hinsichtlich Prognose und Therapieansprechbarkeit zu ermöglichen.

Einleitung

Das Grading von Prostatakarzinomen ist nicht nur wichtig für die Prognose sondern auch für die Wahl der Therapie. Das Grading beruht auf histologischen und zytologischen Analysen. In den letzten Jahren sind eine Vielzahl von Arbeiten zur Klassifikation und zum Grading von Prostatakarzinomen erschienen, die z.T. nur schwer

1 Pathologisches Institut des Städt. Krankenhauses, Postfach 720, D-7700 Singen
2 Urologische Universitätsklinik, D-5300 Bonn

Experimentelle Urologie
Hrsg. v. R. Harzmann et al.

korrelierbar sind (Übersicht Helpap und Weißbach 1984). Die Diskussion um die Therapie der Prostatakarzinome, vor allem bei der Frage, ob jedes hochdifferenzierte Karzinom behandelt werden muß, war Anlaß, auf dem Boden des vorgegebenen histologisch-zytologischen Grading, inauguriert durch den Pathologisch-Urologischen Arbeitskreis „Prostatakarzinom", kombinierte histologisch-zytologische und zellkinetische Untersuchungen an Prostatakarzinomen durchzuführen (Dhom 1977; Böcking et al. 1979; Böcking und Sinagowitz 1980; Müller et al. 1980; Helpap 1981; Helpap und Otten 1982). Bereits in früheren Arbeiten konnte gezeigt werden, daß der Kernanaplasiegrad mit der Mortalität von Prostatakarzinomen bzw. mit den Überlebensraten von Karzinomträgern korrelierbar ist (Mostofi 1975; Faul et al. 1978). Aus diesem Grunde wurden die eigenen Ergebnisse zum Grading von Prostatakarzinomen in einer retrospektiven Studie auf ihre Wertigkeit hin überprüft.

Material und Methodik

Zellkinetik

Jeweils 2 bis 4 Stanzzylinder aus der Prostata von 69 Patienten mit unterschiedlich differenzierten Karzinomen wurden unmittelbar nach Entnahme in autologem Patientenplasma bei 2,2 atm Karbogendruck (95% O_2/5% CO_2) in einer Schüttelapparatur 1 Stunde, unter Zusatz von 3 H-Thymidin (5.0 μCi/ml; spezifische Aktivität 20,0 Ci/mmol; NEN Chemicals, Boston, Mass., USA) bei einer Temperatur von 37 °C inkubiert. Danach wurde das Material in üblicher Weise in Paraplast eingebettet und histologisch aufgearbeitet. Neben Haematoxylin-Eosin-gefärbten histologischen Schnitten wurden Stripping-Film-Autoradiogramme (AR 10, Kodak) angefertigt. In den Autoradiogrammen, die bis zu 30 Tagen exponiert wurden, wurden die Prozentsätze radioaktiv markierter Tumorzellkerne (Markierungsindex) gemessen (Abb. 1). 1000 Zellen pro Schnitt wurden ausgewertet (Helpap et al. 1974, 1976). Die histologische Klassifikation erfolgte nach dem Vorschlag des Pathologisch-Urologischen Arbeitskreises „Prostatakarzinom", wobei gewöhnliche, uniform aufge-

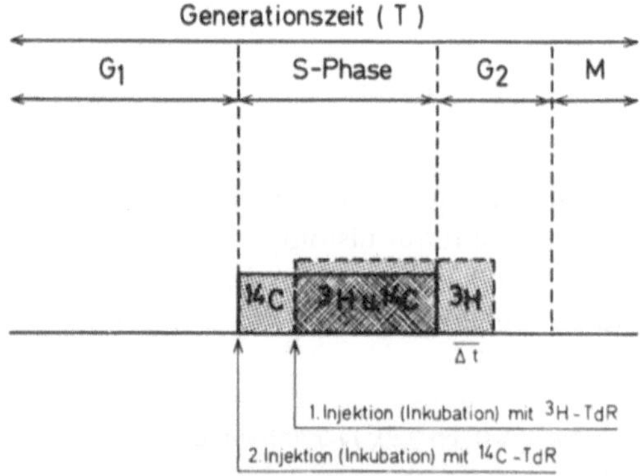

Abb. 1. Schema des Generationszyklus proliferierender Zellen mit dem Prinzip der in vitro-Doppelmarkierung mit ^{3}H- und ^{14}C-Thymidin

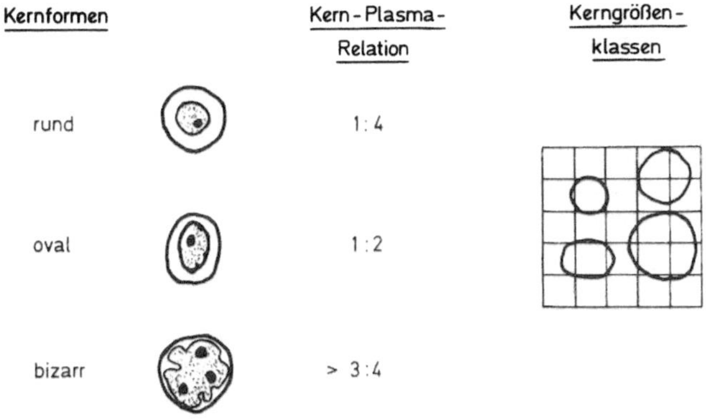

Abb. 2. Schema zur Bestimmung von zytologischen Parametern

baute Carcinome unterteilt wurden in hoch- und wenig differenzierte, glanduläre, kribriforme und solid-trabekuläre Karzinome. Zusätzlich wurden auch undifferenzierte Karzinome berücksichtigt. Im Rahmen des pluriformen Aufbaus wurden Mischformen von glandulär-kribriformen und kribriform-soliden Abschnitten analysiert (Helpap 1982).

Zytologische Analyse

Neben der Bestimmung der Markierungsindices wurden in den histologischen Präparaten, bei hoher lichtmikroskopischer Vergrößerung (Oelimmersion) folgende zytologische Parameter bestimmt: Kerngrößenklassen, Kernformen (rund, oval, bizarr), Kernchromasie (leicht, mäßig, stark), Kern-Plasma-Relation (0,25, 0,5, 0,75 und mehr als 0,75), Zahl und Größe der Nucleoli sowie Nucleolus-Nucleus-Relation (weniger oder mehr als 0,125) (Abb. 2).

Die prozentuale Verteilung dieser unterschiedlichen zytologischen Parameter wurde den gemessenen Markierungsindices der Prostatakarzinome gegenübergestellt. Die Standardabweichung wurde mit 2 s = 95%ige Wahrscheinlichkeit dargestellt.

Grading

Entsprechend den Empfehlungen des Pathologisch-Urologischen Arbeitskreises „Prostatakarzinom" zum histologisch-zytologischen Grading von Prostatakarzinomen wurde die histologische Differenzierung mit Bewertungsziffern von 0 bis 3, der Kernanaplasiegrad mit Bewertungsziffern von 0 bis 2 versehen. Aus der Summe 0/1, 2/3 und 4/5 wurden die entsprechenden Malignitätsgrade I bis III mit Untergruppen a und b abgeleitet (Müller et al. 1980; Böcking 1981, 1983; Helpap 1981, 1982; Helpap und Otten 1982; Helpap und Weißbach 1984) (Tabelle 1).

Retrospektive Studie

2200 Prostatakarzinome wurden teils retrospektiv, teils prospektiv (1972/1983) klassifiziert und dem erarbeiteten, histologisch-zytologischen Grading unterworfen. Fer-

Tabelle 1. Histologisches und zytologisches Grading von Prostata-Karzinomen mit Bestimmung des Malignitätsgrades. Modifiziert nach Helpap (1982)

Histologische Differenzierung	Bewertungsziffern		Summe der Bewertung	Malignitätsgrad der Kazinome	
	Histologie	Zytologie (Kernanaplasiegrad)			
Hoch differenziert glandulär	0	0 (gering)	0	Ia	(histologisch und zytologisch hoch diff. Carcinom)
			1	Ib	(histologisch hoch, zytologisch mäßig differenziert)
Wenig differenziert Glandulär	1	1 (mäßig)	2	IIa	(mäßig–wenig, zytologisch mäßig differenziert)
Kribriform	2	2 (stark)	3	IIb	(histologisch und zytologisch wenig differenziert glandulär und cribriform)
Solide/trabekulär (und undifferenziert)	3		4 – 5	III	(histologisch und zytologisch wenig bis undifferenziert)

ner wurden an insgesamt 250 Patienten einer kontrollierten retrospektiven Studie, nach Klassifikation und Grading, die Absterberaten (DOD) über 4,5 bis 5,5 Jahre, mit und ohne palliative Therapie sowie prognostische Aussagen nach Hormontherapie, Prostatektomie und exspektativer Beobachtung gewertet (Helpap und Weißbach 1983, 1984). Die in den Ergebnissen unterschiedlich genannten Zahlen beziehen sich auf die im speziellen Fall ausgewertete Patientengruppe.

Ergebnisse

Zellkinetik und Grading

Hochdifferenzierte, glanduläre Karzinome zeigten Markierungsindices von 0,1 bis 0,4%; die wenig differenzierten, glandulären Karzinome Markierungsindices von 0,6 bis 1,4%; kribriforme und solide-trabekuläre sowie undifferenzierte Karzinome mittlere Markierungsindices von 2,3 bis 5,6%. Diesen Markierungsindices wurden die verschiedenen in Material und Methodik aufgeführten zytologischen Parameter gegenübergestellt. Die Ergebnisse waren sehr ähnlich, so daß nur am Beispiel der Kernformen die prozentuale Verteilung runder, ovaler und bizarrer Formen gegenüber den Markierungsindices demonstriert wird (Abb. 3). Nur bis zu einem Markierungsindex von 0,4 überwiegen runde Kernformen, d. h. günstige zytologische Parameter. Zwischen 0,5 und 0,7% besteht ein Mischfeld. Danach überwiegen die bizarren Kernformen bzw. ungünstige Kern-Plasma-Relationen, große und häufige Nu-

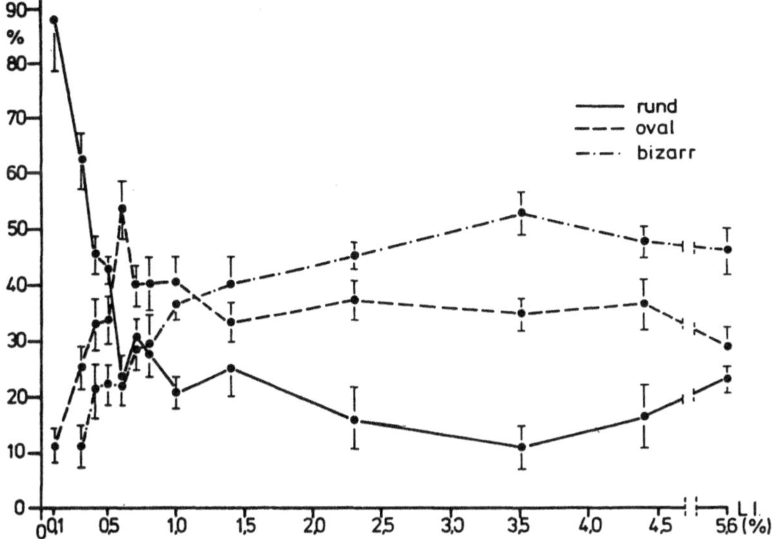

Abb. 3. Prozentuale Verteilung runder, ovaler und bizarrer Kernformen zum Markierungsindex hoch- und wenig differenzierter, glandulärer, kribriformer und solide-trabekulärer sowie undifferenzierter Karzinome der Prostata

cleolen, verschiedene Kerngrößenklassen, hohe Mitosefrequenzen etc. Diese hochdifferenzierten, glandulären Karzinomformen (Markierungsindex 0,1 bis 0,4%) konnten in pluriform aufgebauten Karzinomen nirgends nachgewiesen werden. Sie wurden mit dem Malignitätsgrad I a bezeichnet und entsprachen einer Bewertungsziffer nach dem Malignitätsgrading des Pathologisch-Urologischen Arbeitskreises „Prostatakarzinom" 0. Die histologisch hochdifferenzierten, glandulären Karzinome mit mäßiggradiger Kernanaplasie (Markierungsindex 0,5 bis 0,7%) wurden mit dem Malignitätsgrad I b bezeichnet, entsprechend der Summe der histologisch-zytologischen Bewertungsziffern 1. Histologisch wenig differenzierte, glanduläre Karzinome mit mäßiggradigem Kernanaplasiegrad (Markierungsindex 0,8 bis 1,2%) wurden mit dem Malignitätsgrad II a und einer Bewertungsziffer 2, wenig differenzierte, glanduläre und kribriforme Karzinome mit ausgeprägtem Kernanaplasiegrad mit dem Malignitätsgrad II b mit der Bewertungsziffer 3 belegt. Kribriforme, solide/trabekuläre und auch undifferenzierte Prostatakarzinome mit ausgeprägtem Kernanaplasiegrad und Bewertungsziffern von 4 und 5 entsprachen dem Malignitätsgrad III (Tabelle 1).

Klassifikation und histologisch-zytologisches Grading von unausgewählten Prostatakarzinomen: Unter den gewöhnlichen Prostatakarzinomen wurden in 49,1% ein uniformer Aufbau, in 50,9% ein pluriformer Aufbau nachgewiesen. Hochdifferenzierte, glanduläre Karzinome Grad I a fanden sich lediglich in 5,3%, I b-Karzinome in 12,7%, wenig differenzierte, glanduläre Karzinome mit mäßiggradiger Kernanaplasie Grad II a wurden in 18,1%, II b-Karzinome in 4,9%, solide-trabekuläre Karzinome

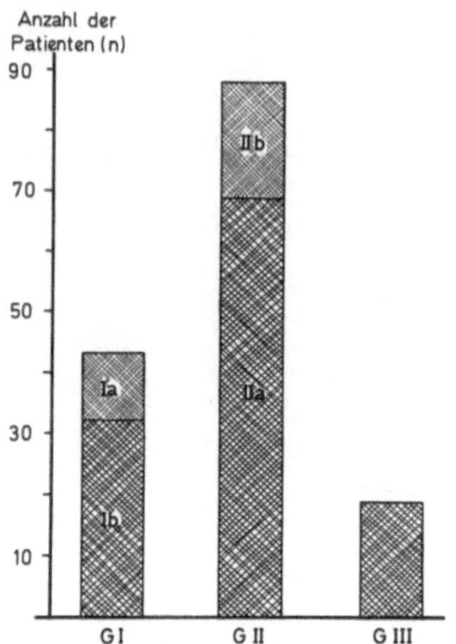

Abb. 4. Verteilung von Prostatakarzinomen Malignitätsgrad I a, b, II a, b und III bei 150 Patienten

Malignitätsgrad III in 5,4% gefunden. Unter den pluriform aufgebauten Karzinomen überwogen Kombinationen glandulär-kribriformer Karzinome mit 30,9%. 8,4% der Karzinome zeigten kribriforme und z. T. auch glanduläre und solide Formationen mit einem Malignitätsgrad II b. Die Kombination kribriforme und solide-trabekuläre Karzinome mit Malignitätsgrad III wurden in 8,9% nachgewiesen. Die Klassifikation und das Grading von 60 inzidenten (T 0) Prostatakarzinomen ergab nur im Stadium A_1 (nach Jewett 1975) hochdifferenzierte, glanduläre Karzinome Malignitätsgrad I a (6,7%). Im Stadium A_2 überwogen die Malignitätsgrade I b und II a (16,7 und 33,3%).

Klinisch-morphologische retrospektive Studie: Unter den 250 Patienten mit Prostatakarzinomen lagen 62% nicht metastasierte Karzinome vor. In 11% wurden inzidente Karzinome diagnostiziert. Für Prostatakarzinome Malignitätsgrad I a ergab sich eine Häufigkeit von 7,3%, für Grad I b von 21,3%, für Grad II a von 46,0%, für G II b von 12,7%. In 12,7% lagen G III-Karzinome vor.

In 30 Fällen war eine exakte Bestimmung des Malignitätsgrades aufgrund des schlechten Erhaltungszustandes des bioptischen Materials nicht mehr exakt möglich (Abb. 4). Bei der Korrelation der Malignitätsgrade mit den Ausbreitungsstadien der Karzinome überwog bei nicht metastasierten Karzinomen der Malignitätsgrad II a. Die I a-Karzinome zeigten 2mal ein T 0, 4mal ein T 1 und 1mal ein T 2-Stadium. Je 4mal lag ein T 0- und ein T 1-Stadium bei I b-Karzinomen vor. Das T 2-Stadium wurde 8mal, das T 3-Stadium 6mal bestimmt. Bei 21 Patienten wurde eine radikale Prostatektomie mit Stadium 1 und 2 sowie 1mal Stadium 3 durchgeführt. 158 Patienten mit Ausbreitungsstadien T 0 bis T 3/T 4 wurden hormonal behandelt. 15 Patienten wurden zusätzlich exspektativ beobachtet im Stadium T 0 und T 1. Der Malignitätsgrad I lag 6mal in T 0 und 3mal im T 1-Stadium, der Malignitätsgrad II 2mal im T 0 und 1mal im T 1-Stadium vor.

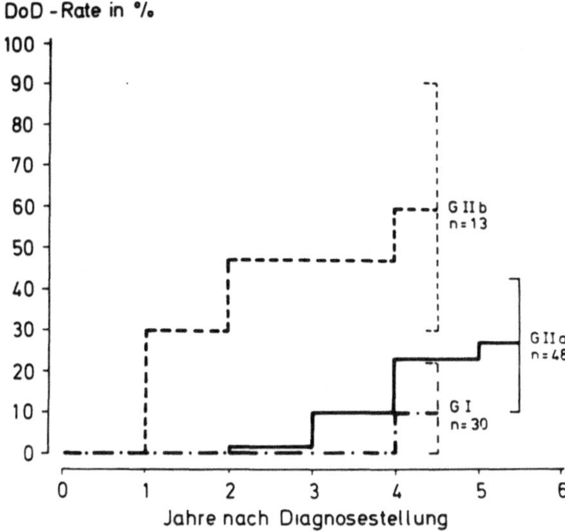

Abb. 5. Krankheitsverlauf von Prostatakarzinompatienten in Abhängigkeit vom Grading

Jahr \ Grad	Ia	Ib	IIa	IIb	III
1	–	–	–	31	–
2	–	–	4	48	9
3	–	–	11	–	24
4	–	14	24	61	–
5	–	–	28	–	–
n	8	11	48	13	11

Abb. 6. Absterberaten (DoD) bei 102 Patienten in Abhängigkeit vom Grading

Überlebensraten – Krankheitsverlauf

10% der Patienten mit G I-Karzinomen starben nach 4,5 Jahren, 28% der G IIa-Karzinome nach 5,5 Jahren (Abb. 5). Nach 4,5 Jahren war die Absterberate der G-IIb-Karzinomträger 61%. Die Aufschlüsselung der Malignitätsgrade I bis III in Untergruppen bei 102 Patienten zeigt, daß Patienten mit Prostatakarzinom Malignitätsgrad Ia den Zeitraum von 5 Jahren alle überlebten. 14% der Ib- und 24 bzw. 28% der IIa-Tumorträger waren nach 4 bzw. 5 Jahren gestorben. Demgegenüber war die DOD-Rate bei Patienten mit IIb-Karzinomen nach 4,5 Jahren bereits 61% (Abb. 6). Unter Hormontherapie kam es ebenfalls nach 4,5 Jahren zu einer Verdoppelung der Absterberate der IIb- und III-Karzinomträger gegenüber der Gruppe I und IIa- Karzinompatienten.

Nach radikaler Prostatektomie war der Verlauf von 14 Patienten bei einer medianen Beobachtungszeit von 5 Jahren stabil. 2 Patienten starben innerhalb von 3 und 6 Jahren an ihrem Karzinom. Hierbei handelte es sich um Prostatakarzinome Malignitätsgrad I b und II a.

Von 15 Patienten unter exspektativer Beobachtung blieben 13 Verläufe stabil. 1 Patient mit einem G I b-Karzinom erlitt einen Progress. Ein weiterer Patient starb nicht an seinem Tumorleiden, sondern im Rahmen einer hypertonen Krise.

Diskussion

Mit dieser zellkinetisch-zytologisch-histologischen Analyse ist gezeigt worden, daß mit einer einfachen, in der Routinediagnostik anwendbaren Methode, durch Einsatz eines Netzokulars am histologischen Schnitt ein kombiniertes histologisch-zytologisches Grading von Prostatakarzinomen durchführbar ist (Helpap 1981). Hoch- und wenig differenzierte, glanduläre Karzinome sind mit dieser Methode genauer differenzierbar. Ein hochdifferenziertes, glanduläres Karzinom weist eine Mitosehäufigkeit unter 0,01%, einen Markierungsindex bis zu 0,4% sowie zytologisch eine polare Zell- und Kernanordnung mit geringer Kernanaplasie auf. Diese Gruppe wird mit dem Malignitätsgrad I a bezeichnet und macht einen sehr geringen Prozentsatz aller gewöhnlichen Prostatakarzinome aus (etwa 5%). Das hochdifferenzierte, glanduläre Karzinom mit mäßiggradiger Kernanaplasie, entsprechend einem Malignitätsgrad I b und die große Karzinomgruppe II a, histologisch wenig differenziert mit mäßiggradiger Kernanaplasie in uniformem und pluriformem Aufbau sind am häufigsten anzutreffen. Wie in der retrospektiven Studie gezeigt, haben diese Karzinomgruppen eine günstige Prognose, während anhand von Überlebenskurven bzw. Absterberaten demonstriert, die wenig differenzierten, glandulären und kribriformen sowie solide-trabekulären und undifferenzierten Karzinome eine sehr schlechte Prognose aufweisen. Dies entspricht Angaben aus der Literatur. Patienten mit Prostatakarzinomen, die nur eine geringe Kernanaplasie aufweisen, zeigen beinahe die gleiche Überlebenswahrscheinlichkeit wie gleichaltrige gesunde Männer (Mostofi 1975; Dhom 1977, 1978; Faul et al. 1978; Böcking et al. 1979; Böcking und Sinagowitz 1980). Somit sind für die einzuschlagende Therapie und Abschätzung der Prognose von Prostatakarzinomen neben dem Erkrankungsstadium (TNM) die histologische Klassifikation und das histologisch-zytologische Grading mit die wichtigsten Faktoren. Dies gilt für manifeste Karzinome ebenso wie für inzidente (Mostofi 1975; Dhom 1977, 1983; Böcking et al. 1979; Bain et al. 1982; Helpap 1982, 1983; Helpap und Weißbach 1983, 1984; Faul 1983; Grayhack und Assimos 1983).

Die immer wieder diskutierte Frage, ob jedes Prostatakarzinom Malignitätsgrad I behandelt werden muß, ist durch die aufgezeigte Unterteilung des Malignitätsgrades I in Untergruppen a und b weiter differenziert worden. Wie die Ergebnisse der retrospektiven Studie gezeigt haben, ist bei Prostatakarzinom Malignitätsgrad I a, aufgrund der vorgelegten Absterberaten, bei entsprechendem Tumorstadium, eine exspektative Beobachtung in Absprache mit dem Urologen berechtigt. Prostatakarzinome mit Malignitätsgrad I b zeigen ebenfalls eine günstige Prognose. Entsprechend den klinischen Befunden ist hier eine kurative oder palliative Therapie vorzunehmen. Dies gilt in ähnlicher Weise auch für den Malignitätsgrad II a. Eine ausnahmslos palliative Therapie ist bei Patienten mit Prostatakarzinom Malignitätsgrad II b und III angezeigt. Überwiegend haben diese Tumoren bereits metastasiert.

Das aufgezeigte Grading mit den Untergruppen hat sich als gut reproduzierbar erwiesen (Helpap und Weißbach 1984). Es kann sowohl an histologischen wie an zytologischen Präparaten durchgeführt werden. Die Untermauerung der Ergebnisse durch zellkinetische Analysen hat das kombinierte histologisch-zytologische Grading des Pathologisch-Urologischen Arbeitskreises „Prostatakarzinom" in seiner Wertigkeit bestätigt. Unseres Erachtens erleichtert diese Untergruppierung des Malignitätsgrades I und II in Untergruppen a und b das Befundverständnis des Urologen mehr als das Zahlenspiel der Bewertungsziffern (Böcking 1983; Müller et al. 1980).

Desweiteren hat dieses differenzierte Grading die Aussagekraft zur Klassifikation und Bestimmung des Malignitätsgrades von Prostatakarzinomen an Stanzzylindern verbessert. Die relativ hohe, in der Literatur mitgeteilte Differenz zwischen Klassifikation des Prostatakarzinoms an der Stanze und am partiellen und totalen Resektionsmaterial zwischen 40 und 10% konnte am eigenen Untersuchungsgut auf 3% reduziert werden (Kastendieck 1980; Mihatsch et al. 1983; Helpap und Otten 1982; Helpap 1982). Dies beruht vor allem darauf, daß die Gruppe hochdifferenzierter, glandulärer Prostatakarzinome durch Anlegen der aufgezeigten strengen histologischen und zytologischen Parameter in seiner Häufigkeit deutlich gesenkt worden ist und daß in pluriform aufgebauten Karzinomen niemals Karzinome Malignitätsgrad I a gefunden werden konnten (Helpap 1982; Helpap und Otten 1982; Helpap und Weißbach 1984).

Literatur

Bain GO, Koch M, Hanson J (1982) Feasibility of grading prostatic carcinomas. Arch Pathol Lab Med 106:265–267

Böcking A (1981) Reproduzierbares zytologisches Malignitäts-Grading des Prostatakarzinoms. Akt Urol 12:278–282

Böcking A (1983) Zytologische Diagnostik der Prostata. Urologe [Ausg A] 22:134–143

Böcking A, Sinagowitz E, Thon W, Nattenmüller E, Wagner J, Sandritter W (1979) Histologisches Grading des Prostatakarzinoms. Med Welt 30:275–279

Dhom G (1977) Classification and grading of prostatic carcinoma. In: Grundmann G, Vahlensieck (eds) Tumors of the male genital system. Recent Results Cancer Res 60:14–26

Dhom G (1981) Pathologie des Prostatacarcinoms. Verh Dtsch Ges Urol 32:9–16

Dhom G (1983) Erkrankungen der Prostata. In: Frommhold W, Gerhardt P (Hrsg) Klinisch-radiologisches Seminar. Bd. 13:1–9. Thieme, Stuttgart New York

Faul P (1983) Diagnostische und prognostische Bedeutung des zytologischen Differenzierungsgrades beim Prostatakarzinom. Urologe [Ausg A] 22:127–133

Faul P, Schmiedt E, Kern R (1978) Die prognostische Bedeutung des zytologischen Differenzierungsgrades bei oestrogenbehandelten Prostatacarcinomen. Verlaufskontrolle 496 oestrogen-behandelter Prostatacarcinomkranker bis zu einem Zeitraum von 5 Jahren. Urologe [Ausg A] 17:377–381

Grayhack JT, Assimos DG (1983) Prognostic significance of tumor grade and stage in the patient with carcinoma of the prostate. Prostate 4:13–31

Helpap B (1981) Cell kinetic and cytological grading of prostatic carcinoma. Virchows Arch [A] 393:205–214

Helpap B (1982) Zur Morphologie des Prostatakarzinoms. Klassifikation und Grading. Extr Urol 5:491–517

Helpap B (1983) Die Histologie des Prostatakarzinoms. Aktuelle Diagnostik und Therapie des Prostatakarzinoms. In: Faul P, Altwein J (Hrsg) Informed, Gräfelfing bei München, p 21–30

Helpap B, Otten J (1982) Histologisch-cytologisches Grading von uniformen und pluriformen Prostatakarzinomen. Pathologe 3:216–222

Helpap B, Weißbach L (1983): Klinische und therapeutische Folgerungen aus dem Grading hochdifferenzierter Prostatakarzinome. Urologisches Seminar 08. Nov. 1983, Bern

Helpap B, Weißbach L (1984) Klassifikation, Zellkinetik und Grading des manifesten Prostatakarzinoms. In: Helpap B, Senge Th, Vahlensieck W (Hrsg) Die Prostata, Bd. 2 „Prostatakarzinom". PMI, Frankfurt Zürich

Helpap B, Stiens R, Brühl P (1974) Autoradiographische Untersuchungen an inkubierten Prostatapunktaten mit H-3- und C-14-Thymidin nach Doppelmarkierung. Beitr Path Anat 151:65–74

Helpap B, Stiens R, Brühl P (1976) The proliferative pattern of the prostatic carcinoma before and under hormonal treatment. Z Krebsfrschg 87:311–320

Jewett HJ (1975) The present status of radical prostatectomy for stages A and B. Prostatic cancer symposium on the prostate. Urol Clin North Am 2:105

Kastendieck H (1980) Morphologie des Prostatacarcinoms in Stanzbiopsien und totalen Prostatektomien. Untersuchungen zur Frage der Relevanz bioptischer Befundaussagen. Pathologe 2:31–43

Mihatsch MJ, Ohnacker H, Oberholzer M, Spichtin HP, Eichenberger T, Perret E, Torhorst J (1983) Wie zuverlässig ist die Karzinomdiagnose in der Nadelbiopsie aus der Prostata? Urologe [Ausg A] 22:202–207

Mihatsch MJ, Rist M, Ohnacker H, Oberholzer M, Spichtin HP, Schmassmann A, Perret A, Tohorst J, Rutishauser G (1983) Das Prostatakarzinom. Die Zuverlässigkeit des klinischen Staging und die prognostische Bedeutung von Alter, klinischem Stadium und Tumormorphologie. Z Urol Nephrol 76:281–297

Mostofi FK (1975) Grading of prostatic carcinoma. Cancer Chemother Rep 59:111–117

Müller H-A, Ackermann R, Frohmüller HGW (1980) The value of perineal punch biopsy in estimating the histological grade of carcinoma of the prostate. Prostate 1:303–309

Müller H-A, Altenähr E, Böcking A, Dhom G, Faul P, Göttinger H, Helpap B, Hohbach Ch, Kastendieck H, Leistenschneider W (1980) Über Klassifikation und Grading des Prostatakarzinoms. Verh Dtsch Ges Path 64:609–611

Statistische Quantifizierungsprobleme von Ploidie-Verteilungsstörungen an DNS-Histogrammen der Prostata

U. SEPPELT[1], E. SPRENGER[2] und J. HEDDERICH[3]

Zusammenfassung

Als Vorstufe einer automatisierten Malignitäts-Diagnostik konnte an DNS-Einzelzell-zytophotometrisch untersuchten Prostatakarzinomzellkernen ein Karzinom mit 85,1%iger Sicherheit erkannt werden, falsch-negativ waren 10,6% und falsch-positiv 4,3%. Ein prognostisch orientiertes Malignitäts-Grading war dagegen mit 39,5%iger Treffsicherheit am vorliegenden Material völlig unzureichend.

Einleitung

Durch eine systematische Analyse von zytophotometrischen DNS-Bestimmungen an Prostatakarzinomzellkernen sollte die Möglichkeit einer automatisierten Tumordiagnostik und bei positivem Befund die einer Tumordifferenzierung in bezug auf die Prognose geprüft werden.

Material und Methode

Die Daten zu dieser Untersuchung sind aus zytophotometrischen DNS-Einzelzellmessungen von insgesamt 105 Fällen abgeleitet. Die detaillierte Methodik der Einzelzellfluoreszenz-Zytophotometrie wurde bereits früher beschrieben (Böhm und Sprenger 1968; Seppelt 1983). Die Materialgewinnung erfolgte mit der transrektalen Feinnadelsaugbiopsie (Franzén et al. 1960). Die Tumordiagnostik und Differenzierung wurde zytologisch jeweils an einem Referenzpräparat durchgeführt (Esposti 1971).

Folgende Patientengruppen wurden untersucht:

1. Adenomyomatosen (n = 20) als Kontrollkollektiv
2. Prostatakarzinome Grad I (n = 35)
3. Prostatakarzinome Grad II (n = 22)
4. Prostatakarzinome Grad III (n = 28).

Zur Kennzeichnung der DNS-Häufigkeitsverteilungen wurden Maßzahlen verwandt, die aus der Sicht der Statistik vier Kategorien zuzuordnen sind:

---

1 Abteilung Urologie im Klinikum der Universität, Hospitalstraße 40, D-2300 Kiel 1
2 Abteilung Zytopathologie im Klinikum der Universität, Hospitalstr. 40, D-2300 Kiel 1
3 Abteilung Medizinische Statistik und Dokumentation der Universität, D-2300 Kiel 1

Experimentelle Urologie
Hrsg. v. R. Harzmann et al.

1. Lagemaße zur Beschreibung der zentralen Lage einer Verteilung wie z. B. arithmetischer, geometrischer und harmonischer Mittelwert, Modalwert, Median und Quartile
2. Streuungsmaße zur Beschreibung der Variabilität (Streubreite) einer Verteilung wie z. B. Varianz (Standardabweichung), Variationskoeffizient, Spannweite und Interdezilbereich
3. Gipfelmaße zur Beschreibung von Abweichungen von der Normalverteilung insbesondere bezüglich der Schiefe (Symmetrie) und der Wölbung
4. Ploidiemaße, die die Eigentümlichkeiten normaler Ploidieverteilungen berücksichtigen und eine Änderung dieser Verteilung besonders gewichten:
   - Die Exceeding-Rate (E) gibt den Anteil aneuploider Zellen mit einem DNS-Gehalt von mehr als 5 c prozentual an.
   - Der Deviations-Index (D) kennzeichnet die Variabilität der Verteilung bezüglich des Mittelwertes der Eichpopulation bei 2 c.
   - Die Ploidie-Rate (Z) gibt die relative Häufigkeit euploider und polyploider Zellen an.
   - Der Lagekoeffizient (U) kennzeichnet die Abweichung des arithmetischen Mittelwertes der gemessenen Population vom Mittelwert der Eichpopulation bei 2 c.

Zu allen DNS-Histogrammen wurden die Meßzahlen abgeleitet und mit dem Statistikprogrammsystem SPSS (Statistical Package for the Social Sciences) weiterführenden statistischen Analysen unterzogen. Zur deskriptiven univariaten Analyse dieser Maßzahlen in den Untersuchungsgruppen wurde die Methode der Box-Whisker-Plots (McNeal 1977) gewählt, um keine zusätzlichen Annahmen bezüglich der Normalverteilung, insbesondere bezüglich der Symmetrie der Verteilung in den Maßzahlen machen zu müssen. Die multivariate Gewichtung der Maßzahlen in bezug auf Malignität und Grading sowie die Beurteilung eines geeigneten Zuordnungsverfahrens erfolgte durch eine schrittweise Diskriminanzanalyse.

Ergebnisse

Malignitätsdiagnostik

Die deskriptive Analyse zeigte bei fast allen Parametern auffällige Veränderungen zwischen den Gruppen (Tabelle 1). Von der weiteren Analyse ausgeschlossen wurden wegen nicht vorhandener Signifikanz das DNS-Minimum, die Schiefe, die Wölbung und die Ploidierate. Da die Veränderung der mittleren Lage einer Maßzahl in den Gruppen bezüglich der diagnostischen Entscheidung für den Einzelfall nicht genügt, um zu einer richtigen Zuordnung zu den Gruppen im Rahmen einer Diskriminanzanalyse beizutragen, sollten sich zusätzlich die 50%- und 95%-Streubereiche möglichst nicht oder nur gering überdecken. So verblieb für die weitere Analyse das DNS-1. Quartil, der DNS-Median, das DNS-3. Quartil, DNS-Maximum, der arithmetische Mittelwert, die Exceeding-Rate, der Deviations-Index und der Lagekoeffizient. In der nun folgenden schrittweisen Diskriminanzanalyse wurden die Maßzahlen einer zufallsstatistischen Auswahl von 58 Fällen entsprechend ihrem Beitrag zur Trennung der Kontrollgruppe von den Karzinomgruppen in die Diskri-

Tabelle 1. Signifikanz der Maßzahlen der DNS-Histogramme zwischen den Gruppen des Untersuchungskollektivs (n.s. = nicht signifikant = $p > 0{,}05$; R_S = Spearmanscher Rangkorrelationskoeffizient; H-Test = Kruskal-Wallis Test)

	H-Test	R_S
Minimum	p = 0.057 (n.s.)	−0.24
1. Quartil	p = 0.002	0.36
Median	p < 0.001	0.41
3. Quartil	p < 0.001	0.53
Maximum	p < 0.001	0.52
Range	p < 0.001	0.52
Q-Range	p < 0.001	0.48
Mittel, arithm.	p < 0.001	0.51
Standardabweichung	p < 0.001	0.54
Schiefe	p = 0.391 (n.s.)	0.12
Wölbung	p = 0.702 (n.s.)	0.06
Exceeding-Rate (E)	p < 0.001	0.51
Deviation-Index (D)	p = 0.001	0.56
Ploidie-Rate (Z)	p = 0.313 (n.s.)	−0.16
Lagekoeffizient (U)	p < 0.001	0.51

Tabelle 2. Prüfung des an 58 Fällen berechneten Zuordnungsmodells der Malignitätsdiagnostik an den verbleibenden 47 Fällen

Real	n	Kontrollen	Karzinome	Treffsicherheit
Kontrollen	11	9 (82%)	2 (18%)	Modell: 86,2%
Karzinome	47	6 (13%)	41 (87%)	
Kontrollen	9	7 (78%)	2 (22%)	Prüfung: 85,1%
Karzinome	38	5 (13%)	33 (87%)	Falsch neg.: 5 (10,6%)
				Falsch pos.: 2 (4,3%)

minanzfunktion aufgenommen. Als diskriminant erwiesen sich der Deviations-Index, der Median und der Lagekoeffizient, während die verbleibenden Kennzahlen nur noch unwesentlich zu einer besseren Trennung beitrugen.

An den restlichen 47 Fällen wurde dieses Zuordnungsmodell bzw. Klassifikationsverfahren erprobt, um den Anteil von Fehlklassifikationen unverzerrt schätzen zu können (Tabelle 2).

Die Treffsicherheit, d.h. der Anteil der insgesamt richtigen Zuordnungen des Modells ergab 86,2% und die Überprüfung dieses Modells 85,1%. Es ergab sich somit eine gute Kongruenz. Falsch negative Ergebnisse (10,6%) waren häufiger als falsch positive (4,3%).

Malignitätsgrading

Folgende Überlebensraten (Kaplan und Meier 1958) der Patientenkollektive entsprechend dem zytologischen Grading wurden nach 28 Monaten androgenopriver Therapie erzielt:

Prostatakarzinom Grad I: 97,2%
Prostatakarzinom Grad II: 77,2%
Prostatakarzinom Grad III: 39,2%.

Entsprechend dem beschriebenen Vorgehen wurde versucht, eine Differenzierung bezüglich der Prognose aus den Maßzahlen der DNS-Verteilung mit einer schrittweisen Diskriminanzanalyse abzuleiten. Von den Maßzahlen wurde der DNS-Median, das DNS-Maximum, das DNS-1. Quartil und der arithmetische Mittelwert ausgewählt. Die anderen Maßzahlen trugen hier nicht entscheidend zu einer Differenzierung der drei Gruppen bei. Im Zuordnungsmodell, dem Klassifikationsverfahren an 47 Fällen, war die Treffsicherheit 68%. Die Prüfung dieses Modells an den 38 verbleibenden Fällen hatte hingegen nur eine Treffsicherheit von 39,5% (Tabelle 3).

Tabelle 3. Prüfung des an 47 Fällen berechneten Zuordnungsmodells hinsichtlich des Malignitäts-Grading an den verbleibenden 38 Fällen

Real	n	Grad I	Grad II	Grad III	Treffsicherheit
Grad I	20	15 (75%)	3 (15%)	2 (10%)	Modell: 68%
Grad II	15	6 (40%)	7 (47%)	2 (13%)	
Grad III	12	1 (8%)	1 (8%)	10 (84%)	
Grad I	15	10 (67%)	4 (27%)	1 (6%)	Prüfung: 39,5%
Grad II	7	2 (29%)	3 (43%)	2 (28%)	
Grad III	16	6 (37%)	8 (50%)	2 (13%)	

Dieses Ergebnis wurde daher mit einem anderen Ansatz, der schrittweisen multiplen linearen Regression überprüft. Von den genannten Maßzahlen wurden der arithmetische Mittelwert und das Maximum entsprechend der Größe des partiellen Korrelationskoeffizienten zur Analyse ausgewählt. Es ergab sich folgende Funktion:

$$MG = (0{,}009236 \cdot \bar{x}) + (0{,}0019 \cdot Max) + 0{,}109$$

Die graphische Darstellung der Funktionswerte nach den Gruppen getrennt zeigt, daß eine Differenzierung in bezug auf die Prognose kaum möglich ist (Abb. 1).

Der zusätzliche Versuch, eine Bewertung der Malignität durch den von Böcking (1983) angegebenen Malignitätsindex ($= D \times E$) über die Funktion

$$MG = 0{,}51 \times lg\,(D \cdot E + 1) \quad \text{oder}$$
$$MG = 0{,}51 \times lg\,(D \cdot E + 10)$$

zu erreichen (Abb. 2), zeigte ebenfalls, daß im vorliegenden Datenmaterial auch hierdurch kein Hinweis auf eine mögliche DNS-zytophotometrische Differenzierung analog dem zytologischen Grading zu finden ist.

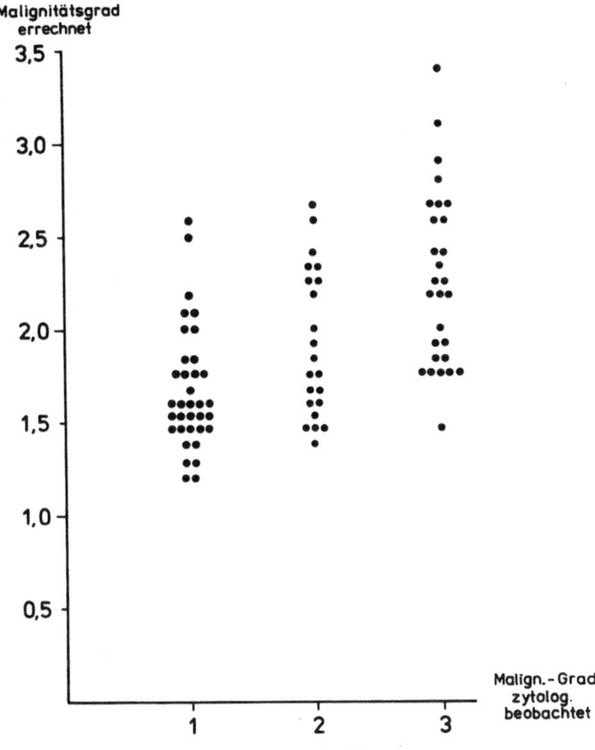

Abb. 1. Zytologisch diagnostizierter und errechneter Malignitätsgrad (*MG*) in Gegenüberstellung

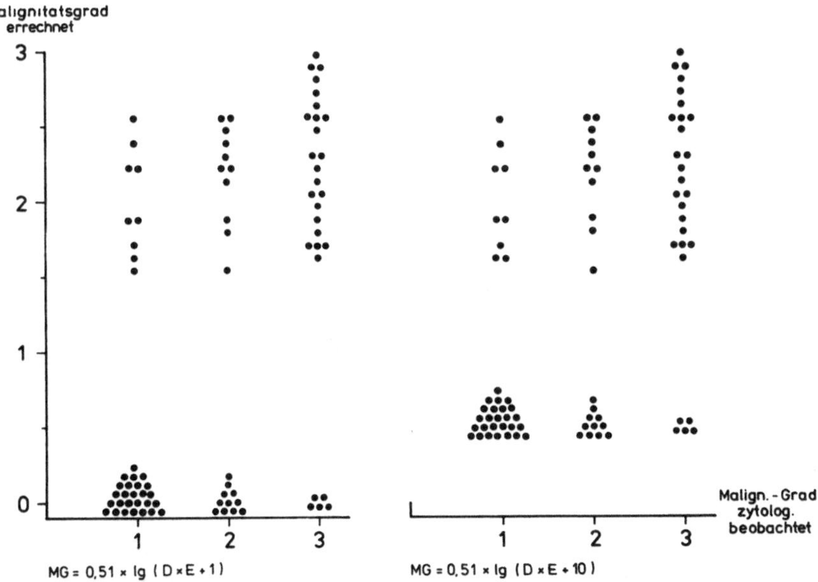

Abb. 2. Zytologisch diagnostizierter und errechneter Malignitätsgrad nach dem Malignitätsindex (Böcking et al. 1984)

Diskussion

Die Bestimmung des Zellkern-DNS-Gehaltes mit zytophotometrischen Methoden führt zu charakteristischen DNS-Verteilungen (Seppelt und Sprenger 1980). Die einzelnen DNS-Histogramme zeigen individuelle Auffälligkeiten, die unterschiedliche Malignitätskriterien darstellen können. Ein Vergleich mehrerer Histogramme untereinander führt jedoch zu einer Vielzahl von Varianten, die einheitlich nur mit Maßzahlen zur Kennzeichnung von Häufigkeitsverteilungen beschrieben werden können.

Aus der Sicht der Statistik ist die überwiegende Anzahl der berechneten Maßzahlen in den Gruppen signifikant unterschiedlich. Für die Malignitätsdiagnostik ergeben sich trotzdem nur 3 Maßzahlen mit hoher Diskriminanz (D, Median, U), während die verbliebenen zur besseren Trennung nicht mehr beitrugen. Die ausgewählten Variablen kennzeichnen unabhängige Effekte in der DNS-Verteilung. Der Wert der hier durchgeführten statistischen Analysen liegt darin, daß die große Zahl der untersuchten Patienten es gestattete, zunächst eine Diskriminanzanalyse an einer randomisierten Stichprobe vorzunehmen und dann das erhaltene Zuordnungsmodell an den verbliebenen Fällen zu prüfen. Hierbei zeigte sich, daß die Fehlklassifikation bei der Malignitätsdiagnostik mit 10,6% falsch-negativen und 4,3% falsch-positiven Diagnosen in vertretbaren Bereichen lagen. Sie liegen jedoch höher als die von Böcking et al. (1984) angegebenen 0% falsch-negativen und 0% falsch-positiven Ergebnisse. Diese ungewöhnlich eindeutige Klassifizierung wird verständlich durch die vom regelhaften Vorgehen abweichende Einführung einer Gruppe verdächtiger Fälle. Der Anteil dieser Fälle beträgt 15/47 (32%). Es kann somit auch bei der Arbeit von Böcking et al. (1984) nicht von einer fehlerfreien Klassifikation ausgegangen werden. Die eigenen falsch-negativen und falsch-positiven Ergebnisse erklären sich aus der Inhomogenität innerhalb des Patientenkollektivs, die in der Variabilität der Verteilungsmaßzahlen zum Ausdruck kommt.

Das Malignitätsgrading zeigt in gleichen Prüfverfahren eine schlechte Vorhersagemöglichkeit von 39,5%, so daß selbst die Auswahl von nach statistischen Kriterien hochsignifikanten Maßzahlen entsprechend ihrer Diskriminanz nach den vorgelegten Daten kein sicheres DNS-orientiertes automatisiertes Malignitätsgrading erlaubt. Auch ein anderer Ansatz mit der multiplen linearen Regression läßt ein sicheres Malignitätsgrading nicht zu. Dies steht im Gegensatz zu den Ergebnissen von Böcking et al. (1984), die am vorliegenden Material nicht reproduzierbar sind. Ursache für diese Diskrepanz dürfte nicht die unterschiedliche Meßmethodik mit Absorptionsphotometrie bei Böcking et al. (1984) und Fluoreszenzphotometrie bei den eigenen Untersuchungen sein (Böhm et al. 1971). Am ehesten scheinen Zahl und Auswahl der von Böcking et al. (1984) untersuchten Fälle sowie das Fehlen einer Kreuzvalidierung die abweichenden Ergebnisse zu erklären.

Literatur

Böcking A, Adler C-P, Common HH, Hilgarth M, Granzen B, Auffermann W (1984) Algorithm for a DNA-cytophotometric diagnosis and grading of malignancy. Anal Quant Cytol 6:1–8

Böhm N, Sprenger E (1968) Fluorescence cytophotometry: A valuable method for the quantitative determination of nuclear Feulgen-DNA. Histochemistry 16:100–118

Böhm N, Roka S, Sprenger E, Wagner D (1971) Absorptions- und fluoreszenzphotometrische DNS-Bestimmungen an vaginal-zytologischem Material. Acta Histochem (Jena) [Suppl X]: 233–242

Esposti PL (1971) Cytologic malignancy grading of prostatic carcinoma by transrectal aspiration biopsy. Scand J Urol Nephrol 5:199–209

Franzén S, Giertz G, Zajicek J (1960) Cytological diagnosis of prostatic tumours by transrectal aspiration biopsy: A preliminary report. Br J Urol 32:193–196

Kaplan EL, Meier P (1958) Non-parametric estimation from incomplete observation. J Am Statist Assoc 53:457–481

McNeal D (1977) Interactive Data Analysis. Wiley & Sons, New York

Seppelt U (1983) Das Prostatakarzinom. Zuckschwerdt, München Bern Wien, p 13–19

Seppelt U, Sprenger E (1980) Zellkern-DNS-Analyse durch Einzelzell-Fluoreszenz-Zytophotometrie an Prostatakarzinomen vor und während der Therapie. Verh Dtsch Ges Urol 32:68–72

Untersuchungen zur Auswertung der Urinzytologie mit mikroskopphotometrischen Meßmethoden und digitaler Bildverarbeitung

B. Aeikens[1], C.E. Liedtke[2], F. Kappey[2] und E. Schindler[1]

Blasentumoren und die Tumoren der übrigen ableitenden Harnwege einschließlich Nierenbecken- und Harnleitertumoren nehmen in der westlichen zivilisierten Welt an Häufigkeit zu. In erster Linie werden chemische Umwelteinflüsse angeschuldigt. Die vom menschlichen Organismus aufgenommenen Schadstoffe werden über die Nieren entgiftet und gelangen konzentriert in die Harnblase, wo sie über einen längeren Zeitraum verweilen können.

Blasentumoren und Tumoren der übrigen ableitenden Harnwege verursachen keine Frühsymptome, die rechtzeitig auf das Leiden aufmerksam machen, so daß kurative therapeutische Maßnahmen zum Zeitpunkt der Diagnosestellung oft nicht mehr durchführbar sind. In der Regel ist das erste Symptom, das auf ein Krebsleiden hinweisen kann, die schmerzlose Hämaturie.

Die Diagnose eines Blasentumors wird durch die Cystoskopie gestellt. Die Blasenspiegelung ist ein unangenehmer und besonders bei Männern schmerzhafter Eingriff, der mit Risiken, wie Verschleppung von Krankheitskeimen in dic Blase etc. verbunden ist. Andere diagnostiscne Verfahren, die mit weniger Risiken behaftet sind, wie Röntgen, Ultraschall, stellen nur eine untergeordnete Rolle dar.

Zum Zeitpunkt der Diagnosestellung ist das Tumorwachstum oft fortgeschritten, in ca. 50 bis 70% der Fälle ist der Tumor in die tiefer gelegenen Muskelschichten infiltriert bzw. hat sie überschritten und hat in etwa 40% Metastasen gesetzt.

Die Entscheidung des therapeutischen Vorgehens bei Blasentumoren hängt im wesentlichen von der Tumorgröße und der Infiltrationstiefe in die Blasenwand ab.

Oberflächlich wachsende Blasentumoren im Stadium T1 nach der WHO haben die besten Aussichten, unter Beibehaltung der Blase kurativ behandelt zu werden. Obwohl im Stadium T1 Tumoren aller Differenzierungsgrade auftreten können, zeigt die klinische Praxis, daß in diesem Stadium meist nur hochdifferenzierte Tumoren erfaßt werden.

Würde man vermehrt weniger differenzierte Tumoren mit offenbar progredienterem Verlauf im Frühstadium erfassen, bestünden für diese Patienten wesentlich günstigere therapeutische Bedingungen. In Frühstadien können diese Patienten noch kurativ transurethral unter Belassung der eigenen Blase operiert werden.

Zum gegenwärtigen Zeitpunkt gibt es außer der Urinzytologie keine nichtinvasiven Methoden zur Früherkennung der Tumoren der Blase und ableitenden Harnwege. Versuche mit immunologischen Tumormarkern etc. haben bisher versagt, und

---

1 Urologische Klinik und Poliklinik der Medizinischen Hochschule, Karl-Wiechert-Allee 9, D-3000 Hannover

2 Institut für Theoretische Nachrichtentechnik und Informationsverarbeitung der Medizinischen Hochschule, D-3000 Hannover

Experimentelle Urologie
Hrsg. v. R. Harzmann et al.

die Blasenspiegelung verbietet sich in diesem Zusammenhang als eine zu risikoreiche Untersuchungsmethode.

In einer Fülle von wissenschaftlichen Publikationen der letzten Jahre ist eindeutig der hohe Wert der Urinzytologie in der Früherkennung und in der Therapieüberwachung von Blasentumoren belegt. Da der Tumor in ca. 95% an der Blasenschleimhautoberfläche seinen Ursprung nimmt, schilfern Tumorzellen in das Blasenlumen bereits in der *Entstehungsphase* ab und gelangen somit in den Urin. Mit der Blasenspiegelung können diese mikroskopisch frühen Schleimhautveränderungen oft noch nicht erkannt werden. Probegewebsentnahmen führen in diesem Stadium zu keinen sicheren Ergebnissen, da der Untersucher nicht entscheiden kann, aus welchen Arealen der Blase Gewebe für die histologische Beurteilung entnommen werden soll. Cytologisch kann aus diesem Grunde Monate bis Jahre vor der cystoskopischen Tumorsicherung der Hinweis auf ein Tumorwachstum gestellt werden. Da den Tumoren offenbar eine praemaligne Phase vorausgeht, lassen sich mit Hilfe der Urinzytologie beispielsweise durch das vermehrte Auftreten von „atypischen Zellen“ schon frühzeitig Hinweise auf eine mögliche Tumorentstehung erheben.

Mit zunehmender Entdifferenzierung des Tumors nimmt die diagnostische Genauigkeit der zytologischen Untersuchung zu. Zytologische Schwierigkeiten bestehen in der Unterscheidung von Tumoren hoher Differenzierungsgrade von normalen Übergangsepithelzellen oder entzündlichen veränderten Zellen. Die Trefferquote der Urinzytologie liegt, wie aus der Literatur hervorgeht, bei den meisten Autoren, für alle Tumoren zusammengenommen, bei ca. 80%.

Blasentumoren sind rezidivfreudig; und in etwa 50–70% der Fälle von vermeintlich kurativ behandelten Tumoren lassen sich nach einem Zeitraum von Monaten bis Jahren Rezidivtumoren nachweisen. Um diese Tumorrezidive rechtzeitig zu erkennen, sind regelmäßige Blasenspiegelungen in ca. 3monatigen Abständen notwendig. Dadurch bleibt einigermaßen gesichert, daß der Tumor nicht in ein Stadium eintritt, in dem er möglicherweise therapeutisch nicht mehr beherrschbar ist. Falls die Urinzytologie als diagnostische Methode verbessert werden kann, ergeben sich dadurch Ansatzpunkte, die Blasenspiegelungen erheblich zu reduzieren, ohne daß die diagnostische Sicherheit in der Rezidivprophylaxe eingeschränkt wird. Bei besonders häufig rezidivierenden Tumoren kann zusätzlich durch vermehrte urinzytologische Untersuchungen das Wiederauftreten des Tumors ohne zusätzliche Belastung des Patienten rechtzeitig erkannt werden.

Da Tumoren des Urothels in verschiedenen Malignitätsgraden auftreten, ist eine unterschiedliche Bewertung der urinzytologischen Ergebnisse notwendig. Während wenig differenzierte Karzinome zytologisch leicht erkannt werden, bestehen andererseits besondere Schwierigkeiten in der Abgrenzung hochdifferenzierter Tumoren von normalen Zellen; diese Tumoren werden zytologisch oft nur zu ca. 50% richtig diagnostiziert.

Es läßt sich folgern, daß ein zytologisch negativer Befund bisher keine Garantie für Tumorfreiheit darstellt. Aus diesem Grunde konnte die Urinzytologie noch nicht den Stellenwert in der Diagnostik erreichen, den beispielsweise die Zervixzytologie hat.

Die zytologisch-diagnostische Sicherheit steigt mit zunehmender Dedifferenzierung des Tumors. Gleichzeitig ist damit aber auch die Überlebenschance des Patienten deutlich verschlechtert. Die Überlebenschance des Patienten mit einem nichtinvasiv wachsenden Tumor beträgt 100%. Ein solcher Tumor kann jedoch zu irgend einem Zeitpunkt beginnen, invasiv zu wachsen. Die gesamte Strategie der Verbesserung der urinzytologischen Diagnostik muß darauf gerichtet sein, die Tumoren im Vor- bzw. Frühstadium zu erfassen; auf jeden Fall muß mit hinreichender Sicherheit dann das Tumorwachstum festgestellt werden können, wenn dieses gerade beginnt, invasiv zu wachsen, so daß eine kurative Therapie rechtzeitig begonnen werden kann.

Ansatzpunkte zur Verbesserung der Urinzytologie

Da die konventionelle Urinzytologie bisher noch nicht die erhoffte diagnostische Sicherheit erlaubt, stellt sich die Frage, ob diese einfache, den Patienten nicht belastende Methode nicht verbessert werden kann. Ansatzpunkte ergeben sich, wenn:

1. Die Gewinnung von Urothelzellen so optimiert wird, daß diese infolge des agressiven Urins nicht autolytisch werden und so die zytologische Diagnostik beeinträchtigen.
2. Die Auswertung der zytologischen Diagnostik durch mikroskopische Meßverfahren so verfeinert wird, daß sie gegenüber der bisherigen konventionellen Beurteilung eine wesentliche Verbesserung darstellt.

Die Gewinnung von optimal erhaltenen Urothelzellen aus dem Spontanurin ist nur dann möglich, wenn die Zellen sofort aus dem Urin entfernt und fixiert werden. Nur gut erhaltenes Zellmaterial erlaubt eine befriedigende Diagnostik. Darüber hinaus stellt sich die Frage, ob durch objektive Meßmethoden die visuelle diagnostische Sicherheit noch verbessert werden kann. Grundsätzlich ist zu bemerken, daß eine noch so aufwendige und ausgeklügelte Meßmethode der Zellen klinisch dann wertlos ist, wenn sie keine *signifikante* Verbesserung der Diagnostik gegenüber konventionellen Methoden darstellt. Die Vorteile einer verbesserten Urinzytologie sind offensichtlich:

A. Nutzen für den Patienten
   - Kein Risiko, da der Patient nur spontan gelassenen Urin abgeben muß und dadurch umfangreiche diagnostische Eingriffe entfallen.
   - Beliebig oft wiederholbar, da die Untersuchung für den Patienten keine Belastung darstellt.

B. Nutzen für den Arzt
   - Erster Ansatzpunkt für den Nicht-Urologen, mit Hilfe der Urinzytologie seine differentialdiagnostischen Untersuchungen auf Tumoren der Blase und der ableitenden Harnwege mit Methoden zu erweitern, die an keine größeren apparativen Einrichtungen gekoppelt sind.
   - Keine besonderen Anforderungen an den Arzt, Spezialkenntnisse müssen nicht erworben werden.
   - Zeitlicher Vorsprung der Diagnose und damit wesentlich bessere Behandlungsmöglichkeiten.
   - Gezieltere Überweisung der Patienten an den Urologen.

C. Nutzen für die Allgemeinheit
- Möglichkeit der Anwendung in *jeder* ärztlichen Praxis.
- Einfache Integration des Verfahrens in ein bereits bestehendes Vorsorgeprogramm, z. B. in die Cervixzytologie.
- Einsatz als Screeningverfahren, z. B. bei risikogefährdeten Personen im Rahmen der arbeitsmedizinischen Überwachung.
- Teilweise Übernahme bzw. Mitbetreuung der Therapieüberwachung von Tumorpatienten durch den Hausarzt und Reduktion der Anzahl von Blasenspiegelungen.

Ähnlich wie die Cervixzytologie, sollte die Urinzytologie im Rahmen einer Vorsorge von einer Zytologieassistentin ausgewertet werden. Da sich die Tätigkeit der Zytologieassistentin bisher in der Praxis auf die Cervixzytologie beschränkt, würde sie durch die Urinuntersuchungen erweitert werden können.

An eine meßtechnische Auswertung von Urothelzellen sind besonders hohe Anforderungen zu stellen. Da die konventionelle Zytologie bisher keine befriedigenden Ergebnisse liefert, muß das Meßsystem so ausgelegt sein, daß es *zusätzlich* zur konventionellen Diagnostik *signifikant* verbesserte Resultate liefert. Nur unter diesem Aspekt ist der Einsatz von Meßmethoden gerechtfertigt. Die Kenntnis, ob die zytologische Diagnostik von einer „Maschine" durchgeführt wird, nützt dem Kliniker wenig, wenn dadurch keine allgemeine Verbesserung der bisherigen zytologischen Sicherheit erreicht werden kann.

Die Zytologie ist eine empirische Wissenschaft; die einzelnen Kriterien, die zu einer Diagnose führen, lassen sich oftmals nicht klar beschreiben, bzw. von verschiedenen Untersuchern werden unterschiedliche Wertigkeiten einzelner Zellcharakteristika angegeben. Die Vielfalt unterschiedlicher Kriterien reicht aber in der Regel zur Klassifizierung der zu untersuchenden Zellpopulationen aus. Besondere Schwierigkeiten treten immer dann auf, wenn keine eindeutigen diagnostischen Merkmale erkennbar sind, bzw. die Wertigkeit dieser unterschiedlich interpretiert wird. So kann die diagnostische Sicherheit urinzytologischer Präparate erheblich eingeschränkt sein, wenn die Unterscheidungskriterien nur gering sind und dem menschlichen Auge kaum bewußt wahrnehmbar werden. Dieses trifft in besonderem Maße für hochdifferenzierte Tumorzellen des Urothels zu, die sich visuell oft schwierig von normalen Zellen unterscheiden lassen. Gewisse Bildeigenschaften sind dem Menschen nicht oder zumindest nicht exakt zugänglich, sondern lassen sich nur meßtechnisch erfassen, so z. B. absoluter und relativer Grauwert, ebenso die Farbwerte, Flächen etc. Daraus kann gefolgert werden, daß sich die diagnostische Sicherheit nicht nur durch mehrere Untersucher, sondern durch andersartige Verfahren möglicherweise steigern läßt, da nicht gesichert, es eher als unwahrscheinlich anzusehen ist, daß der Mensch die volle ihm zur Verfügung stehende mikroskopische Bildinformation wirklich nutzt, bzw. nutzen kann. Aus diesem Grunde zeigt eine meßtechnische Bildgewinnung und automatische Bildanalyse in einigen Punkten deutliche Vorzüge gegenüber der visuellen Aufnahme des Bildes und Erkennung durch den Menschen. Während der Mensch mehr deskriptiv und mit subjektiv beeinflußten Schätzwerten arbeitet, z. B. groß, klein, rund, länglich, grobschollig usw., können meßtechnisch und mathematisch alle erfaßbaren Eigenschaften objektiv, quantitativ und reproduzierbar dargestellt werden.

Ein meßtechnisches mikroskopisches Verfahren mit digitaler Bildverarbeitung muß sich an der Vorgehensweise des Menschen orientieren. Da der Mensch nicht ohne erlerntes Wissen in der zytologischen Beurteilung auskommt, ist der Schluß zwingend, daß die meßtechnische Auswertung mit einem komplexen mathematischen Algorithmus zur Bildanalyse nicht ohne ein ähnlich gelagertes Vorwissen durchführbar ist. Es müssen bestimmte Forderungen erfüllt werden, um ein Meßsystem dem menschlichen Auge und der Informationsverarbeitung im Gehirn nachzuempfinden. So hat das menschliche Auge eine breite Dynamik in der Erfassung von unterschiedlichen Grau- und Farbwerten, obwohl die absolute Anzahl von unterscheidbaren Graustufen kaum mehr als 20 betragen dürfte.

Ebenfalls ist die Lateralauflösung, d.h. die Erkennung von nachbarlichen Strukturmerkmalen, mit dem Auge im zytologischen Präparat hoch. Ein Meßsystem, das sich an der Vorgehensweise des Menschen orientiert, muß dem Rechnung tragen. Die Vorzüge der quantitativen Zytoanalytik sind dann offensichtlich, sie lassen sich in folgenden Punkten zusammenfassen:

1. Präzise und quantitative Beschreibung der Zellen in numerischer Form.
2. Objektivierung der Beschreibung im Gegensatz zur subjektiven visuellen Diagnose.
3. Reproduzierbarkeit der Ergebnisse.
4. Möglichkeit der Extraktion von visuell nicht erfaßbaren Zellmerkmalen.
5. Abgesicherte Klasseneinteilung nach Regeln der mathematischen Statistik.
6. Klassifizierung von Zellen mit nur schwach ausgeprägten Merkmalen.
7. Möglichkeit zur direkten Weiterverarbeitung der Daten, z.B. für Populationsanalysen.
8. Benutzung des in einem Programm hinterlegten Erfahrungswissens hochspezialisierter Zyto-Pathologen an jedem Ort und zu jeder Zeit.

Eigene Untersuchungen und Ergebnisse

Die Messungen an Urothelzellen wurden mit einem Photometermikroskop durchgeführt, da zunächst die Frage geklärt werden sollte, ob ein hochempfindliches mikroskopisches Meßsystem überhaupt in der Lage ist, an Urothelzellen eine genaue, der visuellen Diagnostik mindestens ebenbürtige Auswertung, zu erlauben. Benutzt wurde ein Photometermikroskop (MPV 3 der Fa. Leitz, Wetzlar), das mit einem hochauflösenden Scanningtisch (Fa. Märzhäuser, Wetzlar, kleinste Schrittweite des Tisches 0,1 µm) ausgerüstet wurde. Die Messungen erfolgten mit einem 100fachen Öl-Objektiv. Die Schrittweite des Scanningtisches betrug 0,3 µm, die Grauauflösung ca. 7 bit. Die Meßanlage wurde mit einer PDP 11/34 gesteuert, die einzelnen Zellmeßdaten wurden auf ein Magnetband geschrieben. Die Auswertung der Daten erfolgte im Institut für Theoretische Nachrichtentechnik und Informationsverarbeitung der Universität Hannover (Prof. Liedtke). Die Bildauswertung und statistische Bearbeitung der Daten wurde auf einer VAX 780 durchgeführt, die Darstellung der Zellbilder zur Überprüfung auf dem Monitor erfolgte mit Hilfe eines Grinnel-Systems. Zur Bearbeitung der Zelldaten wurden verschiedenste Algorithmen u.a. zur Segmentierung etc. entwickelt, sowie unterschiedliche statistische Verfahren benutzt.

Insgesamt wurden bisher 87 Patienten ausgewertet, sowohl solche mit normalem Befund als auch solche mit Entzündungen des Harntraktes und Blasentumoren. Die einzelnen Diagnosen wurden aufgrund des *klinischen* Befundes und der Histologie gestellt. Die zytologischen Präparate wurden mit einer Papanicolaou-Färbung, modifiziert nach Wied, angefärbt. Zur Auswertung gelangten ca. 200 Zellen pro Präparat, allerdings wiesen normale Präparate oft weniger Zellen auf.

Folgende bisherigen Ergebnisse wurden erzielt:

Patientenzahl: 87	Mit Meßsystem richtig erkannt:				
davon normale: 26	23 normal	88,5%	davon GII-Tumoren 12	0 normal	–
	2 entzündlich	7,7%		0 entzündlich	–
	1 GI-Tumor	3,8%		2 GI-Tumor	16,7%
	0 GII-Tumor	–		9 GII-Tumor	75,0%
	0 GIII-Tumor	–		1 GIII-Tumor	8,3%
davon entzündlich 19	1 normal	5,3%	davon GIII-Tumoren 10	0 normal	–
	16 entzündlich	84,2%		0 entzündlich	–
	2 GI-Tumor	10,5%		0 GI-Tumor	–
	0 GII-Tumor	–		1 GII-Tumor	10,0%
	0 GIII-Tumor	–		9 GIII-Tumor	90,0%
davon GI-Tumoren 20	2 normal	10,0%			
	2 entzündlich	10,0%			
	16 GI-Tumor	80,0%			
	0 GII-Tumor	–			
	0 GIII-Tumor	–			

Die zytologische Erkennungsrate mit der von uns gewählten mikroskopphotometrischen Methode ist bei den GI-Tumoren mit 80% hoch. Ebenfalls lassen sich die entzündlichen Zellen von den GI-Tumoren ausreichend trennen. Gemessen an der üblichen visuellen zytologischen diagnostischen Sicherheit bei GI-Tumoren mit 50% scheinen hier neue Ansatzpunkte zu liegen, die die Trefferquote der Urinzytologie erheblich verbessern. Da das zytologische Färbeverfahren durch Verwendung standardisierbarer Färbungen (z.B. Thionin nach Prof. Wittekind), wesentlich verbesserungsfähig ist, außerdem die meßtechnische Auswertung der Zellen noch optimiert werden kann, ergeben sich berechtigte Hoffnungen für eine breite Anwendung in der ärztlichen Routine. Nachdem an einer relativ kleinen Anzahl von Patienten (87) der grundsätzliche Einsatz von mikroskopischen Meßverfahren zur besseren Differenzierung von Urothelkarzinomen gegenüber der bisher üblichen alleinigen visuellen Diagnostik nachgewiesen werden konnte, sollte mit Hilfe von schnellen Meßverfahren in einem Feldversuch die klinische Akzeptanz untersucht werden.

Literatur

Boeck D, Dobbrovits G (1973) Der diagnostische Wert der Harnzytologie. Helv Chir Acta 40:545

Böhm N, Sandritter W (1976) Der Zellkern-DNS-Gehalt menschlicher Tumoren. Med Welt 27:1073

Breinl H, Denhard F (1970) Zum Wert der Zytodiagnostik bei der Früherkennung prämaligner und maligner Epithelveränderungen im Bereich der unteren Harnwege. Öst Z Erforsch Bekämpf Krebskr 26:419

Chambier MA, Wayne JCh, Wheeless jr LL, Frank IN (1976) Slint-scan cytofluorometry, basis for automated prescreening of urinary tract cytology. Histochem Soc Inc 24:305

Chandler FN, Papanicolaou GN, Holmquist ND, Seybolt JF (1958) Exfoliative cytology of urinary sediments. Cancer 11:127

Chute R, Williams DW (1948) Experiences with stained smears of cells exfoliated in urine in diagnosis of cancer in genitourinary tract. Preliminary report. J Urol 59:604

Crabbe JGS (1961) Cytology of voided urine with special reference to benign papilloma and some of the problems encountered in the preparation of the smears. Acta Cytol 5:233

Crabbe JGS (1971) Comet or decoy cells found in urinary sediment smears. Acta Cytol (Baltimore) 13:303

Cullen TH, Popham RR, Voss HJ (1967) An evaluation of routine cytological examination of the urine. Br J Urol 39:615

Dimette RM, Sproat HF, Klimt ChR (1955) Examination of smears of urinary sediments for detection of neoplasms of bladder. Am J Clin Pathol 25:1032

Erikson O, Johansson S (1976) Urothelia neoplasms of the upper urinary tract. Acta Cytol (Baltimore) 20:20

Esposti PL, Zajicek J (1972) Gradings of transitional cell neoplasms of the urinary bladder from smears of bladder washings. Acta Cytol (Baltimore) 16:529

Esposti PL, Moberger G, Zajicek J (1970) The cytologic diagnosis of transitional cell tumors of the urinary bladder and its histologic basis. Acta Cytol (Baltimore) 14:145

Feeney MJ, Mullenix RB, Prentiss RJ, Martin PL, Slate TA (1968) Cytological studies of the urine. Preliminary report. J Urol 79:589

Flenker H, Hinrichs F, Altrock K (1979) Das Harnblasenkarzinom – diagnostische Möglichkeiten der Exfoliativcytologie. Nieders Ärzteblatt 20:722

Fossa SD (1975) Feulgen-DNA-values in transitional cell carcinoma of the human urinary bladder. Beitr Pathol 155:44

Fossa SD, Kaalhus O (1976) Nuclear size and chromatin concentration in transitional cell carcinoma of the human urinary bladder. Beitr Pathol 157:109

Fromowitz FB, Steinbock ML, Lautin EM, Friedman AC, Kahan N, Bennett MJ, Koss LG (1981) Inverted papilloma of the ureter. J Urol 126:113

Haas P, Kastner H, Wandschneider G (1972) Harncytologische Untersuchungen bei Tumoren des Urogenitaltraktes. Wien Med Wochenschr 16/17:225

Hainau B, Dombernowsky P (1974) Histology and cell proliferation in human bladder tumors. Cancer 33:115

Hanschke HJ, Litos M (1962) Grundlagen und Anwendungsmöglichkeiten der urologischen Cytodiagnostik. Urologe [Ausg A] 1:83

Harps HC, Ware RE, Eisenberg RB, O Deel JB (1961) Exfoliative cytology of the urinary tract. Evaluation of the millipore technic. Acta Cytol (Baltimore) 5:195

Harris MJ, Schwinn CP, Morrow JW, Gray RL, Browell BM (1971) Exfoliative cytology of urinary bladder irrigation specimen. Acta Cytol (Baltimore) 15:385

Harrison HJ, Batsford TW, Tucker MR (1951) The use of the smear of the urinary sediment in the diagnosis and management of neoplasm of the urinary and bladder. Surg Gynecol Obstet 92:129

Hawtrey ChE (1971) Fifty-two cases of primary ureteral carcinoma: a clinical-pathologic study. J Urol 105:188

Hazard JB, McCormack LJ, Belovich D (1957) Exfoliative cytology of the urine with the special reference to neoplasms of urinary tract. Preliminary report. J Urol 78:182

Jakobsen A, Bichel P, Sell A (1979) Flow cytometric investigations of human bladder carcinoma compared to histological classification. Urol Res 7: 109
Johnson WD (1964) Cytopathologycal correlations in tumors of the urinary bladder. Cancer 17:867
Kastner H, Haas P, Bajardi F (1970) Ergebnisse einfacher, ohne aufwendige Technik betriebener Harnzytologie an einem unausgewählten heterogenen Krankengut. Öst Z Erforsch Bekämpf Krebskr 26:419
Kelami A, Kirstaedter HJ (1969) Zytologische Tumordiagnose in der Urologie. Z Urol Nephrol 62:519
Kirstaedter HJ (1972) Exfoliativzytologie von Nieren und ableitenden Harnwegen. Verh Dtsch Ges Inn Med 78:237
Koss LG (1979) Mapping of the urinary bladder: its impact on the concepts of bladder cancer. Hum Pathol 10:533
Koss LG, Nakanishi I, Freed SZ (1977) Nonpapillary carcinoma in situ and atypical hyperplasia in cancerous bladders. Urology 9:442
Koss LG, Sherman A, Bartels PH, Sychra JJ, Wied GL (1980) Hierarchic classification of multiple types of urothelial cells by computer. Anal Quant Cytol 2: 166
Melamed M, Koss LG, Ricci A, Whitmore WF (1960) Cytohistological observations on developing carcinoma of the urinary bladder in man. Cancer 13:67
Schubert GE (1976) Pathologische Anatomie und Ätiologie der Harnblasenkarzinome. DMW 101:24
Simons E (1964) Die Wertigkeit der diagnostischen Maßnahmen beim Blasentumor. Z Urol Nephrol 57:497
Taylor JN, McFarlane EWE, Ceelen GH (1963) Cytological studies of urine by millipore filtration technique: second annual report. J Urol 99: 113
Wiener DP, Koss LG, Sablay B, Freed SZ (1979) The prevalence and significance of Brunn's nests, cystitis cystica and squamous metaplasia in normal bladders. J Urol 122:317

Mikroskopisch gezielte DNS-Feulgen-Zytophotometrie zur Standardisierung der Diagnose „Dysplasie" und „Carcinoma in situ" des Urothels

F. Hofstädter[1], G. Jakse[2] und R. Delgado[3]

Einleitung

In den Vorstellungen über die Entstehung des Blasenkarzinoms nehmen präneoplastische Veränderungen (Dysplasie) und präinvasive Ausbreitungsformen eine zentrale Position ein. Diese Veränderungen sind durch das Auftreten von Kern- und Zellatypien sowie durch Störungen der histologischen Architektur des Urothels geprägt. Darüber hinaus wurde eine Vielzahl von ultrastrukturellen, histochemischen, immunhistochemischen und molekularbiologischen Phänomenen bei diesen Schleimhautveränderungen untersucht. Die Erfahrung der Histopathologen hat gezeigt, daß eine Abgrenzung von schwerer Präneoplasie (hochgradiger Dysplasie) und präinvasivem Karzinom in vielen Fällen problematisch ist. Die Beurteilung der Zell- und Kernpolymorphie beruht auf subjektiver Erfahrung des einzelnen Pathologen.

Beim Grading der papillären Tumoren hat sich zur Standardisierung und Objektivierung der Kernpolymorphie die DNS-Feulgen-Zytophotometrie glänzend bewährt (Hofstädter et al. 1984). Zur Entdeckung und Überwachung des Carcinoma in situ sind Flowzytophotometrie der Blasenspülflüssigkeit (Klein et al. 1982) sowie gezielte Zellgewinnung aus der Blasenschleimhaut (Farsund et al. 1983) geeignete Methoden.

Die tatsächliche Diagnose Carcinoma in situ (mit den folgenden therapeutischen Konsequenzen) wird jedoch nach wie vor an der Biopsie und histologischen Untersuchung durchgeführt. Aus diesem Grund haben wir eine Methode entwickelt, dieses paraffineingebettete Biopsiematerial mittels DNS-Einzelzytophotometrie zu untersuchen. Dadurch sollte es möglich sein, die histologischen Bilder vom normalen Urothel, Dysplasie und Carcinoma in situ durch den direkten Vergleich (am selben Material) zu objektivieren und standardisieren.

Methodik

30 Kaltbiopsien aus der menschlichen Blasenschleimhaut (6 normale Schleimhautbiopsien, 14 Dysplasien, 10 Carcinomata in situ) wurden untersucht. Die epitheliale Komponente der Schleimhautbiopsie wurde unter Vergleich mit dem histologischen Schnittpräparat abpräpariert und in Xylol deparaffiniert. Nach Rehydrierung und

---

1 Pathologisches Institut der Universität Innsbruck, Müllerstraße 44, A-6020 Innsbruck
2 Urologische Universitätsklinik, Anichstraße 35, A-6020 Innsbruck
3 Pathologisches Institut der Universität, Mexico City, Mexico

Experimentelle Urologie
Hrsg. v. R. Harzmann et al.

Refixation in 10%igem neutralen Formalin wurden die Fragmente in 5 ml 0,5%igem Pepsin (3000 Einheiten per mg, Serva, Heidelberg) in 0,5% HCl bei 37 °C 10 Minuten inkubiert. Nach der Inkubation wurden die Gewebsfragmente in 5 ml gepufferter Kochsalzlösung bei 4 °C mechanisch weiter gelöst, die Suspension wurde mittels eines 70 μ Netzes filtriert und für 5 Minuten bei 2000 RpM zentrifugiert. Das Zentrifugat wurde auf Objektträger ausgestrichen. Nach saurer Hydrolyse in 5 N HCl bei 22° wurden die Kerne entsprechend der Feulgentechnik gefärbt. Die feulgengefärbten Tumorzellkerne wurden mittels eines Reichert-Mikrodensitometers mit einem angeschlossenen Hewlett Packard 9835 A Rechner analysiert. Pro Präparation wurden 200 Tumorzellkerne gemessen. Die Extinktionswerte sind als Arbeitseinheiten (AE) angegeben. Zur Ermittlung des diploiden Wertes (2c-Wert) wurden 10 kleine Lymphozyten (auf den gleichen Objektträger gebracht) gemessen. Die DNS-Verteilung wurde als Histogramm dargestellt.

Ergebnisse

Die gewählte Zellpräparation ergab an den meist sehr kleinen Schleimhautbiopsien eine Zellanzahl von mindestens 500 dargestellten Kernen. Methodische Voruntersuchungen (Delgado et al. 1984) haben gezeigt, daß es auch durch länger dauernde Pepsinbehandlung nicht zu einer Störung der DNS-Darstellung durch die Feulgenreaktion kommt. Der Vergleich von paraffineingebetteten und resuspendierten Kernen mit frisch präparierten Kernen zeigt, daß das gewonnene Histogramm nahezu identisch ist. Die resuspendierten Kerne zeigen klare Kernmembranen. Das Zytoplasma färbt sich mit der Feulgenreaktion nicht an.

Die zytophotometrische Analyse zeigt drei klar unterscheidbare Typen von Histogrammen:

a) 2c-Typ (Abb. 1) mit der überwiegenden Mehrheit der Kerne im diploiden Bereich (entsprechend dem Lymphozytenstandard). Ein zweiter kleiner Gipfel von weniger als 10% der Kerne findet sich im tetraploiden Bereich (4c). Dieser Histogrammtyp wurde bei allen normalen Biopsien und bei zwei als Dysplasie diagnostizierten Veränderungen gefunden.

b) 2c ... 4c-Typ (Abb. 2). Bei diesem Histogrammtyp findet sich neben einer gewissen Kernpopulation im diploiden Bereich die Hauptmenge der Kerne bei 4c. Daneben ein angedeuteter kleiner Gipfel im hypertetraploiden Histogrammbereich. Dieser Befund wurde bei 14 Biopsien festgestellt.

c) >4c-Typ (Abb. 3). Bei diesem Histogrammverteilungsmuster befinden sich mehr als 50% der Kerne jenseits des 4c-Bereiches. Daneben sind aber der 2c-Gipfel und der 4c-Gipfel noch erkennbar. Dieser Befund wurde bei 6 Biopsien festgestellt.

Der Vergleich mit den ursprünglichen histologischen Diagnosen ergibt, unter der Annahme, daß nur der >4c-Typ als echtes Carcinoma in situ anerkannt wird, daß vier von zehn Carcinomata in situ histologisch überdiagnostiziert wurden. Die Nachuntersuchung der histologischen Präparate zeigt, daß diese Fehleinschätzung

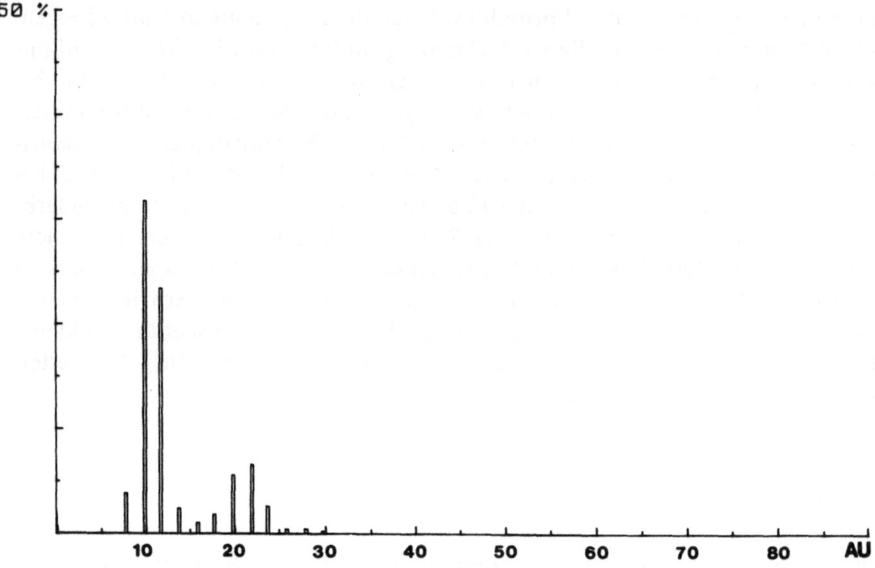

Abb. 1. DNS-Verteilungshistogramm: 2c-Typ („normales Urothel"). *A U* Arbeitseinheiten der Transmission. Summenhistogramm von 6 Biopsien

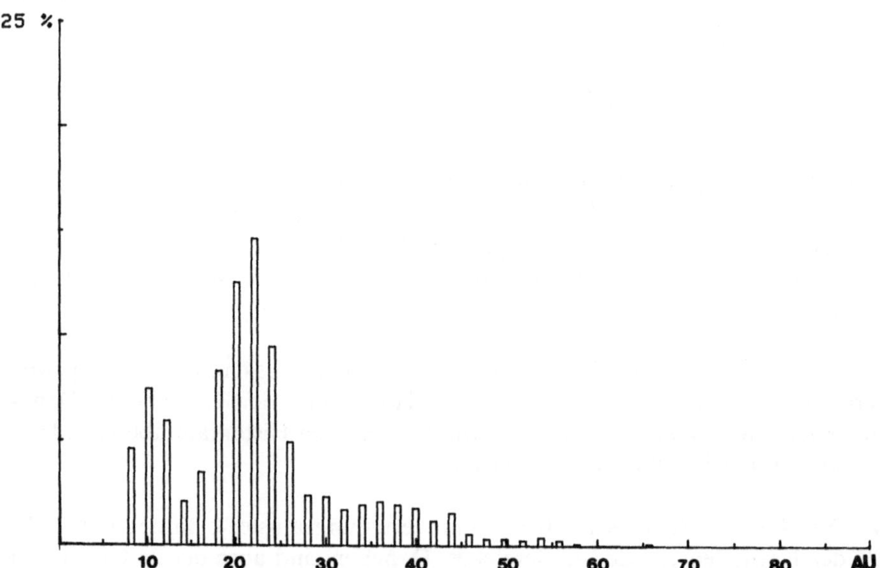

Abb. 2. Summenhistogramm: 2c ... 4c Typ („Dysplasie"). Hauptmenge der Kerne bei 4c (20 Arbeitseinheiten). Histogramm von 14 Biopsien

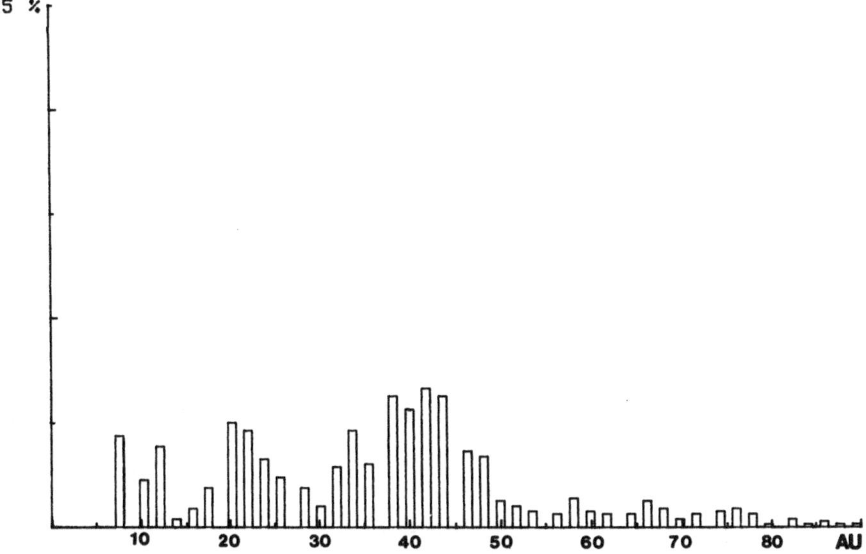

Abb. 3. Summenhistogramm: 4c-Typ („Carcinoma in situ"). Hauptmenge der Kerne über 4c. Histogramm von 6 Biopsien. Diploider Standard (mitgemessene Lymphozyten in allen Ergebnissen bei 10 Arbeitseinheiten)

durch Überwertung der Zell- und Kernatypien bedingt war. Bei stärkerer Berücksichtigung der zellulären Wachstumsstruktur wäre eine bessere Übereinstimmung des morphologischen Bildes und der zellanalytischen Daten möglich.

Diskussion

Seit den Darstellungen von Melicow und Hollowell (1952) und Melamed et al. (1964) stehen die Vorstufen des Blasenkarzinoms im Brennpunkt der Diskussionen von Pathologen und Klinikern. Die Abgrenzung von schweren Dysplasien (Murphy und Soloway 1982) und Carcinoma in situ ist schwierig und wesentlich von subjektiven Faktoren beeinflußt (Farrow und Utz 1983). Die gezeigte Technik ist in der Lage, die subjektiven histopathologischen Kriterien durch objektive quantitative Daten über die entsprechende, im histologischen Schnitt untersuchte Zellpopulation zu unterstützen. Darüber hinaus zeigen unsere Ergebnisse, daß Dysplasie und Carcinoma in situ auch in ihrer lokalen Ausprägung zytochemisch inhomogene Zellpopulationen darstellen, d. h. auch in der morphologisch umschriebenen Läsion eines Carcinoma in situ finden sich zytochemisch reichlich normale Zellen. Aufgrund der Präparationstechnik ist auszuschließen, daß es sich um Beimengung von nichtepithelialen Zellen des Stroma oder Lymphozyten handelt. Von besonderem Interesse erscheint, daß die sehr inhomogene Gruppe der Dysplasien sich durch eine Vermehrung der tetraploiden Kerne auszeichnet. Die große Zahl an tetraploiden Kernen bei diesen Veränderungen läßt annehmen, daß tatsächlich in diesen Fällen eine tetraploide Stammlinie vorliegt. Dieser Befund erinnert an die Ergebnisse von Tribukait und Gustafson (1980), die gezeigt haben, daß papilläre Urotheltumoren höherer Differenzierung häufig tetraploide Tumorstammlinien aufweisen.

Literatur

Delgado R, Mikuz G, Hofstädter F (1984) DNA-Feulgen-Cytophotometric analysis of single cells isolated from paraffin embedded tissue. Pathol Res Pract (in press)

Farrow GM, Utz DC (1983) Carcinoma in situ. In: Bryan GT, Cohen SM (eds) The pathology of bladder cancer. CRC press, Boca Raton, p 44–56

Farsund T, Lareum OD, Høstmark J (1983) Ploidy disturbance of normal-appearing bladder mucosa in patients with urothelial cancer: relationship to morphology. J Urol 130:1076–1082

Hofstädter F, Jakse G, Lederer B, Mikuz G, Delgado R (1984) Biological behavior and DNA cytophotometry of urothelial bladder carcinoma. Br J Urol (in press)

Klein FA, Herr HW, Sogani PC, Whitmore WF, Melamed MR (1982) Detection and follow-up of carcinoma in situ of the urinary bladder by flow cytometry. Cancer 50:389–395

Melamed MM, Voutsa NG, Grabstald H (1964) Natural history and clinical behavior of in situ carcinoma of the human urinary bladder. CAncer 17:1533–1545

Melicow MM, Hollowell JW (1952) Intraurothelial cancer: carcinoma in situ, Bowen's disease of the urinary system: discussion of thirty cases. J Urol 68:763–772

Murphy WM, Soloway MS (1982) Urothelial dysplasia. J Urol 127:849–854

Tribukait B, Gustafson H (1980) Impulszytophotometrische DNS-Untersuchungen bei Blasencarcinomen. Onkologie 3:278–288.

Nachweis verschiedener Kohlehydratstrukturen durch Lektine *

Diagnostische und therapeutische Aspekte

H. RÜBBEN [1] und W. LUTZEYER [1]

Einleitung

Etwa 80% der Blasenkarzinome sind oberflächliche Tumoren (Ta–T1, UICC 1978).

Nach vollständiger operativer Entfernung der Tumoren zeigen 70% der Patienten ein intravesikales Rezidiv. Durch die intravesikale Applikation geeigneter zytostatischer Substanzen besteht die Möglichkeit, den Tumor lokal ohne wesentliche systemische Nebenwirkungen chemotherapeutisch zu behandeln. Trotz dieser technisch guten Voraussetzung für eine erfolgreiche Therapie, konnte bislang auch unter Einsatz der Chemotherapie die hohe Rezidivhäufigkeit nicht entscheidend gesenkt werden.

Wird die Chemotherapie routinemäßig eingesetzt, werden etwa 30% der Patienten überbehandelt, d. h. sie hätten auch ohne Chemotherapie kein Blasentumorrezidiv gezeigt; andererseits sterben innerhalb von 5 Jahren 10–20% dieser Patienten an ihrem Tumorleiden, d. h. die aufgeführte Behandlung ist nicht ausreichend, die Patienten hätten möglicherweise frühzeitig einer radikalen Zystektomie zugeführt werden müssen. Auch unter Beachtung zahlreicher prognostischer Faktoren, wie Infiltrationstiefe, Differenzierungsgrad, Rezidivstatus, Multiplizität, Tumorgröße und AB0-Antigenität der Tumoren ist es im Einzelfall nicht möglich, die Prognose des Patienten exakt vorauszubestimmen. Damit bleibt auch die Wahl der einzuschlagenden Therapie unsicher (Barnes et al. 1967; Catalona 1981; Dalesio et al. 1983; Heney et al. 1982; Rübben et al. 1979, 1980; UICC 1978; WHO 1973). Ziel dieser Studie ist die Suche nach klinisch anwendbaren Tumormarkern, die über die zur Zeit verfügbaren prognostischen Parameter hinaus eine Aussage über das Schicksal des Patienten erlauben.

Lektine sind Proteine bzw. Glykoproteine, die sich an spezifische Kohlenhydratstrukturen binden können. So zum Beispiel sind pflanzliche Lektine verantwortlich für die toxische Agglutination von Erythrozyten, andere können zur Kennzeichnung der AB0-Blutgruppen eingesetzt werden, da die Typisierung der AB0-Antigene durch spezifische Kohlenhydrate an der Oberfläche der Zellen bestimmt wird. Für die Krebsforschung erlangten die Lektine besondere Bedeutung, als es gelang, tumorassoziierte Antigen-Strukturen zu bestimmen. Diese Fähigkeit der Lektine, sich

* Unser Dank gebührt Frl. L. Rüttgers für die Anfertigung der Präparate und Herrn Prof. Dr. med. G. G. Uhlenbruck, Abt. für Immunbiologie, Kerpener Str. 15, 5000 Köln 51, für die Beratung bei der Durchführung der Untersuchungen.
Forschungsvorhaben gefördert vom Minister für Wissenschaft und Forschung des Landes Nordrhein-Westfalen

1 Urologische Klinik der Technischen Hochschule, Goethestr. 27–29, D-5100 Aachen

Experimentelle Urologie
Hrsg. v. R. Harzmann et al.

an Normalgewebe in anderer Konzentration als an das Tumorgewebe zu binden, wurde bislang vorwiegend diagnostisch genutzt. Ein therapeutischer Einsatz stand nicht zur Diskussion, da die untersuchten Lektine in aller Regel Negativ-Marker sind, d.h. daß sie sich an Kohlenhydratstrukturen des normalen Gewebes binden, die bei maligner Entartung verloren gehen. Die Untersuchung der Lektine an Urothelkarzinomen bietet sich an, da das normale Urothel zahlreiche Kohlenhydratstrukturen an seiner Oberfläche bildet, die durch Lektine dargestellt werden können (Alroy et al. 1982; Hodges et al. 1982; Kakizoe et al. 1979; Lehman et al. 1983; You- Ren et al. 1982).

Material und Methode

Die Untersuchungen wurden mit dem Taxonolektintest sowie mit immunperoxidasemarkierten Lektinen an Schnittpräparaten von menschlichem Tumorgewebe, experimentell erzeugten Blasenkarzinomen der Ratte und Zellinien menschlicher Blasenkarzinome durchgeführt.

- Humanes Untersuchungsmaterial:
  Im Rahmen des Harnwegstumorregisters Aachen (Ruttac) stehen histologische Schnittpräparate von mehr als 600 Patienten zur Auswertung zur Verfügung, die länger als drei Jahre kontrolliert wurden (Rübben et al. 1979; Ruttac, Registerinformation Nr. 17 (1983), Nr. 18 (1984)).
- Etablierte Zellinien menschlicher Blasenkarzinome:
  Die Zellinien HT 1196 und HT 1376 der American Celltype-collection sind in Dauerkultur verfügbar (Rübben et al. 1983).
- Experimentell indizierte epitheliale Blasenkarzinome der Ratte (N-butyl-N-(4-hydroxybutyl)nitrosamin (BBN)):
  Durch Verfütterung von 0,05% BBN im Trinkwasser über 15 Wochen lassen sich in der Ratte in nahezu 100% selektiv Blasenkarzinome erzeugen. Dieses Modell ist geeignet, die Wirkung einer medikamentösen Karzinombehandlung in vivo zu prüfen; darüber hinaus können die Tumoren in der Zellkultur angezüchtet werden (Rübben et al. 1982, 1983).

Als Screeningtest werden Taxonolektin-Platten benutzt. Taxonolektins sind vorgefertigte Testplatten mit 14 verschiedenen fixierten Lektinen, die zur Identifizierung von Bakterienstämmen entwickelt wurden. Ihre Anwendung bei Blasentumorzell-

---

Abkürzungen

ADM	Adriamycin	MMC	Mitomycin C
ConA	Concanavalia ensiformis	PNA	Arachis Hypogaea
DBA	Dolichos biflorus	PHA	Phaseolus vulgaris
ECA	Erythrina cristagalli	RCA	Ricinus communis
GSA	Griffonia simplicifolia 1, 2	SBA	Glycine max
LcH	Lensculinaris	TKA	Trichosanthes Kinlowii
LFA	Limax Flavus Aggl	UEA	Ulex Europaeus
LOTUS	Lotus tetragonalobus	WGA	Triticum vulgaris

suspensionen ist wie oben angegeben untersucht worden. Ihr Einsatz als Screening-Untersuchung scheint gerechtfertigt.

Das Untersuchungsmaterial (normale Schleimhautbiopsien, gut differenzierte und schlecht differenzierte Urothelkarzinome) wird mit einer kalten Biopsiezange gewonnen, bzw. die Präparate von der Ratte unmittelbar nach der Tötung entnommen.

Das Gewebe wird in 10% Formalin fixiert und in Paraffin eingebettet. Von den Paraffinblöcken werden ca. 5 μ dicke Schnitte angefertigt. Die weiteren Arbeitsschritte sind: Entparaffinierung, Spülung in Pbs-Puffer, Blockierung der endogenen Peroxidase mit 10% H_2O_2, Inkubation der Schnitte mit den entsprechenden Lektinen 20 μg/ml, spülen in Pbs-Puffer, Inkubation der Schnitte mit Diaminobenzidinentetrahydrochlorid plus 0,01% H_2O_2 und Gegenfärbung mit Haemalaun. Kontrollansätze werden unter Zusatz der entsprechenden Zucker angelegt.

Die Zellkulturen HT 1196 und HT 1376 werden in einem Minimum Essential Medium modifiziert nach Eagle mit 0,850 g/l $NaHCO_3$ und 10 mN/l Hepes-Puffer, 10% fetalem Kälberserum, 1% Glutamin (200 mM), 1% nichtessentiellen Aminosäuren und 25 μg Gentamycin bei pH 7,0, einer Temperatur von 37 °C und 5% CO_2 im Heraeus-Brutschrank gehalten. Nach der Subkultivation, die jeden 4. Tag erfolgt, wird die Anheftung der 10^5 Zellen auf dem Boden der Kulturschale abgewartet und die Lektinlösung (80 bzw. 400 μg/ml) hinzugegeben.

Der Einfluß auf die Zellkinetik wird durch Auszählung nach Markierung der avitalen Zellen durch Trypanblaufärbung bestimmt.

Bei Bindungsaffinität der Lektine an das fetale Kälberserum werden die Untersuchungen im serumfreien Medium durchgeführt. Der morphologische Lektinnachweis erfolgt im 3-Tage-Intervall über 12 Tage. Die Untersuchungen werden zweimal durchgeführt. Kontrollansätze unter Zusatz der spezifischen Zucker angelegt.

Ergebnisse

Die Ergebnisse sind in der Tabelle 1 zusammenfassend dargestellt. Sie zeigen, daß im tierexperimentellen Modell DBA, UEA und WGA und mit Vorbehalt SBA und ConA als Positivmarker zu verwenden sind. An menschlichem Gewebe hat sich bislang ausschließlich SBA als positiver Tumormarker identifizieren lassen.

Die Wirkung von RCA, das sich an Tumorgewebe und normales Urothel gleichermaßen bindet, wurde auf das Wachstumsverhalten von Urothelkarzinomen in der Zellkultur untersucht. Die Ergebnisse sind in den folgenden Abbildungen dargestellt:

Es zeigt sich eine deutliche Wachstumshemmung durch MMC, aber auch durch RCA. Die Wachstumshemmung ist dosisabhängig (Abb. 1a). Das Wachstumsverhalten nach Gabe der beiden Substanzen in Kombination ist in Abbildung 1b wiedergegeben (veränderter Maßstab). Die Wirkung ist gegenüber Verwendung der Monotherapie verstärkt, auch hier ist eine Dosisabhängigkeit zu beobachten.

Tabelle 1.

	Con A	TKA	PNA	DBA	STA	LFA	UEA	MPA	RCA	LCH	GSA 1	SBA	GSA 2	WGA	PHA	Lotus
Taxonolektin																
Ratte normal	–	+	(–)	–	(–)	+	(+)			–	–	–	–	–	+	(–)
Ratte BBN-Tumor	+	+	+	+	+	+	+			+	(–)	+	+	+	+	+
Mensch HT 1378 (G3)	+	+	+	+	+	–	+			+	+	+	+	+	+	+
Schnitte–Immunperoxidase																
Ratte normal	±		+	–			–	+	+			(–)	–	–		
Ratte Tumor	±		+	+			+	+	+			+	–	+		
Urothel normal	–		+	+			+	+	+			–	–	+		
Tumor (G1)	(–)		+	+			+	+	+			+	–	+		
Tumor (G2)	±		+	+			+	+	+			+	–	+		
Tumor (G3)	±		+	+			+	+	+			+	–	+		
HT 1376	–		+	+			+	+	+			+	–	+		

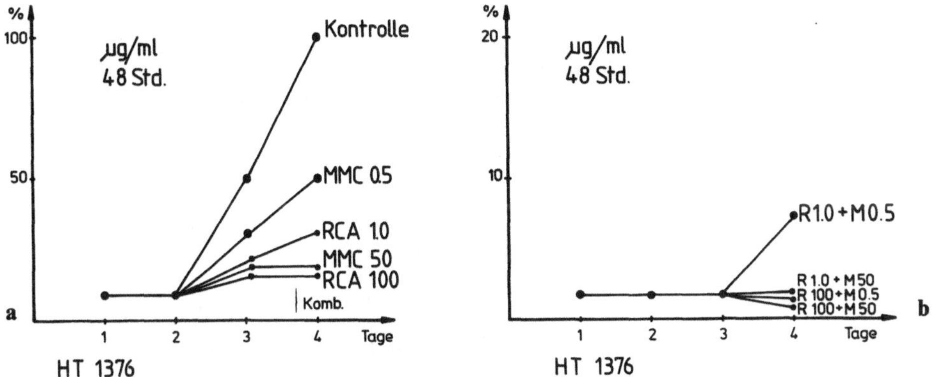

Abb.1 a, b. Wirkung von MMC 0,5 µg/ml und 50 µg/ml sowie RCA 1,0 µg/ml bzw. 100 µg/ml alleine und in Kombination auf das Wachstumsverhalten einer Zellinie eines schlecht differenzierten menschlichen Urothelkarzinoms (HT 1376). Angegeben sind der zeitliche Ablauf (in Tagen) und das relative Wachstumsverhalten (in Prozent); 100% entsprechen 400 000 Zellen, bei einer Einsaat von 20 000 Zellen pro Falcon-Kulturschale

Diskussion

Die Bindungsfähigkeit von Lektinen an normales Urothelgewebe und urotheliale Karzinome ist bislang nur unzureichend untersucht. Beim Blasentumor wurde PNA untersucht und der Verlust der Bindungsfähigkeit bei schlecht differenzierten Karzinomen beobachtet (Lehman et al. 1983, 1984). Ähnliche Beobachtungen, die aber ebenfalls keine klinische Anwendung erlauben, machten Hodges et al. 1982 (ConA/PNA).

Von besonderem Interesse sind die tierexperimentellen und in-vitro-Untersuchungen, die eine vermehrte Agglutination von Tumorzellen in der Zellkultur durch Zugabe von ConA, WGA und RCA nach Verfütterung des Blasenkarzinogens N-butyl-N-(4-hydroxybutyl)-nitrosamin (BBN) beschreiben (Kakizoe et al. 1979, 1980, You-Ren et al. 1982).

Alroy et al. konnten 1982 bei 16 Patienten mit gutartigen Erkrankungen der Blasenschleimhaut eine positive Bindungsaffinität der RCA, UEA, PNA, ConA, WGA, DBA und LFA nachweisen.

Die eigenen Ergebnisse zeigen, daß zahlreiche Lektine sowohl am menschlichen Untersuchungsmaterial als auch im Tierexperiment als potentielle Tumormarker dienen können. Bislang steht jedoch der Nachweis für ihre Bedeutung in der klinischen Routine aus. Unsere eigenen Ergebnisse konnten eine Abhängigkeit vom Differenzierungsgrad und der Infiltrationstiefe bislang nicht nachweisen.

Aber auch positive Tumormarker, die möglicherweise auch therapeutisch genutzt werden können, stehen im tierexperimentellen Modell und an menschlichem Untersuchungsmaterial zur Verfügung. Ziel der weiteren Untersuchungen ist zu prüfen, ob die Kombination von Zytostatika und positiven Markerlektinen die Wirksamkeit der intravesikalen Chemotherapie verbessern kann, ob Lektine als sogenannte Trägersubstanzen für Zytostatika dienen können oder ob Lektine selbst zytotoxische Aktivitäten entwickeln, die selektiv auf Tumorgewebe gerichtet sind.

Literatur

Alroy J, Szoka FC, Heney JA, UICC AA (1982) Lectins as a probe for carbohydrate residues in non-neoplastic urothelium of human urinary bladder. J Urol 128:189

Barnes RW, Bergmann RT, Hadley HC, Love D (1977) Changes in grade and stage of recurrent bladder tumors. J Urol 118:177

Catalona WJ (1981) Practical utility of specific red cell adherence test in bladder cancer. Urology 18:113

Dalesio O, Green DF, Smith PH, Robinson MGR, Glashan R, Newling D (1983) American Urological Association Inc., Seventy-eight Annual Meeting, April 17–21, Las Vegas Convention Center and Hilton, Las Wegas, Nevada, p 170:315

Heney NM (1982) Ta and T1 bladder cancer: Location, recurrence and progression. Brit J Urol 54:152

Hodges GM (1982) Urothelium-specific antibody and lectin surface mapping of bladder urothelium. Histochem J 14:755–766

Kakizoe T, Kawachi T, Sugimura T (1979) Agglutination of bladder cell by Concanavalin A during the early phase of treatment of rats with N-butyl-N-(4-hydroxybutyl)-nitrosamin. Cancer Res 39:3353

Kakizoe T, Komatsu H, Niijima T, Kawachi, Sugimura (1980) Increased agglutinability of bladder cells by Concanavalin A after administration of carcinogens. Cancer Res 4:2006

Lehman PT, Cooper HS, Mulholland SG (1984) Peanut lectin binding sites in transitional cell carcinoma of the urinary bladder. Cancer 53:272–277

Rübben H, Dahm HH, v Uelft W, Lutzeyer W (1979) TNM-Klassifikation maligner Blasentumoren UICC 1979: Arbeitsgrundlage „Register und Verbundstudie für Harnwegstumoren". Urologe [Ausg A] 18:238–246

Rübben H, Dahm HH, Lutzeyer W (1980) Klinische Diagnostik beim Blasenkarzinom. Onkologie 5:225–232

Rübben H, Dahm HH, Lutzeyer W (1982) Wirkung zytostatischer Substanzen auf das gesunde Urothel nach intravesikaler Instillation. Urologe [Ausg A] 21:116–117

RUTTAC (1983) (Registry for urinary tract tumors RWTH Aachen) 6. Arbeitstreffen, Dtsch. Ges. Urologie, Wiesbaden, Registerinformation Nr. 17

RUTTAC (1984) Bericht für das 6. Arbeitstreffen Registerinformation Nr. 18

UICC (1978) (Union Internationale Contre le Cancer): TNM-Classification malignant tumors, Geneva

WHO (1973) (World Health Organization) Histological typing of urinary bladder tumors, Geneva

You-Ren W, Kakizoe T, Kawachi T, Sugimura T (1982) Agglutination of isolated rate bladder cells by lectins after administration of N-butyl-N-(4-hydroxybutyl)-nitrosamine. Cancer Lett 16:121–128

Lektine als biologische Marker beim Harnblasenkarzinom

E. BECHT[1], TH. SCHÄRFE[1], und G. H. JACOBI[1]

Zusammenfassung

Der Verlust der Blutgruppenantigenität wird beim Urothelkarzinom der Harnblase als Marker der zellulären Entdifferenzierung angesehen. Daraus läßt sich vermuten, daß während der malignen Transformation Veränderungen in der Glykoproteinzusammensetzung der Zellmembranen stattfinden.

Wir untersuchten Harnblasenkarzinome histochemisch mit Hilfe von Peroxidase-konjugierten Lektinen: Ulex europeus-Lektin – *UEA I* – Dolichos biflorus-Lektin – *DBA,* Peanut Lektin – *PNA,* Wheat Germ Lektin – *WGA,* Concanavalin *Con A,* Ricinus communis-Lektin – *RCA I, RCA II.*

45 Cystektomiepräparate mit Urothelkarzinomen unterschiedlichen Tumorstadiums und histologischen Tumorgrades wurden hinsichtlich ihres Bindungsverhaltens gegenüber Lektinen charakterisiert.

Lektine, die in der Lage sind, Blutgruppenantigene (*UEA* – H-Antigen, *DBA* – Blutgruppe A) zu erkennen, färben sowohl normales Urothel als auch hochdifferenzierte Tumoren von Patienten mit Blutgruppe 0 bzw. Blutgruppe A. Schlecht differenzierte Tumoren zeigten bei diesen Lektinen keine Anfärbbarkeit.

WGA färbten normale Harnblase und Harnblasentumoren ohne Unterschied.

PNA zeigte eine starke Reaktion mit wenig differenzierten Tumorzellen, eine schwache Anfärbbarkeit mit niedrig differenzierten Tumoren und keine Bindung zu normalem Urothel.

Con-A färbte basale und teilweise oberflächliche Zellagen von normalem Urothel ebenso wie maligne Tumoren.

RCA I und *II* zeigten eine Bindung an der Oberfläche von normaler Blasenmukosa, ohne tiefer gelegene Anteile zu färben, wohingegen Tumoren eine nahezu überall feststellbare starke Bindung zeigten.

Die Lektinreaktion ließ sich durch Zusatz entsprechender Zucker hemmen. Durch Lektine können so Veränderungen in der Kohlenhydratzusammensetzung der Zellmembranen erkannt werden, die mit dem histologischen Differenzierungsgrad der Urothelkarzinome eng korreliert sind. Sie sind damit möglicherweise zusätzliche Indikatoren für das maligne Potential beim Harnblasenkarzinom.

Zusätzlich zu den herkömmlichen histopathologischen Kriterien der Malignität, die hauptsächlich auf der Zellkernpleomorphie beruht, sind Tumoren durch strukturelle Veränderungen in der Zellmembran charakterisiert. Vor allen Dingen termi-

---

1 Urologische Klinik und Poliklinik, Johannes Gutenberg-Universität Mainz, Langenbeckstr. 1, D-6500 Mainz

Experimentelle Urologie
Hrsg. v. R. Harzmann et al.

nale Kohlenhydratreste, wie Sialinsäure, L-Fucose und β-Galaktose variieren bei Tumorzellmembranen im Vergleich zu normalem Gewebe (Klein 1981; Hsu 1982).

Beim Übergangszellkarzinom der Harnblase fand Davidsohn (1972), daß Tumoren mit einer schlechten Prognose ihre Expression von Blutgruppenantigenen verlieren. Da Blutgruppenantigene Glykoproteine darstellen, läßt sich vermuten, daß Veränderungen der Kohlenhydratzusammensetzung in der Zellmembran eng mit der Karzinogenese in Beziehung stehen.

Eine neue Möglichkeit, dies zu überprüfen, sind Lektine. Dies sind Substanzen, die aus Pflanzenextrakten gewonnen werden, die antikörperähnliche Eigenschaften haben und in der Lage sind, Kohlenhydratmoleküle zu erkennen (Lis 1977). Lektine können Tumorzellen agglutinieren, nicht aber normale Zellen (Sela 1970; Rapin 1974; Roth 1975). Die Korrelation zwischen Agglutinabilität und Neoplasie ist hochsignifikant (Inbar 1972). Wir untersuchten histochemisch die Bindung unterschiedlicher Lektine an normaler Blasenmukosa und malignem Urothel der Harnblase.

Material und Methoden

45 Blasenkarzinome von Patienten nach radikaler Cystoprostatektomie wurden untersucht. Die Cystektomiepräparate umfaßten histologisch in 32 Fällen Grad III-Tumoren, in 11 Fällen Grad II-Karzinome und in 2 Fällen Grad I-Urothelkarzinome. 25 dieser Harnblasenkarzinome waren tief muskelinfiltrierend (Stadium II oder mehr) 18 zeigten ein histologisches Stadium T1 und T0. Die meisten Patienten (N=30) hatten die Blutgruppe A, 10 Patienten die Blutgruppe 0 und 5 Patienten Blutgruppe B.

Die entfernten Harnblasen wurden routinemäßig in gepuffertem Formalin fixiert, eingebettet in Paraffin und aus den Gewebeblöcken wurden ca. 3 μ dicke Schnitte angefertigt.

Die Peroxidase-konjugierten Lektine – gereinigt durch Affinitätschromatographie – wurden, ebenso wie die korrespondierenden inhibitorischen Zucker bezogen durch die Firma Medac, Hamburg (Tabelle 1).

Vibrio cholerae Neuraminidase wurde von der Fa. Behring, Marburg, erhalten und Diaminobenzidin von der Fa. Sigma, St. Louis.

Die histologischen Schnitte wurden deparaffiniert, gewässert und für 15 Minuten in Phosphatpuffer (PBS, pH 7,5) gewaschen. Um die endogene Peroxidase zu blok-

Tabelle 1. Untersuchte Lektine und ihre Spezifität für Kohlenhydrate

Lektin	Kohlenhydratspezifität
Peanut (PNA)	Galactose-β-N-Acetyl-D-Galactosamin
Ricinus communis I u. II (RCA)	D-Galactose
Wheat germ (WGA)	N-Acetyl-D-Galactosamin
Concanavalin A (Con A)	L-Mannose, L-Glucose
Ulex europeus (UEA)	L-Fucose
Dolichos biflorus (DBA)	N-Acetyl C-D-Galactosamin, D-Galactose

kieren, wurde 0,3%iges H_2O_2 30 Minuten hinzugegeben. Bei der Reaktion mit PNA wurden die Schnitte zusätzlich mit Neuraminidase (20 mU/ml bei Raumtemperatur 30 min) vorbehandelt und parallel dazu verglichen mit histologischen Schnitten ohne Neuraminidase-Vorbehandlung.

Die Peroxidase-konjugierten Lektine (0,2 mg/ml) wurden für 30 min mit den histologischen Schnitten überschichtet und nach ausgiebigem Waschen mit PBS-Lösung wurde die Reaktion in Diaminobenzidin (20 mg/ml) entwickelt. Eine Kerngegenfärbung wurde durchgeführt mit Meyer's Hämalaun.

Ergebnisse

Lektine, die in der Lage sind, Blutgruppenantigene zu erkennen (UEA-H-Antigen, DBA-Blutgruppe A), zeigten eine positive Anfärbung in normalem, hyperplastischem und dysplastischem Urothel (Abb. 1).

Beim Harnblasenkarzinom wurde eine gute Korrelation zwischen der Bindung dieser Lektine und dem Tumorgrad gefunden. Differenzierte Tumoren zeigten eine positive gelbbraune Reaktion an der Zellmembran, wohingegen undifferenzierte Tumoren nicht reagierten (Abb. 2). Als positiv wurden gemäß Summers (1983) nur die Schnitte angesehen, die mit wenigstens 20% des Tumors reagierten.

In einer semiquantitativen Analyse zeigten sich 25% der Urothelkarzinome – die meisten gut differenziert – positiv für UEA oder DBA.

Individuell reagierte UEA mit Patienten der Blutgruppe 0, eine schwache Reaktion konnte auch in einigen Patienten mit der Blutgruppe A beobachtet werden. DBA reagierte nur mit histologischen Schnitten der Patienten der Blutgruppe A. Patienten der Blutgruppe B zeigten mit UEA oder DBA keine Reaktion.

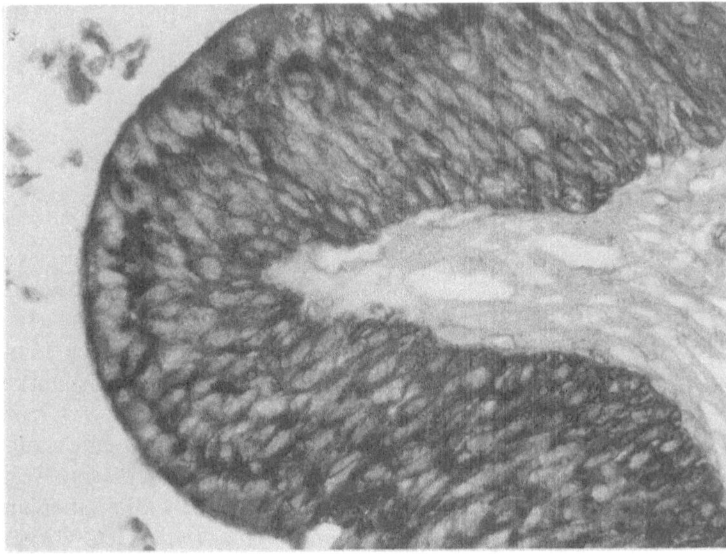

Abb. 1

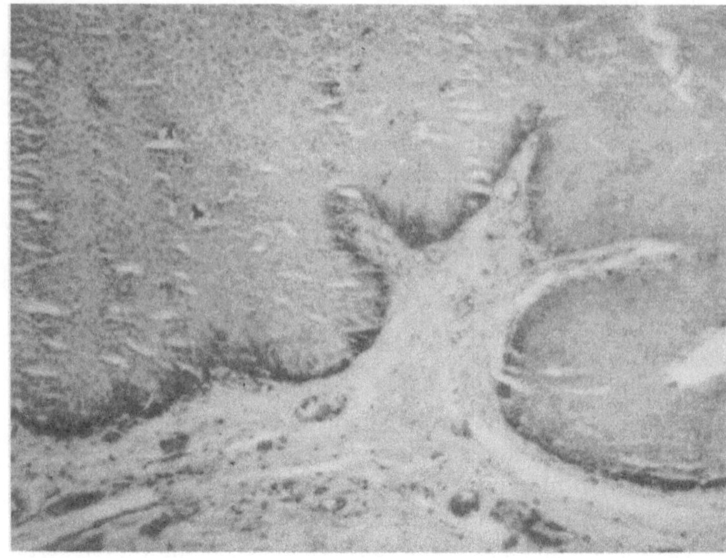

Abb. 2

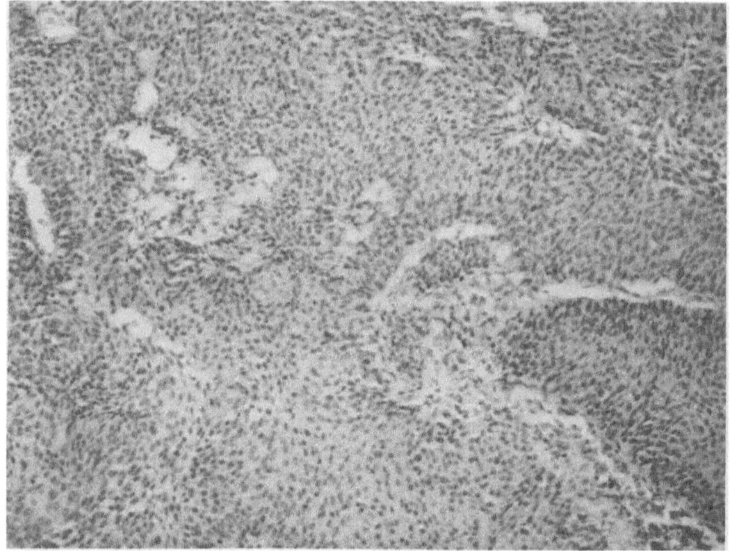

Abb. 3

Wheat Germ Lektin (WGA) färbte sowohl das normale Urothel als auch Urothelkarzinome ohne Unterschied. Vor allem zeigte die Basalmembran eine starke Reaktion.

Peanut-Lektin (PNA) ohne Vorbehandlung mit Neuraminidase zeigte eine signifikante Anfärbbarkeit sowohl in der Zellmembran als auch im Zytoplasma von schlecht differenzierten Tumoren (Abb. 3). Die Anfärbbarkeit fehlte vollkommen an normaler Blasenschleimhaut und an hoch differenzierten Tumoren. Nach Vorbe-

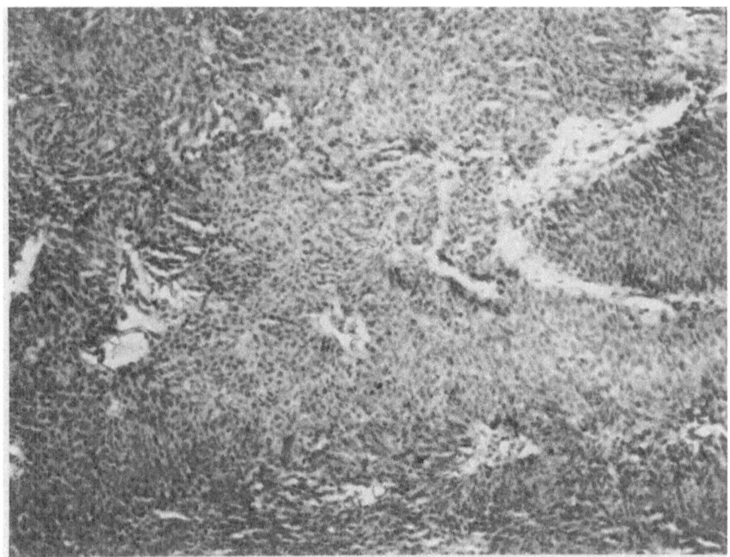

Abb. 4

handlung mit Neuraminidase konnte die Reaktion deutlich verstärkt werden (Abb. 4). 8 der Harnblasenkarzinome (alle Grad III) zeigten auch nach Vorbehandlung mit Neuraminidase keine Reaktion mit PNA. Ricinus communis Lektin I und II (RCA) band sich an oberflächliche Zellagen von normalem Urothel und zeigte eine starke Anfärbbarkeit, vor allem bei undifferenzierten Tumoren. Dies galt sowohl für RCA I als auch für RCA II, die sich in ihrem Molekulargewicht unterscheiden.

Concanavalin A (Con-A) band sich an basale und oberflächliche Zellagen von normalem Urothel, wohingegen Blasenkarzinome eine starke Anfärbbarkeit in allen Tumoranteilen zeigte.

Diskussion

Unsere Studie demonstriert, daß Lektine histochemisch spezifisch mit normalem Urothel und Urothelkarzinomen reagieren. Dieses bestätigt die Ergebnisse von Alroy (1982), der die Lektinbindung normaler Blasenmukosa untersuchte. Ulex europeus-Lektin zeigte eine spezifische Bindung von Patienten der Blutgruppe 0 und Dolichos biflorus-Lektin bei Patienten der Blutgruppe A. Dies trifft vor allem für die normale Blasenschleimhaut zu. Beim Blasenkarzinom geht diese Bindung verloren. UEA und DBA könnten so dazu benutzt werden, die Expression von Blutgruppenantigenen als Ersatz für konventionelle Antisera in histologischen Schnitten zu untersuchen. Die klinische Bedeutung dieser Untersuchungen für das Blasenkarzinom wurde bereits in einer Vielzahl von Publikationen, vor allem im Hinblick auf den Erythrozytenadhärenz-Test untersucht (Bergmann 1978; Decenzo 1975; Limas 1979).

UEA wird bereits vielfach benutzt, um H-Antigene in Gewebsschnitten von Patienten der Blutgruppe 0 festzustellen (auch Emmot 1979; Richie 1981). Vor allem in Verbindung mit der Peroxidasemethode ist die Anwendung von UEA spezifisch und hat sich bewährt.

Bisher hat sich das Peanut-Lektin (PNA) als Marker beim Mammakarzinom gezeigt (Newman 1979; Danguy 1983). Cooper (1982) fand zusätzlich eine Bindung dieses Lektins vermehrt beim Dickdarmkarzinom. Vom Peanut-Lektin ist bekannt, daß es Galaktose-Beta-N-Acetylgalactosamin bindet, ein Kohlenhydrat, das für die antigene Determinante des T (=Thomson-Friedenreich) Antigens verantwortlich ist. Normalerweise ist das T-Antigen von einer terminalen Sialinsäure maskiert. Eine Behandlung mit Neuraminidase legt kryptisches T-Antigen frei (Klein 1978; Reißner 1979).

Unsere Ergebnisse beim Harnblasenkarzinom decken sich mit den Resultaten von Summers (1983) und Coon (1982). Sie fanden, daß sich ohne vorausgehende Behandlung mit Neuraminidase PNA-bindende Strukturen beim Harnblasenkarzinom feststellen lassen. Wie in unserer Untersuchung zeigte sich die PNA-Bindung hauptsächlich bei Grad III-Harnblasenkarzinomen und wurde in normaler Harnblasenmukosa nicht gefunden. Das Ergebnis der Studie von Summers (1983) war, daß die Expression von normalerweise kryptisch vorhandenem T-Antigen bei nicht infiltrierenden Blasenkarzinomen einhergeht mit einer schlechten Prognose. Die histochemische Untersuchung der Bindung von PNA könnte, vor allem bei oberflächlichen Harnblasenkarzinomen in der Klinik eine zusätzliche therapeutische Entscheidungshilfe bedeuten.

Zabel (1983) gelang es, mit Hilfe von Radiojod markiertem Peanut-Lektin im Mäuse-Tumor-Modell Tumoren im Radioimaging zu lokalisieren. RCA I, RCA II und Con A zeigten eine starke Bindung bei schlecht differenzierten Blasenkarzinomen. Obwohl diese 3 Lektine sich zu einem kleineren Prozentsatz auch an normales Urothel banden, könnten sie von therapeutischem Interesse sein: Ricinus communis Lektine wegen ihrer ausgeprägten Toxizität (Olsnes 1976) Con-A als Träger einer zytotoxischen Substanz als „Immunotoxin“ (auch Kitao 1977).

Unsere Untersuchungen haben gezeigt, daß histochemisch Veränderungen des Lektinbindungsmusters beim Harnblasenkarzinom im Vergleich zu normalem Urothel sich nachweisen lassen. Dies gibt Hinweise für funktionelle Zellmembranveränderungen, die bei der Tumorentstehung stattfinden. Es sollte betont werden, daß mit Ausnahme von PNA keine streng tumorspezifische Bindung beim Urothelkarzinom beobachtet werden konnte. Die Histochemie mit Lektinen scheint aber vor allem im Hinblick auf die Glykoproteinsynthese eine hilfreiche Methode zur besseren Charakterisierung dieser Tumoren zu sein.

Literatur

Alroy J, Szoka FC, Heany A, Ucci AA (1981) Lectins as a probe for carbohydrate residues in non-neoplastic urothelium of human urinary bladder. J Urol 128:189

Bergman S, Javadpour N (1978) The cell surface antigen A, B or 0 (H) as an indicator of malignant potential in stage A bladder carcinoma. J Urol 119:49

Bischof W, Burk K, Aumüller G (1983) Histochemical determination of PNA-binding sites in normal and malignant human prostatic tissues. Eur J Cell Biol [Suppl] 4:4

Coon J, Weinstein JRS, Summers J (1982) Blood group precursor T antigen expression in human urinary bladder carcinoma. Am J Clin Pathol 77:692
Cooper HS (1982) Peanut lectin in binding sites in large bowel carcinoma. Lab Invest 47:383
Danguy A, Leclerq G, Devleeschouwer N, Henson JC (1983) Peanut lectin as a marker of estrogen hormone receptions in breast cancer. Europ J Cell Biol [Suppl] 4:5
Davidsohn I (1972) Tissue antigens A, B and H in health and disease. Hematology 6:172
Decenzo JM, Howard P, Irish CE (1975) Antigenic deletion and prognosis of patients with Stage A transitional bladder carcinoma. J Urol 114:874
Emmot RC, Jaradpour N, Bergman SM, Soares T (1979) Correlation of the cell surface antigens with stage and grade in cancer of the bladder. J Urol 121:37
Hsu SM, Raine L (1982) Versatility of biotin labelled lectins and avidin-biotin-peroxidase complex for localization of carbohydrate in time section. J Histochem Cytochem 30:157
Inbar M, Ben-Bassat H, Sanders L (1972) Membrane changes associated with malignancy. Nature 236:3
Kitao T, Hattori K (1977) Concanavalin A as a carrier of dlaunomycin. Nature 265:81
Klein PJ, Newman RA, Müller P, Uhlenbruck G, Schäfer HE, Lennartz KJ, Fischer R (1978) Histochemical methods for the determination of Thomsen-Friedenreich antigen in cell suspensions and tissue sections. Klin Wochenschr 56:761
Klein P, Osmers R, Vierbuchen M, Ortmann M, Konia J, Uhlenbruch G (1981) The importance of lectin binding sites and carcinoembryonic antigen with regard to normal, hyperplastic adenomatous and carcinomatous colonic mucosa. Recent Results Cancer Res 79:1
Limas C, Lange P, Fraley EE, Vesella R (1979) A, B, H antigens in transitional cell tumors of the urinary bladder, correlation with the clinical course. Cancer 44:2099
Lis H, Sharon N (1977) Lectins: Their chemistry and application in immunology. Antigens, vol 4, p 429
Newman RA, Klein PJ, Rudland PS (1979) Binding of peanut lectin to breast epithelium, human carcinomas and a cultured rat mammary cell line: Use of the lectin as as marker of differentiation. J NCI 63:1339
Olsnes S, Sandwig K, Refsnes K, Fodstad Ö, Pihl A (1976) Binding and upstake of the toxic lectins abrin vicin by mammalian cell. In: Brodshow (ed) Surface membrane receptors, interface between cells and their environment, New York, p 179
Rapin AM, Burger MM (1974) Tumor cell surfaces: general alterations detected by agglutinations. Cancer Res 20:1
Reisner L, Rosenthal E, Sharon N, Rannot B (1979) Interaction of peanut lectin with normal human lymphocytes and with leukemic cells. Proc Natl Acad Sci USA 76:447
Richie JP, Sap WT (1981) Further observation on the specific red cell adherence test: effects of radiation therapy. J Urol 125:493
Roth J, Neupert G, Thors K (1975) Interaction of Lens culinaris lectin concanavalin A, ricinus communis and wheat germ agglutinin with the cell surface of normal and transformed rat liver cells. Exp Pathol 10:309
Sela BA, Lis H, Sharon D (1970) Different locations of carbohydrate-containing sites in the surface membrane of normal and transformed mammalian cell. J Membr Biol 3:267
Summers JC, Coon JS, Ward RW, Folor WH, Miller AW, Weinstein RS (1983) Prognosis in carcinoma of the urinary bladder based upon tissue blood group ABH and Thomsen-Friedenreich Status and karyotype of the initial tumor. Cancer Res 43:934
Zabel PL, Nonjaim AA, Shysh A (1983) Radioiodinated peanut lectin as a diagnostic tumour localizing agent for the detection of tumours with the Thomsen-Friedenreich determinant disaccoride. Eur J Cell Biol [Suppl] 4:21

X. Harnblasenkarzinom

Modifikation der Urothelkarzinogenese durch Proliferationsstimulation *

E. KUNZE[1] und H. PACHA[1]

Zusammenfassung

In der vorliegenden tierexperimentellen Untersuchung wurde der Frage nachgegangen, ob durch eine Proliferationsstimulation des Urothels die Tumorentwicklung in der Harnblase modifiziert wird. Zur Proliferationsstimulation der Harnblasenschleimhaut wurde bei Ratten eine partielle Cystektomie (Drittelresektion der Harnblase) durchgeführt. Als Karzinogen wurde N-Methyl-N-Nitrosoharnstoff (MNU) verwandt, welcher ohne enzymatische Aktivierung nach spontanem Zerfall direkt carcinogen auf das Urothel wirkt. Das MNU wurde in einer einmaligen Dosis von 7,5 mg/kg Körpergewicht zum Zeitpunkt der höchsten Proliferationsaktivität der reparativ regenerierenden Harnblasenschleimhaut 45 h postoperativ intravesikal appliziert. Nach einer Versuchszeit von 20 Monaten wiesen 14 von 42 partiell cystektomierten Ratten (=33,3%) Urotheltumoren in der Harnblase auf. Davon hatten 3 Tiere mehr als 1 Tumor in der Blase entwickelt. Bei 2 Ratten konnte ein Nierenbeckenkarzinom und bei einem weiteren Tier ein Ureterpapillom nachgewiesen werden. Bei den Kontrolltieren mit einer intakten, proliferationskinetisch ruhenden Harnblase (sog. TG_0-Blase) war die Tumorinzidenz um etwa die Hälfte geringer. Dabei hatten sich bei 8 von 45 Ratten (= 17,8%) jeweils solitäre urotheliale Blasentumoren ausgebildet. Bei einer weiteren Ratte war ein Papillom im Ureter aufgetreten. Die durchgeführten Experimente haben gezeigt, daß die Entwicklung MNU-induzierter Harnblasentumoren durch eine partielle Cystektomie mit konsekutiver Proliferationsstimulation des Urothels beträchtlich gefördert wird.

Einleitung

Karzinogene entfalten ihre Wirkung vor allem an proliferierenden Zellen. Dieses Phänomen kann im wesentlichen damit erklärt werden, daß die DNS-Synthesephase gegenüber karzinogenen Noxen besonders sensitiv ist. Die erhöhte Empfindlichkeit DNS-synthetisierender Zellen ist darauf zurückzuführen, daß sich karzinogene Metabolite bevorzugt während der Reduplikationsphase an die DNS binden, diese schädigen und damit die Initiation der Karzinogene auf molekularer Basis einleiten (Literaturübersicht vgl. von Lancker 1977; O'Connor 1981). Als wichtige Voraussetzung für eine anschließende Tumorentwicklung müssen die initiierten transformier-

---

* Mit finanzieller Unterstützung der Deutschen Forschungsgemeinschaft (Ku 410/3-3)
1 Zentrum Pathologie der Universität Göttingen, Robert-Koch-Str. 40, D-3400 Göttingen

Experimentelle Urologie
Hrsg. v. R. Harzmann et al.

ten Zellen proliferieren, damit die carcinogenbedingte Alteration der DNS auch auf die Tochterzellen übertragen werden kann.

Nachdem die Karzinogenese am Urothel bisher im wesentlichen an der initial ruhenden, normalerweise regenerationsstabilen Harnblase (Literaturübersicht vgl. Kunze 1979) untersucht worden ist (Literaturübersicht vgl. Skrabanek und Walsh 1981), wurde in den vorliegenden Tierexperimenten der Frage nachgegangen, ob durch eine Proliferationsstimulation des Urothels die Tumorentwicklung in der Harnblase modifiziert wird. Zur Proliferationsstimulation wurde eine partielle Cystektomie durchgeführt, die eine intensive reparative Regeneration am Urothel der Restharnblase auslöst (Kunze et al. 1979; Kunze et al. 1981). Eine partielle und subtotale Cystektomie ist nicht nur für die Grundlagenforschung von Interesse, sondern sie spielt auch in der Klinik bei der Behandlung von Blasentumoren seit langem eine bedeutsame Rolle (Marshall 1957; Baker et al. 1958; Vahlensieck 1971; Staehler und Völter 1973; Literaturübersicht vgl. Whitmore 1975). Als Karzinogen wurde N-Methyl-N-Nitrosoharnstoff verwandt, welcher bei intravesikaler Instillation ohne metabolische Aktivierung nach spontanem Zerfall lokal direkt karzinogen auf das Urothel wirkt (Hicks und Wakefield 1972; Hicks et al. 1975; Hicks und Chowaniec 1977; Hicks 1980).

Material und Methodik

Tiermaterial

Als Versuchstiere dienen pathogenfreie, erwachsene weibliche Wistarratten aus einer Tierzuchtanstalt mit einem Ausgangsgewicht zwischen 180 und 200 g. Je 5 Ratten wurden in Plastikkäfigen unter standardisierten Bedingungen gehalten (Temperatur zwischen 22 und 23° C; Luftfeuchtigkeit zwischen 50–60%; künstliches Licht in einem 12stündigen Tag-Nacht-Rhythmus). Die Versuchstiere hatten freien Zugang zum Trinkwasser und wurden mit einem kommerziellen standardisierten Futter ernährt.

Partielle Cystektomie

Zur Proliferationsstimulation der Harnblasenschleimhaut wurde eine partielle Cystektomie durchgeführt (Einzelheiten vgl. Kunze et al. 1979). Hierzu wurde in kombinierter Ketanest- und Rompun-Narkose das kraniale Drittel der Harnblase nach vorausgegangener Entleerung entfernt und das Restorgan mit einstülpenden Nähten verschlossen. Die intra- und postoperative Letalität war gering. Das Einlegen eines Katheters war nicht notwendig, da die Ratten nach kurzer Zeit spontan urinierten.

Versuchsgruppen

Die Versuchstiere wurden in zwei Gruppen eingeteilt (s. Tabelle 1):

Gruppe 1. Bei 70 Ratten wurde eine Drittelresektion der Harnblase durchgeführt. Zum Zeitpunkt der höchsten Proliferationsaktivität des reparativ regenerierenden Urothels 45 h postoperativ wurde den Versuchstieren N-Methyl-N-Nitrosoharnstoff

Tabelle 1. Inzidenz N-Methyl-N-Nitrosoharnstoff-induzierter Urotheltumoren in der intakten, proliferationsstabilen und in der partiell resezierten (Drittelresektion), prolifertionsstimulierten Harnblase der Ratte

	Partiell resezierte Harnblase (Gruppe 1)	Intakte Harnblase (Gruppe 2)
Versuchsdauer (Monate)	20	20
Effektive No. von Ratten	42	45
No. von Ratten mit Tumoren (Tumorinzidenz)	14=33,3%	8=17,8%
No. von Ratten mit mehreren Tumoren	3	0

(MNU) in einer Einzeldosis von 7,5 mg/kg Körpergewicht intravesikal mit einem Spezialkatheter aus Kunststoff verabreicht. Das wasserlösliche Karzinogen wurde den Tieren in Rompun- und Ketanest-Narkose in physiologischer Kochsalzlösung (pro Instillation 0,2 ml) mit einem pH-Wert von 7 appliziert. Die Karzinogenlösung wurde unmittelbar vor Gebrauch angesetzt, da das MNU durch eine hohe spontane Zerfallsrate (Halbwertszeit bei pH 7 und 20 °C: 1,2 h; vgl. Druckrey et al. 1967) gekennzeichnet ist. Um eine Einwirkungsdauer des Karzinogens von 1 Stunde zu garantieren, wurde die Harnröhre während dieses Zeitraums mit einer kleinen Metallklammer abgeklemmt.

Gruppe 2. 70 Ratten mit einer intakten, proliferationskinetisch ruhenden, sog TG_0-Harnblase dienten als Kontrollen. Ihnen wurde MNU in der gleichen Dosis und Applikationsart wie den partiell cystektomierten Ratten der 1. Gruppe intravesikal appliziert.

Histologische Auswertung

Die Versuchszeit betrug für beide Gruppen 20 Monate. Die Harnblase, beide Nieren einschließlich der Nierenbecken und beide Ureteren wurden in Paraffin eingebettet und in zahlreiche histologische Stufenschnitte aufgearbeitet. Bei der Auswertung wurde die Inzidenz ausschließlich vollentwickelter Tumoren ermittelt. Die urothelialen Tumoren der Harnblase wurden nach der WHO-Klassifikation für menschliche Blasentumoren (Mostofi 1973) typisiert. Auf eine Registrierung von Urothelhyperplasien wurde verzichtet, da häufig nicht sicher zu entscheiden war, ob es sich dabei um echte präneoplastische oder nur um persistierende reaktive Läsionen handelte.

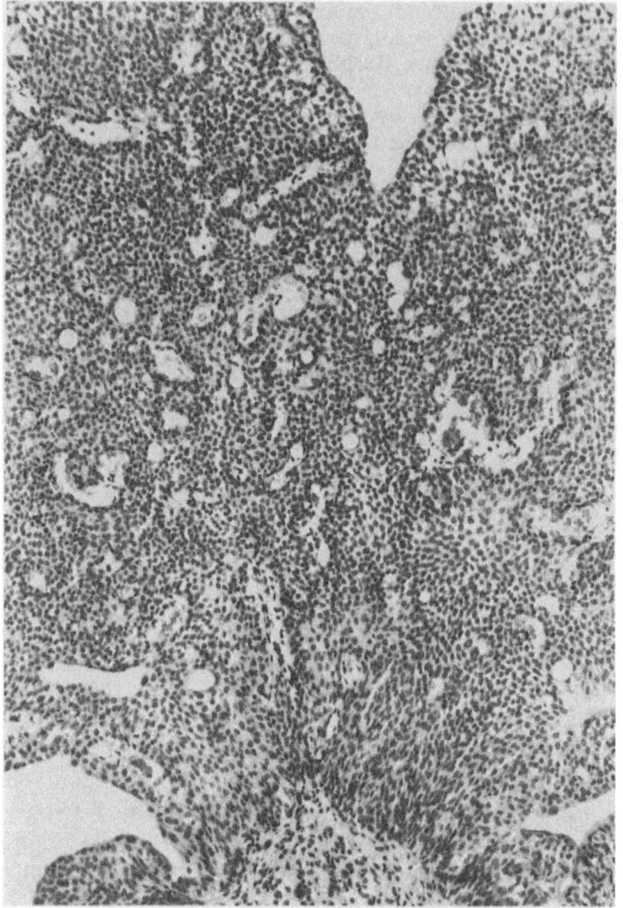

Abb. 1. Nicht-invasives, zellreiches papilläres Transitionalzellkarzinom (Grad 1) der partiell resezierten Harnblase. Am unteren Bildrand Anteile der nicht-infiltrierten Lamina propria. Hämalaun; Vergrößerung: ×75

Ergebnisse

Tumorinzidenz nach partieller Cystektomie (Gruppe 1)

Von den ursprünglich angesetzten 70 Ratten überlebten 42 den 20monatigen Versuch. Die übrigen Versuchstiere waren wenige Wochen postoperativ an einer interkurrenten Pneumonie oder nach längerer Versuchszeit in einigen Fällen an einer schweren beidseitigen chronisch-rezidivierten Pyelonephritis verstorben. Bei 1 Tier, welches nicht in die Statistik aufgenommen wurde, hatte sich ein großes Konkrement in der Harnblase ausgebildet. Die ehemalige Resektionszone der Blase ließ sich in der Regel gut an der Vernarbung der Wandung und der Abflachung der normalerweise gefältelten Schleimhaut erkennen.

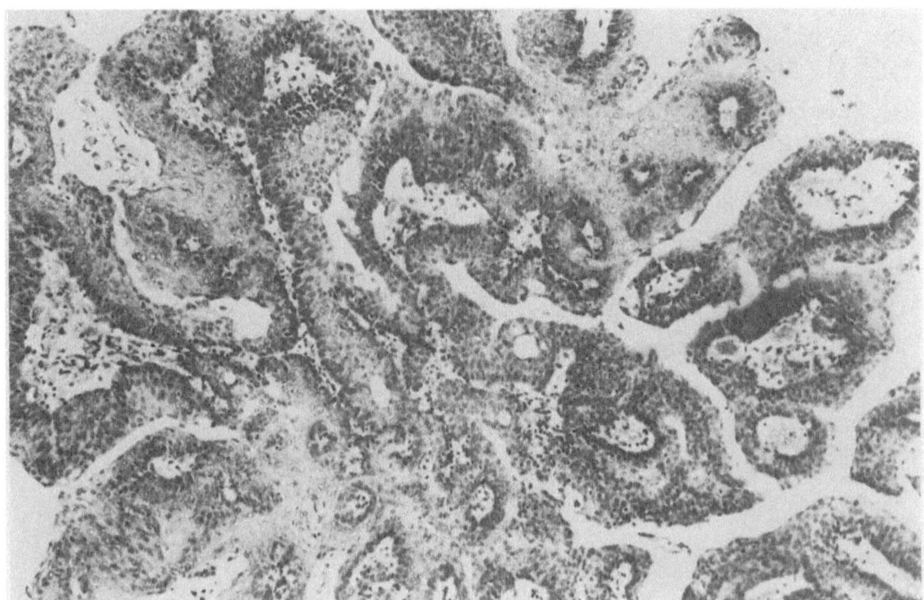

Abb. 2. Papilläres Transitionalzellkarzinom (Grad 1) in einer partiell resezierten Harnblase mit Plattenepithelmetaplasie. Hämalaun; Vergrößerung: ×75

Bei 14 der 42 überlebenden Versuchstiere (=33,3%) konnte in der Harnblase ein Urotheltumor nachgewiesen werden (Tabelle 1). Davon hatten 3 Ratten jeweils 2 Tumoren an verschiedenen Stellen der Harnblase unabhängig voneinander entwikkelt. Die Tumoren waren bei den verschiedenen Tieren unsystematisch über die gesamte Blase ohne bevorzugte Lokalisation im Operationsbereich verteilt. Bei 4 Tieren war der Tumor so ausgedehnt, daß er die gesamte Harnblase ausfüllte und diese stark aufgetrieben hatte. Histologisch konnten 8 nichtinvasive papilläre Transitionalzellkarzinome Grad 1 (Abb. 1), 3 nicht-invasive Transitionalzellkarzinome Grad 2 und 1 invasiv wachsendes, nicht-papilläres (solides) Transitionalzellkarzinom Grad 3 diagnostiziert werden. 5 Ratten hatten Papillome entwickelt. Ein großer Teil der Urotheltumoren zeigt fokal eine Plattenepithelmetaplasie (Abb. 2), nicht selten mit ausgeprägter Verhornung. Lymphogene oder hämatogene Metastasen waren bei keinem Tier nachweisbar.

Fast alle Ratten zeigten eine diffuse mittel- bis hochgradige, z.T. auch papilläre Hyperplasie des Urothels der Harnblase. Dabei handelt es sich wahrscheinlich um reaktive persistierende Hyperplasien, die durch unspezifische toxische Wirkungen des MNU bedingt sind oder auf die stattgefundene partielle Cystektomie zurückzuführen sind (vgl. Kunze et al. 1979). Bei einigen Tieren war eine leichte chronische Urocystitis und Pyelonephritis ausgebildet.

Bei 1 Tier konnte ein kleines solitäres Papillom im Ureter festgestellt werden (Abb. 3). Dieses Tier hatte keine weiteren Tumoren im übrigen Harnwegstrakt entwickelt. Bei 2 Ratten (=5%) war jeweils einseitig im Nierenbecken ein ausgedehn-

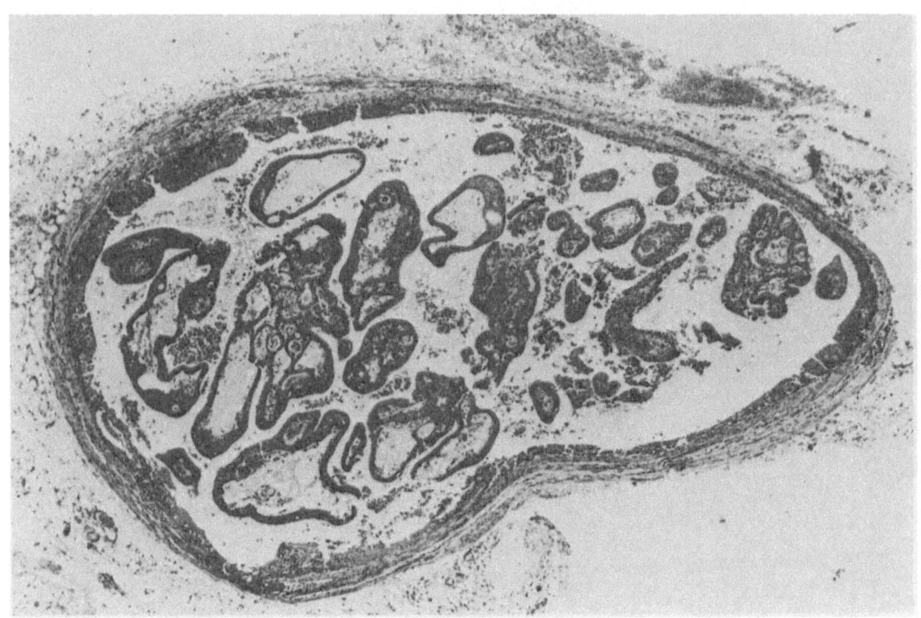

Abb. 3. Transitionalzellpapillom des Ureters. Hämalaun; Vergrößerung: ×30

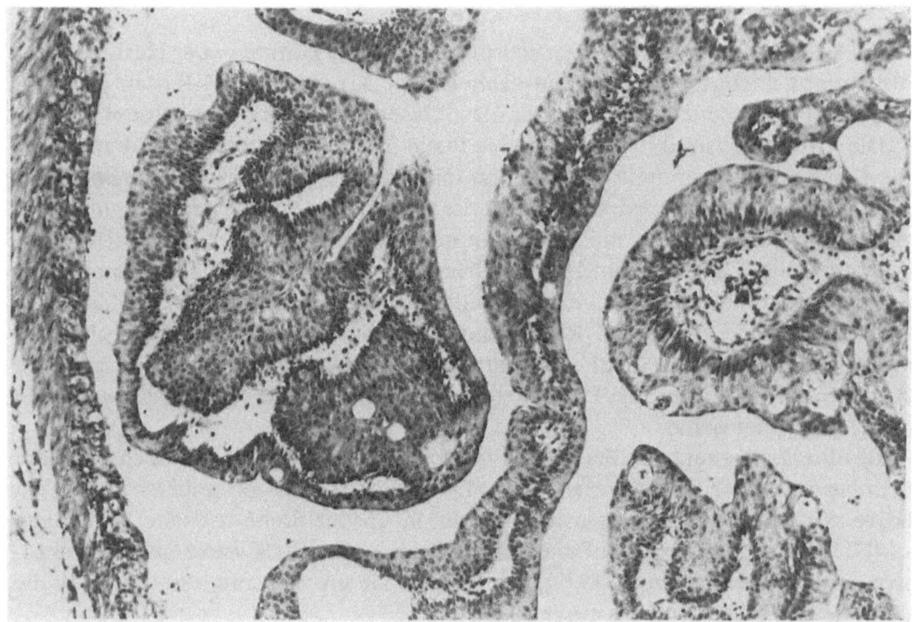

Abb. 4. Anteile eines papillären Transitionalzellkarzinoms des Nierenbeckens nach partieller Cystektomie. Am linken Bildrand Anteile des Nierenbeckens. Hämalaun-Eosin; Vergrößerung: ×75

tes, invasiv wachsendes teils papilläres, teils solides Transitionalzellkarzinom aufgetreten (Abb. 4). Bei 1 dieser beiden Tiere war zusätzlich ein Transitionalzellkarzinom in der Harnblase nachweisbar.

Tumorinzidenz bei den Kontrolltieren (Gruppe 2)

In der Kontrollgruppe überlebten 45 der 70 ursprünglich angesetzten Versuchstiere. Bei den vor Versuchsende verstorbenen Ratten konnten als Todesursachen interkurrente respiratorische Infekte oder eine beidseitige chronisch-rezidivierte Pyelonephritis festgestellt werden. Bei 8 Tieren (= 17,8%) war jeweils ein solitärer Urotheltumor in der Harnblase induziert worden (Tabelle 1); bei 2 von ihnen füllte der Tumor die gesamte Harnblase aus. Die Tumorinzidenz war damit bei den Kontrolltieren um etwa die Hälfte geringer als bei den partiell cystektomierten Ratten. Histologisch fanden sich 4 nicht-invasive papilläre Transitionalzellkarzinome Grad 1, 1 nichtinvasives papilläres Transitionalzellkarzinom Grad 2 und 3 Papillome. Auch in dieser Gruppe war ein großer Teil der Urotheltumoren durch eine fokale, z. T. verhornende Plattenepithelmetaplasie gekennzeichnet. Bei 1 weiteren Tier wurde ein solitäres Ureterpapillom nachgewiesen. Nierenbeckenkarzinome hatten sich nicht entwickelt. Einige der ausgewerteten Tiere wiesen eine leichte chronische Cystitis und Pyelonephritis auf.

Diskussion

Das in unserem Arbeitskreis neu konzipierte und proliferationskinetisch analysierte tierexperimentelle Modell der partiellen Cystektomie (Kunze et al. 1979; Kunze et al. 1981) hat sich als gut geeignet erwiesen, die Bedeutung einer Proliferationsstimulation für die Initiation, Promotion und Modifikation der Tumorentwicklung in der Harnblase zu untersuchen. Nach Drittelresektion der Harnblase steigt der ^{3}H-Thymidin-Markierungsindex des physiologischerweise sehr langsam regenerierenden Urothels bereits 15 Stunden postoperativ im Operationsbereich sehr rasch an und erreicht nach 45 Stunden mit 25% seinen maximalen Wert, wie autoradiographische Untersuchungen gezeigt haben (Kunze et al. 1979). Dies bedeutet eine Steigerung der Proliferationsaktivität gegenüber Kontrollurothel um fast das 200fache. Im eigentlichen Stumpfbereich wurde der höchste Markierungsindex mit 10,1% bereits 25 Stunden postoperativ ermittelt.

In Übereinstimmung mit den Untersuchungen von Hicks und Mitarbeitern (Hicks und Wakefield 1972; Hicks et al. 1975; Hicks und Chowaniec 1977; Hicks 1980) konnten wir mit einer einmaligen intravesikalen Gabe einer sehr niedrigen Dosis (7,5 mg/kg Körpergewicht) von MNU in einem relativ hohen Prozentsatz Harnblasentumoren bei der Ratte induzieren. Damit stellt das MNU das potenteste, heute bekannte experimentelle Urothelcarcinogen dar. Es wirkt ohne metabolische Aktivierung nach spontanem Zerfall lokal karzinogen auf das Urothel ein, wobei relativ genau bekannt ist, nach welchem Zeitraum das karzinogen wirksame Zerfallsprodukt für eine Initiation der Karzinogenese zur Verfügung steht (Druckrey et al. 1967). Der wesentliche Nachteil von MNU besteht darin, daß es bei einigen Versuchstieren wahrscheinlich aufgrund unspezifischer toxischer Nebenwirkungen zu einer Harnwegsentzündung führt, die den Kanzerisierungsprozeß überlagern und möglicherweise beeinflussen kann.

Die durchgeführten Untersuchungen haben gezeigt, daß die Entwicklung MNU-induzierter Harnblasentumoren nach einer initialen Proliferationsstimulation des Urothels durch eine partielle Cystektomie gefördert wird. Die Tumorinzidenz war bei Ratten mit einer partiell resezierten, proliferierenden Harnblase etwa doppelt so hoch (33,3%) als bei den Kontrolltieren (17,8%) mit einer intakten, proliferationskinetisch ruhenden Blase. Für eine Förderung der Urothelkarzinogenese spricht auch der Befund, daß bei einigen partiell cystektomierten Ratten multifokale Tumoren in der Blase aufgetreten waren, während die nicht-operierten Kontrollen jeweils nur einen solitären Tumor aufwiesen. Überraschenderweise hatten etwa 5% der Tiere mit einer partiellen Cystektomie Nierenbeckenkarzinome entwickelt, die offensichtlich durch einen Reflux der instillierten karzinogenhaltigen Lösung entstanden sind. Dieser Befund erscheint besonders interessant, da es bisher nur wenige Möglichkeiten gibt, Nierenbeckenkarzinome im Tierexperiment zu induzieren (Literaturübersicht vgl. Hard 1976).

Unsere Befunde über die Modifikation der MNU-initiierten Karzinogenese am Urothel durch eine partielle Cystektomie stehen mit analogen Kanzerisierungsuntersuchungen an der Leber nach Proliferationsstimulation durch eine partielle Hepatektomie im Einklang. Auch an diesem Modell wurde eine Förderung der Karzinogenese beobachtet. So konnten bei der Ratte nach einer Zweidrittelresektion der Leber durch einmalige oder kontinuierliche Applikation verschiedener chemischer Karzinogene Tumoren induziert werden, die am intakten, normalerweise regenerationsstabilen Organ nicht auftraten (Warwick 1967; Chernozemski und Warwick 1970; Marquardt et al. 1970; Craddock 1971; Craddock 1973; Craddock und Frei 1974; Literaturübersicht bei Warwick 1971; Craddock 1976; Rabes 1979). Untersuchungen von Rabes und Mitarbeitern an der partiell resezierten, reparativ regenerierenden Leber nach Synchronisation des Proliferationsablaufes durch Hydroxyharnstoff haben dabei gezeigt, daß sich Tumoren besonders dann entwickeln, wenn ein Karzinogen gezielt in die DNS-Synthesephase verabreicht wird (Literaturübersicht vgl. Rabes 1979).

In vorausgegangenen tierexperimentellen Untersuchungen zur Bedeutung einer Proliferationsstimulation für die Urothelkarzinogenese wurde eine Hemmung der Entwicklung N-Butyl-N-(hydroxybutyl)-Nitrosamin (BBN)-induzierter Harnblasentumoren nach partieller Cystektomie bei Ratten beobachtet (Kunze et al. 1983). Allerdings wurde in diesen Experimenten das Karzinogen nicht in einer Einzeldosis, sondern in drei fraktionierten Dosen zu verschiedenen Zeitpunkten der erhöhten Proliferationsaktivität oral verabreicht. Die partiell cystektomierten Ratten wiesen bei dieser Versuchsanordnung nach Applikation einer hohen Karzinogendosis etwa um die Hälfte weniger Tumoren in der Harnblase (Tumorinzidenz: 27,4%) als die Kontrolltiere mit einer intakten, proliferationskinetisch ruhenden Blase (Tumorinzidenz: 48,1%) auf. Nach Verabreichung einer niedrigen Karzinogengesamtdosis hatten sich bei den Tieren mit einer teilresezierten Harnblase sogar um ein Fünftel weniger Tumoren (Tumorinzidenz: 2,6%) als bei den Kontrolltieren (Tumorinzidenz: 12,6%) entwickelt.

Die Diskrepanz zwischen den vorliegenden und den früher erhobenen Befunden zur Urothelkarzinogenese an der proliferationsstimulierten Harnblase kann zur Zeit nicht schlüssig erklärt werden. Es wird jedoch vermutet, daß die unterschiedlichen Versuchsergebnisse durch eine differente Wirkungsweise der beiden angewandten Karzinogene zustande kommen. So muß das oral zugeführte BBN zunächst schrittweise in der Leber metabolisiert werden (Literaturübersicht vgl. Druckrey 1975; Okada et al. 1975). Die entstandenen Intermediärmetabolite erreichen dann erst auf dem Blutweg die Harnblase, wo sie von urothelialen Hydroxylasen zum eigentlichen karzinogenen Endmetaboliten abgebaut werden (Druckrey et al. 1964; Okada und Suzuki 1972; Hashimoto et al. 1972; Blattmann und Preussmann 1964; Literaturübersicht bei Druckrey 1975; Okada et al. 1975). Die früher beobachtete Inhibition der Tumorentwicklung in der proliferationsaktivierten Harnblase (Kunze et al. 1983) könnte darauf zurückzuführen sein, daß nach einer Teilresektion das verbleibende Resturothel nicht ausreicht bzw. die neu gebildeten, reparativ regenerierten Urothelzellen noch zu wenig differenziert sind, um die Intermediärprodukte des BBN weiter zu metabolisieren (vgl. Kunze et al. 1983). Eine andere Erklärungsmöglichkeit besteht darin, daß die Initiation der Karzinogenese durch DNS-Repariermechanismen verhindert wird. Für diesen Mechanismus sprechen Befunde an anderen Experimentalmodellen, wonach gleichzeitig mit einer Stimulation der replikativen de-novo DNS-Synthese die Repariervorgänge um ein Vielfaches gesteigert werden (Darzynkiewicz 1971; Scudiero et al. 1976; Lavin und Kidson 1977; Sirover 1979; Gombar et al. 1981; Pegg et al. 1981; Rabes et al. 1982).

Das intravesikal applizierte MNU wirkt im Gegensatz zum BBN ohne den Umweg einer metabolisch-enzymatischen Aktivierung nach raschem spontanem Zerfall durch Alkylierung direkt lokal karzinogen auf das Urothel ein. Dies bedeutet, daß nach Verabreichung von MNU die Karzinogenese sofort und intensiv initiiert wird. Der unterschiedliche Aktivierungs- bzw. Einwirkungsmechanismus von MNU und BBN könnte zur Folge haben, daß ihre karzinogenen Wirkungen in verschieden sensitiven Phasen der proliferationsstimulierten Urothelzellen zum Tragen kommen. Dabei ist in Rechnung zu stellen, daß während der verschiedenen Phasen des Generationszyklus – insbesondere während der DNS-Synthesephase – Initiationsmechanismen einerseits und Repariervorgänge andererseits miteinander konkurrieren, und es somit wahrscheinlich entscheidend vom Einwirkungszeitpunkt eines Karzinogens abhängt, ob eine Tumorinduktion stattfindet oder nicht. Wir erwarten uns deshalb detailliertere Aufschlüsse zur Bedeutung einer Proliferationsstimulation für die Initiation, Promotion und Modifikation der Tumorentwicklung in der Harnblase von weiteren Untersuchungen über eine mögliche Zellzyklusspezifität der Urothelkarzinogenese.

Literatur

Baker RB, Kelly T, Tehant T, Putnam C, Beaugard E (1958) Subtotal cystectomy and total bladder regeneration in treatment of bladder cancer. JAMA 168:1178–1185

Blattmann L, Preussmann R (1974) Biotransformation von carcinogenen Dialkylnitrosaminen. Weitere Urinmetaboliten von Di-n-butyl- und Di-n-pentyl-nitrosamin. Z Krebsforsch 81:75–78

Chernozemski IN, Warwick GP (1970) Liver regeneration and induction of hepatomas in B6AF mice by urethan. Cancer Res 30:2685–2690

Craddock VM (1971) Liver carcinomas induced in rats by single administration of dimethylnitrosamine after partial hepatectomy. J Natl Cancer Inst 47:899–905

Craddock VM (1973) Induction of liver tumours in rats by a single treatment with Nitrosocompounds given after partial hepatectomy. Nature 245:386–388

Craddock VM (1976) Cell proliferation and experimental liver cancer. In: Linsell CA, Warwick CP (eds) Liver cell cancer. Elsevier, Amsterdam, New York, Oxford, p 152–201

Craddock VM, Frei JV (1974) Induction of liver cell adenoma in the rat by a single treatment with N-methyl-N-nitrosourea given at various times after partial hepatectomy. Br J Cancer 30:503–511

Darzynkiewicz Z (1971) Radiation-induced DNA synthesis in normal and stimulated human lymphocytes. Exp Cell Res 69:356–360

Druckrey H (1975) Chemical carcinogenesis on N-nitroso derivates. Gann 17:107–132

Druckrey H, Preussmann R, Ivankovic S, Schmidt CH, Mendel HD, Stahl KW (1964) Selektive Erzeugung von Blasenkrebs an Ratten durch Dibutyl- und N-Butyl-N-butanol-(4)-nitrosamin. Z Krebsforsch 66:280–290

Druckrey H, Preussmann R, Ivankovic S, Schmähl D (1967) Organotrope carcinogene Wirkungen bei 65 verschiedenen N-Nitroso-Verbindungen an BD-Ratten. Z Krebsforsch 69:103–201

Gombar CT, Katz EJ, Magee PN, Sirover MA (1981) Induction of DNA repair enzymes uracil DNA glycosylase and 3-methyladenine DNA glycosylase in regenerating rat liver. Carcinogenesis 2:595–599

Hard GC (1976) Tumours of the kidney, renal pelvis and ureter. In: Turusov VS (ed) Pathology of tumours in laboratory animals. International agency for research on cancer (World Health Organization). Lyon, p 73–102

Hashimoto Y, Suzuki E, Okada M (1972) Induction of urinary bladder tumors in ACI/N rats by butyl(3-carboxyl-propyl)nitrosamine, a major urinary metabolite of butyl(4-hydroxybutyl) nitrosamine. Gann 63:637–638

Hicks RM (1980) Multistage carcinogenesis in the urinary bladder. Br Med Bull 36:39–46

Hicks RM, Chowaniec J (1977) The importance of synergy between weak carcinogens in the induction of bladder cancer in experimental animals and humans. Cancer Res 37:2943–2949

Hicks RM, Wakefield JSJ (1972) Rapid induction of bladder cancer in rats with N-methyl-N-nitrosourea. I. Histology. Chem Biol Interact 5:139–152

Hicks RM, Wakefield JSJ, Chowaniec J (1975) Evaluation of a new model to detect bladder carcinogens or co-carcinogens; results obtained with saccharin, cyclamate and cyclophosphamide. Chem Biol Interact 11:225–233

Kunze E (1979) Development of urinary bladder cancer in the rat. Curr Top Pathol 67:145–232

Kunze E, Albrecht H, Wöltjen H-H, Schauer A (1979) Die reparative Regeneration des Rattenurothels nach partieller Cystektomie und ihre Bedeutung für die Carcinogenese. J Cancer Res Clin Oncol 95:159–175

Kunze E, Wöltjen H-H, Nehm FI, Schauer A (1981) Cell cycle kinetics of regenerating cells of the rat urinary bladder after partial cystectomy. Virchows Arch (Cell Pathol) 38:117–125

Kunze E, Wöltjen H-H, Niemann U (1983) Inhibitory effect of partial cystectomy on experimental carcinogenesis in the urinary bladder. J Cancer Res Clin Oncol 106:123–129

Lavin MF, Kidson C (1977) Repair of ionizing radiation induced DNA damage in human lymphocytes. Nucleic Acids Res 4:4015–4022

Marquardt H, Sternberg SS, Philips FS (1970) 7,12-dimethylbenzanthracene and hepatic neoplasia in regenerating rat liver. Chem Biol Interact 2:401–403

Marshall V (1957) The choice of surgical therapy for epithelial neoplasms of the urinary bladder. Br J Urol 29:228–231

Mostofi FK (1973) Histological typing of urinary bladder tumours. International histological classification of tumors. World Health Organization Geneva No. 10

O'Connor PJ (1981) Interaction of chemical carcinogens with macromolecules. J Cancer Res Clin Oncol 99:167–186

Okada M, Suzuki E (1972) Metabolism of butyl-(4-hydroxybutyl)nitrosamine in rats. Gann 63:391–392

Okada M, Suzuki E, Aoki J, Liyoshi M, Hashimoto Y (1975) Metabolism and carcinogenicity of N-butyl-N-(4-hydroxybutyl)-nitrosamine and related compounds, with special reference to induction of urinary bladder tumors. Gann 17:161–176

Pegg AE, Perry W, Bennett RA (1981) Affect of partial hepatectomy on removal of 0^6-methylguanine from alkylated DNA by rat liver extracts. Biochem J 197:195–201

Rabes HM (1979) Proliferative Vorgänge während der Frühstadien der malignen Transformationen. Verh Dtsch Ges Pathol 63:18–39

Rabes HM, Wilhelm R, Kerler R, Rode G (1982) Dose and cell cycle-dependent 0^6-methylguanine elimination from DNA in regenerating rat liver after ^{14}C dimethylnitrosamine injection. Cancer Res 42:3814–3821

Scudiero D, Norin A, Karran P, Strauss B (1976) DNA excision-repair deficiency of human peripheral blood lymphocytes treated with chemical carcinogens. Cancer Res 36:1397–1403

Sirover MA (1979) Induction of the DNA repair enzyme uracil-DNA glycosylase in stimulated human lymphocytes. Cancer Res 29:2090–2095

Staehler W, Völter D (1973) Die operative Behandlung des Blasencarcinoms. Urologe [Ausg A] 12:50–54

Vahlensieck W (1971) Zur sogenannten „offenen Regeneration" nach subtotaler Harnblasenresektion bzw. Zystoprostatektomie. Z Urol Nephrol 64:491–501

Van Lancker JL (1977) DNA injuries, their repair and carcinogenesis. Curr Top Pathol 64:65–127

Warwick GP (1967) Covalent binding of metabolites of tritiated 2-methyl-4-dimethylaminoazobenzene to rat liver nucleic acids and proteins, and the carcinogenicity of the unlabelled compound in partially hepatectomised rats. Eur J Cancer Clin Oncol 3:227–233

Warwick GP (1971) Effect of the cell cycle on carcinogenesis. Fed Proc 30:1760–1765

Whitmore WF (1975) Total cystectomy. In: Cooper EH, Williams RE (eds) The biology and clinical management of bladder cancer. Blackwell Scientific Publications, Oxford London Edinburgh Melbourne, p 193–227

Uric Acid Lithiasis and Proliferative Changes in the Rat Urinary Bladder After Portacaval Anastomosis

D. M. A. WALLACE[1], D. ACKERMANN[2], B. DAVIS[1] and W. H. HARTMANN[2]

Introduction

A reliable technique for performing a portacaval anastomosis in the rat was first developed by Lee and Fisher (1961) and this experimental model has since become popular for the study of the physiological disturbances involving multiple organ systems that occur following this procedure (Herz et al. 1972; Lee et al. 1974). Uric acid lithiasis following portacaval anastomosis was first reported by Herz et al. (1972) and the defect in uric acid metabolism was later investigated by Lauterburg et al. (1977), though this was only in male rats. Heine et al. (1979) reported that hyperplastic changes progressing to dysplasia and invasive carcinoma occurred in the urothelium of the upper and lower tracts of all of 91 rats subjected to a portacaval anastomosis. This finding was confirmed by Duy et al. (1981), and Grun et al. (1982) showed that a modification of the procedure whereby the pancreaticoduodenal vein was left to supply blood to the liver prevented any urothelial neoplastic or hyperplastic changes developing.

This experimental model is therefore of interest to the urologist as it can produce pan-urothelial tumours without using exogenous carcinogens and the disorders of hepatic function and blood flow may be used to detect and study the metabolism of urothelial pro-carcinogens. This study was therefore performed in order to assess the effects of a portacaval anastomosis on urothelial proliferative changes and uric acid stone formation in both male and female rats.

Materials and Methods

Male and female specific pathogen free Sprague-Dawley rats were bought from a commercial supplier (Süddeutsche Tierversuchfarm, Tuttlingen). Using fentanyl/fluanisone anaesthesia supplemented by ether a complete end-to-side portacaval anastomosis was performed under an operating microscope. The pancreaticoduodenal vein was routinely divided. The animals were housed under standard conditions and were fed on a diet of Altromin 1324 and tap water ad libitum.

The animals were sacrificed at intervals up to 46 weeks and any animal that had lost more than 50% of its operative weight was sacrificed. At post-mortem the bladder was distended with 10% buffered formalin and excised. The bladder was carefully transilluminated in order to detect the presence of either stones or a fine sand

1 Department of Urology, St. Bartholomew's Hospital, GB-London
2 Department of Urology, The University of Berne, Anna-Seiler-Haus, CH-3010 Berne

Experimentelle Urologie
Hrsg. v. R. Harzmann et al.

Table 1. Post mortem findings in the bladder after portacaval anastomosis. All 'tumours' were papillary hyperplasias without evidence of carcinoma

	Portacaval anastomosis	
	Male	Female
Number	21	18
Normal bladders	12	17
Sand	2	1
Stones	11	0
'Tumours'	8	0

in the bladder which might be missed when the bladder was sectioned. The bladders were then bisected, examined under a dissecting microscope and sectioned and stained for light microscopy. The larger stones were sent for chemical analysis.

Results

Fourty-one animals (21 male and 18 female) survived the operation and the first month post-operatively and were available for study. 21 animals survived for more than 30 weeks and 7 for more than 40 weeks. The findings in the bladder are summarised in Table 1. 12 of the male rats had normal bladders both macroscopically and microscopically. 11 had stones and 2 had a fine sand in the bladder. 8 of these animals had tumours, defined as a space occupying lesion on macroscopic examination, which on histology were all papillary hyperplasias without any evidence of carcinoma. There were no hyperplastic lesions in the animals that did not have stones or sand in the bladder. Of the 18 female rats only one had a fine sand in the bladder and there was no histological abnormality in any of their bladders. 6 male and 5 female rats survived for 38–46 weeks without any histological abnormality in the bladder.

At post-mortem the portacaval anastomoses were all patent and there was no sign of significant collateral circulation developing. The livers all showed atrophic changes. No abnormalities were found in the upper urinary tracts. The stones that had formed in the bladders were shown to be made of uric acid.

Discussion

All the "tumours" that occurred in this study were papillary hyperplasias without any dysplasia or invasive carcinoma and these were found only in male rats with stones in the bladder. These proliferative changes can all be accounted for by the irritative effect of the calculus on the bladder urothelium. This is in contrast to the findings of Duy et al. (1981) and Heine et al. (1979) who found that hyperplastic changes occurred in all animals by four months and that invasive cancers occurred within one year. To account for these differences in results it will be necessary to compare all the details of the experimental procedure including the strain of animals used, the anaesthetic technique, the exact operative procedure, particularly ligation of the pancreaticoduodenal vein and the size of the anastomosis (Bismuth et al. 1965), the conditions under which the animals were kept and in particular the diet. These details are not always readily available from the reports. Of all these factors it is likely that differences in the diet may explain the complete absence of hyperplastic or neoplastic changes occurring in our animals in the absence of stone formation. Certain diets may contain previously unrecognised urothelial pro-carcinogens which reach the urothelium in an active form either as a result of the hepatic damage or altered blood flow or both. It will be important for subsequent studies on portacaval anastomosis and urothelial carcinogenesis to establish if this is the case.

The above mentioned studies on uric acid stone formation and urothelial carcinogenesis following portacaval anastomosis all used male rats only. In this study there was a marked difference in stone formation between male and female rats. The lack of uric acid stone formation in the female rats may be due to the higher levels of uricase activity in the livers of female rats (Leeling and Lata 1965). The female is also less susceptible to urothelial carcinogenesis using butyl-(4-hydroxybutyl)-nitrosamine (Bertram and Craig 1972) and it would therefore be of interest to compare the different incidences of urothelial proliferation and carcinogenesis in male and female rats in those centres that have reported the production of urothelial cancers following portacaval anastomosis.

The rat with a portacaval anastomosis is a complex model system with widespread metabolic disturbances as well as a major alteration in splanchnic blood flow. The fact that some centres have shown that this results in urothelial carcinogenesis whereas we have failed to confirm this requires further study. These findings will be relevant to all studies on experimental carcinogenesis and may also be relevant to the increasing numbers of patients who are surviving long term following portacaval anastomosis.

References

Bertram JS, Craig AW (1972) Specific induction of bladder cancer in mice by Butyl-(4-hydroxybutyl)-nitrosamine and the effect of hormonal modifications on the sex difference in response. Eur J Cancer Clin Oncol 8:587

Bismuth H, Csillag MJ, Benhamou JP, Fauvert R (1965) L'anastomose porto-cave chez le rat normal: Influence du calibre de l'anastomose. Rev Fr Etud Clin Biol 10:1087

Duy N, Yamaguchi Y, Prabhudesai M, Babb J, Gans H (1981) Cancer of the bladder in the portacaval shunted rat. Gastroenterology 80:1331

Grun M, Richter E, Heine WD (1982) Renal bile acid excretion as a cause of neoplastic lesions in the urinary tract after total portacaval shunt in the normal rat? Hepatogastroenterology 29:232–235

Heine WD, Grun M, Rasenack U, Liehr H (1979) Präneoplastische und neoplastische Urothelveränderungen nach portocavaler Anastomose der Ratte. Histologische und autoradiographische Befunde. Verh Dtsch Ges Pathol 63:517

Herz R, Sautter V, Bircher J (1972a) Fortuitous discovery of urate nephrolithiasis in rats subjected to portacaval anastomosis. Experientia 28:27–28

Herz R, Sautter V, Robert F, Bircher J (1972b) The Eck fistula rat: Definition of an experimental model. Eur J Clin Invest 2:390–397

Lauterburg B, Sautter V, Herz R, Colombo JP, Roch-ramel F, Bircher J (1977) J Lab Clin Med 90:92–100

Lee SH, Fisher B (1961) Portacaval shunt in the rat. Surgery 50:668–672

Lee SH, Chandler JG, Broelsch CE, Flamant YM, Orloff MJ (1974) Porta-systemic anastomosis in the rat. J Clin Res 17:53–73

Leeling J, Lata GF (1965) Sex difference in rat liver uric acid metabolism. Endocrinology 77:1075–1084

Bacteriological Determination of the Mutagenic Activities in Human Urine: Methodological Aspects and Experiences

E. MOHTASHAMIPUR [1], K. NORPOTH [1] and M. HEGER [1]

Introduction

Since the early studies of Durston and Ames in 1974, the Salmonella oxygenase test (Ames et al. 1973b) and the bacterial fluctuation tests (Gatehouse and Delow 1979; Green et al. 1977) have been extended for the detection of mutagenic metabolites of the environmental carcinogens in urine of man and laboratory animals (Aeschbacher and Ruch 1982; Commoner et al. 1974; Durston and Ames 1974; Falck et al. 1980; Gibson et al. 1983; Kriebel et al. 1983; Legator et al. 1975; McCann and Ames 1975; Norpoth 1984). Histidine-requiring mutants of Salmonella typhimurium which revert to prototrophy by a variety of mutagens are used to detect mutagenic activity in the urine of patients receiving chemotherapeutic agents and workers exposed to various mutagens.

Although detection of the mutagenic compounds and their metabolites from human urine is well established (McCann and Ames 1975; Yamasaki and Ames 1977), analysis of the mutagenicity of urine is complicated by several technical problems (Gibson et al. 1983; McCann and Ames 1975; Venitt et al. 1984; Yamasaki and Ames 1977):

1. Urine concentrates contain significant amounts of histidine which has been reported to be trapped in part in the XAD-2 resin-bed (Falck et al. 1980; Gibson et al. 1983; Yamasaki and Ames 1977) giving rise to significantly increased number of spontaneous revertants (Gibson et al. 1983; Yamasaki and Ames 1977).
2. Exposure to cigarette smoke containing several known mutagens and carcinogens (Ames et al. 1977; Doorn et al. 1979; Heinonen et al. 1983; Hoffmann and Brunnemann 1983; Schmelz et al. 1974), interferes with the results. Although detection of the mutagens from the smoker's urine is an established simple technique (Yamasaki and Ames 1977), it has not been possible to present a relative ratio between mutagenicity level of the smoker's urine and the number of the cigarettes consumed (Jaffe et al. 1983).
3. Presumably on the basis of the latter mentioned problem, some investigators have tried to correlate increase in mutagenicity of the smoker's urine to creatinine excretion (Doorn et al. 1979; Falck 1982; Jaffe et al. 1983), although we demonstrate here that such a correlation results in decrease of the mutagenicity when urine samples from light smokers are compared with those from heavy smokers.
4. Fractionations of the smoker's urine for classification of the most responsible mutagenic metabolites of the smoke have not been completed yet.

1 Institut für Hygiene und Arbeitsmedizin des Universitätsklinikums, Hufelandstr. 55, D-4300 Essen

Experimentelle Urologie
Hrsg. v. R. Harzmann et al.

To overcome the mentioned problems, we have tried to modify the test systems so as to obtain more reliable results.

Methodological Aspects

The extraction method of Yamasaki and Ames (Yamasaki and Ames 1977) was followed carefully except for the following slight changes:

When 100 ml urine loaded onto the resin-bed passed the column, the bed was washed with 1.5 ml distilled water so as to remove the residual urine and histidine. This amount of water washed the bed and most of it, but not all, left the column. To remove the rest of the aqueous phase which kept the bed wet, 40 ml methanol (instead of 10 ml acetone) was loaded onto the column, without prior use of nitrogen. The first few drops leaving the column (light in color as the remaining aqueous phase) were discarded and the rest (dark brown) were collected and evaporated by the previously described method (Yamasaki and Ames 1977). To determine whether there was any histidine trapped in the column or in the dried urine concentrate, the following methods were employed in several control assays:

1. Two separate samples were taken from a 24 h urine before and after passing through the resin-bed, and a third sample was the 10 ml H_2O used as aqueous eluant after loading urine onto the resin. These 3 samples were analyzed for quantitative determination of the free histidine by Biotronic Amino Acid Analyzer LC6001.
2. Two separate samples were taken from a 24 h urine before and after passing through the resin-bed, and a third sample was the 10 ml H_2O used to rinse the dried urine concentrate. These 3 samples were analyzed for free histidine as mentioned above.

Fractionations of the smoker's dried urine concentrate were done using Sephadex LH-20 which has affinity for adsorption of aromatic and cyclic compounds.

The following modifications were also employed in the mutagenicity test-system: For the Ames test, $1–2 \times 10^8$ bacteria/ml was used instead of $2–3 \times 10^9$/ml and the liver homogenates were prepared after induction of liver enzymes by a single i.p. injection (500 mg/kg) of Clophen A50 into each 30-g male $B_6C_3F_1$ mouse. For the fluctuation test, the histidine content of the microtitre fluctuation test system (Gatehouse and Delow 1979) was reduced to 1 ng/ml of the final solution and number of bacteria/ml was also reduced from 4×10^6 to 1×10^5 in the final reaction mixture.

Results and Conclusion

Contrary to the findings of some investigators (Falck et al. 1980; Gibson et al. 1983; Yamasaki and Ames 1977), our quantitative measurements of the histidine residue of the urine samples in the chromatography columns (Table 1) render unlikely the possibility for histidine interference in the mutagenicity assays. This conclusion is further supported by the results of our mutagenicity assays on the urine con-

Table 1. Determination of the histidine content of the urine samples during the XAD-2 urine concentrate preparations

Urine sample	Histidine Content (nmol/50 µl)			
	Before loading onto the resin-bed	After passing through the column	Residue in resin A[a]	Residue in resin B[b]
1	3.18	3.73	0.08	–
2	55.21	55.18	0.03	–
3	35.92	35.54	0.38	–
4	10.02	11.06	–1.04	–
5	44.90	45.37	–0.46	–

[a] Determined by subtraction of the data obtained before and after passing the sample through the resin-bed.
[b] Determined by automatic amino acid analyzer.

centrates of the nonsmokers (Table 2). Although a slight but significant increase in the spontaneous mutation frequency of the bacterial tester strains in the presence of about 8% remaining histidine in the urine concentrates has been reported by Yamasaki and Ames (1977), we could not confirm this conclusion since the detectable remaining histidine, in our laboratory, was always much less than 1–2% (Table 1).

The bacterial microtitre fluctuation assay is also reported to be affected by the presence of about 2.4 nmol histidine residue/ml equivalent of urine (Gibson et al. 1983) rendering urinary mutagenicity assays impossible. This was also not supported by our results (Fig. 1). Furthermore, since tripling the histidine content of the test medium (from 1 ng/ml to 3 ng/ml) does result in a significant increase ($p=0.05$) in spontaneous mutations (data not shown), the conclusion of Gibson et al. (1983) detecting 2.4 nmol histidine residue/ml urine probably reflects methodological difficulties in their laboratory.

The fact that there are inter-occupational differences in urinary creatinine excretion levels (Doorn et al. 1981; Falck et al. 1980; Legator et al. 1975) and that it might be a tool for determining exposure to thioether compounds such as mercapturic acids (Doorn et al. 1979), should not lead to the false conclusion that the mutagenicity level of the smoker's urine should be statistically calculated on the basis of the creatinine excretion level, as some investigators do (Falck 1982, Falck et al. 1980, Jaffe et al. 1983). Adlkofer and colleagues (Adlkofer et al. 1984) have recently reported the results of their investigations on the correlation between urinary creatinine concentration of cigarette smokers and the number of cigarettes smoked per day. On the basis of these results, creatinine excretion decreases significantly with increasing numbers of cigarettes smoked (Adlkofer et al. 1984). While Adlkofer et al. (1984) represent the data showing inhalation of 10 cigarettes or less results in a more creatinine excretion than smoking 20 or more, van Doorn et al. (1979) claim that the persons smoking up to 10 cigarettes a day do not show a significant increase in their urinary mutation frequency when compared with non-smokers, although

Table 2. Mutagenic activities of the urine concentrates of 3 non-smokers during 6 continuous days when they smoked 5 cigarettes/person only on the 6th day, and 3 smokers who smoked 17–20 cigarettes/day for 5 continuous days, in the Salmonella/oxygenase test employing *Salmonella typhimurium TA98*

Non-Smokers						
Volunteer	Fold increase in mutagenicity vs. control					
	At the non-smoking days prior to smoking					At the smoking day:
	1st day	2nd day	3rd day	4th day	5th day	6th day
A	0.02	0.1	0.1	0.09	0.06	3.4
B	0.1	0.1	0.2	0.2	0.2	3.1
C	0.09	0.2	0.1	0.00	0.2	2.9

Smokers					
Volunteer	Fold increase in mutagenicity vs. control				
	At the 5 days smoking period				
	1st day	2nd day	3rd day	4th day	5th day
A	3.2	3.4	3.8	5.2	3.4
B	3.5	3.0	3.6	3.7	3.6
C	3.1	3.2	3.3	3.4	3.3

they calculate the mutation frequencies on the basis of the creatinine level. Contrary to the findings of van Doorn et al. (1979) we show that mutagenic activities in the urine of smokers who smoke even 5 cigarettes a day are highly distinguishable from those found in urine of the non-smokers (Table 2). In the other hand, there are very few differences between the urinary mutagenicity level of heavy smokers and light smokers (Table 2) although the latter ones excrete more creatinine in their urine (Adlkofer et al. 1984).

We are now in the process of comparing mutagenic activities of light and heavy smoker's urine concentrates fractionated into different polycyclic aromatic hydrocarbons (PAHs), including 4–6 ring PAHs which have been shown in our preliminary investigations, to be more responsible for the detected mutagenicities than the other PAHs (data not shown).

Most papers published on the basis of the results of urinary mutagenicity testing should be reevaluated as no one has yet presented definitive data showing complete removal of the interfering histidine. As outlined before, we are now able to perform such mutagenicity investigations on urine in the absence of histidine interference, even in the bacterial microtitre fluctuation assay which is much more sensitive to the histidine elevation than the Ames test. The remaining problem is the dose response

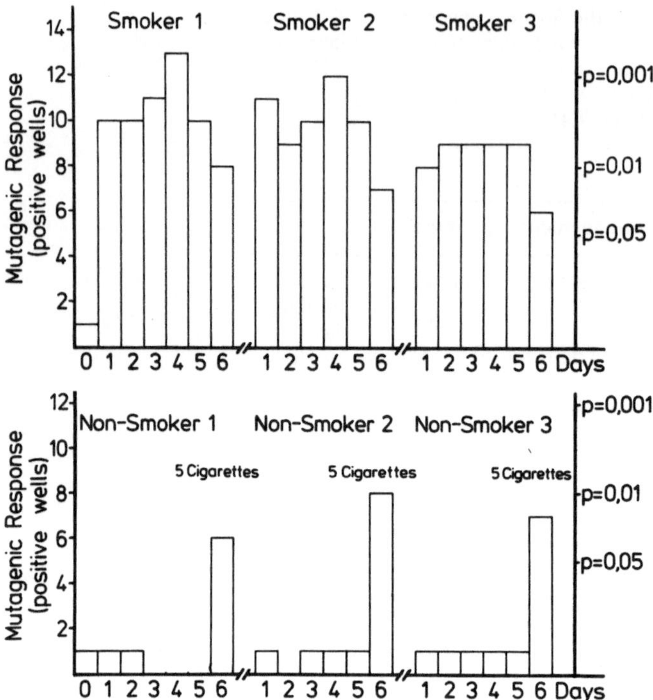

Fig. 1. Mutagenic responses of the urine concentrates of 3 non-smokers during 6 continuous days when they smoked 5 cigarettes/person only on the 6th day, and 3 smokers who smoked 17–20 cigarettes/day for 6 continuous days, in the microtitre bacterial fluctuation test employing Salmonella typhimurium TA1538

relationship of the mutagenic activities in the smokers' urine which is not linear. To resolve this, testing fractionated urine samples into the 4–6 ring polycyclic aromatic hydrocarbons may lead to such a linear dose response, as indicated in our preliminary results.

References

Adlkofer F, Scherer G, von Hees U, Sünkeler X (1984) Urinary hydroxyproline excretion in smokers, non-smokers and passive smokers. Proceedings of the Conference on the: Effects of indoor air pollution with special reference to Nitrosamine-oxides and smoking. Tokai University, Lyngby/Denmark, Jan. 26–27

Aeschbacher HU, Ruch E (1982) Urine-mediated Ames test: interactions. Mutat Res 103:127–131

Ames BN, Durston WE, Yamasaki E, Lee FD (1973 a) Carcinogens are mutagens: a simple test system combining liver homogenates for activation and bacteria for detection. Proc Natl Acad Sci USA 70:2281–2285

Ames BN, Lee FD, Durston WE (1973 b) An improved bacterial test system for the detection and classification of mutagens and carcinogens. Proc Natl Acad Sci USA 70:782–786

Ames BN, McCann J, Yamasaki E (1977) Methods for detecting carcinogens and mutagens with the Salmonella/mammalian-microsome mutagenicity test. In: Kilbey BJ, Legator M, Nichols W, Ramel C (eds) Handbook of mutagenicity test procedures. Elsevier Scientific Publishing Co., Amsterdam, N.Y., Oxford, pp 1–17

Commoner B, Vithayathil AJ, Henry JI (1974) Detection of metabolic carcinogen intermediates in urine of carcinogen-fed rats by means of bacterial mutagenesis. Nature 249:850–852

Doorn R van, Bos RP, Leijdekkers CM, Wagenaas-Zegers MAP, Theuws JLG, Henderson PT (1979) Thioether concentration and mutagenicity of urine from cigarette smokers. Int Arch Occup Environ Health 43:159–166

Doorn R van, Leijdekkers CM, Bos RP, Brouns RM, Henderson PT (1981) Enhanced excretion of thioethers in urine of operators of chemical waste incinerators. Br J Ind Med 38:187–190

Durston WE, Ames BN (1974) A simple method for the detection of mutagens in urine: studies with the carcinogen 2-Acetylaminofluorene. Proc Natl Acad Sci USA 71:737–741

Falck K (1982) Urinary mutagenicity caused by smoking. In: Sorsa M, Vainio H (eds) Progress in Clinical and Biological Research. Vol. 109, New York, Alan R. Liss Inc., pp 387–400

Falck K, Sorsa M, Vainio H (1980) Mutagenicity in urine of workers in rubber industry. Mutat Res 79:45–52

Gatehouse DG, Delow GF (1979) The development of a "microtitre®" fluctuation test for the detection of indirect mutagens, and its use in the evaluation of mixed enzyme induction of the livers. Mutat Res 60:239–252

Gibson JF, Baxter PJ, Hedworth-Whitty RB, Gompertz D (1983) Urinary mutagenicity assays: a problem arising from the presence of histidine associated growth factors in XAD-2 preparaed urine concentrates, with particular relevance to assays carried out using the bacterial fluctuation test. Carcinogenesis 4:1471–1476

Green MHL, Bridges BA, Rogers AM, Horspool G, Muriel WJ, Bridges JW, Fry JR (1977) Mutagen screening by a simplified bacterial fluctuation test: use of microsomal preparations and whole liver cells for metabolic activation. Mutat Res 48:287–294

Heinonen T, Kytöniemi V, Sorsa M, Vainio H (1983) Urinary excretion of thioethers among low-tar and medium-tar cigarette smokers. Int Arch Occup Environ Health 52:11–16

Hoffmann D, Brunnemann KD (1983) Endogenous formation of N-Nitrosoproline in cigarette smokers. Cancer Res 43:5570–5574

Jaffe RL, Nicholson WJ, Garro AJ (1983) Urinary mutagen levels in smokers. Cancer Lett 20:37–42

Kriebel D, Commoner B, Bolinger D, Bronsdon A, Gold J, Henry J (1983) Detection of occupational exposure to genotoxic agents with a urinary mutagen assay. Mutat Res 108:67–79

Legator MS, Connor TH, Stoeckel M (1975) Detection of mutagenic activity of Metronidazole and Nitridazole in body fluids of human and mice. Science 178:118–119

McCann J, Ames BN (1975) The detection of mutagenic metabolites of carcinogens in urine with Salmonella microsom test. Ann NY Acad Sci 269:21–25

Norpoth K (1984) Grundlagen der Prävention bösartiger Urotheltumoren. In: Bichler K-H, Harzmann R (eds) Das Harnblasenkarzinom. Springer-Verlag, Berlin Heidelberg New York Tokyo, pp 1–13

Schmeltz I, Hoffmann D, Wynder EL (1974) Toxic and tumorigenic agents in tobacco smoke: analytical methods and modes of origin. Trace Subst Environ Health 8:281–295

Venitt S, Crofton-Sleich C, Hunt J, Speechley V, Briggs K (1984) Monitoring exposure of nursing and pharmacy personel to cytotoxic drugs: urinary mutation assays and urinary platinum as markers of absorption. Lancet I:74–76

Yamasaki E, Ames BN (1977) Concentration of mutagens from urine by adsorption with the nonpolar resin XAD-2: cigarette smokers have mutagenic urine. Proc Natl Acad Sci USA 74:3555–3559

Austestung von Cytostatika an Blasenkarzinomgewebe nach Transplantation auf die Nacktmaus*

U. OTTO[1], H. HULAND[1], G. KLÖPPEL[2], H. BAISCH[3] und A. v. PALESKE[4]

Einleitung

Die Transplantation von menschlichem Karzinomgewebe auf Nacktmäuse hat unter anderem dazu beigetragen, Cytostatika auszutesten (Otto et al. 1984a; Otto et al. 1984b; Otto et al. 1985). Über die Transplantation von menschlichem Blasenkarzinomgewebe gibt es nur wenige Berichte (Sufrin et al. 1979; Matthews et al. 1982), insbesondere liegen keine längeren Verlaufsbeobachtungen vor (Fogh). Unsere Erfahrungen mit der Transplantation von menschlichem Nierenkarzinomgewebe haben gezeigt, daß eine nahezu 100%ige Angehrate der transplantierten Tumoren zu erzielen ist, daß Transplantat- und Primärtumor identisch sind, daß eine enge Korrelation zwischen Wachstumsverhalten der Tumoren auf der Nacktmaus und dem klinischen Verlauf der korrespondierenden Patienten besteht und daß Cytostatikaaustestungen auf den Patienten übertragbar sind. Dies war Voraussetzung für eine erfolgreiche patientenspezifische Tumortherapie.

Ziel dieser Arbeit ist es, die Möglichkeit der Transplantation von humanem Blasenkarzinomgewebe auf die Nacktmaus sowie die Relevanz von Cytostatikaaustestungen zu überprüfen. Hierzu interessierten die Frage der Angehrate von humanem Blasenkarzinomgewebe, die Faktoren, die die Angehrate beeinflussen, sowie die Frage, ob Primär- und Transplantattumor identisch sind. Weiterhin soll überprüft werden, welche Wachstumscharakteristik transplantierte Blasenkarzinome nach mehreren Passagierungen aufweisen, und ob eine Korrelation zwischen dem Wachstumsverhalten der transplantierten Tumoren und dem klinischen Verlauf der korrespondierenden Patienten besteht. In einer zweiten Serie soll das Ansprechen gegenüber einem Panel von chemotherapeutischen Substanzen bei transplantierten Blasenkarzinomen untersucht werden. Dabei interessiert ferner, ob sich die experimentellen Ergebnisse auf Patienten übertragen lassen, und ob sich das Ansprechen von chemotherapeutischen Substanzen in den einzelnen Passagen auf der Nacktmaus ändert.

---

* Unterstützt von der Heinrich-Warner-Stiftung, Hamburg

1 Urologische Universitätsklinik, Martinistr. 52, D-2000 Hamburg 20
2 Pathologisches Institut der Universitätsklinik, Martinistr. 52, D-2000 Hamburg 20
3 Institut für Biophysik und Strahlenbiologie der Universitätsklinik, Martinistr. 52, D-2000 Hamburg 20
4 Abteilung für Onkologie und Hämatologie der Universitätsklinik, Martinistr. 52, D-2000 Hamburg 20

Experimentelle Urologie
Hrsg. v. R. Harzmann et al.

Tabelle 1. Daten der Patienten, deren Tumor auf die Nacktmaus transplantiert wurde

Nr.	Patient	Tumor-stadium	Tumor-grad	Tumor-typ	Tumor-entnahme	Tumor-wachstum	Erfolgreiche Subpassagierung
1	RE	T2	I	TC	RC	+	+
2	HA	T1	I	TC	SA	+	+
3	RU	TA	I	TC	SA	+	+
4	KU	T2	II	TC	BT	+	+
5	SH	T3	II	PE	BT	+	+
6	FR	T3	II	TC	LK	+	+
7	RE	T2	III	TC	BT	+	+
8	FA	T2	III	TC	TUR	+	+
9	GO	T3	III	TC	TUR	+	+
10	GU	T3	III	TC	LK	+	+
11	LE	T1	I	TC	TUR	+	
12	OT	TA	I	TC	TUR	+	
13	JU	T2	II	TC	TUR	+	
14	BL	T2	III	TC	TUR	+	
15	PA	TA	I	TC	TUR		
16	BT	TA	I	TC	TUR		
17	OT	TA	I	TC	TUR		
18	PO	Ta	I	TC	SA		
19	ME	T1	II	TC	TUR		
20	LE	T2	II	TC	TUR		

TC = Transitionalzellkarzinom
RC = Radikale Cystektomie
BT = Blasenteilresektion
LK = Lymphknotenexstirpation
SA = Sectio alta
TUR = transurethrale Resektion

Material und Methodik

Patienten

Tumorgewebe von 20 Patienten mit einem Blasenkarzinom wurde auf Nacktmäuse (NMRI, Hannover) transplantiert. Das Tumorgewebe wurde entweder durch transurethrale Resektion, Blasenteilresektion, radikale Cystektomie oder Sectio alta und Tumorresektion gewonnen. Die entsprechenden Daten wie histologisches Grading, Staging sowie Art der Tumorentnahme sind in Tabelle 1 zusammengefaßt.

Transplantationstechnik: Die Transplantation von humanem Blasenkarzinomgewebe wurde wie von uns bereits früher beschrieben vorgenommen (Otto et al. 1984 a). Das Tumormaterial wurde zu Fragmenten von $3 \times 3 \times 3$ mm getrimmt und in Kulturmedium (Tm 19 U, Behring) inkubiert. Innerhalb von 40–80 Minuten nach Tumorentnahme des Primärtumors wurden die Fragmente subcutan transplantiert.

Tumorwachstum. Als erfolgreich transplantiert wurden Tumoren bezeichnet, die ein meßbares Wachstum zeigten, bei denen das explantierte Material histologisch mit dem Primärtumor identisch war und vitale Zellen enthielt und eine weitere Passagierung des Tumors gelang. Die Tumorgröße wurde wöchentlich mit einer Schubleere ausgemessen, das Volumen kalkuliert mit der Formel: Tumorlänge × (Tumorbreite)²/2.

Flußcytophotometrie und Histologie. Tumorgewebe des Primärtumors und der Transplantattumoren wurde flußcytophotometrisch, wie bereits früher ausführlich beschrieben, aufgearbeitet (Otto et al. 1984c). Zur histologischen Klassifikation der Tumoren wurde die WHO-Klassifikation benutzt (Kess). Zur histologischen Bestimmung der Proliferationsaktivität der einzelnen Tumoren wurden die Mitosen von 10 ausgewählten Gesichtsfeldern von der Peripherie des Tumors ausgezählt.

Austestung von Cytostatika

1. In einer ersten Serie wurde ein Panel von Cytostatika an transplantierten Blasenkarzinomen ausgetestet. Wir verwandten CDDP (6 und 9 mg/kg Körpergewicht pro Woche über 3 Wochen), Bleomycin (40 und 60 mg/kg Körpergewicht pro Woche über 3 Wochen), Methotrexat (40 und 60 mg/kg Körpergewicht pro Woche über 3 Wochen), Mitomycin (3,5 und 5 mg/kg Körpergewicht pro Woche über 3 Wochen), 5-FU (50 mg/kg Körpergewicht pro Woche über 3 Wochen), sowie die Kombinationen aus CDDP und 5-FU (9 und 50 mg/kg Körpergewicht pro Woche über 3 Wochen), sowie Kombinationen aus CDDP, Bleomycin und Methotrexat in 2 Dosierungen (6 mg, 30 mg, 30 mg/kg Körpergewicht pro Woche über 3 Wochen und 6 mg, 40 mg, 40 mg/kg Körpergewicht pro Woche über 3 Wochen).
2. In einer zweiten Serie wurde Tumorgewebe von 3 Patienten im Rahmen der patientenspezifischen Therapie mit einem Panel von Cytostatika behandelt (Abb. 1).
3. In einer dritten Serie wurde ein transplantiertes Blasenkarzinom in der 4. und 11. Passage mit einem Panel von Cytostatika ausgetestet.

Ergebnisse

Akzeptanzrate der Tumoren auf der Nacktmaus: Von 20 transplantierten Blasenkarzinomen gelang die erfolgreiche Etablierung bzw. serienmäßige Subpassagierung auf Nacktmäuse in 50%. Dabei zeigte sich eine deutliche Abhängigkeit der Angehrate zur Art der Tumorentnahme, dem Tumorstadium und dem Tumorgrad (Tabelle 1). Während die Angehrate von Tumoren, die durch transurethrale Resektion entnommen wurde, lediglich 18% betrug, lag sie bei Tumoren, die per Sectio alta, Blasenteilresektion, radikale Cystektomie oder Exstirpation von Lymphknotenmetastasen entnommen wurden, bei 90%.

Tumorwachstum auf der Nacktmaus: Alle transplantablen Blasenkarzinome zeigten eine Wachstumsverzögerung in den ersten Passagen. Dies war bei den Grad I- und Grad II-Tumoren besonders ausgeprägt. Es kam bei der weiteren Passagierung zu einer Akzeleration des Tumorwachstums, bis eine Tumorverdopplungszeit von ungefähr einer Woche erreicht wurde (Abb. 2).

Flußcytophotometrie und Histologie: Nach mehreren Passagen der transplantierten Blasenkarzinome veränderten sich die Zellpopulationen. In einigen Fällen traten

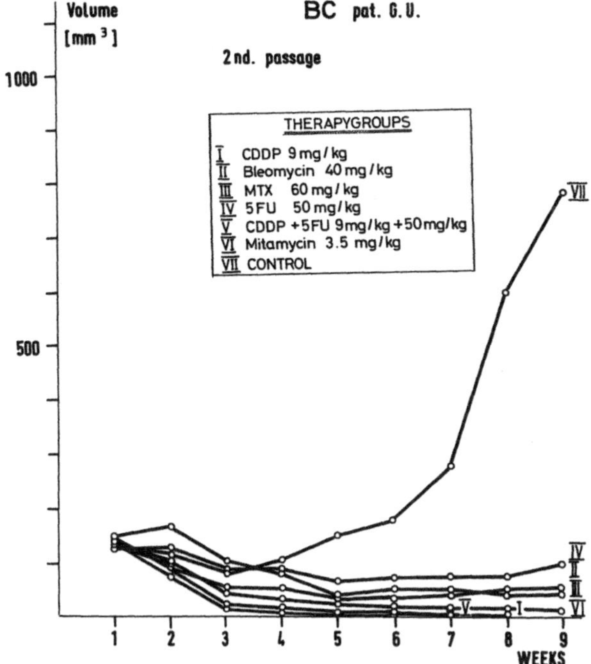

Abb. 1. Ergebnis einer patientenspezifischen Austestung des Transitionellcellkarzinoms der Blase des Pat. G. U. nach Transplantation auf die NMRI nu/nu Maus mit 6 unterschiedlichen Cytostatika

Zellinien auf, die in Originaltumoren nicht gemessen wurden. Histologisch waren Primär- und Transplantattumor identisch, die Mitosenaktivität nahm jedoch deutlich zu. Dies war bei den Grad I- und Grad II-Tumoren besonders auffällig.

Austestung von Cytostatika

1. Die transplantierten Blasenkarzinome sprachen unterschiedlich auf Cytostatika an. Bei 7 mit einem Panel von Cytostatika ausgetesteten Tumoren waren 4 unterschiedliche Cytostatika jeweils am effektivsten.
2. Bei drei der im Rahmen der patientenspezifischen Therapie ausgetesteten Tumoren zeigte bei einem Tumor das Bleomycin, bei den anderen die Kombination aus CDDP und 5-FU die beste antitumorale Aktivität. Bei den korrespondierenden Patienten waren die klinischen Ergebnisse analog (2 komplette Remissionen, 1 stable disease).
3. Bei der Austestung des Blasenkarzinoms der Patientin K.U. war die antitumorale Wirkung für das gleiche Cytostatikum in der 4. und 11. Passage unterschiedlich. Während z.B. mit dem Methotrexat in der 4. Passage in der Dosierung von 60 mg/kg Körpergewicht pro Woche eine komplette Tumorreduktion erzielt wurde, konnte in der 11. Passage mit dem Methotrexat in gleicher Dosierung keine Wachstumsreduzierung erzielt werden (Abb. 3).

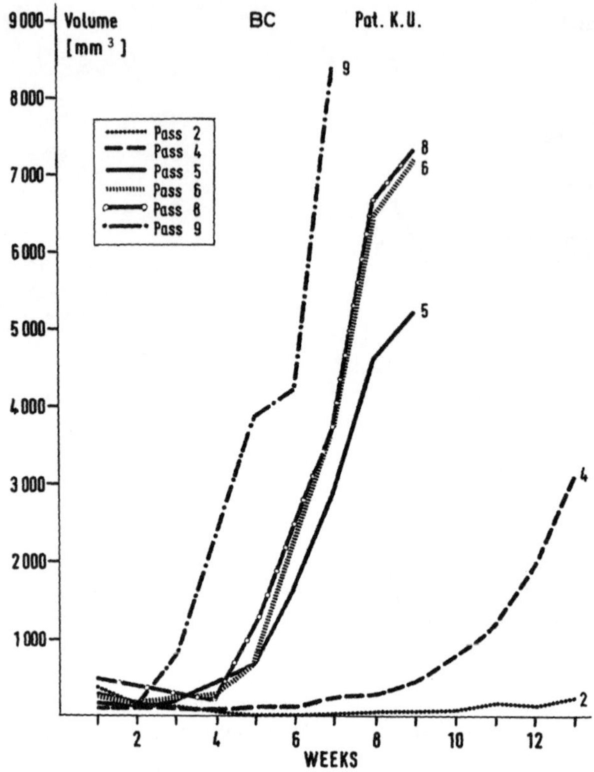

Abb. 2. Tumorwachstum des Transitionellcellkarzinoms der Blase der Pat. K. U. in unterschiedlichen Passagen auf der NMRI nu/nu Maus

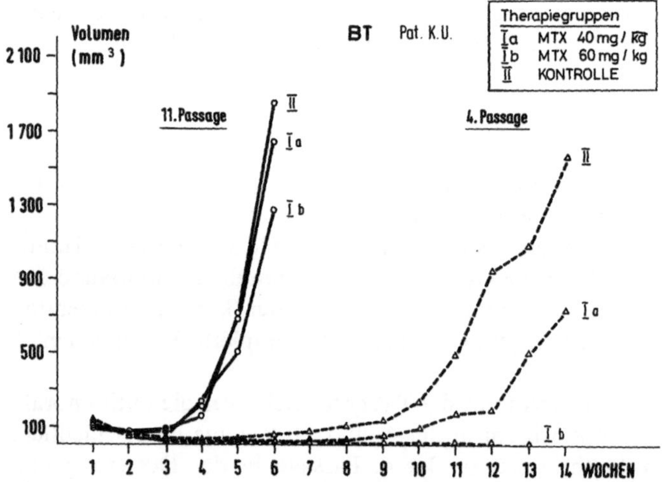

Abb. 3. Austestung des Transitionellcellcarcinoms der Blase der Pat. K.U. in der 4. und 11. Passage mit Methotrexat (40 und 60 mg/kg Körpergewicht intraperitoneal einmal pro Woche über 3 Wochen)

Diskussion

In einer Serie von 20 Transplantationen unterschiedlicher humaner Blasenkarzinome konnten 10 erfolgreich auf der Nacktmaus etabliert und erfolgreich weiter passagiert werden. Nach dem derzeitigen Stand der Literatur ist dies die höchste Akzeptanzrate, dennoch liegt die Rate niedriger als die, die wir bei der Transplantation von Nierenkarzinomgewebe erzielen. Faktoren, die die Akzeptanzrate beeinflussen, sind der Tumorgrad und das Tumorstadium und vor allem die Art der Tumorentnahme. Fast alle Tumoren, die durch transurethrale Resektion entnommen wurden, wachsen nicht auf der Nacktmaus. Thermische Schädigung, Cytolyse und bakterielle Kontamination scheinen dafür verantwortlich zu sein. Die transplantierten Blasenkarzinome weisen einige Wachstumscharakteristika auf, die wir bei transplantierten Nierenkarzinomen nicht beobachten. Alle Tumoren haben nach Transplantation zunächst eine Wachstumsverzögerung. Diese Wachstumsverzögerung verkürzt sich mit jeder weiteren Passage, bis die unterschiedlichen Blasenkarzinome nach einer individuell unterschiedlichen Passagezahl eine Tumorverdopplungszeit von ca. 1 Woche erreichen. Nur in den ersten Passagen besteht eine Korrelation zwischen dem Wachstumsverhalten der Tumoren auf der Nacktmaus und dem klinischen Verlauf der entsprechenden Patienten. Die Veränderung des Wachstumsverhaltens geht mit einem Anstieg des Mitoseindex einher, besonders bei Grad I- und Grad II-Tumoren. Das Genom der transplantierten Tumoren ausgedrückt durch den DNA-index ist instabil und heterogen.

Da wir bei der Transplantation von Blasenkarzinomen dieselbe Technik benutzen wie bei der Transplantation von Nierenkarzinomgewebe, können die nachweisbaren Veränderungen nicht methodisch bedingt sein. Eine mögliche Erklärung ist, daß das Wachstum der transplantierten Blasenkarzinome stärker durch Hostfaktoren beeinflußt wird.

Bei der Austestung von gängigen cytostatischen Substanzen sprechen die transplantierten Tumoren heterogen an, die Substanzen Mitomycin und Bleomycin zeigen einen konstanten antitumoralen Effekt.

Bei den Ergebnissen der patientenspezifischen Therapie sind experimentelle und klinische Ergebnisse identisch. Aufgrund der geringen Fallzahl muß dies aber an einer größeren Serie bestätigt werden.

Auffällig sind die unterschiedlichen Ergebnisse von Cytostatikaaustestungen in frühen und späten Tumorpassagen. Demnach ist zu prüfen, ob es sinnvoll ist, Austestungen in frühen oder in späten Passagen vorzunehmen.

Literatur

Fogh J (1981) In UICC technical report: bladder cancer. In: Stabunch P, Walsh A (eds) Vol. 60: 61–73

Koss LG (1975) Tumors of the urinary bladder. In: Atlas of Tumor Pathology, Second Series, Fascicle 11

Matthews PN, Grant AG, Hermon-Taylor J (1982) The growth of human bladder and kidney cancers as xenografts in nude mice and rats. Urol Res 10:293–299

Otto U, Klöppel G, Baisch H (1984a) Transplantation of human renal cell carcinoma into NMRI nu/nu mice. I. The Reliability of an experimental tumor model. J Urol 131:130–133

Otto U, Huland H, Baisch H, Klöppel G (1984b) Transplantation of human renal cell carcinoma into NMRI nu/nu mice. II. Evaluation of vinblastin monotherapy in renal cell carcinoma. J Urol 131:134–138

Otto U, Baisch H, Huland H, Klöppel G (1984c) Tumor cell DNA content and prognosis in human renal adenocarcinoma. J Urol 132:237–239

Otto U, Huland H, Baisch H, Klöppel G (1985) Effect of radiation on tumor acceptance and tumor growth. J Urol 134:134

Sufrin G, McGarry MP, Sandberg AV, Murphy GP (1979) Heterotransplantation of human cell carcinoma in athymic mice. J Urol 121:159–161

Therapie des Harnblasenkarzinoms mit Lipidvesikeln

G. Cevc[1], W. Kropp[2] und R. Hartung[2]

Einleitung

Während der letzten Jahre gab es zahlreiche Versuche, die therapeutische Wirksamkeit verschiedener Stoffe durch den Einsatz neuartiger Träger zu erhöhen. Dabei galt den Lipidvesikeln, den sogenannten Liposomen, besondere Aufmerksamkeit, d.h. zwischen 0,02 μm und > 10 μm großen, (multi)doppelschichtigen Membranvesikeln aus reinen Lipiden. Die zugrundeliegende Vorstellung dabei war, eine Wirksubstanz in das Innere von Lipidvesikeln einzuschließen und dadurch zu schützen, um die Lipidvesikel anschließend möglichst gezielt in bestimmte Gewebe oder Zellsysteme zu bringen und dort wirken zu lassen (Papahadjopoulos 1978; Baldwin und Six 1980; Gregoriadis und Allison 1981; Ostro 1983; Cevc und Marsh).

Die üblichen Lipidvesikel sind nicht in der Lage, von sich aus mit der Zellmembran zu fusionieren. So kann ihre Verwendung die Wirkung der eingeschlossenen Substanzen nur dann verbessern, wenn die Zielzellen die Fähigkeit zur Endozytose besitzen (Gregoriadis und Allison 1981) (Abb. 1). Zum Einschleusen von Wirksubstanzen in die nichtphagozytierende Zelle kommen darum grundsätzlich nur solche Lipidvesikel in Frage, die aufgrund besonderer Zusammensetzung oder Herstellung fähig sind, sich spontan mit der Zielzellmembran zu vereinigen (Cevc et al.) (Abb. 1). Eine derartige Vesikelmembran-Zellmembran-Vereinigung kann durch die Auswahl der Lipide beeinflußt werden (Seddon et al. 1982), für die gesamte Effektivität der Fusion spielt jedoch auch die Beschaffenheit der Zelloberfläche eine bedeutende Rolle.

Für eine generelle Verwendung eignen sich also nur fusionsfähige Lipidvesikel. Herkömmliche Lipidvesikel können aber gut für die Beeinflussung von Eigenschaften der phagozytierenden Leukozyten eingesetzt werden: nach intravenöser Verabreichung normaler Lipidvesikel werden z.B. über 90% davon innerhalb weniger Stunden von den Makrophagen als Fremdkörper erkannt, phagozytiert und z.T. „verdaut" (Finkelstein et al. 1980). Lipidvesikel verhindern somit das schnelle Ausscheiden der Wirkstoffe, die z.B. das Immunsystem anregen sollen, und sorgen ferner dafür, daß diese Stoffe in die erwünschte, immunologisch aktive Zellart(en) gelangen (Fidler et al. 1981).

In Anbetracht der noch immer unbefriedigenden Erfolge bei der Behandlung des Harnblasenkarzinoms haben wir begonnen, nach neuen Therapiemodalitäten für diese Art der Neoplasie zu suchen. Im folgenden wird über die lipidvesikelunterstützte Behandlung des Harnblasenkarzinoms der Maus berichtet. Unser Interesse

1 Laboratorium für experimentelle Urologie, Urologische Universitätsklinik und Poliklinik, Hufelandstr. 55, D-4300 Essen
2 Urologische Universitätsklinik und Poliklinik, Hufelandstr. 55, D-4300 Essen

Experimentelle Urologie
Hrsg. v. R. Harzmann et al.

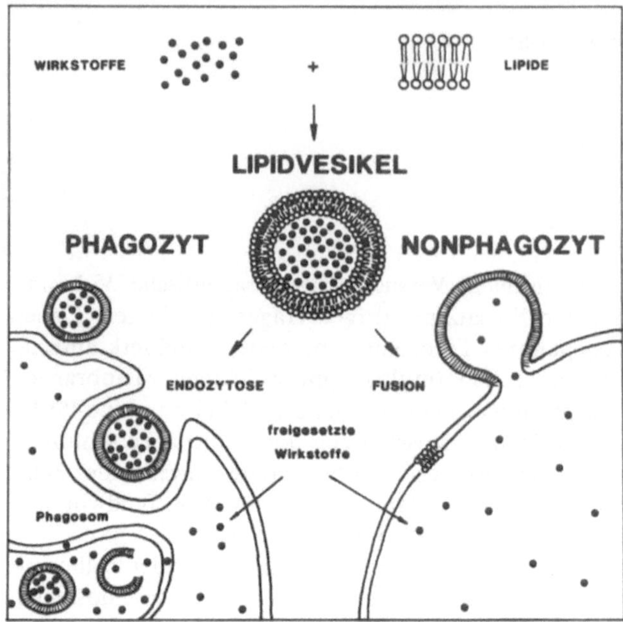

Abb. 1. Schematische Darstellung der Mechanismen für die Ubertragung von Wirkstoffen in die Zielzelle mit Hilfe von Lipidvesikeln

gilt dabei (1) der Bedeutung klassischer Lipidvesikel als Übermittler immunaktivierender Stoffe für eine unspezifische Immuntherapie in vivo (hier mit Hilfe aktivierter Makrophagen) und (2) der Eignung fusionsfähiger Liposomen als Träger für die Chemotherapeutika (hier nur in vitro). Die Anwendung von Lipidvesikeln scheint dabei eine vielversprechende Neuentwicklung für die Behandlung der Harnblasenkarzinome werden zu können.

Material und Methoden

Nichtspezifische Immuntherapie mit Hilfe von Lipidvesikeln

Als Tumormodell dienten s.c. oder i.p. wachsende Inokulate syngener, wenig differenzierter Harnblasenkarzinomzellen der C3H/He Maus [MBT-2, überlassen von Dr. M. Soloway (Soloway 1977)]. Die Inokulation von 10^4 Zellen (s.c. oder i.p.) erfolgte eine Woche vor („Vorbehandlung") oder eine Woche nach dem Beginn der Immunaktivierung („Behandlung"). Diese Aktivierung wurde immer zweimal wöchentlich, maximal zwanzigmal durchgeführt und durch eine intraperitoneale Verabreichung der Suspension von Lipidvesikeln erreicht (Fidler et al. 1980). In einer Versuchsreihe wurde jedoch bei den Mäusen erst nach der Exzision eines 14tägigen, rund 0,6 cm großen Tumors mit der Therapie begonnen.

Die Lipidvesikel aus Lecithin enthielten entweder die bekannte immunaktivierende Substanz Muramyldipeptid (MDP) (Fidler et al. 1981) oder N-Acetylmuraminsäure. Eine isotonische, gepufferte Kochsalzlösung diente als Kontrolle. Die Verabreichung der Wirkstoffe in den Lipidvesikeln sorgte dafür, daß die immunaktiven Moleküle in die (peritoneale) Makrophagen gelangen, die dann zur Neoplasiebekämpfung angeregt wurden. Das Tumorwachstum wurde palpatorisch verfolgt.

Cytotoxizität von Mitomycin C-haltigen Lipidvesikeln in vitro

Als Testzellen dienten: die Harnblasenzellinie der Maus (MBT-2) und eine vom squamösen Rattenblasenkarzinom abgeleitete Zellinie [804 G, überlassen von Dr. R. Oyasu (Izumi et al. 1982)]. Mitomycin C (MMC) wurde in Konzentrationen von 0,5 ng–5 μg Wirksubstanz/ml benutzt. Die Zytotoxizität, ihr Zeitablauf und ihr Einfluß auf die Koloniebildung wurden im Vergleich mit den Kontrollen mikroskopisch mittels unspezifischer Färbung bestimmt. Die Tests wurden in 24-Loch-Platten (Costar) mit RPMI 1640 + 10% fötalem Kälberserum unter 5% CO_2 durchgeführt.

Die Lipidvesikel für diese Versuchsreihe wurden mit eingeschlossenem Mitomycin C, mit diesem Wirkstoff im extravesikulären Raum, oder als leere Hüllen (letzte beiden als Kontrollen) benutzt. Sie bestanden aus synthetischem Lecithin, das durch die Zugabe von langkettigen Fettsäuren fusionsfähig gemacht worden ist (Cevc et al. 1983).

Ergebnisse und ihre Bedeutung

Ein Teil unserer Ergebnisse über den Einsatz von Lipidvesikeln in der Immuntherapie des Harnblasenkarzinoms der Maus ist in der Tabelle 1 zusammengefaßt.

Bei den aktivierenden Stoffen, über die hier berichtet wird, sind die Liposomen eine conditio sine qua non für den Behandlungserfolg in vivo, obwohl auch ihr Einsatz den Erfolg der Therapie nicht garantiert. Unsere Versuche mit lipidvesikelvermittelter, nichtspezifischer Immuntherapie zeigen, daß eine (quasi)systemische Verabreichung der Lipidsuspension mit eingeschlossenen immunaktiven Substanzen im Falle etablierter Tumore keine Vorteile in Hinsicht auf die mittlere Überlebenszeit

Tabelle 1. Lipidvesikal übermittelte nichtspezifische Immuntherapie des Harnblasenkarzinoms der C3H/He Maus (s. c.) in vivo

Aktivierende Substanz	Mittlere Tumorgröße am Tag 25 (mm^3)	
	„Behandlung“	„Vorbehandlung“
Puffer (Kontrolle)	220 ± 60	240 ± 60
Liposomen (klein)	240 ± 60	10 ± 5
Muramyldipeptid (MDP)	230 ± 50	230 ± 60
MDP in kleinen Liposomen	230 ± 40	9 ± 4
MDP in großen, vielschaligen Liposomen	250 ± 50	190 ± 50

[a] Nach dem Opfern der Tiere zeigte die pathohistologische Untersuchung die Merkmale eines (teils nekrotischen) Urothelkarzinoms.

der Tiere, die Tumorgröße, oder die Tumorwachstumsrate erbringt. Diese Aussage gilt sowohl für die i.p. als auch für die s.c. wachsenden Tumore und deutet an, daß die obere Grenze für die, durch die spontan zytotoxische Effektorzellen entfernbare Tumorzellmenge in unserem Fall bei 5×10^7 Zellen/kg Körpergewicht liegt.

Die ersten Tumore sind nach rund zwei Wochen meßbar und 50% der Tiere überleben 32 (i.p.) bzw. 48 (s.c.) Tage nicht. Das spricht für ein fast ungehindertes Tumorwachstum in dem i.p.-Raum, im Gegensatz zu den subcutanen Tumoren, bei welchen die Wachstumsrate schon nach drei Wochen um 80% abnimmt. Der Grund dafür mag eine unzureichende Tumorversorgung in der fortgeschrittenen Wachstumsphase sein.

Wird mit der Immunaktivierung schon vor der Tumorinokulation begonnen, überleben je nach Versuch 20–80% der immunbehandelten und 0–10% der unbehandelten Tiere die Karzinomeinpflanzung. Unabhängig von der jeweiligen Immunaktivatorsubstanz, hängt das endgültige Therapieergebnis von der Größe und Konzentration der verwendeten Lipidvesikel ab: eine Übersättigung der Makrophagen mit dem Lipidmaterial – als Folge sehr zahlreicher oder zu großer Liposome – führt in der Regel zu einer Immunsuppression und fördert das Wachstum der Tumore.

Nach unserer Erfahrung scheinen darum kleine Liposome in der Regel ein besseres Therapieergebnis zu ermöglichen als die bisher verwendeten, großen Vesikel (Fidler et al. 1981), auch dann, wenn letztere einen potenten Wirkstoff, z. B. Muramyldipeptid, enthalten.

Der erzielte Behandlungserfolg schwankt von Versuch zu Versuch; der Therapiegewinn, der mit Hilfe rechtzeitiger adjuvanter Immuntherapie erreichbar ist, beträgt jedoch im Durchschnitt mehr als 40%. Dabei scheint die Art der Immunaktivierung (lokal: Tumor und Immunstimulierung i.p.; quasi systemisch: Tumor s.c. Immunstimulierung i.p.) in keinem direkten Zusammenhang mit dem Behandlungsergebnis zu sein.

Immuntherapie nach vorheriger Tumorexzision senkt die Rezidivquote von 90% auf weniger als 50% bei gleichzeitiger erheblicher Verringerung der Tumorwachstumsrate. Auch hier ist das Therapieergebnis von der Aktivierungsart abhängig und es ist günstiger, wenn die Lipidvesikel-Größe und -Menge gering gehalten werden. Die Tatsache, daß die Tiere mit einem frühen Rezidiv solche Tumore entwickeln, die in ihren Wachstumseigenschaften weitgehend denjenigen der unbehandelten Tiere ähneln, läßt sich wieder mit seiner kritischen Zellzahlgrenze erklären, die nicht überschritten werden darf, wenn die spontane zelluläre Neoplasieabwehr noch Erfolg haben sollte.

Im Vergleich zu Kontrollen erhöht der Einschluß von Mitomycin C in die herkömmlichen Lipidvesikel nicht die Zytotoxizität gegen neoplastische Harnblasenzellen als Zielzellen; leere herkömmliche Liposomen haben auf solche Zellen keinerlei Effekt. Dagegen bewirken leere, fusionsfähige Lipidvesikel ein merkliches Absterben der Karzinomzellen, das jedoch stark von der Vesikel-Zusammensetzung und/oder -Herstellungsmethode abhängt. Es kann bis zu 80% betragen, läßt sich jedoch mit richtiger Lipidauswahl bei < 10–20% halten.

Der zytotoxische Effekt von Mitomycin C, das in fusionsfähigen Lipidvesikeln mit den neoplastischen Zellen inkubiert wird, übertrifft die Wirkung derselben freien, nur im Wasser gelösten Substanz um das mehrtausendfache (Tabelle 2). Außer-

Tabelle 2. 50% in vitro Toxizitätsdosis von Mitomycin C als wäßrige Lösung (MMC) oder in den fusionsfähigen Lipidvesikeln (MMC + FLip) mit Harnblasenkarzinomzellen als Zielzellen[a]

Zellsuspension		Zellrasen		Inkubationszeit
MMC (mg/ml)	MMC + FLip	MMC (mg/ml)	MMC + Flip	(Stunden)
1,75	0,0005	3,5	0,0045	24
0,25	0,0010	0,25	0,0025	48
0,06	0,0015	0,06	0,0015	72

[a] Eosin in Tyrodelösung-Ausschlußtest

dem beschleunigt die Verwendung von Lipidvesikeln als Mitomycinträger die Zytotoxizität um mindestens das 3fache. Dieser Beschleunigungseffekt ist für eine (trypsinisierte) Zellsuspension ausgeprägter als im Falle eines konfluenten Zellrasens, möglicherweise als Nachfolge unterschiedlicher oberflächlicher „Membranschutzschichten".

Die Verabreichung von Mitomycin C mittels Lipidvesikeln führt im Vergleich zu freier Substanz zu verstärkter Hemmung der Koloniebildung. Dies ist wahrscheinlich ein Hinweis auf die während der Versuchszeit nichtletale Schädigung der Zielzellen.

Diese Ergebnisse sind nur unwesentlich vom Tumorzelltyp abhängig. Wir beobachten auch bei squamösen Rattenkarzinomzellen nach der Verwendung von Lipidvesikel als Wirkstoffträger eine vergleichbare Zytotoxizität und Zytostase, wie sie bei den Mauskarzinomzellen sichtbar sind.

Folgerungen

Die normalen, zu spontaner Fusion unfähigen Lipidvesikel eignen sich für die Verabreichung immunaktiver Stoffe in vivo: die lipidvesikelübermittelte, nichtspezifische Immuntherapie des Harnblasenkarzinoms der Maus senkt z. B. die Rezidivrate, verringert das Angehen der Tumore und hemmt ihr Wachstum, aber nur so lange, bis eine kritische Tumorgröße nicht überschritten ist. Gesamtergebnis einer solchen Therapie ist jedoch gegenwärtig noch nicht zuverlässig beurteilbar.

Dagegen ist die antineoplastische Wirkung von Chemotherapeutika, die mittels fusionsfähiger Lipidvesikel verabreicht werden, unabhängig von der Zahl der zu vernichtenden Zielzellen und kann um mehr als das 1000fache den Effekt der freien Wirkstoffe übertreffen.

Obwohl manche Fragen über die lipidvesikelunterstützte Tumorbehandlung zur Zeit noch offen stehen, scheint es wahrscheinlich zu sein, daß solche Therapien Eingang in die klinische Praxis finden werden.

Danksagung. Wir danken der Deutschen Krebshilfe e.V. und der Deutschen Forschungsgemeinschaft für die finanzielle Unterstützung.

Literatur

Baldwin T, Six HR (eds) (1980) Liposomes in immunobiology. Elsevier North Holland, New York

Cevc G, Marsh D (1985) Phospholipid bilayers – physical principles and models. Wiley, New York (in press)

Cevc G, Kropp W, Hartung R (1983) Lipid vesicles as carriers and mediators in the treatment of cancer. Proc of Int Symp on Predictability of Cancer Chemotherapy, Wien, p 29–37

Fidler IJ, Hart IR, Raz A, Fogler WE, Kirsh R, Poste G (1980) Activation of tumoricidal properties of macrophages by liposome-encapsulated lymphokines: in vivo studies. In: Baldwin T, Six HR (eds) Liposomes in immunobiology, Elsevier North Holland, New York, p 109–118

Fidler IJ, Sone S, Folger WE, Barnes ZL (1981) Eradication of spontaneous metastases and activation of alveolar macrophages by intravenous injection of liposomes containing muramyl dipeptide. Proc Natl Acad Sci USA 78:1680–1684

Finkelstein MC, Kuhn SH, Schieren H, Weissmann G, Hoffstein S (1980) Selectivity of the uptake of liposomes by human leukocytes: a comparison of monocytes, lymphocytes and polymorphonuclear leukocytes. In: Baldwin T, Six HR (eds) Liposomes in immunobiology. Elsevier North Holland, New York, p 255–270

Gregoriadis G, Allison AC (eds) (1981) Liposomes in biological systems. Wiley, Chicester

Izumi K, Hirao Y, Hopp L, Oyasu R (1981) In vitro induction of ornithine decarboxylase in urinary bladder carcinoma cells. Cancer Res 41:405–409

Ostro M (ed) (1983) Liposomes. Marcel Dekker, New York

Papahadjopoulos D (ed) (1978) Liposomes and their use in biology. Ann NY Acad Sci 308

Seddon JM, Cevc G, Marsh D (1982) Calorimetric studies of the gel-fluid and lamellar-inverted-hexagonal phase transitions in dialkyl and diacylphosphatidylethanolamines. Biochem 22:1280–1289

Soloway MS (1977) Intravesical and systemic chemotherapy of murine bladder cancer. Cancer Res 37:2918–2929

Pharmakokinetik des Hämatoporphyrinderivats (HpD) und experimentelle Grundlagen einer integralen Photoradiotherapie des Blasenkarzinoms

D. JOCHAM [1], G. STAEHLER [1], C. CHAUSSY [1], R. DIETRICH [1], W. WEINSHEIMER [1], C. HAMMER [2], U. SPECHT [2], U. LÖHRS [3] und E. UNSÖLD [4]

Hämatoporphyrin-Derivat (HpD) ist ein Substanzgemisch aus photobiologisch aktiven und inaktiven Komponenten. HpD bewirkt eine Photosensibilisierung des Gewebes. Bestrahlung des HpD-speichernden Gewebes mit Licht der Wellenlängen, die vom Porphyrin absorbiert werden, führt in Abhängigkeit von Bestrahlungsdosis, HpD-Konzentration und wellenlängenabhängiger Gewebepenetration des therapeutisch eingesetzten Lichts zur photodynamischen Zerstörung des Gewebes. Thermische Effekte sind hierbei von untergeordneter Bedeutung.

Ein therapeutischer Ansatz für eine gezielte Tumorbehandlung ergibt sich aus dem Umstand, daß HpD nach rascher Porphyrin-Clearance der meisten Normalgewebe im Tumorgewebe selektiv gespeichert bleibt.

Hieraus leitet sich beim Blasenkarzinom ein direkter photoradiotherapeutischer Zugang auch zu multifokalen Tumorherden einschließlich des endoskopisch häufig nicht identifizierbaren Carcinoma in situ ab.

Speziell das Carcinoma in situ wird allerdings nur bei Exposition der gesamten Schleimhaut der Blase mit therapeutisch wirksamem Licht effektiv zu behandeln sein.

Eine selektive Tumorzerstörung setzt, insbesondere bei Bestrahlung der gesamten Blase, die Clearance normaler Wandabschnitte zumindest bis auf photobiologisch nicht mehr relevante HpD-Mengen voraus.

Die Entwicklung eines entsprechenden Behandlungsverfahrens erfordert konsequenterweise Kenntnisse über die Pharmakokinetik des HpD im Blasentumor und im normalen Blasengewebe. Desweiteren gilt zu klären, inwieweit die Photoradiotherapieeffekte mit der Pharmakokinetik tatsächlich korrelieren und welche Bestrahlungsmodalitäten eine homogene Ausleuchtung der Blase ermöglichen.

Nach Beginn der eigenen innovativen Untersuchungen und Entwicklungen zur Laser-Photoradiotherapie des Blasenkarzinoms im Jahre 1979 haben mittlerweile auch mehrere andere Arbeitsgruppen, vorrangig um Benson bzw. Prout, USA sowie Hisazumi bzw. Oi, Japan, neuerdings auch Rothauge, Gießen, die tumorzerstörende Wirkung der Laser-Photoradiotherapie bei bestimmten Stadien des Blasenkarzinoms bestätigt. Allerdings erfüllt erst die nachfolgend zu besprechende integrale

1 Urologische Klinik und Poliklinik, Klinikum Großhadern, Marchioninistr. 15, D-8000 München 70

2 Institut für Chirurgische Forschung, Klinikum Großhadern, Marchioninistr. 15, D-8000 München 70

3 Außenstelle des Pathologischen Instituts, Klinikum Großhadern, Marchioninistr. 15, D-8000 München 70

4 Zentrales Laserlabor der Abteilung für angewandte Optik, GSF-Neuherberg, Ingolstädter Landstr. 1, D-8042 Neuherberg

Experimentelle Urologie
Hrsg. v. R. Harzmann et al.

Photoradiotherapie die Voraussetzungen für eine bessere Therapierbarkeit vor allem des Carcinoma in situ.

Pharmakokinetik des Hämatoporphyrin-Derivats in der Harnblase

Porphyrine lassen sich im Gewebe bevorzugt spektrofluorometrisch nachweisen. Die alternativ anwendbare radioaktive Markierung des HpD, vorrangig mit Tritium oder ^{14}C, ist durch einen unzureichenden Einbau des Isotops – insbesondere aber auch durch die Miterfassung photobiologisch nicht mehr aktiver Porphyrinabbauprodukte mit aufgebrochener Ringstruktur belastet.

Die eigenen Untersuchungen zur Pharmakokinetik des HpD in der Harnblase wurden deshalb unter Einsatz der Spektrofluorometrie durchgeführt.

Zur Ermittlung der Pharmakokinetik des HpD in der Harnblase der Ratte wurden 47 Blasen mit normalem Blasengewebe bzw. einem chemisch nach einem Schema von Kunze mit BBN, einem Nitrosamin, induzierten Blasentumorgewebe zu unterschiedlichen Zeiten nach der intravenösen Verabreichung von 10 mg HpD/kg KG im Ganzen entnommen. Das Gewebe wurde eingewogen, homogenisiert und mit Methanol-Schwefelsäure für 24 Stunden versetzt. Durch die so erreichte Veresterung des Porphyrins wird das HpD mit Chloroform aus der wäßrigen Phase nahezu vollständig extrahierbar und kann in der Folge zur Fluoreszenzmessung aufbereitet werden. Neben dem rein qualitativen Nachweis des HpD anhand typischer Emissionsbanden ist durch Vergleich der gemessenen Fluoreszenzausbeute mit dem Proportionalitätsbereich einer HpD-Eichkurve auch eine quantitative HpD-Bestimmung möglich.

Die quantitative HpD-Bestimmung erfährt insoweit eine Einschränkung, als spektrofluorometrisch auch im HpD-freien Gewebe eine nicht abtrennbare Untergrundfluoreszenz durch verestertes Hämoglobin, Myoglobin bzw. Cytochrome nachgewiesen wird. Diese Untergrundfluoreszenz ist bei Kalkulation der HpD-bedingten Fluoreszenz in Ansatz zu bringen.

Unter Berücksichtigung der gesondert kalkulierten HpD-fremden Untergrundfluoreszenz zeigt sich im normalen Blasengewebe lediglich in der 3-Stunden-Probe eine eindeutige (2 μg/g Gewebe), insgesamt jedoch sehr niedrige HpD-Einlagerung. Zu allen untersuchten Zeiten sind im Tumor deutlich höhere HpD-Spiegel (max. 15,3 μg/g Gewebe) nachweisbar. Das Maximum der HpD-Einlagerung im Tumor ist 6 Stunden nach der intravenösen Verabreichung des Medikaments erreicht. Über den gesamten anschließenden Beobachtungszeitraum ($\leqq$ 144 Stunden) sind im Gewebe HpD-Konzentrationen vorhanden, die entsprechend experimenteller und klinischer Erfahrung für eine photodynamische Tumorzerstörung ausreichen.

In der Folge soll dargestellt werden, inwieweit tatsächlich im Gewebe photodynamische Effekte in Abhängigkeit zum Zeitpunkt der HpD-Verabreichung – also zur Pharmakokinetik des HpD – auslösbar sind.

Entsprechende Experimente wurden unter anderem an demselben Rattenblasen-Tumormodell, das für die Untersuchungen zur Pharmakokinetik des HpD benutzt wurde, durchgeführt. Hierzu wurden in insgesamt 83 Fällen bei Ratten Laserbestrahlungen an gesundem Blasengewebe und an Tumoren unterschiedlicher Entwicklungsstadien ohne und mit vorheriger HpD-Verabreichung vorgenommen.

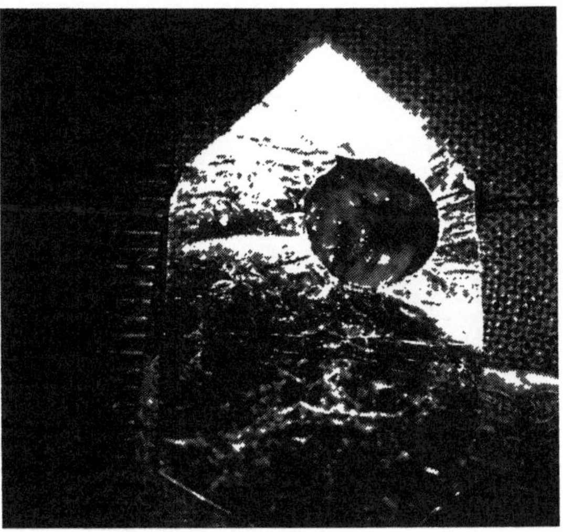

Abb. 1. Teilmaskierte, entfaltete Rattenblase. Der von der Schablone abgedeckte Bezirk dient als Kontrollbereich

In Abhängigkeit zur Dauer der chemischen Blasentumorinduktion mit BBN, das den durchschnittlich 300 g schweren Wistar-Ratten mit dem Trinkwasser zugeführt wurde, entstanden über Dysplasien der Schleimhaut, Carcinoma in situ-Herde und oberflächliche Tumoren der Rattenblase nach 8–10monatiger Tumorinduktion letztlich infiltrierend wachsende Tumoren mit exophytischen Tumoranteilen, die zum Teil das gesamte Blasenlumen ausfüllten.

Zur homogenen Laserbestrahlung, die sich zuvor als wichtige Voraussetzung zur Erzielung reproduzierbarer Ergebnisse erwiesen hatte, wurde ein exakt definiertes Areal der eröffneten Blase dem diffus gestreuten Laserlicht ausgesetzt. Die Leistungsdichte an den verschiedenen Punkten des Bestrahlungsfeldes schwankte bei diffuser Streuung des Laserlichts lediglich um maximal 10%.

Die von der Schablone abgedeckten und damit nicht laserexponierten Blasenanteile dienten in jedem Fall als innerer Standard (Abb. 1).

Tabelle 1 faßt die Bestrahlungseffekte an gesundem photosensibilisierten Blasengewebe in Abhängigkeit zum Abstand der Bestrahlung von der HpD-Verabreichung zusammen.

Deutlich wird, daß eine Laserbestrahlung während der ersten 6 Stunden nach intravenöser HpD-Verabreichung (10 mg/kg KG) auch gesundes Blasengewebe ernsthaft schädigt. Bei der Bestrahlung, die erst zu einem späteren Zeitpunkt ($\geqq$ 12 Stunden) erfolgt, sind nur sehr geringe, klinisch nicht relevante Schleimhautveränderungen nachweisbar.

Die alleinige niederenergetische Laserbestrahlung der Tumoren, d.h. ohne vorherige Photosensibilisierung des Gewebes, führte in keinem einzigen Fall zu einer Schädigung des Tumors.

Eine ganz andere Situation ergab sich bei der Bestrahlung des photosensibilisierten Tumorgewebes.

Tabelle 1. Histologische Befunde nach Farbstoff-Laserbestrahlung gesunder Rattenblasen im Anschluß an eine HpD-Photosensibilisierung – n = 3/Versuchsgruppe

Nekrosen	30′	6 h	12 h	24 h	48 h
	nach HpD-Verabreichung				
Ausgedehnt	+++	++	–	–	–
Oberflächlich	–	+	+++	++	–
Herdförmig	–	–	–	+	+++
Keine	–	–	–	–	–
Erhaltenes Epithel					
Ausgedehnt	–	–	+++	++	+++
Restweise	+	++	–	+	–
Keines	++	+	–	–	–

Stets wurde die Bestrahlung zu einem Zeitpunkt ($\geqq$ 15 Stunden) durchgeführt, zu dem normales Gewebe bereits wieder HpD-frei ist, d.h. eine tumorselektive HpD-Speicherung vorliegt.

Die Ergebnisse der verschiedenen untersuchten Behandlungsgruppen werden nachfolgend zusammengefaßt:

1. HpD-freies Gewebe, unabhängig davon, ob es sich um normales oder tumorös verändertes Gewebe handelt, wird auch durch hohe Bestrahlungsdosen nicht geschädigt, sofern entsprechend einer langen Bestrahlungszeit niedrige Leistungsdichten eingesetzt werden.
2. Photosensibilisiertes normales urotheliales Gewebe wird bei kurzem Intervall zur HpD-Verabreichung erheblich, bei mehr als 12 Stunden im Anschluß an die HpD-Verabreichung, d.h. nach ausreichender HpD-Clearance, nicht mehr geschädigt.
3. Der oberflächlich wachsende urotheliale Tumor – einschließlich des Carcinoma in situ – ist regelmäßig vollständig zerstörbar – und zwar zu einem Zeitpunkt, zu dem normales Gewebe photoradiotherapeutisch nicht mehr geschädigt wird.
   Tief infiltrierende Tumoren sind bei Nachweis von Therapieeffekten nur vereinzelt vollständig zu zerstören.
   Eine homogene Farbstoff-Laser-Bestrahlung gestattet eine erfolgreiche tumorselektive Behandlung des oberflächlich wachsenden Blasenkarzinoms einschließlich des Carcinoma in situ. Diese Tumorform stellt unseres Erachtens die Hauptindikation für die Photoradiotherapie dar.

Wie bereits erwähnt, schafft erst die homogene Bestrahlung aller Blasenwandabschnitte die Voraussetzung für eine therapeutische Erfassung des häufig multifokal wachsenden Carcinoma in situ.

Diese Form der Bestrahlung wird in der Folge als *„integrale Photoradiotherapie“* bezeichnet.

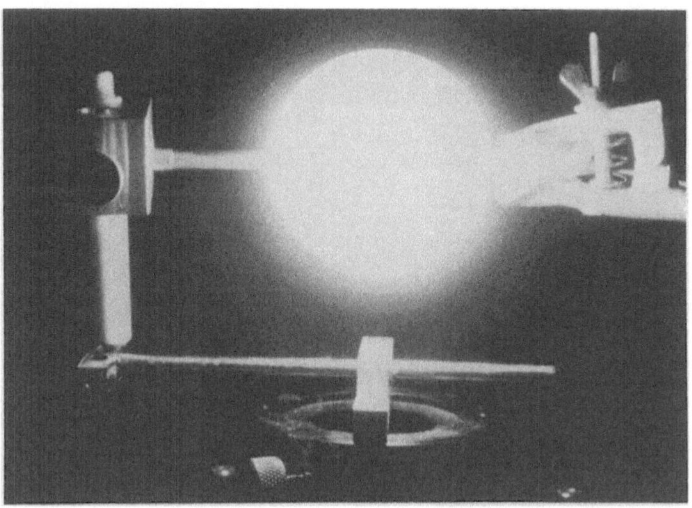

Abb. 2. Gläsernes Blasenmodell: unmittelbar von der Oberfläche der „Blase" greift ein Lichtleiter das Licht punktförmig ab und leitet es zur Photodiode (*links*) weiter

Verschiedene Bestrahlungsmodalitäten wurden bezüglich ihrer Effizienz einer homogenen Ausleuchtung der Blase in gläsernen Blasenmodellen überprüft, von deren Wand die Lichtintensität zur Registrierung kontinuierlich punktförmig abgreifbar war (Abb. 2).

Wie sich aufgrund ausgedehnter Untersuchungen zeigte, stellt derzeit die Verwendung eines Lichtstreumediums eine wesentliche Voraussetzung für die integrale Photoradiotherapie des Blasenkarzinoms dar.

Nach Abschätzung der Lichtabsorption im Streumedium selbst und Ausschluß von Verschiebungen des therapeutisch wirksamen Wellenlängenbereiches durch das Streumedium wurde die integrale Photoradiotherapie tierexperimentell eingesetzt bei Kaninchen mit Brown-Pearce-Transplantattumoren und einem von Harzmann und Mitarbeitern entwickelten und dankenswerterweise zur Verfügung gestellten Tumormodell der Hundeblase mit chemischer Tumorinduktion durch FANFT und OADP.

Der vollständige tumoröse Umbau aller Blasenwandabschnitte beim Versuchstier ist im Zusammenhang mit der Interpretation des Therapieeffektes der integralen Bestrahlung von großer Bedeutung.

Die nächste Abbildung zeigt den Zustand nach einer integralen Laserbestrahlung der tumortragenden Hundeharnblase unter Einsatz eines klinisch verträglichen Lichtstrahlmediums. Die Bewandung der Harnblase war zumindest im Bereich der Schleimhaut in ihrer Gesamtheit tumorös umgebaut.

Das Tumorgewebe, das die ganze Blasenwand befallen hatte, ist mit Ausbildung einer gelblich-weißen Nekrose in sämtlichen laserexponierten Anteilen in seiner Gesamtheit zerstört (Abb. 3). Auch histologisch konnte im Bestrahlungsgebiet kein aktives Tumorgewebe mehr nachgewiesen werden.

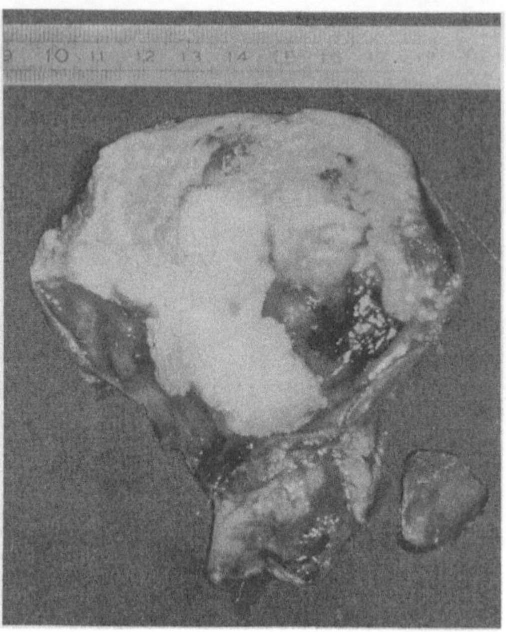

Abb. 3. Im gesamten Bestrahlungsareal – außerhalb des vom künstlichen Blasenstein abgedeckten dunklen Bezirks – gelbe Totalnekrose des Tumors. Rechts neben der Blase der entfernte, ursprünglich zur Tumorinduktion mit eingesetzte künstliche Blasenstein (Methoacryl-Pellet). Versuchstier freundlicherweise von Prof. Dr. R. Harzmann, Tübingen, zur Verfügung gestellt

Nach gleichem Schema behandelte, d.h. photosensibilisierte und nachfolgend integral laserbestrahlte normale Hundeblasen zeigten keine klinisch-relevanten Schäden.

Zusammenfassend kann festgestellt werden:

- intravenös verabreichtes Hämatoporphyrin-Derivat wird nach rascher Clearance des Normalgewebes selektiv im Tumorgewebe, z.B. der Blase gespeichert. Hieraus ergibt sich ein – soweit experimentell feststellbar – therapeutisch verwertbarer direkter Zugang auch zu bislang nicht lokalisierbarem Tumorgewebe.
- die Photoradiotherapie erlaubt somit bei Berücksichtigung der HpD-Clearance des Normalgewebes und geeigneten Bestrahlungsmodalitäten die selektive Zerstörung auch multifokaler und makroskopisch nicht erkennbarer Tumoren unter Schonung normaler Wandabschnitte.
- Aufgrund dieser Ergebnisse besteht die Aussicht, daß die integrale Photoradiotherapie eine gezielte kurative Behandlung des Carcinoma in situ der Blase ermöglicht. Dem Betroffenen eröffnet sich – so ist zu hoffen – hiermit die Chance einer radikalen Tumortherapie bei organerhaltendem Vorgehen.

Literatur

Benson RC, Kinsey JH, Cortese DA, Farrow GM, Utz DC (1983) Treatment of transitional cell carcinoma of the bladder with hematoporphyrin derivative phototherapy. J Urol 130:1090–1095

Hisazumi H (1984) A trial of a motor driven laser light scattering optic for whole bladder wall iradiation. In: The Clayton Foundation Symposium on Porphyrin localization and Treatment of Tumors, 1983. Alan R. Liss. Inc., New York

Jocham D, Staehler G, Chaussy Ch, Hammer C, Löhrs U (1981) Laserbehandlung von Blasentumoren nach Photosensibilisierung mit Hämatoporphyrin-Derivat. Urologe [Ausg A] (Suppl. Sept.) 20:340–343

Jocham D, Staehler G, Unsöld E, Chaussy Ch, Löhrs U (1983) Dye laser photoradiation therapy of bladder cancer after photosensitization with hematoporphyrin derivative (HpD) – basis for an integral irradiation. In: Cubeddu R, Andreoni A (eds) Porphyrins in Tumor Phototherapy. Plenum Press, New York London (1984) (im Druck)

Jocham D, Staehler G, Chaussy Ch, Löhrs U, Unsöld E (1984) C. E. Alken-Preis 1983. Integrale Photoradiotherapie des Blasenkarzinoms nach tumorselektiver Photosensibilisierung mit Hämatoporphyrin-Derivat (HpD). Akt Urol 15:109–115

Kunze E (1975) Transformationsstadien bei der Entwicklung von Transitionalzell-Karzinomen der Rattenharnblase. Habilitationsschrift, Göttingen

Oi T, Tsuchiya A (1984) Superficial bladder tumors. In: Hayata Y (ed) Laser photoradiation for tumor detection and treatment. Igaku-Shoin Ltd. (im Druck)

Rothauge CF, Rötter P, Kraushaar J, Kracht J, Nöske HD (1983) Die Photoradiotherapie des Blasenkarzinoms im Lichte der Histologie. Diagnostik und Intensivtherapie 8:17–18

XI. Immunologie, Onkologie

Conversion from Classical Immunosuppressive Therapy to Cyclosporin A in Renal Allograft Rejection and Treatment of Acute Rejection in Patients on Cyclosporin A

R. ARNDT[1], E. BLEESE[2] and H. HULAND[2]

Summary

Three case reports demonstrate a new way to treat acute tissue rejection in patients on cyclosporin A and to convert patients with steroid-resistant rejection of renal allografts from "classical immunosuppressive therapy" to cyclosporin A. This method is an extension of the therapeutic application of cyclosporin A in suppression of antigen-dependent T-cell proliferation.

The elimination of primed T cells with antithymocyte globulin permits the use of cyclosporin A even in the presence of an established immune response.

Introduction

The introduction of cyclosporin A (CyA) to prevent rejection in renal transplantation results in remarkable 1-year graft survival rates, e.g., 73–93% (Harder et al. 1982; Calne et al. 1979; Canadian Multicentre Transport Study Group 1983; Ferguson et al. 1982) about 15–20% better than those with azathioprine and prednisone. CyA also reduces rates of acute rejection episodes from about 1.8% per patient to 0.67 per patient (Kohan 1982), or from 0.5 to 0.2 when antithymocyte globulin (ATG) and splenectomy were used in the control group (Ferguson et al. 1982).

Acute rejection episodes in patients on CyA are managed with high doses of methylprednisolone (Harder et al. 1982, Canadian Multicentre Transplant Study Group 1983; Ferguson et al. 1982) or by changing to immunosuppressive therapy with azathioprine and prednisone (Harder et al. 1982; Land et al. 1982; Calne et al. 1981). However, even planned conversion to classical immunotherapy prevents further rejection episodes in only about two-thirds of patients (Land et al. 1982; Starzl et al. 1981), and graft loss has been reported after corticosteroid-resistant rejection in all the above cited studies.

We describe here three cases of successful treatment of acute rejection. Our method was based on the following reasons:

Cyclosporin A inhibits the full activation of T cells by mitogens or antigens (Meyawaki 1983). Although the mode of action is controversial, several investi-

1 Abteilung für Immunologie der I. Medizinischen Universitätsklinik, Martinistr. 52, D-2000 Hamburg 20

2 Urologische Universitätsklinik, Martinistr. 52, D-2000 Hamburg 20

Experimentelle Urologie
Hrsg. v. R. Harzmann et al.

gations have indicated that CyA interference with T-cell proliferation in several distinct but related stages of T-cell activation (Palacios 1981):

a) Inhibition of synthesis of interleukin-I (IL-I).
b) Inhibition of production of IL-I receptors.
c) Suppression of synthesis of IL-II.
d) Rendering of T cells unresponsive to IL-II.

The mechanism of suppression of T-cell proliferation by CyA depends on the nature of the T-cell stimulus, as well as on the stage of differentiation of the responding T cell (Dos Reis and Shivach 1982). But there is little doubt that CyA has no important effect on previously sensitized T cells. Therapeutic approaches should concentrate first on the elimination of such sensitized cells. ATG seems to be adequate for eliminating primed lymphocytes in acute rejection episodes.

If that reasoning is valid, one may expect success in the conversion from classical immunotherapy to CyA therapy with, e.g., ATC.

Case Reports

Case 1. A 46-year-old woman, I. W., received a kidney on 17. 4. 82, but it had to be removed on 2. 7. 83 after 3 episodes of acute rejection followed by chronic rejection. On 11. 10. 83, a left kidney was transplanted. I. W. received Cy-A at 14 mg/kg per day and prednisone at 2 mg/kg per day; the prednisone was reduced to 0.3 mg/kg per day within 4 weeks. The serum creatinine content was down to 2.2 mg/dl on the twenty-second day when a increase to 2.9 mg/dl was noted. The patient's weight increased from 64.8 to 66.3 kg within 2 days. Renal biopsy revealed acute rejection with predominantly interstitial lymphoid cell infiltration and slight tubular necrosis, but no vascular changes. The Cy-A bloodlevel was 230 ng/ml, compared with 500, 700, and 980 ng/ml 3, 7, and 10 days before, respectively. Five days before these events, the Cy-A dosage was reduced from 14.0 mg/kg per day to 11.6 mg/kg per day, and 2 days later to 7.0 mg/kg per day, because the patient developed severe tremor. One day before the event, the patient suffered enteritis.

On the basis of our observations, we diagnosed acute rejection, rather than Cy-A nephrotoxicity. We treated the rejection first with methylprednisolone at 1 g per day for 3 days. After an initial creatinine suppression from 3.3 to 3.1 mg/dl, we noted a new increase to 5.6 mg/dl, although Cy-A dosage had been increased to 10 mg/kg per day (Cy-A blood level: 520 ng/ml). We then started new rejection therapy: ATG (Fresenius) at 2 mg/kg per day to eliminate all T cells; that was achieved in 10 days, as proved by the E-rosette test.

Serum-creatinine decreased to 1.9 mg/dl, and the patient has been well for 3 months since discharge from the hospital with the same renal function. Acyclovir (ACV) was given at 5 mg/kg three times a day (adjusted to the serum creatinine content) during ATG treatment in this and the other two cases.

Case 2. A 41-year-old man, H. P., received a left kidney and was dicharged four weeks later with a serum creatinine content of 1.7 mg/dl. He received azathioprine at 1.3 mg/kg per day and prednisone at 0.6 mg/kg per day.

Two acute rejection episodes were treated with 7 g of methylprednisolone. Another episode was treated on an outpatient basis with radiation therapy (three treatments of 150 Gy) and three 200-mg doses of prednisone p.o.

On 24. 8. 83, he was hospitalized again when he developed edema and a slight increase in serum creatinine from 1.7 to 2.8 mg/dl. A biopsy specimen revealed interstitial rejection without vascular involvement.

ATG was given intravenously at 2 mg/kg per day 4 times, and serum creatinine content gradually decreased to 1.7 mg/dl. Azathioprine and prednisone were also being given then, at 2.5 and 0.6 mg/kg per day, respectively two weeks later, when another acute rejection episode occurred, the patient was converted to Cy-A therapy, starting with administration of ATG at 2 mg/kg per day for 9 days, after which no T-cells could be detected in the E-rosette test. During this conversion to Cy-A, the serum creatinine content increased to 3.1 mg/dl. Cy-A treatment itself was started at 10 mg/kg per day on the first day of ATG treatment. The patient is now receiving Cy-A at 6.5 mg/kg per day; 5 month after discharge, his serum creatinine content is still on 1.6 mg/dl.

Case 3. A 47-year old woman, M. W., with juvenile diabetes mellitus received a left kidney on 28. 8. 1982. After 4 acute rejection episodes, which respond to prednisone therapy, deterioration of renal function occurred on 27. 10. 83 (serum creatinine content: 3.5 mg/dl). A biopsy specimen revealed vascular acute rejection, and looked completely different from the specimen taken before. ATG treatment was started with 2 mg/per day, and she was converted to Cy-A therapy (14 mg/kg per day).

Four days after the beginning of ATG treatment, circulating immune complexes (CICs) were detected and plasmapheresis was done twice to eliminate the immune complexes. The serum creatinine content had increased to 5.6 mg/dl, but remained stable after plasmapheresis. She was discharged with a serum creatinine content of 2.4 mg/dl.

Discussion

Many studies have shown that immunosuppressive therapy in renal-transplant-recipients can be changed from CyA to azathioprine and prednisone (Land et al. 1982; Starzl et al. 1981; Harder et al. 1982); at best, it has been successful in 13 of 16 cases (Morris 1982). However, few data support conversion from azathioprine to CyA, and some centers refuse such conversion (The Canadian Multicentre Study Group 1983). Others use CyA for episodes of steroid-resistant rejection in patients on classical immunosuppressive therapy (Häyry et al. 1983). Experimental evidence suggests that CyA interferes with alloantigen-induced proliferation of T cells by blocking stages of T-cell activation (Britton and Palacios 1982; Bonjes 1981; Palacios 1981; Palacios and Moller 1981). It has been shown to inhibit the release of IL-I; to prevent T cells from expressing receptors of IL-I and therefore suppress the production of IL-II; and to render T cells unresponsive to IL-II.

An episode of acute rejection indicates that antigen-induced T-cell proliferation could develop. In case 1, this could have been due either to priming of T cells from an antecedent transplantation, to ineffectiveness of CyA therapy caused by dose reduction and by malabsorption related to enteritis. Successful rejection therapy should eliminate such primed T cells. Effective ATG preparation caused a marked decrease in the percentage of circulating E-rosette-forming T cells to 0–5% within 3–4 days after administration (Thomas et al. 1983). A simultaneous increase in CyA should have been able to interfere with alloantigen-induced proliferation of newly activated T cells.

The same reasoning should apply to conversion from azathioprine to CyA immunosuppressive therapy in renal transplantation. Case 2 showed that such conversion can be successful.

Case 3 seems to present a contradiction, inasmuch as renal function began to deteriorate rapidly, when therapy was changed. However, CICs were detected in this case (in contrast with case 1), and we think their presence was related to the vascular type of rejection seen in the biopsy specimen. Plasmapheresis can eliminate these CICs. In the future, CICs must be detected earlier, to avoid irreversible loss of renal function.

Many data suggest that posttransplantation lymphoma is related to Epstein-Barr virus reactivation (Hanto et al. 1981). The occurrence of B-cell lymphoma in 5.5% of heart-transplant recipients has been related to the high degree of immunosuppression, including that with CyA and ATG (Krikorian et al. 1978). Although higher CyA dosages were used in those studies (that in itself may be associated with a 10% risk of lymphoma), we acknowledge a slight but definite risk for our patients when a combination of ATG and CyA is used.

ACV inhibits Epstein-Barr virus DNA replication only in virus-producing cell lines. Hanto et al. (1982) used ACV to treat a renal-transplant recipient who had polyclonal B-cell lymphoproliferative disease associated with Epstein-Barr virus; ACV induced regression on two occasions. Although there is no proof of its efficacy, we use ACV prophylactically at the time of complete T-cell depletion, in the hope that it will protect against activation of Epstein-Barr virus and thus permit CyA therapy to proceed. Recent data from Stanford, where ACV is used for the same indication, confirm the protective effect of prophylactic ACV in patients receiving CyA and ATG (Stanford, pers. communication).

References

Britton S, Palacios R (1982) Cyclosporin A – usefulness, risks, and mechanisms of action. Immunol Rev 65:5

Bunjes D (1981) Cyclosporin A mediates immunosuppression of primary cytotoxic T-cell response by impairing the release of interleukin 1 and interleukin 2. Eur J Immunol 11:657

Calne RY, Rolles K, White DJG et al. (1979) Cyclosporin A initially as the only immunosuppressant in 34 recipients of cadaveric organs: 32 kidneys, 2 pancreases, and 2 livers. Lancet II:1033

Calne RY, White DJG, Evans DB, Thiru S, Hendersson RG, Hamilton DV, Rolles K, McMaster P, Duffy TJ, MacDougall BRD, Williams R (1981) Cyclosporin A in cadaveric organ transplantation. Br Med J 282:934

The Canadian Multicentre Transplant Study Group (1983) A randomized clinical trial of cyclosporine in cadaveric renal transplantation. N Engl J Med 309:809

Dos Reis GA, Shivach EM (1982) Effect of cyclosporin A on T-cell function in vitro: The mechanisms of suppression of T-cell proliferation depends on the nature of the T-cell stimulus as well as the differentiation state of the responding T-cell. J Immunol 129:2360

Ferguson RM, Rynasiewicz JJ, Sutherland DER, Simmons RL, Najarian JS (1982) Cyclosporin A in renal transplantation: A prospective randomized trial. Surgery 92:175

Hanto DW, Sakamoto K, Purtilo DT, Simmons RL, Najarian JS (1981) The Epstein-Barr virus in the pathogenesis of post-transplant lymphoproliferative disorders. Surgery 90:204

Hanto DW, Frizzera G, Peczalska KJ, Sakamoto K, Purtilo DT, Balfour HH, Simmons RL, Najarian JS (1982) Epstein-Barr virus-induced B-cell lymphoma after renal transplantation. N Engl J Med 306:913

Harder F, Loertscher R, Calne RY, White DJG, Pichlmayr R, Klempnauer J, Margreiter R, Spielberger M, Sells RW, Colbert J, Johnson RWG, Wise M, Land W, Lütjens H, Slapak M, Lee HA (1982a) Steroidfreie Behandlung nierentransplantierter Patienten mit Cyclosporin A. Klin Wochenschr 60:1137

Harder F, Lörtscher R, Landmann J, Tondelli P, Thiel G (1982b) Immunsuppression ohne Dauersteroidbehandlung nach Nierentransplantation. Helv Chir Acta 49:659

Häyry P, v Willebrand E, Taskinen E, Ahonen J, Eklund B, Höcerstedt K, Petterson E, Sarelin H (1983) Cyclosporine in treatment of corticosteroid-resistant episodes of rejection. Arch Surg 118:750

Kahan BD (1982) Cyclosporin A: a new advance in transplantation. Texas Heart Inst J 9:253

Krikorian JG, Anderson JL, Bieber CB (1978) Malignant neoplasms following cardiac transplantation. JAMA 240:639

Land W, Castro LA, Hillebrand G, Illner WD, Schneider B, Siebert W, Zink R, Albert E (1982) Immunsuppressive Basistherapie nach Nierentransplantation. Fortschr Med 100:1912

Meyawaki T, Yachie A, Ohzeki S, Nagaoki T, Taniguchi N (1983) Cyclosporin A does not prevent expression of Tac antigen, a probable TCGF receptor molecule, on mithogen-stimulated human T-cells. J Immunol 130:2737

Morris PJ, French ME, Ting A, Frostick S, Hunnist A (1982) A controlled trial of Cyclosporin A in renal transplantation. In: White DJG (ed) Cyclosporin A, Chapter 31. Elsevier Biomedical Press, Amsterdam, New York, Oxford

Palacios R (1981) Cyclosporin inhibits the proliferative response and the generation of T-cell functions in the autologous MLR. Cell Immunol 61:453

Palacios R, Moller G (1981) Cyclosporin A blocks receptors for HLA-Dr antigens on T-cells. Nature 290:792

Stanford, personal communication

Starzl ThE, Klintmalm GBG, Weil R, Porter KA, Iwatsuki S, Schroter GPJ, Fernandez-Bueno C, MacHugh N (1981) Cyclosporin A and steroid therapy in sixty-six cadaver kidney recipients. Surgery Gynecol Obstet 153:486

Thomas JM, Thomas FT, Carver FM (1983) Immunosuppressive effectiveness of antithymocyte globulin (ATG) correlated with induction of suppressor cells. Transplant Proc 15:744

White DJG (1983) Cyclosporin A – clinical applications and immunology. Clin Immunol Allerg (1983) 3:287

Monoklonale tumorspezifische Antikörper für das Nierenzellkarzinom

T. Schärfe[1], E. Becht, R. Kaltwasser, J. W. Thüroff, G. H. Jacobi und R. Hohenfellner

Einleitung

Monoklonale Antikörper haben in der modernen Immundiagnostik erheblich an Bedeutung gewonnen. Ihre hohe Affinität und exquisite Spezifität macht sie zu hervorragenden Substanzen im Nachweis kleinster Substanzkonzentrationen unter Verwendung von Enzymimmuno- oder Radioimmunoassays. Die auf der Herstellungsmethodik beruhende inhärente hohe Spezifität läßt komplizierte Absorptionstechniken zur Eingrenzung des Reaktivitätsmusters überflüssig werden (Steplewski 1980; Moon et al. 1983).

Die Eigenarten des Herstellungsverfahrens bringen die eigentlichen Vorteile der monoklonalen Antikörper. Durch die Fusionstechnik ist es möglich, große Mengen reiner und hochspezifischer Antikörper zu produzieren, ohne mit einem biochemisch gereinigten oder charakterisierten Antigen immunisieren zu müssen. Die Spezifität wird durch das Nachweisverfahren für die antikörperproduzierenden Klone definicrt, eine Selektion der für den jeweiligen Ansatz interessanten Spezifitäten findet bereits im ersten Schritt der Spezifitätstestung statt (Goldsby et al. 1980; Frazikas de St. Groth und Scheidegger 1980).

Insbesondere in der Krebsforschung auf der Suche nach menschlichen tumorassoziierten Antigenen bietet sich dieses Vorgehen an, da auch bei unbekanntem Antigen ein spezifischer Antikörper erzeugt werden kann, welcher die Antigenreinigung und Charakterisierung zu einem späteren Zeitpunkt erlaubt (Steplewski 1980; Moon et al. 1982; Milstein und Lennox 1980). Moderne Selektionstechniken wie enzymgekoppelte Immunoassays sind Verfahren, bei denen keine Radioaktivität Verwendung finden muß, was die Anwendung in vielen Routinelaboratorien erlaubt. Sie sind hochempfindlich, einfach und schnell durchzuführen und lassen tumorspezifische Reaktivitäten von solchen mit Normalgeweben schnell trennen. Damit werden kreuzreagierende Antikörper bereits im ersten Schritt eliminiert. Der tumorspezifische monoklonale Antikörper wird damit zu einem unerläßlichen Hilfsmittel in der diagnostischen Anwendung von tumorassoziierten Antigenen bei menschlichen Malignomen.

Gerade in letzter Zeit konnte Miller (1981) zeigen, daß auch eine *therapeutische* Anwendung monoklonaler Antikörper in Frage kommt. Die gereinigten Moleküle können mit Enzymen, Radionukliden oder Zelltoxinen gekoppelt, als Immunvektoren in vivo Verwendung finden und im Sinne einer passiven Immuntherapie in der Tumorbehandlung wertvolle Dienste leisten (Gilland et al. 1980; Craso und Griffin 1981; Mach et al. 1981).

---

1 Urologische Universitätsklinik, Langenbeckstr. 1, D-6500 Mainz

Experimentelle Urologie
Hrsg. v. R. Harzmann et al.

Das Nierenzellkarzinom des Menschen nimmt an Zahl zu. Trotz hochtechnisierter Diagnostik mit Ultraschall, Computertomographie und digitaler Subtraktionsangiographie, werden die Tumoren immer noch relativ spät erfaßt, so daß eine kurative Nephrektomie häufig nicht mehr möglich ist. Insbesondere bei Nierenzellkarzinomen ist eine frühe Diagnostik entscheidend, so daß in diesem Zusammenhang Tumormarker, welche z. B. im Urin oder Serum bestimmt werden können, von großem Interesse sind. Hier bietet sich die Verwendung monoklonaler Antikörper zur Definition solcher als Marker geeigneten Tumorantigene in hohem Maße an.

Material und Methode

Die monoklonalen Antikörper wurden entsprechend einem modifizierten Protokoll von Köhler und Milstein (1975) hergestellt.

Immunisation: 6 Wochen alte Balb/c Mäuse wurden unter Verwendung einer Einzelzellsuspension aus frischem Tumormaterial hyperimmunisiert. Die Tiere wurden mindestens viermal geboostert, wobei eine Lektin-gebundene Antigenfraktion verwandt wurde (Sepharose-Ulex-Antigen). Die Milz wurde in üblicher Weise aufgearbeitet, die Fusion mit der Plasmozytomzellinie SP 2/0 (freundlicherweise von Dr. Pawlita, Institut für Virologie, Universität Freiburg, zur Verfügung gestellt) wurde unter Verwendung von Polyäthylenglykol durchgeführt (PEG; BDH). Die Hybride wurden bei einer Zelldichte von 10^6 pro ml in 24-Loch Kulturplatten auf Makrophagen gezüchtet. Das selektive HAT-Medium wurde am ersten Tag nach der Fusion hinzugefügt. Erste Klone wurden nach 14–16 Tagen beobachtet, die Überstände positiver Kolonien wurden unter Verwendung eines indirekten Enzymimmunoassay auf Tumorzellen getestet (Douillard et al. 1980; Voller et al. 1980). Gleichzeitig zum Nachweis der Reaktivität mit dem zur Immunisierung verwandten Tumor, wurde die Reaktivität auf die korrespondierenden normalen Nierenanteile desselben Patienten getestet. Reaktivitäten mit normaler Niere, oder Reaktivitäten mit Tumor und normaler Niere gleichzeitig, wurden eliminiert. Die positiven Kolonien wurden durch limitierende Dilution auf Thymozyten kloniert, dies wurde zur Stabilisierung der Kulturen zweimal wiederholt.

Hybridomselektionsassay

Wir halten den Enzymimmunoassay ELISA (Voller et al. 1980) für ein ideales Verfahren zum Test positiver Kulturüberstände. Das Verfahren ist empfindlich, schnell und hinterläßt keinen radioaktiven Abfall, was den Umgang mit den Substanzen sehr vereinfacht (Suter et al. 1980). Zum Zeitpunkt der Operation, bei der das Gewebe für die Immunisierung gewonnen wurde, stellten wir Testplatten her, auf die dasselbe Tumorgewebe in Form einer Einzelzellsuspension gebunden wurde. Parallel dazu wurden Platten mit dem korrespondierenden normalen Nierengewebe beschichtet.

Die Platten wurden gefriergetrocknet und anschließend bis zur weiteren Verwendung gelagert. Zum Test der Hybridome wurde ein kommerziell von BRL erhältlicher Hybridomascreeningkit verwandt (Bethesda Res. Lab., Maryland, USA).

Der B-Galactosidase-gekoppelte Sekundär-Antikörper liegt als $(Fab)_2$-Fragment vor und bietet daher neben der hohen Wechselrate des Enzyms die Vorteile einer niedrigen unspezifischen Bindungsrate. Alle Hybridomaüberstände wurden gleichzeitig auf Tumorzell- und Normalgewebe-Platten getestet.

Immunhistologie

Zur weiteren Charakterisierung der Reaktivitäten dieser Antikörper wurde die Immunperoxidase-Technik (Sinclair et al. 1981; Finan et al. 1982) verwandt. Nierentumoren verschiedener histologischer Differenzierung und die jeweils normalen Nierenanteile wurden gefärbt. Die Antikörper wurden außerdem auf Reaktivität mit normalem adulten und normalem fötalen Gewebe getestet. Ausgewertet wurde der Schnitt nach Gegenfärbung mit Hämalaun zur Kerndarstellung unter dem normalen Lichtmikroskop bei 150–400facher Vergrößerung.

Ergebnisse

Die Immunisation von 10 Mäusen mit einem Grad II (Hermanek) Nierenzellkarzinom ergab nach Fusion 400 antikörperproduzierende Kolonien, von denen 20 ausschließlich mit dem Tumorgewebe reagierten. Nach dreifacher Klonierung blieben 4 stark produzierende, stabile Klone übrig, welche zur Antikörperproduktion verwandt wurden. Die Antikörper wurden einmal aus Kulturüberständen und nach Aszitesproduktion in Balb/c Mäusen gewonnen. Die Präparation und Anreicherung der Hybridomaantikörper erfolgte durch Affinitätschromatographie über Antimaus-Antikörper, welche an CNB-Sepharose gekoppelt waren. Die anschließende Testung der Antikörper zeigte auf Gefrierschnitten von 97 Patienten mit Nierenzellkarzinomen eine starke Färbung in 92 Fällen, wobei die höher differenzierten An-

Tabelle 1. Reaktivität der Antikörper mit Nierenzellkarzinomen im Enzymimmunoassay

	E_6	B_7	C_8	D_8
RCC G I	++	+	+	++
G II	(+)	(+)	(+)	(+)
G III	(−)	(−)	(−)	(−)
Cytoplasma	(−)	+	+	++
Membrane	+	(+)	(−)	(−)
Cell-Culture	(+)	(+)	(+)	(+)
Normal Kidney	(−)	(−)	(−)	(−)

Immunization: Fresh tumor-cells i.p. balb/C
Spec.-screen: Solid-phase ELISA (β-galactosidase)
Frequency: 20/400 – 4/400
Cloning: 3 × by limiting dilution
Antibody: IgG_1

Tabelle 2. Reaktivität der Antikörper mit Normalgewebe und anderen menschlichen soliden Tumoren mit der Immunperoxidasetechnik

Antibody	E_6	B_7	C_8	D_8	Ser.	HAT	Sp2/0
RCC	+	+	+	+	(–)	(–)	(–)
Normal kid.	(–)	(–)	(–)	(–)	(–)	(–)	(–)
Normal adult Tissues: lung, liver, spleen, pancreas, lymph n., stomach, ileum, muscle, vene, artery, heart, testicle, nerve	(–)	(–)	(–)	(–)	(–)	(–)	(–)
Colon	+	+	+	+	+	+	+
Fetal tiss.	(–)	(+)	(–)	(–)	(–)	(–)	(–)
Colon ca. liver met.	(–)	(–)	(–)	(–)	(–)	(–)	(–)
Pancreat. ca.	(–)	(–)	(–)	(–)	(–)	(–)	(–)
Mammary ca.	(–)	(–)	(–)	(–)	(–)	(–)	(–)
Stomach ca.	(–)	(–)	(–)	(–)	(–)	(–)	(–)

teile des Tumors stark reagieren, während entdifferenzierte oder sarkomatoide Tumoren keine Antigenexpression zeigen. Als Kontrollen wurden Kulturmedium, Plasmozytomüberstände nicht produzierender Klone, wie auch Puffer mitgeführt. Es zeigten sich hier keinerlei Reaktionen mit dem Tumormaterial oder der normalen Niere. Gleichzeitig mit jedem Tumorschnitt wurde als Kontrolle ein identisch behandelter Gefrierschnitt des autologen normalen Nierenzellgewebes mitgeführt (Tabelle 1). Die normale Niere zeigte keinerlei Anfärbung mit den Antikörpern. Unter den getesteten normalen adulten Geweben zeigte nur das Colon eine Färbung, diese scheint jedoch unspezifisch zu sein, wobei sich nur der Schleim und die Becherzellen färben. Diese Färbung läßt sich durch Präinkubation mit normalem Serum weitgehend unterdrücken (Tabelle 2). Normalgewebe wie Lunge, Leber, Niere, Pankreas, Herz, Dünndarm, Magen, Gefäße, Arterien, Venen, Lymphknoten, Milz, Muskel und Haut zeigten keinerlei Färbung. Die Untersuchung von Gefrierschnitten fötalen Ursprungs zeigte keinerlei spezifische Bindung. Andere getestete menschliche Tumoren wie Colonkarzinome, Adenokarzinome des Magens, der Mamma, des Pankreas und der Blase zeigten keinerlei Bindung mit den Antikörpern.

Diskussion

Monoklonale Antikörper eignen sich hervorragend für die Verwendung in den hochempfindlichen modernen Verfahren wie Enzym-Immunoassays oder Radio-Immunoassays. Die einzigartigen Vorteile ihrer Verwendung in der Tumorforschung liegen in der Produktionstechnik, die eine Gewinnung hochspezifischer Antikörper ohne „spezifische Immunisierung" erlaubt. Die Spezifität des Antikörpers wird durch das Screeningverfahren selbst definiert, eine Antikörperpräparation aus Kulturüberständen und Aszites ist problemlos möglich, wobei quantitativ große Mengen Antikörper zur Verfügung gestellt werden können. Die Isolierung und Charakterisierung des erkannten Antigens erfolgt in einem zweiten Schritt, z. B. über affinitätschromatographische Methoden unter Verwendung des vorher gewonnenen monoklonalen Antikörpers. Unsere Ergebnisse weisen darauf hin, daß es tumorassoziierte Antigene beim Nierenzellkarzinom gibt, wobei dieses Tumorantigen für die Niere bzw. den Nierentumor spezifisch zu sein scheint. Unsere gegenwärtigen Bemühungen zielen auf eine Antigenreinigung und biochemische Charakterisierung desselben, wobei anschließend zu prüfen ist, ob dieses Antigen ausgeschieden wird und als Tumormarker für das Nierenzellkarzinom Verwendung finden kann. Dies könnte im Interesse einer effektiven, radikalen frühzeitigen Behandlung des Nierenzellkarzinoms von großer Bedeutung sein.

Die therapeutische Anwendung monoklonaler Antikörper wurde von verschiedenen Arbeitsgruppen vorgeschlagen (Moon et al. 1983; Milstein et al. 1980; Gilland et al. 1980; Craso und Griffin 1981). Allerdings hat hierbei die Verwendung von Antikörpern aus der Maus zu Schwierigkeiten geführt. Da es sich bei diesen Antikörpern um Fremdeiweiße handelt, sind bei den notwendigen großen Applikationsmengen allergische Reaktionen nicht selten, so daß eine in-vivo-Verwendung dieser Substanzen noch zurückgestellt werden sollte (Milstein und Lennox 1980). Unter Umständen kann die Verwendung von Fc-freien Antikörperfragmenten diese Probleme beseitigen, da es dann nicht zu einer Konplementaktivierung mit den entsprechenden klinischen Folgen kommt. Ein zweiter Ansatzpunkt wurde von Kaplan untersucht, wobei die Herstellung human-humaner Hybride vorgeschlagen wurde (Olsson und Kaplan 1980; Lundak und Malachowski 1981). Allerdings scheitert dies bisher noch an der Unzulänglichkeit der zur Verfügung stehenden menschlichen Plasmozytome. Diese sind zwar HAT-sensibel, produzieren jedoch schwere oder leichte Ketten, so daß die Ausbeute an spezifischen Antikörpern unbefriedigend ist. Für das Nierenzellkarzinom tumorspezifische, monoklonale Antikörper wurden bisher nicht beschrieben, wenn auch Bander u. Mitarb. Antikörper erzeugt haben, die vorwiegend mit Nierenzellkarzinomen reagierten, jedoch dann bei entsprechender Spezifitätstestung als Marker der renalen Differenzierung zu werten waren (Moon et al. 1982, Bander et al. 1983). Wir hoffen, daß die von uns beschriebenen Antikörper eine neue Perspektive in der Diagnostik und vielleicht auch in der Behandlung des Nierenzellkarzinoms des Menschen darstellen. Nach Charakterisierung des Antigens wird unser nächstes Ziel die Entwicklung eines klinisch anwendbaren Screening-Assays unter Verwendung dieser Antikörper sein. Ob monoklonale Antikörper generell in der Tumortherapie Eingang finden werden, wird erst dann zu entscheiden sein, wenn die Probleme der Applikation in vivo gelöst sind.

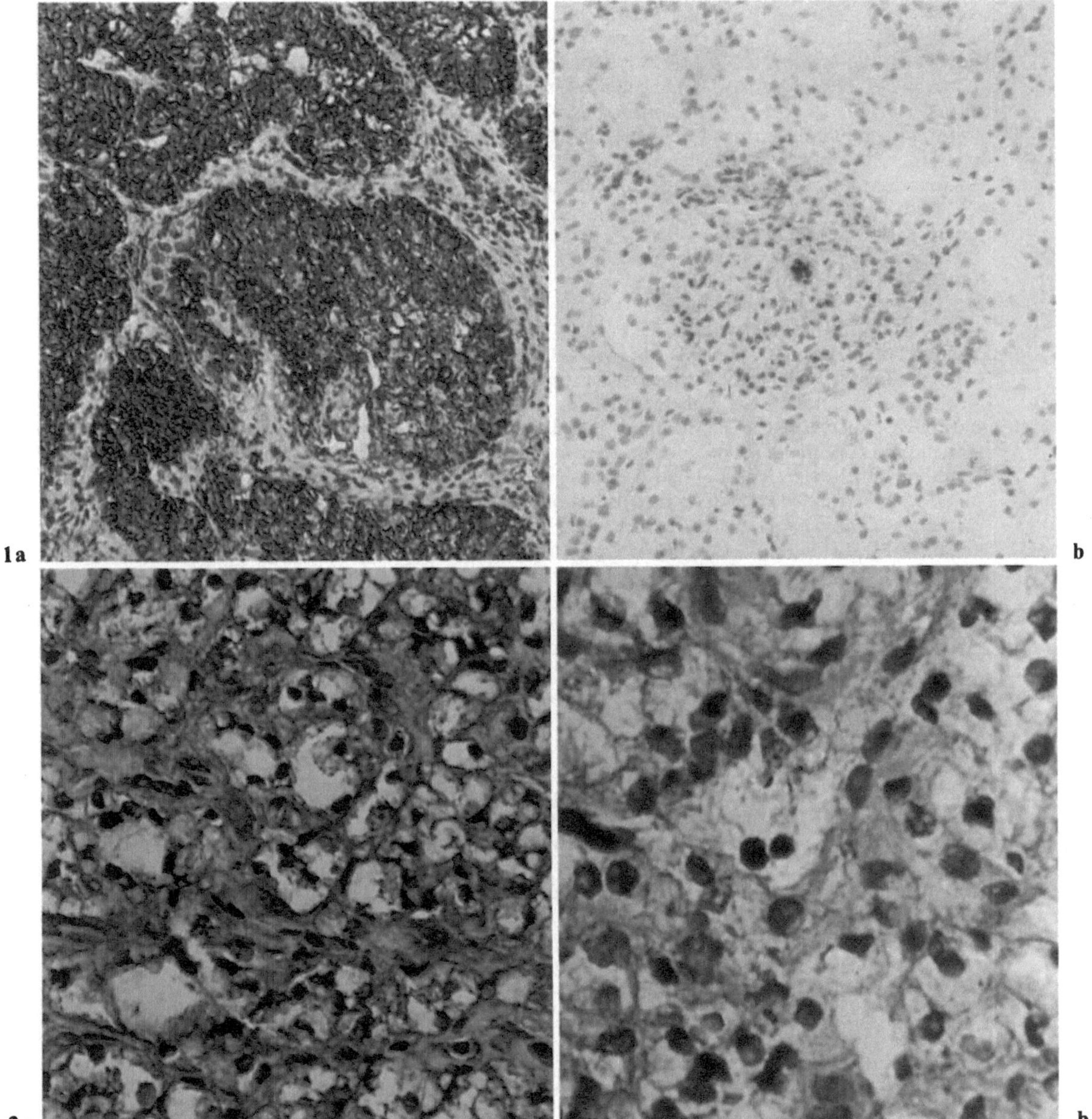

Abb. 1. a Immunperoxidasefärbung eines G II-Nierenzellkarzinoms mit dem Antikörper E_6. **b** Normale korrespondierende Niere mit demselben Antikörper gefärbt

Abb. 2. a Immunperoxidasefärbung eines G I-Nierenzellkarzinoms mit dem Antikörper E_8. **b** Kontrollfärbung mit normalem Mäuseserum anstatt monoklonalem Antikörper

Literatur

Bander NH, Whitmore W, Old L (1983) Monoclonal antibody defined cell surface antigens of human renal cancer. American Urologist Association Meeting, Las Vegas

Craso W, Griffin T (1981) Hybrid-antibodies with dual specificity for the delivery of ricine to immunoglobuline bearing target cells. Cancer 41:2073–2078

Douillard J, Hoffmann T, Herbermann R (1980) Enzyme-linked immunosorbent assay for screening monoclonal antibody productions: use of intact cells as antigen. J Immunol Methods 39:309–316

Finan P, Grant R, DeMattos C, Takaei F, Berry P, Lennox E, Bleehen N (1982) Immunohistochemical technics in the early screening of monoclonal antibodies to human colonic epithelium. Br J Cancer 46:9–17

Frazikas de St, Groth S, Scheidegger D (1980) Production of monoclonal antibodies: strategy and tactics. J Immunol Methods 35:1–21

Gilland D, Steplewski Z, Collier R, Mitchel K, Chang T, Koprowski H (1980) Antibody-directed cytotoxic agents, use of monoclonal antibodies to direct the action of toxin – a chains to colorectal carcinoma cells. PNAS 77:4539

Goldsby R, Osborne B, Suri D, Mandel A, Williams J, Gronowicz E, Herzberg L (1980) Production of specific antibody without specific immunisation. The production of monoclonal antibodies. Elsevier, North Holland Publishers

Köhler G, Milstein C (1975) Continuous cultures of fused cells secreting antibody of predefined specificity. Nature 256:495

Lundak R, Malachowski R (1981) Production of human-human hybridomas secreting specific antibody. Proc Am Soc Microbiol, March 1981

Mach J, Buchegger F, Forni M, Ritschard J, Berche C, Lumbroso L, Schreyer M, Giardet C, Accolla R, Carrel S (1981) Use of radiolabelled anti-CEA antibodies for the detection of human carcinomas by external photoscanning and tomoscintigraphy. Immunol Today 2:239

Milstein C, Lennox E (1980) The use of monoclonal antibody techniques in the study of developing surfaces. Curr Top Dev Biol 14:1–31

Miller R, Levy R (1981) Response of cutaneous T-cell lymphoma to therapy with hybridoma monoclonal antibodies. Lancet II:226

Moon T, Vessella R, Lange P (1982) Hybridoma antibodies preferentially reactive with renal cell carcinoma. AUA Annual Meeting

Moon T, Vessella R, Lange P (1983) Monoclonal antibodies in urology. A review. J Urol 130: 584–592

Olsson L, Kaplan H (1980) Human-human hybridomas producing monoclonal antibodies of predefined antigenic specificity. PNAS 1977, 5429

Sinclair R, Burns J, Dunnill M (1981) Immunoperoxidase staining of formaline-fixed paraffine embedded human renal biopsies with a comparison of the peroxidase antiperoxidase (PAP) and indirect methods. J Clin Pathol 34:859–865

Steplewski Z (1980) Monoclonal Antibodies to Human Tumor Antigens. Transpl Proc Vol XII, No. 3

Suter L, Brüggen J, Sorg C (1980) Use of enzyme-linked immunosorbent assay (ELISA) for screening of hybridoma antibodies against cell surface antigens. J Immunol Methods 39:407–411

Voller A, Bitwell D, Bartlett A (1980) The Elisa book, the latest Voller-Volume. Dynatech Labs. Inc.

Assay-Verwertbarkeit humaner Nierentumorlinien

K. H. KURTH[1], J. C. ROMIJN[1], J. W. v. DONGEN[1], M. LIEBER[2] und F. H. SCHRÖDER[1]

Zytostatika-Test-Systeme wurden mit der Vorstellung entwickelt, die Ergebnisse zytostatischer Therapie durch „maßgeschneiderte" Behandlung zu verbessern. Vergleichbar dem Antibiogramm sollen aus einer Palette von Zytostatika die Substanzen (oder die Substanz) ermittelt werden, die mit größter Aussicht auf Erfolg (Tumorremission) verabreicht werden könnten. Unabhängig vom tatsächlichen Voraussagewert der Test-Systeme ist zunächst zu prüfen, inwieweit Gewebe eines Tumortyps unter den jeweiligen Test-Bedingungen zu aussagekräftigen Ergebnissen führt. Die Verwertbarkeit eines Test-Systems wird bestimmt durch die Möglichkeit, das zu untersuchende Gewebe im Test-System vital zu halten und Veränderungen, die die Zytostatika-Empfindlichkeit oder -Unempfindlichkeit signalisieren, messen zu können.

Wir bedienten uns auf der Nacktmaus etablierter humaner Nierentumorlinien, um die Verwertbarkeit des

1. subcapsulären Nieren-Assay (SCR-A),
2. des Assay mit markiertem DNS-Praekursor (L-DNA-A) und
3. des Stammzell-Assay (SZ-A) bei Verwendung dieser Tumoren zu untersuchen.

Methode des SRC-Assays

Auf Balb-C nu/nu, Balb-C nu/+ und Balb-C nu/+ Mäuse 24 Stunden nach Ganzkörperbestrahlung mit 5 Gy wurden 1 mm^3 große Tumorfragmente unter die Nierenkapsel transplantiert. Der Eingriff erfolgte in Avertinnarkose (Bromaethanol). Die Niere wurde exponiert und mit einem Trocar das Tumorfragment unter die Nierenkapsel transplantiert. Nach der Transplantation wurde mit einem okulären Mikrometer die Größe des Tumorfragmentes bestimmt. Die Vergrößerung wurde so eingestellt, daß 10 okuläre Mikrometer einem Millimeter entsprachen. Gemessen wurden jeweils der kürzeste und der längste Diameter, und die Tumorgröße nach der Formel $(D1+D2)^2$ bestimmt. Die Größe des Tumors am Ende des 6-Tage- bzw. 11-Tage Testes, abzüglich der Tumorgröße am Tag 0, ergab die Größenzu- oder -abnahme.

Kriterien eines verwertbaren Assays waren:

1. Größenzunahme des Tumors nach Transplantation in unbehandelte Wirtstiere und
2. histologischer Nachweis von vitalem Tumorgewebe.

1 Urologische Klinik, Erasmus Universität, Dr. Molewaterplein 40, NL-3015 GD
2 Urologische Klinik, Mayo Klinik, Rochester, USA

Experimentelle Urologie
Hrsg. v. R. Harzmann et al.

Tabelle 1. Mittlere Tumorgröße ΔTG ausgedrückt in Zunahme OMU[a] nach Transplantation (± Standardabweichung)

Tumor/Assay	Dauer	Immuninkomp. Balb-C nu/nu	Anzahl Tiere	Immunkomp. Balb-C nu/+	Anzahl Tiere	Bestrahlte Balb-C nu/+	Anzahl Tiere
NC-65	6 d	5.6 (±1.7)	4	5.2 (±3.8)	8	5.4 (±3.1)	9
	6 d			6.5 (±4.5)	7		
	11 d	3.9 (±6.2)	8				
RC-2	6 d					3.1 (±4.1)	7
RC-8	6 d	n.e.[b]	8	0.3 (±15.6)	6	n.e.[c]	8
	14 d	4.5 (±3.1)	5				
	35 d	22.1 (±17.1)	4				
RC-21	6 d			25.7 (±6)	6[d]	8.8 (±4.6)	6
	6 d					9.4 (±3.8)	6
RC-43	6 d					12.0 (±2.6)	6
RCC-14	11 d	5.8 (±3.6)	6				
	6 d					7.9 (±1.6)	8
	6 d					5.3 (±1.7)	6

[a] OMU = Okuläre Mikrometer-Einheiten (10 OMU = 1 mm)
[b] Interkurrent verendet 4/8, bei 2/8 Mäusen totale Regression des Transplantattumors
[c] Interkurrent verendet 1/8, totale Regression bei 5/8 Mäusen
[d] Swiss mice +/+

Material und Resultate des SRC-Assays

Die Nierentumorlinien NC-65, RCC-14 (zur Verfügung gestellt von U. Otto, Urologische Universitäts-Klinik Hamburg) und RC-8 wurden unter die Nierenkapsel der Balb-C nu/nu (nackte Maus) transplantiert. Bei der Tumorlinien NC-65 und RC-14 nahm die mittlere Tumorgröße (ΔTG), ausgedrückt in okulären Mikrometer-Einheiten (OMU) und einen Betrag zu, der weit über der Tumorgröße lag (+0,5 OMU), die für einen verwertbaren Assay gefordert wird (Tabelle 1). Die Tumorlinie RC-8 wurde in einem 6-, 14- und 35-Tage Assay untersucht. Diese Tumorlinie ist unter anderem durch die Produktion einer Markersubstanz charakterisiert, die bei den Empfängertieren zur Hyperkalziämie führt. Abschluß des Experimentes mit dieser Tumorlinie nach 6 Tagen führte zu unverwertbaren Ergebnissen, da 4/8 Tiere verendeten und bei 2 der verbliebenen 4 Wirtstiere kein meßbares Tumorgewebe gefunden wurde. Bei Transplantationsexperimenten mit der gleichen Tumorlinie, abgeschlossen nach 14 Tagen, fand sich eine mittlere Tumorgröße (ΔTG) von +4,5 OMU (±3,1), und bei Abschluß des Experimentes nach 35 Tagen von +21,1 OMU (±17,1) (Tabelle 1).

Nach der abschließenden Messung der Tumorgröße (nach 6, 11, 14 und 35 Tagen) wurden die Nieren mit dem Xenotransplantat ektomiert und histologisch untersucht. Die transplantierten Tumoren aller Tumorlinien, mit Ausnahme von RC-8 im 6-Tage-Assay, waren zu soliden Tumoren herangewachsen. Es fanden sich keine Abstoßungsreaktionen.

Die Nierentumorlinien NC-65, RC-8 und RC-21 würden unter die Nierenkapsel immunkompetenter Mäuse mit dem genetischen Merkmal Balb-C nu/+ transplantiert. Bei allen Tieren, außer nach Xenotransplantation von RC-8, wuchs das Transplantat >0.5 OMU und erfüllte somit das 1. Kriterium der Verwertbarkeit des Nierenkapselmodells für chemotherapeutische Untersuchungen (Tabelle 1).

Nach Abschluß des Assays wurden die Nieren mit dem Transplantattumor ektomiert und histologisch untersucht. Statt der erwarteten soliden Tumoren fanden sich jedoch nur noch Reste von Tumorgewebe. Sowohl von den Tumorrändern als auch von der Nierenkapsel her hatten histiozytäre und lymphozytäre Elemente das Transplantat infiltriert und auf wenige Tumorinseln zurückgedrängt (s. Abb. 1).

Dieses Experiment bewieß, daß bei Gebrauch von immunkompetenten Mäusen als Träger des Xenotransplantates, die Zunahme der Tumorgröße allein ein unzureichendes Kriterium für die Verwertbarkeit des Assays ist.

Die Nierentumorlinien NC-65, RC-2, RC-8, RC-21, RC-43 und RCC-14 wurden unter die Nierenkapsel von Balb-C nu/+ Mäusen nach Ganzkörperbestrahlung mit 5 Gy transplantiert. Die Bestrahlung erfolgte 24 Stunden vor Transplantation der Tumoren. Erwartet wurde, daß durch die Vorbestrahlung, die zunächst immunkompetenten Mäuse zumindest für die Dauer des Experimentes in ihrer Immunkompetenz supprimiert werden, und dadurch Tumorgewebe ohne ‚host-versus-graft' Reaktionen wachsen kann. Die Dauer des Experimentes war auf 6 Tage begrenzt und entsprach somit dem von Bogden (1981) beschriebenen 6-Tage Assay. Mit Ausnahme der Tumorlinie RC-8, mit der auch bei nackten Mäusen kein verwertbarer Assay durchgeführt werden konnte, zeigten alle transplantierten Tumoren Größenzunahme (Tabelle 1).

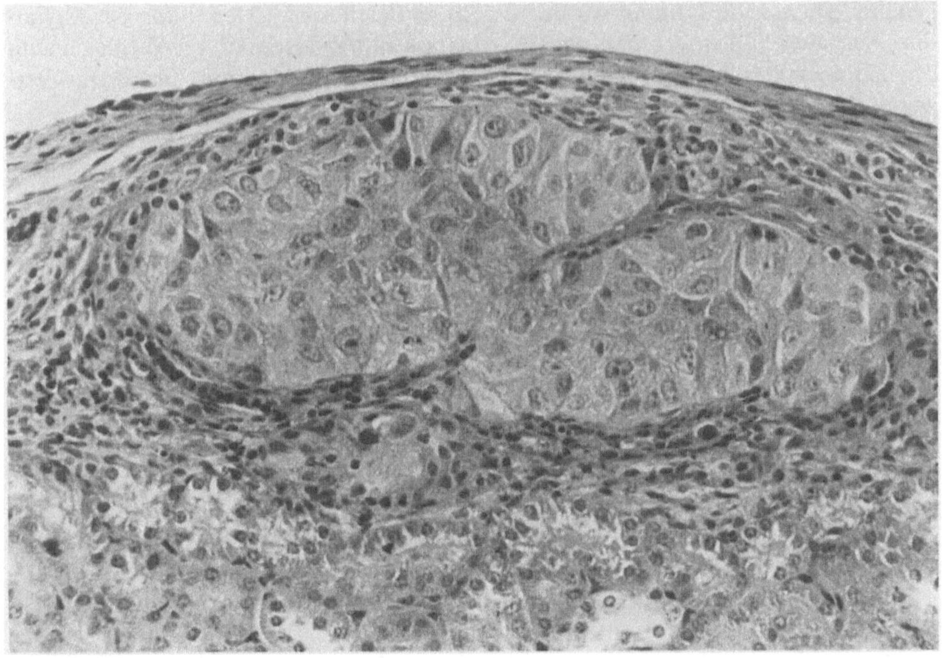

Abb. 1. Tumorlinie NC-65, 6 Tage nach Transplantation unter die Nierenkapsel der immunkompetenten Balb-C nu/+ Maus. Ausgeprägte ‚host-versus-graft' Reaktion. Nur noch Reste von Tumorgewebe nachzuweisen. ×110 HE

Bei der histologischen Untersuchung des Transplantattumors wurden keine Zeichen einer Abstoßungsreaktion gefunden, der Tumor infiltrierte teilweise das präexistente Nierengewebe, Mitosen wurden nachgewiesen.

Aus diesem Experiment wurde gefolgert, daß immunkompetente Balb-C nu/+ Mäuse nach Immunsuppression durch Ganzkörpervorbestrahlung mit 5 Gy als Empfängertiere für das humane Xenotransplantat verwandt werden können. Die Strahlendosis von 5 Gray (Gy) wurde nach Voruntersuchungen gewählt. Mit der meßbaren Größenzunahme des Xenotransplantates und dem histologischen Nachweis von vitalem Tumorgewebe, waren die zwei Kriterien für die Verwertbarkeit des Assays für zytostatische Behandlungsstudien erfüllt.

Die Kriterien der Verwertbarkeit dieses in vivo Testes wurden beim Einsatz immunkompetenter, nicht bestrahlter Balb-C nu/+ Mäuse nicht erfüllt. Dieser Befund steht im Gegensatz zu den Mitteilungen von Bogden (1981) und Reale (1984) nach Transplantation von humanen Mammakarzinomen, bestätigt jedoch die Ergebnisse von Bennett (1984) und Edelstein (1984).

In vitro Untersuchung der Zytostatika-Empfindlichkeit mit radioaktiv markiertem (^{3}H-Thymidin) DNS-Präkursor-LDNA-Assay

1980 beschrieb Shrivastav eine Testmethode, mit welcher die Hemmung des Einbaus von radioaktiv markiertem ^{3}H-Thymidin nach Inkubation von Tumorzellen mit einem Zytostatikum gemessen wurde. Die Empfindlichkeit der Tumorzellen gegenüber einem Zytostatikum wurde ausgedrückt als Prozent-Hemmung des Thymidin- Ausbaues in Tumorzellen nach Inkubation mit Zytostatika, im Vergleich zum Thymidin-Einbau in Tumorzellen nach Inkubation in Medium. Shrivastav verwandte eine Zellsuspension, die 5 bis 6×10^5 Zellen per ml enthielt.

Methode des L-DNA-Assays

Die von Shrivastav beschriebene Methode der Präparation der Zellsuspension, Inkubation mit Zytostatika und Messung des Einbaus von radioaktiv markiertem Thymidin, wurde geringfügig modifiziert und unterteilt sich in folgende Schritte:

1. Unter sterilen Bedingungen wird Gewebe in 3 bis 4 mm große Fragmente geschnitten, und in 1 bis 2 ml ME-Medium konserviert. 6 ml Kollagenase (200 U/ml) werden hinzugefügt und das Gemisch 4 Stunden bei 37 °C inkubiert.

2. Nach Hinzufügen von 10 ml Medium wird das Gemisch fein verteilt durch wiederholte Aspiration mit einer Plastikpipette. Die Suspension wird anschließend 5 Minuten bei 1500 rpm zentrifugiert. Der Überschuß wird abgesaugt, und die Zellen in 10 ml physiologischer Kochsalzlösung resuspendiert und zentrifugiert. Resuspension und Zentrifugation werden so oft wiederholt, bis der Überschuß klar ist. Die Zellen werden dann in 10%igem foetalem Kalbsserum suspendiert, und die Suspension durch eine Nylongaze mit einer Maschenweite von 40 Mikron gesiebt. Aus dieser Suspension werden 0,1 ml entnommen, und 0,1 ml einer Trypanblaulösung zugefügt. Die Anzahl vitaler Zellen wird in der Neubauer Zählkammer bestimmt. Nach Einstellen der Suspension auf die gewünschte Konzentration wird die Suspen-

sion auf eine 96-Mikrotiterplatte pipettiert. Hierbei werden pro Loch 100 μl Suspension verteilt. Anschließend wird in 50 μl ME-Medium aufgelöstes Zytostatikum hinzugefügt, bzw. bei den Kontrollen die gleiche Menge Medium ohne Zytostatikum.

3. ^{3}H-Thymidin wird der Suspension nach unterschiedlich langer Inkubation mit Zytostatika zugefügt. Die ^{3}H-Thymidinlösung wird so eingestellt, daß die Aktivität der Einzelsuspension 1,5 μCi beträgt. Die Inkorporation von ^{3}H-Thymidin wird durch 10minütiges Zentrifugieren mit 1500 rpm abgeschlossen.

4.Der Überstand wird mit einer Pasteurpipette abpipettiert. Die Zellen werden mit 150 μl Phosphat gepufferter Kochsalzlösung, die 0,5 mM unmarkiertes Thymidin enthält, gewaschen und wieder für 5 Minuten bei 1500 rpm zentrifugiert. Die Waschlösung wird abpipettiert, 50 μl einer 2,5%igen Trypsinlösung werden zugefügt und die Suspension bei 37 °C 10 Minuten inkubiert. Nach Hinzufügen von 100 μl einer 10%igen Trichloressigsäure kann die Suspension über Nacht bei 4 °C praezipitieren.

5. Mit einem Zellsammler wird das Zellpräzipitat auf Whatman Filterpapier gebracht. Der Zellsammler wird einmal vorgespült, die Mikrotiterplatte zweimal. Die Papierstreifen werden 2 Stunden lang bei 80 °C getrocknet und in ein Zählgefäß gebracht. 1 ml Soluen wirkt 30 Minuten ein, anschließend werden 10 ml Instagel (Szintillationsflüssigkeit), Eisessig und butyliertes Hydroxysoluen 1 g/l hinzugefügt. Das Gefäß kühlt 30 Minuten ab, die Radioaktivität wird anschließend in der Szintillationsflüssigkeit bestimmt.

Material und Resultate L-DNA-Assay

Wurden Tumorzellen der Nierentumorlinie NC-65 im Medium für 24, 48, 72 und 144 Stunden inkubiert, so fand sich bei ansteigender Zellanzahl ein ansteigender Thymidin-Einbau. Die gewählten Zellkonzentrationen betrugen 1,2 bis 10×10^5 Zellen/ml.

Bei Erhöhung der Zellanzahl (5 bis 10×10^5 Zellen/ml) sank jedoch, nach 72 Stunden, der Thymidin-Einbau wieder ab. Das Absinken des Thymidin-Einbaues nach längerer Inkubationsdauer, wurde interpretiert als Kontaktphänomen: Zunahme der Zellen in Kultur und deren dichte Aneinanderlagerung behinderte den Kontakt mit Thymidin und dessen Einbau. Ähnliche Ergebnisse fanden sich für die übrigen Nierentumorlinien. Wird ohne Kenntnis der optimalen Zellzahl in Suspension (maximale Thymidin-Inkorporation) mit Zytostatika inkubiert, kann ein Ergebnis, wie in Abb. 2 dargestellt, resultieren. Vinblastin würde bei einer Inkubation mit $0{,}125 \times 10^5$ Zellen/ml als wirksam und bei 1×10^5 Zellen/ml als nicht wirksam (Thymidin-Einbau nur 10% geringer als in den unbehandelten Zellen in der Kontroll- Suspension) interpretiert werden.

Aus der Bestimmung des Thymidin-Einbaues in Abhängigkeit von der Zellanzahl in Suspension und in Abhängigkeit von der Inkubationsdauer wird gefolgert, daß die von Shrivastav angegebenen Zellkonzentrationen von 5 bis 6×10^5 Zellen/ml, keine maximalen Werte des Thymidin-Einbaues ergeben.

Bei Untersuchung der Zytostatika-Empfindlichkeit mit etablierten Tumorzellen steht praktisch unbegrenzt Gewebe zur Testung zur Verfügung. Durchführung des

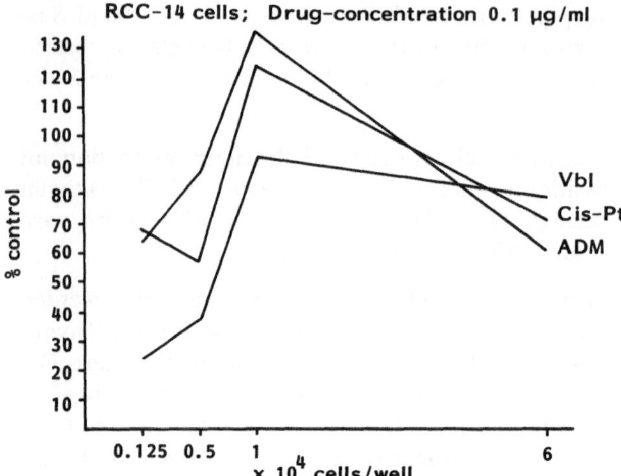

Abb. 2. Inkorporation von ^{3}H-Thymidin in Zellen der Tumorlinie RCC-14 nach 48stündiger Inkubation mit Zytostatika (Zytostatika-Konzentration 0,1 µg/ml). Ergebnis ausgedrückt als Prozent Inkorporation im Vergleich zu unbehandelten Zellen. Die Inkorporationshemmung ist am stärksten bei $0{,}125 \times 10^5$ Zellen/ml

Testes unter verschiedensten Bedingungen ist daher möglich, und die Bestimmung der optimalen Zellkonzentration und der optimalen Inkubationsdauer praktikabel. Dies wäre, bei Tumorgewebe von Patienten, zumindest nicht in allen Fällen denkbar, und darüber hinaus mit einem für die Routine inadäquaten Zeitaufwand verbunden. Für die Routine müssen daher Zellkonzentrationen und Inkubationsdauer festgelegt werden, die (vermutlich) nicht in jedem Falle zu optimalen Testergebnissen führen. Als annähernd optimal wird aus den geschilderten Voruntersuchungen die Inkubationsdauer von 48 Stunden und eine Zellanzahl von 0,5 bis 1×10^5 Zellen/ml angesehen.

Untersuchung der Zytostatika-Empfindlichkeit etablierter Nierentumorlinien im Stammzell-Assay

Für den von Salmon und Hamburger (1978) beschriebenen Stammzell-Assay oder klonogenetischen Assay für solide Tumoren, wird von Tumorfragmenten eine Einzelzell-Suspension hergestellt, die in einem 2lagigen Agar Tumorkolonien formt. Der ‚soft-agar' verhindert das Wachstum von Fibroblasten und anderer nicht-maligner Zellen (Johnson und Rossof (1983) gingen in einer kürzlich erschienenen Übersichtspublikation ausführlich auf die Möglichkeiten des Stammzell-Assays ein).

Material und Methode

Mindestens 2 g vitales Gewebe der Tumorlinien NC-65, RC-2, RC-21 und RCC-14 wurde mechanisch in Fragmente von ca. 1 mm^3 zerkleinert und bis zur weiteren

Verarbeitung in Dulbecco's modifiziertem Eagle-Medium und 10%igem Kalbsserum, dem Penicillin und Streptomycin beigemengt wurde, konserviert. Die Tumorfragmente wurden anschließend 16 Stunden bei 37 °C in einem Enzymgemisch inkubiert, das sich zusammensetzte aus RPMI (Roswell Park Memorial Institute)-6040 Medium, 0,8%iger Kollagenase, 0,002%iger DN-ase I und 10%igem foetalem Kalbsserum. Nach ihrer Inkubation wurden die Zellen zentrifugiert, gewaschen mit angereichertem Medium, und durch ein Sieb gefiltert (Gewebesieb, EC-Apparatus Cooperation, Petersburg), und eine Zellkonzentration von $1,5 \times 10^7$/ml hergestellt. Für die 2lagige Soft-Agar Kultur wurde das von Lieber (1984) beschriebene System verwandt. Für alle Untersuchungen wurden Falcon- Plastikschalen für Gewebe-Kulturen (35 mm im Durchmesser, Falcon 301) verwandt. Die untere Lage des 2lagigen Soft-Agars bestand aus angereichertem McCoy's 5A Medium (supplementiert mit Asparagin, DEAE Dextran), und enthielt Agar, Pferde-Serum und foetales Kalbsserum mit einer Konzentration von 0,5, 5 bzw. 10%. Die obere Lage enthielt die Tumorzellen in einer Konzentration von 5×10^5 und angereichertes Connaught-Medium 1066 (supplementiert mit Asparagin und DEAE Dextran) mit Agar in einer Konzentration von 0,3% und 15%igem Pferde-Serum. Die Platten wurden inkubiert bei 37 °C in 5% CO_2 und 100% relativer Luftfeuchtigkeit.

Gezählt wurde die Anzahl von Kolonien per Testplatte, die sich im Agar formte. Hierbei wird ausgegangen von der optischen Dichte, der Form und dem Durchmesser der Zellkolonien (zwischen 60 bis 400 μm Größe). 60 μm entsprechen 25 bis 50 aggregierten Tumorzellen. Kolonien auf jeweils 6 Platten (für jeden Tumor) wurden am ersten Tag nach Aussäen der Zellsuspension, und wiederum am 7. und 10. Tag gezählt. Die Anzahl der Kolonien am 7. bzw. 10. Tag abzüglich der Kolonien am 1. Tag ergab die Endzahl. Als signifikantes Wachstum von Kolonien wurde eine Zunahme der mittleren Kolonienzahl um den Wert 30 oder höher, 7 bzw. 10 Tage nach Aussäen der Zellen definiert.

Wachstum humaner Nierentumorlinien im Stammzell-Assay

Alle Tumorlinien, von denen Zellsuspensionen hergestellt wurden, und die im doppellagigen Soft-Agar ausgezählt wurden, formten Kolonien. Die Anzahl der Kolonien lag weit oberhalb des kritischen Wertes von 30 Kolonien/Platte. Tabelle 2 gibt hierüber eine Übersicht. Jeder in der Tabelle angegebene Wert entspricht einem Mittelwert nach Auszählen der Kolonien auf jeweils 6 Platten.

Resumierend läßt sich feststellen, daß die etablierten Tumorlinien sich für die Untersuchung der Zytostatika-Empfindlichkeit in vivo und in vitro eignen.

Tabelle 2. Wachstum humaner Nierentumorlinien im Stammzell-Test

Tumorlinie	NC-65	RC-2	RC-21	RCC-14
Mittlere Anzahl der Kolonien	98.5 (± 10)	121 (± 33)	788 (± 60.7)	173 (± 15.3)
pro Testplatte (± Standardab-	110 (± 15.1)	64 (± 15)	157 (± 69)	985 (± 71)
weichung)	212 (± 35)	109 (± 68)	309 (± 40)	797 (± 160)
	181 (± 68)		345 (± 47)	311 (± 51)
	875 (± 18)		191 (± 24)	704 (± 12)

Einschränkungen ergeben sich für den Test mit markiertem DNS-Präkursor. Für die Testung von Patiententumoren müssen nicht zwangsläufig gleiche Ergebnisse angenommen werden. So ist von Nierentumoren bekannt, daß nur in 50% (Lieber 1984) eine zur Testung ausreichende Anzahl von Tumorzellkolonien geformt wird. Für klinische Zwecke halten wir den Nierenkapsel-Assay für am geeignetsten. Der Voraussagewert dieser Testmethode wird von uns zur Zeit überprüft.

Literatur

Bennet JA, Nguyen M, Pilon V, MacDowell RT (1984) Histopathological changes induced by human colon cancer xenografts implanted under the kidney capsule of immunocompetent and immunosuppressed mice. Proc Amer Ass of Cancer Res vol 25, Abstract 1477, Toronto, Canada

Bogden AE, Kelton DE, Cobb WR, Esber HJ (1978) A rapid screening method for testing chemotherapeutic agents against human tumor xenografts. In: Houchens DP, Ovejera AA (eds) Proceedings of the symposium on the use of athymic nude mice in cancer research. Fischer, New York Stuttgart, pp 231–250

Edelstein MB, Smink T, Ruiter D (1984) Growth kinetics of human tumor explants under the renal capsule of normal mice. Proc Amer Ass of Cancer Res, vol 25, Abstract 1287, Toronto, Canada

Johnson PA, Rossof AH (1983) The role of the human stem cell assay in medical oncology. Arch Intern Med 143:111–114

Lieber MM (1984) Soft agar colony formation assay for in vitro chemotherapy sensitivity testing of human renal cell carcinoma: Mayo Clinic experience. J Urol 131:391–393

Reale F, Bogden A, Griffin T, Costanza M (1984) The preservation of histologic morphology of human tumor explants in subrenal capsule assay. Proc Amer Ass of Cancer Res vol 25, Abstract 1475, Toronto, Canada

Salmon SE, Hamburger AW, Soehnlen B, Durie BGM, Alberts DS, Moon TE (1978) Quantification of differential sensitivity of human tumor stem cells to anticancer drugs. N Engl J Med 298:1321–1327

Shrivastav S, Bonar RA, Stone KR, Paulson DF (1980) An in vitro assay procedure to test chemotherapeutic drugs on cells from human solid tumors. Cancer Res 40:4438–4442

Immunstimulation von natürlichen Killerzellen beim Adenokarzinom der Niere

R. Hofmann[1], A. Lehmer[1], G. Reidel[2], W. Schütz[1] und I. Böttger[2]

Abstract

Natürliche Killerzellen (NK-Zellen) können Tumorzellen ohne vorausgegangene Sensibilisierung lysieren. Immunstimulantien wie Interferon (IFN), Levamisole, OMPI und bakterielle Extrakte, können NK-Zellen aktivieren. Mit Hilfe eines 51-Cr-release-Testes wurde die zytotoxische Aktivität von NK-Zellen bei Patienten mit Adenokarzinom der Niere getestet. Als Zielzellen wurden K-562-Lymphomazellen, homologe (Caki 1) und autologe Nierentumorzellen verwendet. Die NK-Aktivität von nephrektomierten Patienten wurde unmittelbar vor und eine Woche nach der Operation getestet. Alle Patienten wurden 6–9 Monate später erneut untersucht. Patienten mit oder ohne Metastasen zeigten eine deutlich verschiedene zytotoxische Aktivität von nicht aktivierten und interferonaktivierten NK-Zellen. Levamisole, OMPI und bakterielle Extrakte wiesen keinen aktivierenden Effekt in vitro auf.

Eine Subpopulation der Lymphozyten – die natürlichen Killerzellen – zeichnet sich durch ihre Eigenschaft aus, ohne vorherige Sensibilisierung gegen Tumorzellen und mikrobielle Infektzellen zytotoxisch wirksam zu sein. Durch diese Eigenschaft spielen sie möglicherweise eine entscheidende Rolle in der lokalen Tumorabwehr und in der Verhinderung der Fernmetastasierung (Hanna et al. 1981; Herberman et al. 1979; Roder et al. 1978). Ziel der vorliegenden Studie war es, die zytotoxische Aktivität von NK-Zellen bei Patienten mit Hypernephrom und den Einfluß von Immunstimulantien, insbesondere Interferon, Levamisole, OMPI und verschiedene bakterielle Extrakte, auf die Lymphozytenaktivität in vitro zu untersuchen.

Material und Methoden

Die peripheren mononukleären Lymphozyten wurden aus 40 ml heparinisiertem Blut über einen Ficoll-Hypaque-Dichtegradienten isoliert (Boyum 1968). Als Zielzellen wurden Zellen der chronischmyeloischen Zellinie K-562 (Lozzio et al. 1973), homologe Nierentumorzellen (Caki 1) (Fogh 1975) und autologe Nierentumorzellen verwendet. Die zytotoxische Aktivität wurde anschließend in einem 4-Stunden-51-Cr-release-Test gemessen.

1 Urologische Klinik und Poliklinik rechts der Isar der Technischen Universität, Ismaninger Str. 22, D-8000 München 80

2 Nuklearmedizinische Klinik und Poliklinik rechts der Isar der Technischen Universität, Ismaninger Str. 22, D-8000 München 80

Experimentelle Urologie
Hrsg. v. R. Harzmann et al.

100 µl 51-Cr-markierte Zielzellen (5×10^4/ml bzw. 10^4/ml) wurden mit 100 µl Lymphozyten inkubiert, so daß das Effektor-Zielzellen-Verhältnis 1:50 bzw. 1:100 für K-562 war. Für Nierentumorzellen wurde ein Verhältnis von 1:200 bzw. 1:400 eingestellt[3].

Die Tests wurden auf Mikrotiterplatten (Fa. Falcon) dreifach durchgeführt. Die zytotoxische Aktivität errechnete sich nach der Formel

$$\% \text{ zytotoxische Aktivität} = \frac{\text{Exp.-release} - \text{Spontan-release}}{\text{Max.-release} - \text{Spontan-release}} \cdot 100.$$

Der Spontan-release wurde durch Inkubation der Zielzellen ohne Effektorzellen ermittelt und der Maximal-release durch Inkubation der Zielzellen mit 2% Triton-X-100. Zur Stimulation wurden die Lymphozyten für 16 Stunden mit menschlichem Beta-Interferon (Fibroblasten-Interferon) (500 IU/ml) inkubiert. Levamisole und OMPI wurden in einer Konzentration von 5×10^{-5} M–10^{-6} M, Zellwandextrakte von Staphylococcus aureus AW 151 in einer Konzentration von 1 mg–10 µg/ml, corineformes Bacterium 169 in einer Konzentration von 2,5 mg–0,25 mg/10 ml und ein Rohextrakt eines Autolysats von ubiquitär vorhandenen Keimen (verdünnt 1:5–1:1000) verwendet. Versuchs- und Kulturmedien waren RMPI 1640 mit 10% hitzeinaktiviertem fötalem Kälberserum, 20 mM Hepespuffer, 1 mM Na-Pyruvat, 10 ml/l nicht essentielle Aminosäuren, 2 mM L-Glutamin-Säure, 10^5 IU Pen-G und 10^5 µg/l Streptomycin (Fa. Gibco).

Untersucht wurden 70 Patienten im Alter zwischen 42–74 Jahren mit hypernephroidem Karzinom (lokales Tumorstadium T_2–T_4) mit und ohne Metastasen. 49 Patienten wurden tumornephrektomiert, 21 blieben unbehandelt. Blutuntersuchungen wurden einen Tag vor der Operation, 7 Tage nach Nephrektomie und 6–9 Monate später durchgeführt. Alle Patienten wurden klinisch ein Jahr nachbeobachtet. 30 gesunde Probanden der gleichen Altersgruppe dienten als Kontrolle. Zur Auswertung wurden die Patienten in 3 Gruppen eingeteilt:

I. Patienten mit Adenokarzinom ohne Fernmetastasen.

II. Patienten mit Adenokarzinom und Fernmetastasen zum Zeitpunkt der Diagnose, die länger als 9 Monate überlebten und Patienten, die nach der Operation Fernmetastasen entwickelten.

III. Patienten mit Hypernephrom, die aufgrund ihrer Metastasierung innerhalb von 9 Monaten bereits verstorben sind.

Statistik: Wilcoxon-Rangzahlentest.

Ergebnisse

Patienten ohne Metastasen (Gruppe I) zeigten gegen K-562-Zellen präoperativ eine Aktivität von etwa 10%, die postoperativ abfiel und erneut nach 6–9 Monaten anstieg. Präoperativ wiesen Patienten der Gruppe II und III eine zytolytische Aktivität von 15 bzw. 25% gegen K-562-Zellen auf mit einem postoperativen Abfall (8 bzw.

3 K-562-Zellen und Caki 1-Nierentumorzellen von Prof. Ackermann, Düsseldorf

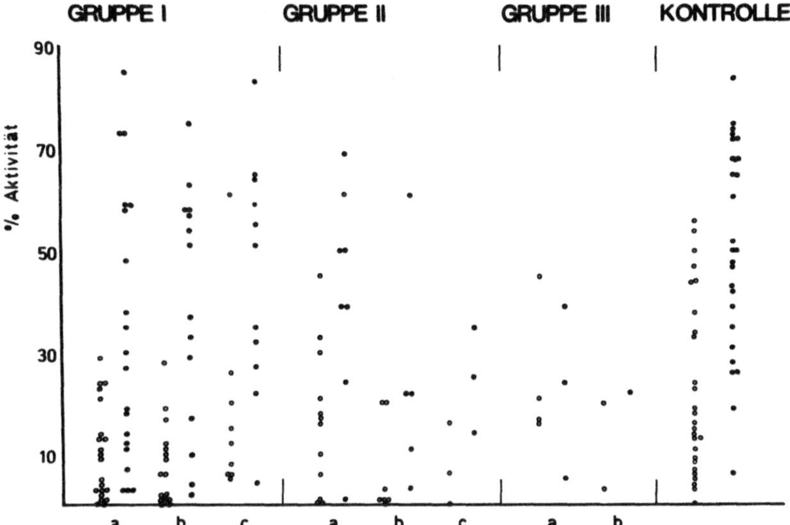

Abb. 1. NK-Zellaktivität von Patienten mit Adenokarzinom gegen K-562-Zellen (1 : 100) und Stimulation mit Beta-Interferon. ● Interferon, *a* prä OP, *b* post OP, *c* 6 Monate post OP

15%) ($p < 0,05$). Mit Interferon konnte die NK-Aktivität von Patienten der Gruppe 1 gegen K-562-Zellen prä- und postoperativ auf annähernd das Niveau der Kontrollgruppe gesteigert werden. Lymphozyten von Patienten aus der Gruppe II konnten mit Beta-Interferon präoperativ gut und postoperativ weniger stark stimuliert werden. Bei Patienten der Gruppe III wurde präoperativ keine und postoperativ nur eine geringe Immunstimulation beobachtet (Abb. 1).

Patienten ohne Metastasen (Gruppe I) zeigten gegen homologe Nierentumorzellen eine zytotoxische Aktivität von 4% präoperativ, die innerhalb von 6 Monaten auf etwa 1% abfiel. Patienten mit Metastasen zeigten präoperativ nur geringe Aktivität (~1%) und nach 6 Monaten keinerlei Aktivität mehr. Bei Patienten der Gruppe III war weder prä- noch postoperativ oder auch im Verlaufe ihrer weiteren Tumorerkrankung eine zytotoxische Aktivität gegen homologe Nierentumorzellen nachzuweisen. NK-Zellen konnten bei Patienten ohne Metastasen mit Interferon prä- und postoperativ gegen homologe Hypernephromzellen gut stimuliert werden. Patienten mit Metastasen zeigten nur präoperativ eine Stimulierbarkeit. Bei Patienten, die im späteren Verlauf ihrer Erkrankung verstarben, wurde keinerlei Immunstimulierung der Lymphozyten erreicht (Abb. 2).

NK-Zellen von Patienten der Gruppe I und II wiesen nur geringe spontane Aktivität gegen autologe Nierentumorzellen auf, während Patienten der Gruppe III keinerlei zytotoxische Aktivität nachweisen ließen. Eine Interferonstimulierbarkeit gegen die eigenen Nierentumorzellen war bei Patienten ohne Metastasen gering (~7%), während sich NK-Zellen bei Patienten mit Metastasen nur präoperativ aktivieren ließen. Auch mit Interferon ließ sich bei Patienten der Gruppe III keinerlei Lymphozytenstimulierung erreichen (Abb. 3).

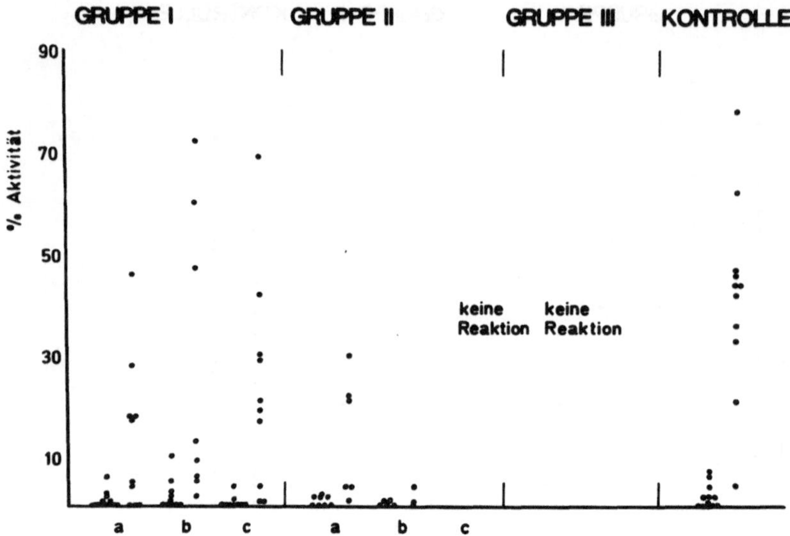

Abb. 2. NK-Zellaktivität gegen homologe Nierentumorzellen (Caki 1) (1:400) und Stimulation mit Beta-Interferon. ● Interferon, *a* prä OP, *b* post OP, *c* 6 Monate post OP

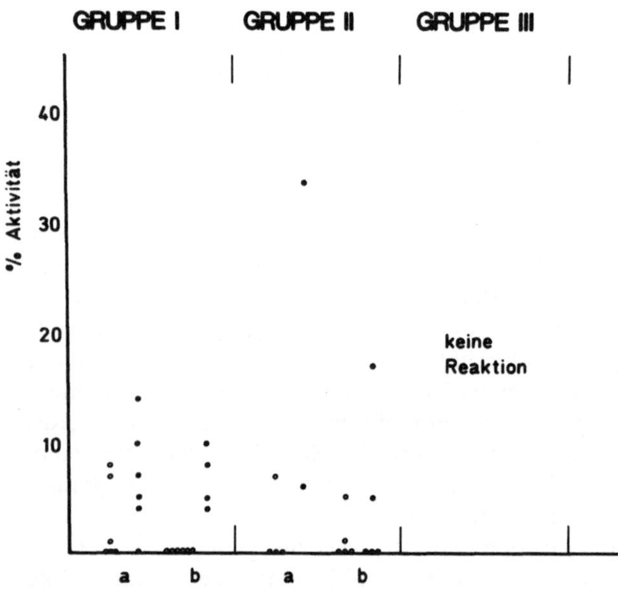

Abb. 3. NK-Zellaktivität gegen autologe Nierentumorzellen (1:100) und Stimulierung mit Beta-Interferon. ● Interferon, *a* prä OP, *b* post OP

Eine Stimulierung der NK-Aktivität mit Levamisole oder dessen Stoffwechselmetaboliten OMPI war in vitro nicht möglich. Zellwandextrakte von Staphylococcus aureus bzw. corineformem Bacterium zeigten in der angegebenen Konzentration keine NK-Zellstimulation. Mit steigender Konzentration wurde eher ein hemmender Einfluß beobachtet. Beim Einsatz eines Autolysats ubiquitär vorhandener mikrobieller Keime zeigte sich ebenfalls eine Hemmwirkung.

Diskussion

Patienten mit Adenokarzinom der Niere zeigen eine von der Tumorausdehnung und vom Metastasierungsgrad abhängige NK-Zellaktivität. Dies zeigte sich besonders deutlich, wenn K-562-Lymphomazellen als starkes Antigen und NK-zellempfindliche Zellinie verwendet wurden (West et al. 1977). Patienten mit einem lokalisierten Primärtumor wiesen präoperativ nahezu normale NK-Aktivität gegen K-562-Zellen auf, zeigten unmittelbar nach der Operation einen geringen Abfall und anschließend eine Steigerung der Aktivität im Verlauf der Erkrankung bis auf Werte wie vor der Operation. Wurden homologe und eigene Nierentumorzellen verwendet, so zeigte sich eine geringe Aktivität und nur eine mäßige Stimulierbarkeit mit Fibroblasten-Interferon.

Patienten mit fortgeschrittener Tumorerkrankung und Metastasierung zeigten höhere NK-Aktivität präoperativ gegen Lymphomazellen, einen Abfall postoperativ und eine weiterhin niedrige Aktivität im Verlaufe der Erkrankung. Eine Stimulierbarkeit mit Beta-Interferon war deutlich geringer als bei Patienten ohne Metastasen. Geringe NK-Zellaktivitäten, die noch langsam im Verlauf der Tumorerkrankung abfielen, ließen sich bei Patienten nachweisen, die aufgrund ihrer Metastasierung nach der Operation verstarben oder bei Patienten, die bereits präoperativ Metastasen aufwiesen und deshalb nicht operiert wurden. Die niedrige Lymphozytenaktivität im Verlauf der Tumorerkrankung könnte durch eine Erschöpfung der Zellaktivität oder durch blockierende Faktoren auf der Zellmembran erklärbar sein. Insbesondere gegen homologe Nierentumorzellen und die eigenen Tumorzellen war nur eine geringe spontane Zellaktivität zu beobachten. Der Abfall der zytotoxischen Aktivität unmittelbar postoperativ ist auf das „Postaggressionssyndrom" nach einem chirurgischen Eingriff zurückzuführen. Durch Anästhesie und Operation kann eine Depression der peripheren T-Zellen ausgelöst werden, möglicherweise als Folge einer Ausschüttung von Hydrocortison oder Prostaglandin nach einem Trauma (Brunda et al. 1980; Lukomska et al. 1983).

Alle Patienten in den verschiedenen Gruppen wiesen etwa den gleichen NK-Zellaktivitätsverlauf auf. Dieser korrelierte in etwa mit dem Verlauf der Tumorerkrankung.

Mit Beta-Interferon konnte gegen K-562-Zellen und homologe Nierentumorzellen eine mit fortschreitendem Tumorleiden geringer werdende NK-Zellstimulierung erreicht werden. Nur bei Patienten, die keine Metastasen aufwiesen, konnte eine, in etwa der Kontrollgruppe entsprechende, Stimulierbarkeit erreicht werden. Eine Immunstimulation kann auch durch Interferoninduktoren, wie Viren, Poly-I:C und Tumorzellen selbst erreicht werden (Herberman et al. 1980; Kadish et al. 1981; Potter et al. 1982; Zarling et al. 1979). Offenbar sind bei Tumorpatienten im fortgeschrittenen Stadium der Erkrankung die NK-Zellen bereits vom Tumor maximal stimuliert. Levamisole und dessen Metabolit OMPI zeigt eine immunoregulatorische Wirkung (Amery et al. 1981). In vitro zeigte sich in unseren Untersuchungen keinerlei Einfluß von Levamisole oder OMPI auf die NK-Zellaktivität. Andere Effektoren der NK-Zellstimulierung sind bakterielle Adjuvantien (Herberman et al. 1979). Abhängig von der Konzentration konnte kein bzw. eher ein inhibitorischer Effekt auf die NK-Zellen nachgewiesen werden.

Literatur

Amery WK, Gough DA (1981) Oncology 38:168
Böyum A (1968) Scand J Clin Lab Invest [Suppl] 97:77
Brunda MJ, Holden HT (1980) In: Herberman RB (ed) Natural cell mediated immunity against tumor. Acad Press, New York p 721
Fogh J, Trempe G (1975) In: Fogh J (ed) Human tumor cells in vitro. Plenum Press, New York London, p 115
Hanna N, Burton RC (1981) J Immunol 127:1754
Herberman RB (1979) Immunol Rev 44:43
Herberman RB (1980) Ann NY Acad Sci 350:63
Kadish AS, Doyle AT, Steinhauer EH, Ghossein NA (1981) J Immunol 127:1817
Lozzio CB, Lozzio BB (1973) J Natl Cancer Inst 50:535
Lulomska B (1983) Cancer 51:465
Potter RM, Moore M, Morris AG (1982) Immunology 46:401
Roder JC, Kiessling R, Biberfeld P, Anderson B (1978) J Immunol 121, 6:2509
West HW (1977) J Immunol 118:355
Zarling JM (1979) J Immunol 123:63

Immunmodulation durch rekombinantes α_2-IFN während der Behandlung von Patienten mit Blasenkarzinomen *

J. W. GRUPS [1], H. R. OSTERHAGE [1], R. ACKERMANN [2] und H. FROHMÜLLER [1]

Einleitung

Das Blasenkarzinom gilt als einer der Tumoren, von denen angenommen wird, daß zwischen dem Tumor und dem Immunsystem des Wirtes Wechselbeziehungen bestehen. Aus diesem Grunde wurde versucht, Blasenkarzinome mit immunologischen Methoden zu behandeln. Morales et al. (1976) sowie Lamm et al. (1981) haben die Immunstimulation mit BCG-Injektionen zur Therapie oberflächlicher Blasenkarzinome erstmals studiert. Obwohl es bis heute nicht gelungen ist, den genauen Wirkungsmechanismus der Immunstimulation durch BCG-Injektionen zu klären, wird u.a. diskutiert, daß BCG über die Bildung von Interferon seine Wirkung entfaltet. Es lag deshalb nahe, die therapeutische Wirkung verschiedener Interferone auch beim Blasenkarzinom zu untersuchen.

Zahlreiche Autoren (Christopherson 1978; Hill et al. 1981; Ikic et al. 1981; Holbrook et al. 1983) konnten sowohl in vitro, als auch zum Teil in vivo immunstimulierende und antitumorale Effekte von Interferon (IFN) nachweisen. Als Wirkungsmechanismus wird heute einerseits eine direkte cytotoxische Wirkung und andererseits eine Wirkung über Stimulation der Natural-Killer-Cells (NK-Zellen) diskutiert (Herbermann 1980). Nach den bisherigen Erkenntnissen nimmt das NK-Zellsystem bei der Tumorabwehr eine zentrale Stellung ein. So konnte Haller et al. (1977) nachweisen, daß die NK-Zellaktivität bei Patienten mit fortgeschrittenen Tumoren signifikant herabgesetzt ist.

Seit August 1983 wurden an den Urologischen Universitätskliniken Würzburg und Düsseldorf insgesamt 5 Patienten, die an rezidivierenden, oberflächlichen Blasenkarzinomen erkrankt waren, mit gentechnologisch aus E. coli Bakterien gewonnenem rekombinanten α_2-IFN[3] behandelt. Es hat einen Reinheitsgrad von mindestens 10^8 IU/mg Protein. Die Wirkung des Interferons auf das Immunsystem der Patienten wurde jeweils durch sequentielle Bestimmung der Aktivität der NK-Zellen gemessen. Parallel dazu wurden die Seruminterferonspiegel bestimmt.

Methodik

Periphere Lymphozyten wurden zu definierten Zeitpunkten nach Interferoninjektion aus heparinisiertem Venenblut mittels eines Ficollgradienten isoliert. Diese

* Diese Arbeit wurde mit Hilfe der Wilhelm-Sander-Stiftung erstellt.

1 Urologische Klinik und Poliklinik der Universität, Josef-Schneider-Str. 2, D-8700 Würzburg
2 Urologische Klinik und Poliklinik der Universität, Moorenstr. 5, D-4000 Düsseldorf 1

3 Berofor (Fa. Thomae, Biberach)

Experimentelle Urologie
Hrsg. v. R. Harzmann et al.

wurden mit radioaktiv markierten Tumorzellen der Linie K 562 für 4 Stunden auf Mikrotiterplatten bei 37 °C inkubiert. Die Markierung der Target-Zellen (K 562) wurde mit 200 µCi Cr^{51} bei 37 °C für 2 Stunden vorgenommen. Es wurden jeweils 6 verschiedene Verdünnungsstufen des Effektor-Targetzellverhältnisses beginnend bei 100 : 1 bis 3 : 1 angelegt. Nach 4 Stunden wurden die Mikrotiterplatten zentrifugiert und die Aktivität im Überstand wurde als Ausdruck der Zytolyse gemessen. Die gemessenen Werte wurden mit Hilfe einer linearen Regressionsanalyse korrigiert.

Die IFN-Spiegel wurden mit einem immunradiometrischen Assay bestimmt. Dabei wurde ein radioaktiv (J^{125}) markierter IFN-Antikörper mit dem Patientenserum für 2 Stunden bei Raumtemperatur inkubiert. In einer 2. Inkubation wurde ein Schafinterferonantikörper, der an Kunststoffperlen gekoppelt ist, hinzugegeben. Diese Inkubation erfolgte bei 28 °C für 2 Stunden. Anschließend erfolgten 3maliges Waschen und Absaugen des Überstandes. Die verbliebene Aktivität wurde in einem Gamma-Counter gemessen und der Interferonspiegel wurde berechnet.

Eingang in dieses Therapiekonzept fanden nur Patienten mit rezidivierenden, oberflächlichen Blasenkarzinomen bis maximal Stadium T_1. Bei einem Patienten ergab die endgültige histologische Aufarbeitung des Resektatmaterials ein Tumorstadium T_2. Da die Interferonbehandlung jedoch schon begonnen hatte, wurde der Patient in die Therapiestudie mit aufgenommen. Das Grading ergab bei 4 Patienten hochmaligne Tumoren.

Den Patienten wurde 6 Wochen lang täglich rekombinantes α_2-IFN intramuskulär injiziert. In der ersten Woche wurden täglich 10^7 IU und in den folgenden Wochen täglich 2×10^7 I.U. verabreicht. Bei einer Patientin mußte die Interferongabe nach 4 Wochen beendet werden, da es zu einer Leukozytopenie kam. Insgesamt wurde das Medikament jedoch gut vertragen.

Ergebnisse

In Abb. 1 wird die NK-Zellaktivität bei 5 Patienten als Ausdruck der prozentualen Zytolyse bei einem Effektor-Targetzell-Verhältnis von 100 : 1 dargestellt. Der linke Kurvenanteil kennzeichnet das Dosierungsintervall von täglich 10 Mio. IU Interferon. Der rechte Bildanteil zeigt das Dosierungsintervall, in dem täglich 20 Mio. IU Interferon gegeben wurden. Bei allen Patienten kam es innerhalb der ersten 12 Stunden zunächst zu einem Abfall der NK-Zellaktivität unter die Ausgangswerte. Diesem Abfall folgte ein steiler Anstieg der NK-Zellaktivität. Die Zytolyseraten stiegen jeweils deutlich über die höchsten praetherapeutisch gemessenen Werte. Die maximale Aktivität wurde bei allen Patienten innerhalb der ersten Woche gemessen. Diese NK-Zellstimulierung war jedoch nur kurzfristig nachweisbar. Auch eine Erhöhung der IFN-Dosis nach einer Woche auf täglich 20 Mio. IU bewirkte keine weitere Steigerung der Stimulation des NK-Zellsystems. Auf Abb. 2 sind zur besseren Übersicht die Mittelwerte der NK-Zellaktivität mit den dazugehörigen Standardabweichungen dargestellt.

Die Kinetik des intramuskulär injizierten Interferons ist scheinbar abhängig von der jeweils individuellen Resorptionsgeschwindigkeit des einzelnen Patienten. Die

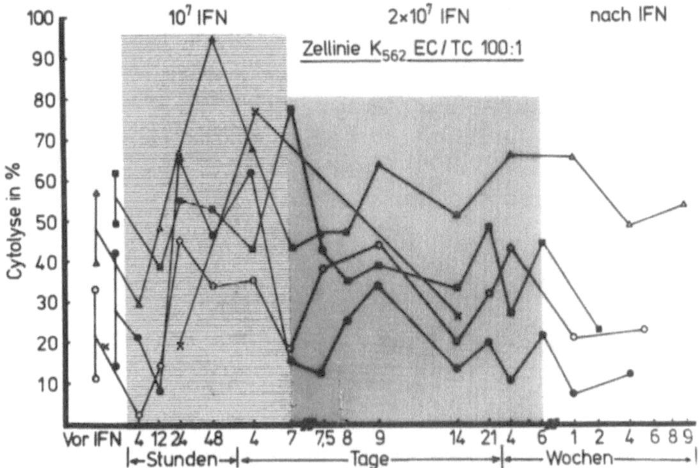

Abb. 1. Verlauf der NK-Zellaktivität von 5 Patienten unter α_2-Interferon-Therapie. Effektor-Target-Verhältnis 100:1. Zellinie K 562

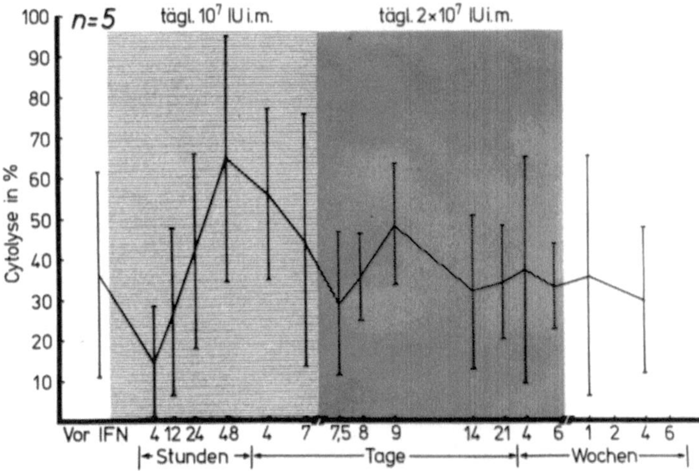

Abb. 2. Verlauf der NK-Zellaktivität von 5 Patienten als Berechnung der Mittelwerte mit Standardabweichung. Cr^{51}-Freisetzungstest gegen K_{562} unter α_2-Interferon-Therapie

maximalen Interferonspiegel waren nach 4 bzw. 8 Stunden nachweisbar. Wie Abb. 3 zeigt, war der maximale IFN-Spiegel spätestens 8 Stunden post injectionem erreicht. In den folgenden Stunden fiel der IFN-Serumspiegel wieder ab. Der höchste unter diesem Therapieschema gemessene IFN-Serumwert betrug 260 IU/ml. Er wurde 8 Tage nach Therapiebeginn gemessen. Obwohl die IFN-Serumspiegel zunächst ansteigen und es den Anschein hat, daß das IFN im Körper mit zunehmender Therapiedauer kumuliert, kommt es in der Folgezeit anscheinend zu einem verstärkten

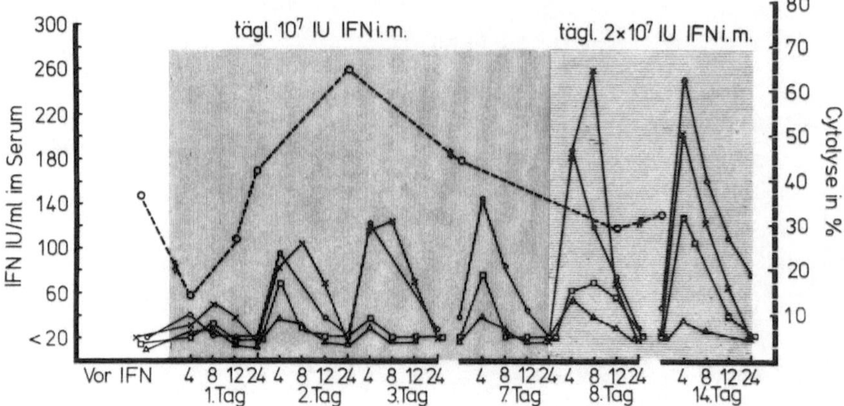

Abb. 3. α_2-IFN Serum Titer und NK-Zell-Aktivität. Kinetik der Interferonserumspiegel bei Patienten während der Interferon-Therapie. Die gestrichelte Kurve stellt den Verlauf der NK-Zellaktivität dar (vgl. Abb. 2)

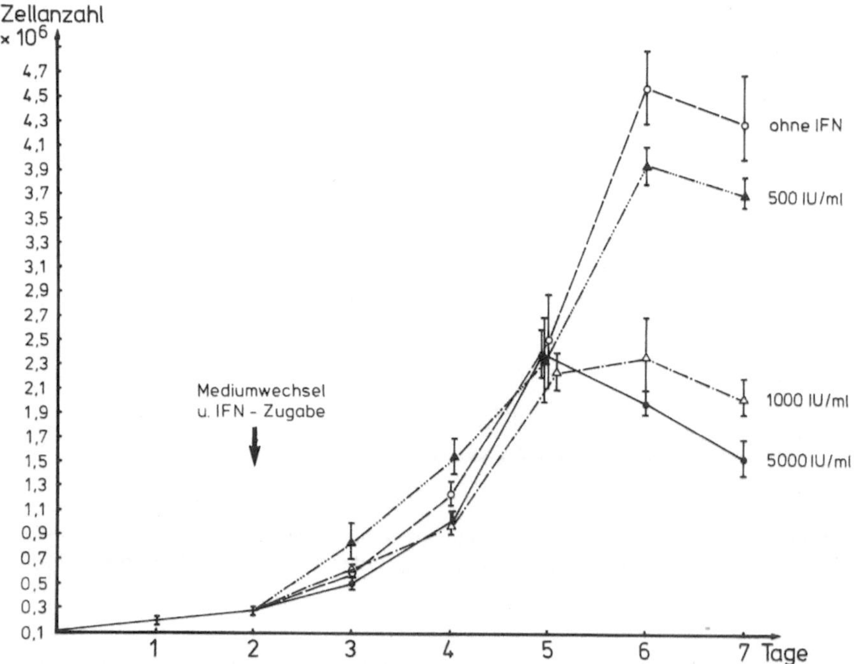

Abb. 4. Wachstumskurven der Zellinie K 562 nach Zugabe verschiedener Interferon-Dosierungen

IFN-Abbau. Nach dem 14. Therapietag war kein weiterer Anstieg der IFN-Serumspiegel nachweisbar. Im direkten Vergleich mit den in Abb. 2 bereits dargestellten Mittelwerten der NK-Zellaktivität ist erkennbar, daß die NK-Zellaktivität keine direkte Korrelation mit der Höhe der jeweils gemessenen IFN-Spiegel hat. Die höchste NK-Zellaktivität wurde innerhalb der ersten Tage nach IFN-Gabe nachgewiesen. Zu diesem Zeitpunkt ließen sich jedoch nur geringe IFN-Serumspiegel bestimmen. Der weitere Anstieg der IFN-Serumspiegel in der zweiten Behandlungswoche war jedoch von einer wieder sinkenden NK-Zellaktivität begleitet.

Da für eine Beurteilung des therapeutischen Effektes die Höhe des Gewebsinterferonspiegels ausschlaggebend sein könnte, wurde untersucht, ob die im Serum gemessenen IFN-Spiegel bereits einen direkten antitumoralen Effekt ausüben.

In vitro wurden Wachstumskurven der Zellinie K 562 unter IFN-Zugabe in verschiedener Dosierung angefertigt. Nach Aussaat von 100 000 Zellen in 10 ml Medium (RPMI 1600 + 10% FCS) wurden nach 48 Stunden IFN in verschiedener Dosierung zugegeben. Zugleich erfolgte ein Mediumwechsel. Wie Abb. 4 zeigt, wird das Zellwachstum erst oberhalb einer Dosis von 500 IU/ml signifikant gehemmt. Seruminterferonspiegel in dieser Höhe konnten bei den von uns verwendeten Dosierungen bisher nicht nachgewiesen werden.

Schlußfolgerungen

1. Nach den vorliegenden Ergebnissen scheint rekombinantes humanes α_2-IFN in vivo eine Stimulation des NK-Zellsystems zu bewirken. Diese scheint von der Höhe der im Serum gemessenen IFN-Spiegel unabhängig zu sein.
2. Eine Dosiserhöhung während der systemischen Therapie führt zu keiner weiteren Steigerung der NK-Zellaktivität.
3. Die in vivo erreichten Seruminterferonspiegel reichen nicht aus, um in vitro eine direkte Hemmung auf das Tumorzellwachstum (K 562) auszuüben.

Literatur

Christophersen IS, Jordal R, Osther K, Lindenberg J, Pedersen PH, Berg K (1978) Interferon therapy in neoplastic disease. Acta Med Scand 204:471–476

Haller O, Hansson M, Kiessling R, Wigzell H (1977) Role of nonconventional natural killer cells in resistance against syngeneic tumor cells in vivo. Nature 270:609

Herbermann RB (1980) Natural cell-mediated immunity against tumors. Academic Press, New York London Toronto Sydney San Francisco, p 392

Hill NO, Pardue A, Khan A, Aleman C, Dorn G, Hill JM (1981) Phase-I human leucocyte interferon trials in leucemia and cancer. J Clin Hematol Oncol 11:23–25

Holbrook NJ, Cox WI, Horner HC (1983) Direct suppression of natural killer activity in human peripheral blood leucocyte cultures by glucocorticoids and its modulation by interferon. Cancer Res 43:4019–4025

Ikĭc D, Maričič Z, Oresič V, Rode B, Nola P, Smudj K, Kneževič M, Jušič D, Sooš E (1981) Application of human leucocyte interferon in patients with urinary bladder papillomatosis, breast cancer and melanoma. Lancet I: 1022–1024

Lamm DL, Thor DE, Winters WD, Stogdill VD, Radwin HM (1981) BCG immunotherapy of bladder cancer: Inhibition of recurrence and associated immune responses. Cancer 48:82–88

Morales A, Eidinger D, Bruce AW (1976) Intracavitary bacillus Calmette-Guerin in the treatment of superficial bladder tumors. J Urol 116:180–183

Kinetik der spontanen zellvermittelten Zytotoxizität bei Patienten mit Prostatakarzinom

B. J. Schmitz-Dräger[1], K. Marumo[2] und R. Ackermann[1]

Einleitung

Natürliche Killer- oder NK-Zellen sind in der Lage, eine Vielzahl von Tumorzellen in vitro und in vivo zu lysieren. Diese Eigenschaft sowie die Ergebnisse von Experimenten vor allem im murinen System scheinen eine Beteiligung des NK-Zell-Systems an der körpereigenen Tumorabwehr nahezulegen (Hanna und Burton 1981; Kasai et al. 1979; Talmadge et al. 1980). Frühere Untersuchungen der natürlichen Zytotoxizität (SCMC) zeigten eine verminderte Aktivität bei Patienten mit fortgeschrittener Tumorerkrankung (Eremin et al. 1978; Mukherji und Dayal 1980; Okabe et al. 1979). Es konnte gezeigt werden, daß die Inkubation von NK-Zellen mit Interferon (IFN) auch bei Patienten mit fortgeschrittenem Prostatakarzinom (CaP) eine ausgeprägte Erhöhung der SCMC bewirkt (Wirth et al. 1984).

Verschiedene Ursachen dieser erniedrigten SCMC sind vorstellbar:
Eine Verringerung der Effektor-Zellzahl, z. B. durch
- eine Blockade in der Umwandlung von NK-Vorläuferzellen in reife NK-Zellen
- ein erniedrigtes Bindungsvermögen der NK-Zellen an die entsprechenden Rezeptoren auf der Zelloberfläche der Zielzellen
- eine geringere Aktivität der einzelnen NK-Zelle
- eine Kombination mehrerer Defekte.

Ziel der vorliegenden Studie war die Untersuchung der Ursachen der erniedrigten SCMC bei Patienten mit fortgeschrittenem Prostatakarzinom durch Experimente zur NK-zellvermittelten Zytolyse von Tumorzellen.

Material und Methoden

Die Untersuchung wurde an 8 gesunden männlichen Probanden (18 bis 47 Jahre), sowie 13 Patienten mit histologisch verifiziertem Prostatakarzinom durchgeführt. Bei 7 Patienten lag ein lokal begrenztes Prostatacarcinom im Stadium $pT_{2-3}N_0M_0$ vor. Die übrigen 6 Patienten hatten ein fortgeschrittenes CaP ($T_{2-4}N_XM_2$). Die Altersverteilung war in beiden Gruppen mit einem Durchschnittsalter von 64 bzw. 63 Jahren bei den Patienten mit lokal begrenztem und fortgeschrittenem CaP vergleichbar. Die Bestimmung des Tumorstadiums der Patienten erfolgte auf der Basis einer klinischen Untersuchung einschließlich Röntgenaufnahmen der Lunge, Kno-

1 Urologische Klinik der Universität, Moorenstr. 5, D-4000 Düsseldorf
2 Urologische Klinik und Poliklinik der Universität, Josef-Schneider-Str. 2, D-8700 Würzburg

Experimentelle Urologie
Hrsg. v. R. Harzmann et al.

chenszintigramm, Ausscheidungsurogramm und Bestimmung der sauren prostataspezifischen Phosphatase. Die Zuordnung der Patienten zur Gruppe mit lokal begrenztem Prostatakarzinom wurde nach dem histologischen Ergebnis der pelvinen Lymphadenektomie mit radikaler Prostatovesikulektomie vorgenommen.

Periphere mononukleäre Zellen (PBL) wurden durch eine Gradientenzentrifugation auf Ficoll-Ronpacon isoliert. Die Entfernung von plastikadhärenten Monozyten erfolgte durch zweimalige Inkubation der PBL in Petrischalen bei 37 °C für 30 Min.

Die Zellinie K 562, die eine hohe Susceptibilität gegenüber der NK-zellvermittelten Zytolyse aufweist, wurde in der vorliegenden Untersuchung als Zielzelle verwendet (Lozzio und Lozzio 1975). Die Zellen wurden in RPMI 1640 mit 10% fötalem Kälberserum kultiviert.

Zur Bestimmung der Zytotoxizität im ^{51}Cr Freisetzungstest wurden 10^6 Zielzellen in 4 ml Medium mit 100 µCi $Na(^{51}Cr)_2O_7$ (New England Nuclear, Boston, USA) markiert. Nach zweistündiger Inkubation bei 37 °C wurden die Zellen dreimal mit Medium gewaschen und auf 4×10^6 Zellen pro ml eingestellt. Von dieser Suspension wurde eine Verdünnungsreihe im Verhältnis ½ bis zu einer Endkonzentration von $1{,}25 \times 10^5$ Zellen pro ml angesetzt und jeweils 0,1 ml in die Öffnungen einer Mikrotiterplatte gegeben. Nach Zugabe von 10^5 Effektorzellen in 0,1 ml Medium erfolgte eine Inkubation für 3 Stunden (h) bei 37 °C. Anschließend wurden die Zellen abzentrifugiert, 0,1 ml Überstand aus jedem Loch entnommen und die spezifische Zytotoxizität für jede Zielzell-Konzentration getrennt berechnet:

$$\%\ \text{Zytotoxizität} = \frac{\text{Freisetzung Probe} - \text{spontane Freisetzung}}{\text{max. Freisetzung} - \text{spontane Freisetzung}} \times 100$$

Parallel wurde ein modifizierter Einzelzell-Zytotoxizitäts-Assay in Agarose nach der Methode von Grimm und Bonavida (1979) durchgeführt. Dazu wurden 3×10^5 PBL und die gleiche Anzahl Zielzellen für 15 Minuten bei 37 °C inkubiert und bei $120 \times g$ für 5 min zentrifugiert. Anschließend wurden die Zellen vorsichtig in 0,5 ml Medium resuspendiert und mit 2 ml Medium mit 0,5% Agarose (Bacto-Agar, DIFCO, Detroit, USA) gemischt. 0,2 bis 0,3 ml dieser Suspension wurde in, mit Poly-L-Lysin (Sigma Chemical, St. Louis, USA) vorbehandelte, 35 mm Zellkulturschalen verteilt. Anschließend wurde 1 ml Medium auf die Agarschicht gegeben, um ein Austrocknen zu verhindern. Nach Ablauf der Inkubationszeit erfolgte die Anfärbung mit Trypanblau. Die Anzahl von Effektor/Zielzell-Konjugaten wurde ausgezählt; dabei wurden wenigstens 100 Lymphozyten berücksichtigt. Die Anzahl an zytolytisch aktiven Zellen wurde in Prozent der Trypanblau gefärbten Zielzellen in wenigstens 60 Effektor/Zielzell-Konjugaten angegeben und um den Anteil spontan lysierter Zielzellen aus einer mitgeführten Kontrolle korrigiert.

Die Aktivierung der Effektorzellen erfolgte mit 500 IU humanem β-Interferon/ml Medium (Dr. Rentschler, Laupheim, West-Deutschland) für 8 Stunden bei 37 °C. Die spezifische Aktivität des Interferons wurde mit $1{,}1 \times 10^6$ IU/mg Protein angegeben.

Die Berechnung der maximalen Rezirkulations-Kapazität (MRC) der NK-Zellen erfolgte in Anlehnung an eine von Ullberg und Jondal 1981 beschriebene Methode, bei der die Ergebnisse aus dem ^{51}Cr-Freisetzungstest und dem Einzelzell-Zy-

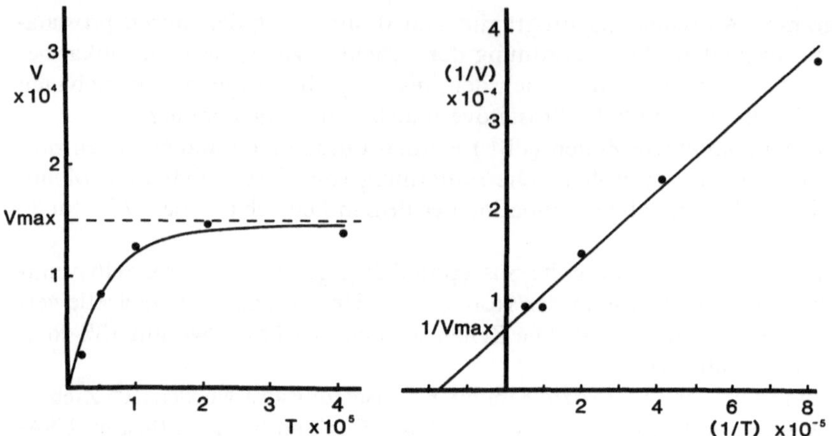

Abb. 1. Kinetik der NK-Zell-Reaktion (*links*) und nach Transformation im Lineweaver-Burk Diagramm (*rechts*). *T* Anzahl eingesetzter Zielzellen, *V* lysierte Zielzellen bei verschiedener Zielzell-Konzentration, V_{max} Anzahl lysierter Zielzellen für T_∞

totoxizitäts-Assay kombiniert wurden. Die Berechnung der maximalen Zytotoxizität (V_{max}) erfolgte nach der Formel:

$$V_{max} = \frac{K_m + T}{V \times T}$$

Dabei repräsentiert V die Anzahl binnen 3 h lysierter Zielzellen bei verschiedener Zielzellenkonzentration, T ist die jeweils eingesetzte Anzahl an Zielzellen und V_{max} entspricht der Anzahl innerhalb von 3 h lysierten Zielzellen bei unbegrenzter Anzahl eingesetzter Zielzellen (T). K_m entspricht der Anzahl an Zielzellen, die erforderlich sind, um ½ V_{max} zu erreichen. Im Lineweaver-Burk-Diagramm erhält man wegen des linearen Verhältnisses zwischen 1/V auf der Y-Achse und 1/T auf der X-Achse eine Gerade. Aus diesem Diagramm läßt sich V_{max} als Reziprokes des Y-Intercept und K_m als negativ reziproker Wert des X-Intercept ablesen (Abb. 1). Die MRC wurde durch die Division von V_{max} durch die Anzahl zytolytisch aktiver Zellen im Einzelfall-Zytotoxizitäts-Assay errechnet und entspricht der Anzahl der von einer NK-Zelle innerhalb von 3 Stunden unter optimalen Bedingungen lysierten Zielzellen.

Die statistische Auswertung erfolgte mittels Student t-Test.

Ergebnisse

Die Ergebnisse der Bestimmung der maximalen Zytolyse sind in Tabelle 1 dargestellt. Während zwischen Patienten mit nicht metastasiertem Prostatakarzinom und gesunden Spendern kein Unterschied nachweisbar war, sank V_{max} bei Patienten mit fortgeschrittenem Prostatakarzinom signifikant ab ($p < 0{,}05$).

Auch der zeitliche Ablauf der Zytolyse war bei gesunden Spendern und Patienten mit Prostatakarzinom identisch (Abb. 2). Nach Ablauf von 1 h und 3 h waren in allen drei Gruppen gleich viele Zielzellen lysiert. In früheren Untersuchungen hatte sich gezeigt, daß die Zytolyse im Einzelzell-Zytotoxizitäts-Assay 3 h nach Beginn der Inkubation abgeschlossen war. Der 3 h-Wert entspricht somit der Anzahl zytolytisch aktiver PBL- bzw. NK-Zellen.

Bei allen untersuchten Patientengruppen waren etwa 1,2% der PBL in der Lage, K 562 Tumorzellen spontan zu lysieren. Nach Inkubation mit 500 IU IFN/ml Medium über 8 Stunden, was nach früheren Untersuchungen einer maximalen Aktivierung der NK-Zellaktivität entspricht, fand sich eine Erhöhung der Anzahl zytolytisch aktiver Zellen auf etwa 2,1% aller PBL. Ein Unterschied zwischen den 3 untersuchten Gruppen war nicht nachweisbar (Tabelle 2).

Aus der Division von V_{max} durch die Anzahl zytolytisch aktiver Zellen ergibt sich die Anzahl an Zytolysezyklen, die eine NK-Zelle innerhalb von 3 Stunden durchlaufen kann. Während sich zwischen gesunden Spendern und Patienten mit

Tabelle 1. Maximale Zytolyse (V_{max}) von K 562 Zellen durch PBL gesunder Spender und von Patienten mit CaP

Probanden	Anzahl der Probanden	V_{max}[a]
Gesunde Spender	8	11.9±2.6
CaP Stadium $pT_{2-3}N_0M_0$	7	13.3±3.0
Stadium $T_{2-4}N_xM_1$	6	5.0±5.1

[a] Mittelwert ± S.E.

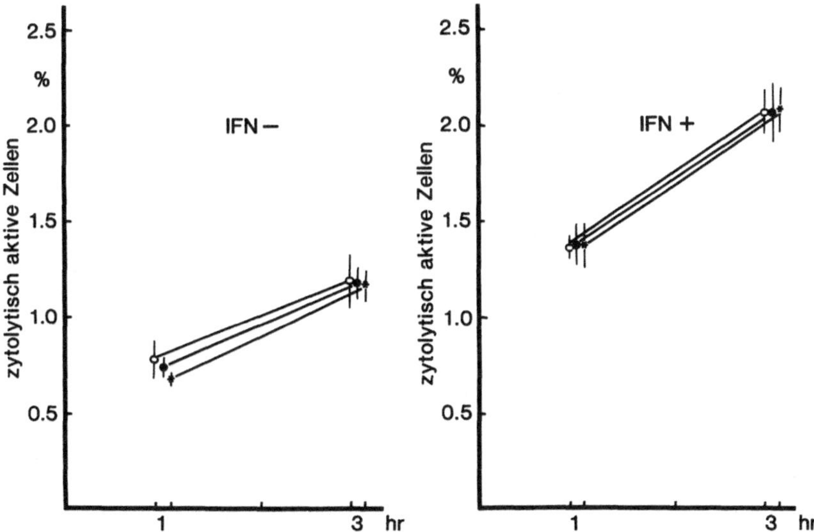

Abb. 2. Einzelzell-Zytotoxizitäts-Assay. Ablauf der NK-zellvermittelten Zytolyse von K 562 Zellen bei gesunden Probanden und Patienten mit CaP. ○ Gesunde Probanden. ● Patienten mit CaP im Stadium $T_{2-3}N_0M_0$. * Patienten mit CaP im Stadium $T_{2-4}N_XM_1$

Tabelle 2. Zytolytisch aktive Zellen (% PBL) gesunder Spender und bei Patienten mit CaP

Probanden	Anzahl d. Patienten	Zytolytisch aktive Zellen (% PBL)	
		Vor IFN[a]	Nach IFN[a]
Gesunde Spender	8	1.19±0.22	2.12±0.54
CaP Stadium $pT_{2-3}N_0M_0$	7	1.21±0.36	2.11±0.36
Stadium $T_{2-4}N_xM_1$	6	1.23±0.21	2.18±0.40

[a] Mittelwert ± S.E.

Tabelle 3. Maximale Rezirkulations-Kapazität (MRC) der NK-Zellen gesunder Probanden und von Patienten mit CaP

Probanden	Anzahl der Probanden	MRC[a]
Gesunde Spender	8	10.3±2.8
CaP Stadium $pT_{2-3}N_0M_0$	7	11.6±3.6
Stadium $T_{2-4}N_xM_1$	6	4.2±4.7

[a] Mittelwert ± S.E.

lokal begrenztem Prostatakarzinom kein signifikanter Unterschied fand, war die MRC der Patienten mit fortgeschrittenem Prostatakarzinom gegenüber den beiden anderen Gruppen deutlich erniedrigt ($p < 0{,}02$) (Tabelle 3).

Diskussion

Mit den vorliegenden Experimenten zur Kinetik der spontanen zellvermittelten Zytotoxizität sollte versucht werden, die Ursachen für die erniedrigte SCMC bei Patienten mit fortgeschrittener Tumorerkrankung zu untersuchen. Als Modell wurde das menschliche Prostatakarzinom gewählt, da das Therapiekonzept an der Urologischen Universitätsklinik Würzburg im Frühstadium der Erkrankung eine pelvine Lymphknotendissektion mit radikaler Prostatovesikulektomie vorsieht. Die Zuordnung der Patienten zur Gruppe mit lokal begrenztem Prostatakarzinom wurde somit auf der Basis eines histopathologisch gesicherten Stadiums vorgenommen.

Wie bereits in früheren Untersuchungen fand sich im Frühstadium der Erkrankung eine gegenüber der Kontrollgruppe unveränderte spontane Zytotoxizität (Okabe et al. 1979; Wirth et al. 1984). Bei den Patienten mit fortgeschrittener Erkrankung war die NK-Zellaktivität signifikant erniedrigt. Durch die Ergebnisse des Einzelzell-Zytotoxizitäts-Assay konnte eine verringerte Anzahl zytolytisch aktiver Zellen als Ursache dieser erniedrigten NK-Zell-Aktivität ausgeschlossen werden. Auch im Spätstadium der Erkrankung fand sich eine unverminderte Anzahl aktiver

NK-Zellen. Die Möglichkeit einer eingeschränkten Erkennung der Zielstrukturen auf der Zielzelloberfläche als Ursache einer erniedrigten SCMC erscheint daher gleichfalls unwahrscheinlich.

Ein Vergleich der Zytolyse 1 h bzw. 3 h nach Inkubationsbeginn des Einzelzell-Zytotoxizitäts-Assay zeigte, daß der Ablauf der Zytolyse bei allen untersuchten Patientengruppen gleich schnell vonstatten geht. Auch nach Aktivierung der vorhandenen Prä-NK-Zellen, durch Inkubation der Effektorzellen mit IFN, ließ sich kein Unterschied in der Geschwindigkeit des Zytolysevorganges nachweisen. Ein Vergleich der Anzahl zytolytisch aktiver Zellen vor und nach Stimulation mit IFN ergab, daß der Pool der NK-Vorläuferzellen in etwa gleich viele Zellen enthalten muß wie das Kompartiment der maturen NK-Zellen. Auch hier wurde kein Unterschied zwischen gesunden Probanden und Patienten mit fortgeschrittenem Prostatakarzinom beobachtet.

Es konnte gezeigt werden, daß der erniedrigten spontanen Zytotoxizität bei Patienten mit fortgeschrittenem CaP keine unspezifische Erschöpfung des NK-Zell-Systems zugrundeliegt, sondern auf der reduzierten Fähigkeit der NK-Zellen, in einen erneuten Zytolyse-Zyklus einzutreten, beruht. Daraus ergibt sich, daß bereits eine vergleichsweise kleine Zahl von Tumorzellen in der Lage ist, die natürliche Zytotoxizität vollständig zu binden und auf diese Weise einen wichtigen Teil der endogenen Tumorabwehr zu unterlaufen.

Es stellt sich nunmehr die Frage, auf welche Weise dieser offensichtlich spezifische Defekte im Ablauf der NK-Zell-Aktion durch die Tumorzellen vermittelt wird. Tierexperimentelle Untersuchungen von Morales und Pang (1984) an C3H/HeN-Mäusen ergaben, daß die spontane Zytotoxizität der Versuchstiere mit zunehmendem Volumen eines subcutan implantierten Tumors abnahm. Nach Entfernung des Tumors stieg die spontane Zytotoxizität dieser Tiere erneut an. Eigene Experimente ergaben, daß eine Inkubation von NK-Zellen mit Überständen von Tumorzellkulturen keine nennenswerte Reduktion der SCMC bewirkt (Ergebnisse nicht aufgeführt). Weiteren Aufschluß könnte die Co-Kultur von permanenten NK-Zellinien mit Tumorzellen geben. Hier könnte sich zeigen, ob eine Dauerexposition der NK-Zellen gegenüber Stoffwechselprodukten von Tumorzellen die SCMC beeinflußt. Auch die weitere Untersuchung des molekularen Ablaufes der Effektor-Zielzell-Interaktion könnte Erklärungen für die erniedrigte spontane Zytotoxizität bei Patienten mit fortgeschrittenen Tumorerkrankungen liefern.

Zusammenfassung

Natürliche Killer oder NK-Zellen sind in der Lage, eine Vielzahl von Tumorzellen spontan in vitro und in vivo zu zerstören. Frühere Experimente haben gezeigt, daß die erniedrigte spontane Zytotoxizität bei Patienten mit fortgeschrittenem Prostatakarzinom (CaP) durch Behandlung der Lymphozyten mit Interferon (IFN) stimuliert werden konnte. Ziel der vorliegenden Studie war die Untersuchung der Ursachen für die erniedrigte NK-Zellaktivität bei Patienten mit fortgeschrittenem CaP.

Die spontane Zytotoxizität und die Zytotoxizität nach Stimulation der Lymphozyten mit Interferon (IFN) wurde bei 8 Normalpersonen, 6 Patienten mit lokal begrenztem und 5 Patienten mit fortgeschrittenem CaP gleichzeitig in einem Einzelzell-Zytotoxizitäts-Assay und im 4 h ^{51}Cr Freisetzungstest bestimmt. Durch Kombination der Ergebnisse wurde die maximale zytolytische Aktivität (V_{max}), die Dauer des Zytolysezyklus (MRC) und die Anzahl zytolytisch aktiver Zellen bestimmt. Als Zielzellen wurden K 562 Zellen verwendet. Die Stimulation der NK-Zellen erfolgte mit 500 IU IFN-β/ml Medium für 8 Stunden.

Während die Anzahl zytolytisch aktiver Zellen in allen Gruppen gleich war, waren V_{max} und die MRC bei Patienten mit fortgeschrittenem CaP signifikant erniedrigt. Bei allen untersuchten Patienten kam es nach Inkubation der Lymphozyten mit IFN zu einem signifikanten Anstieg von Zytotoxizität, V_{max}, und der Anzahl zytolytisch aktiver Zellen.

Es zeigte sich, daß die erniedrigte Zytotoxizität bei Patienten mit fortgeschrittenem CaP einer verminderten Fähigkeit der NK-Zellen, zu rezirkulieren, entspricht.

Literatur

Eremin O, Ashby J, Stephens JP (1978) Human natural cytotoxicity in the blood and lymphoid organs of healthy donors and patients with malignant disease. Int J Cancer 21:35–41

Grimm E, Bonavida B (1979) Mechanism of cell-mediated cytotoxicity at single cell level. I. Estimation of cytotoxic T lymphocyte frequency and relative lytic efficiency. J Immunol 123:2861–2869

Hanna N, Burton RC (1981) Definitive evidence that natural killer (NK) cells inhibit experimental tumor metastasis in vivo. J Immunol 127:1754–1758

Kasai M, Leclerc JC, McVay-Boudreau L, Shen FW, Cantor H (1979) Direct evidence that natural killer cells in nonimmune spleen populations prevent tumor growth in vivo. J Exp Med 149:1260–1264

Lozzio CB, Lozzio BB (1975) Human myelogeneous leukemia cell-line with positive Philadelphia chromosome. Blood 45:321–334

Morales A, Pang AS (1984) The effect of tumor burden on the modulation of natural killer cell activity. J Urol 131:1229–1231

Mukherji B, Dayal Y (1980) Lymphocyte cytotoxicity of patients developing multiple primary melanomas. Cancer 46:1566–1569

Okabe T, Ackermann R, Wirth M, Frohmüller HGW (1979) Cell-mediated cytotoxicity in patients with cancer of the prostate. J Urol 122:628–632

Talmadge JE, Meyers KM, Prieur DJ, Starkey JR (1980) Role of NK cells in tumor growth and metastasis in beige mice. Nature 284:622–623

Ullberg M, Jondal M (1981) Recycling and target binding capacity of human natural killer cells. J Exp Med 153:615–628

Wirth MP, Schmitz-Dräger BJ, Ackermann R (1985) Functional properties of natural killer cells in carcinoma of the prostate. J Urol (im Druck)

Xenotransplantiertes Embryonalzell-Karzinom als Behandlungsmodell menschlicher Hodentumoren

E. SCHÄFER [1], M. WIRTH [2] und B. SCHULTZE [1]

Einleitung

Metastasierende Hodentumoren gehören zu den menschlichen Malignomen, die durch die moderne Chemotherapie gute Heilungschancen besitzen. So können im Stadium IIa 95% der Patienten geheilt werden. Diese hohe Ansprechrate der Hodentumoren auf die zur Zeit verfügbaren Zytostatika erlaubt aus ethischen Gründen kaum das Testen neuer, erfolgversprechender Medikamente am Patienten. Um jedoch auch in fortgeschrittenen Tumorstadien oder bei den wenigen therapieresistenten Tumoren bessere therapeutische Erfolge erzielen zu können, sind wirksamere zytostatische Therapieschemata oder gegebenenfalls andere zytostatische Substanzen wünschenswert. Eine Möglichkeit, dieses Problem zu lösen, könnten Untersuchungen an geeigneten Tumormodellen darstellen. Die Verwendung xenotransplantierter menschlicher Hodentumoren bietet sich zur Klärung dieser Frage an.

Material und Methoden

Tumor. Ein erfolgreich xenotransplantiertes menschliches Embryonalzell-Karzinom des Hodens wurde für die vorliegenden Untersuchungen zur Wirkung von Zytostatika benutzt. Dieser Tumor wird seit 1978 serienmäßig auf Balb/c-nu/nu-Mäusen propagiert. Die Transplantation von jeweils zwei Tumorstücken subcutan in die Flanken von Tieren beiderlei Geschlechts (Alter: 2–5 Monate) erfolgte mit einer Hohlnadel (Durchmesser: 2,5 mm).

Die Histologie der zur Transplantation verwendeten Lymphknotenmetastase des Patienten und des xenotransplantierten Tumors auf der nackten Maus in der 30. Tierpassage ließ keine Unterschiede erkennen.

Radioimmunologische Bestimmungen von humanem *β-Choriongonadotropin* (β-HCG) im Serum tumortragender Tiere (30. Passage) zeigten, daß der Tumor weiterhin β-HCG produzierte (Wirth et al. 1983). Daraus folgt, daß dieser Hodentumor auch in der Langzeitpassage auf der nackten Maus noch spezifisch menschliche Eigenschaften besitzt.

Verwendete Zytostatika. Cyclophosphamid (CY, Endoxan, Fa. Asta), Cis-Diamindichlorplatin (II) (DDP, Platinex, F. Mack). Bleomycin (BLEO, Bleomycinum,

---

1 Institut für Medizinische Strahlenkunde der Universität Würzburg, Versbacher Str. 5, D-8700 Würzburg

2 Urologische Klinik und Poliklinik der Universität Würzburg, Josef-Schneider-Str. 2, D-8700 Würzburg

Experimentelle Urologie
Hrsg. v. R. Harzmann et al.

Fa. Mack), Vinblastin (VBL, Velbe, Fa. Eli Lilly) und Vincristin (VCR, Fa. Eli Lilly).

3-H-Thymidin. Für die Untersuchungen zur Tumorzellproliferation wurde 3-H-Methyl-Thymidin (3-H-TdR, 6,7 Ci/mmol, New England Nuclear, Boston, MA, USA) benutzt.

Versuchsdurchführung. Die zytostatischen Behandlungen wurden an 107 nackten Mäusen durchgeführt. Mit der Gabe der verschiedenen Zytostatika wurde 19–25 Tage nach der Transplantation begonnen. Alle Medikamente wurden intraperitoneal injiziert. Als Maß für die Wirkung der verschiedenen Zytostatika diente die Tumorgröße. Dazu wurden die beiden größten, senkrecht aufeinander stehenden Durchmesser mit der Schieblehre gemessen. Daraus wurde das Produkt als Maß für die relative Tumorgröße ermittelt.

Die autoradiographischen Untersuchungen nach Gabe von 3-H-TdR wurden 27 Tage nach der Transplantation durchgeführt. Die Herstellung der Autoradiogramme erfolgte nach dem Dipping-Verfahren mit Ilford K2-Emulsion (Belichtungszeit: 20–40 Tage).

Ergebnisse

Untersuchungen zur Proliferation des unbehandelten Tumors

Am 27. Tag nach der Transplantation betrug der Mitose-Index 2% und der Markierungs-Index (Prozent der 3-H-markierten Zellen bezogen auf alle Zellen) 36%. Mit Hilfe einer Prozent-markierte-Mitosen-Kurve nach Gabe von 3-H-TdR nach Quastler und Sherman (1959), ebenfalls 27 Tage nach der Transplantation durchgeführt, wurden die zellkinetischen Parameter des Tumors untersucht. Dabei ergab sich eine Generationszeit von 24–31 Stunden und eine S-Phasendauer von 11 Stunden. Die Fraktion der proliferierenden Zellen (growth fraction) betrug ca. 50%. Die Tumorvolumenverdopplungszeit lag 19–25 Tage nach der Transplantation bei 6,5 Tagen. 20–22 Tage nach der Transplantation enthielt der Tumor 10–25% nekrotische Zellen.

Zytostatische Monotherapie

Einmalige Gabe. Zunächst wurde die Wirkung von Einzelgaben verschiedener in der Therapie von Hodentumoren gebräuchlicher Zytostatika auf das Tumorwachstum untersucht (Abb. 1). Jeweils 4–10 Tiere erhielten entweder CY (300 bzw. 100 mg/kg), DDP (13 bzw. 8 mg/kg), BLEO (100 bzw. 50 mg/kg) oder VBL (1,5 bzw. 0,3 mg/kg) zu verschiedenen Zeitpunkten nach der Transplantation (s. Pfeile in Abb. 1).

CY (300 mg/kg) verursachte eine deutliche Wachstumsverzögerung. Die Volumenverdopplungszeit war von 6,5 auf 26,1 Tage verlängert, der Faktor der Wachstumsverzögerung (growth delay) betrug 3,0 (vgl. Tabelle 1). Die Lebenszeit tumortragender Tiere war von 51,4±14,4 ($\bar{x}\pm SD$) Tagen bei unbehandelten Tieren auf 77,5±5,2 Tage verlängert.

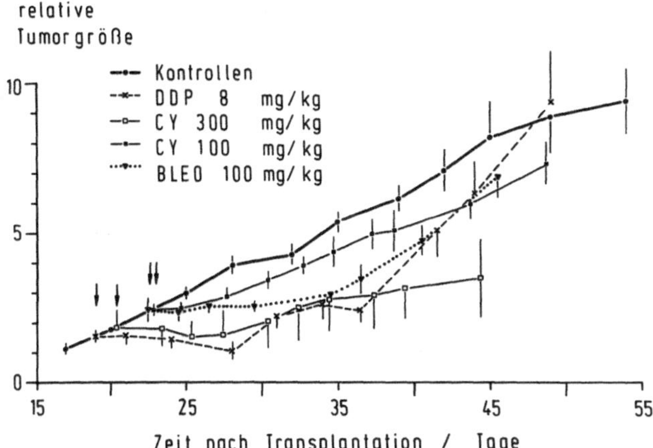

Abb. 1. Wachstum des Embryonalzell-Karzinoms auf der nackten Maus nach Einzelgaben verschiedener Zytostatika. *Ordinate:* relative Tumorgröße, *Abszisse:* Zeit nach Transplantation. Der Zeitpunkt der Gabe der verschiedenen Zytostatika ist durch einen Pfeil gekennzeichnet. Jedes Symbol stellt den Mittelwert von 15 Tumoren (±1 SEM) dar

Die Toxizität von *DDP* in der Dosis von 13 mg/kg führte bereits 4–6 Tage nach der Injektion des Zytostatikums zum Tod der Tiere.

Die Gabe von *DDP* (8 mg/kg) verursachte einen Wachstumsstillstand von ca. 13 Tagen. Anschließend war die Wachstumsrate dieser Tumoren gegenüber unbehandelten Tumoren deutlich beschleunigt.

BLEO und *VBL* hatten demgegenüber nur geringfügige Auswirkungen auf das Tumorwachstum. Allerdings wurde nach einer Behandlung mit VBL in einer hohen Dosierung (1,5 mg/kg) die Verdopplungszeit der getesteten Tumoren auf 17,7 Tage verlängert.

Außer der schon erwähnten Lebensverlängerung um 51% nach CY (300 mg/kg) führte weder die Behandlung mit CY (100 mg/kg), noch die Behandlung mit DDP (8 mg/kg) bzw. BLEO oder VBL zu einer signifikanten Lebensverlängerung tumortragender Tiere. In keinem Fall kam es zu einer völligen Tumorregression.

Mehrfache Gabe von CY und VCR. 2–3 Tiere erhielten entweder vier Injektionen CY (100 mg/kg) oder vier Injektionen VCR (0,1 mg/kg) und zwar im Abstand von jeweils 3 Tagen. Damit sollte untersucht werden, ob durch eine Mehrfachgabe dieser beiden Zytostatika der Therapie-Erfolg gesteigert werden kann.

Wie Abb. 2 zeigt, führte die viermalige Gabe von CY zu einem Wachstumsstillstand der Tumoren, der bis zu 6 Tage nach der letzten Zytostatikum-Gabe anhielt. Dagegen beeinflußte selbst eine viermalige Gabe von VCR das Tumorwachstum nicht signifikant. Eine komplette Tumorregression wurde weder nach der Mehrfachbehandlung mit CY noch mit VCR beobachtet.

Kombinationstherapie mit CY und DDP

Aufgrund der therapeutischen Wirkung einmaliger Gaben der verschiedenen Zytostatika wurde im folgenden geprüft, ob mit einer Kombination der nach einer Mo-

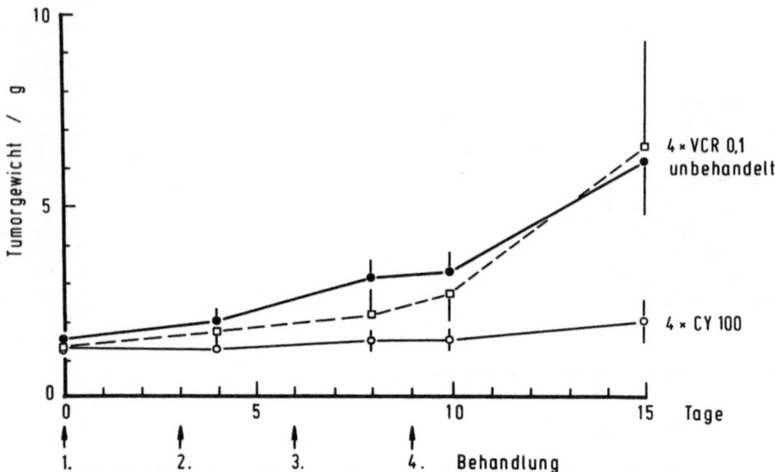

Abb. 2. Wachstum des Embryonalzell-Karzinoms auf der nackten Maus nach viermaliger Behandlung mit Cyclophosphamid (100 mg/kg) oder Vincristin (0,1 mg/kg) in 3tägigen Abständen. *Ordinate:* Tumorgewicht in Gramm, *Abszisse:* Zeit nach der ersten Behandlung. Jedes Symbol stellt den Mittelwert von 5 Tumoren dar (±1 SEM)

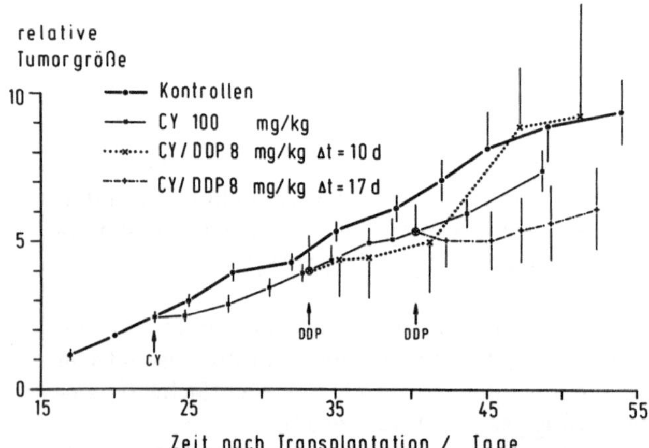

Abb. 3. Wachstum des Embryonalzell-Karzinoms auf der nackten Maus nach einer Kombinationsbehandlung mit Cyclophosphamid (100 mg/kg) und Cisplatin (8 mg/kg). *Ordinate:* relative Tumorgröße, *Abszisse:* Zeit nach Transplantation. Jedes Symbol stellt den Mittelwert von 15 Tumoren (±1 SEM) dar

Tabelle 1. Tumorvolumenverdopplungszeit und Wachstumsverzögerung (growth delay) nach Einzelgaben verschiedener Zytostatika und nach Kombination von CY und DDP

Zytostatikum	Dosis (mg/kg)	Tumorvolumen-verdopplungszeit (Tage)	Growth delay
Unbehandelt	–	6,5	–
CY	300	26,1	3,0
CY	100	14,1	1,2
DDP	13	–	–
DDP	8	18,9	1,9
BLEO	100	18,1	1,8
BLEO	50	20,3	2,1
VBL	1,5	17,7	1,7
VBL	0,3	8,5	0,3
CY/DDP t=17	100/8	22,0	2,4
CY/DDP t=10	100/8	17,8	1,7

$$\text{Growth delay} = \frac{\text{TD, behandelt} - \text{TD, unbehandelt}}{\text{TD, unbehandelt}}$$

(TD = Tumorvolumenverdopplungszeit)

notherapie wirksamsten Zytostatika, nämlich CY und DDP, eine Verbesserung der Behandlungsergebnisse zu erzielen ist. Dabei wurden wegen der bei hohen Dosierungen großen Toxizität für die Kombination niedrigere Dosen, d.h. CY (100 mg/kg) und DDP (8 mg/kg), verwendet. Da bekanntlich bei einer solchen Kombination der Zeitabstand der Zytostatika-Gaben eine wichtige Rolle spielt, wurde dieser variiert, d.h. 3, 10 bzw. 17 Tage nach einer Behandlung mit CY erhielten die tumortragenden Mäuse zusätzlich DDP.

Die besten Therapie-Ergebnisse wurden bei dieser Kombinationsbehandlung erhalten, wenn der Zeitabstand zwischen den beiden Zytostatika 17 Tage betrug (Abb. 3 und Tabelle 1). Der Therapie-Erfolg war bei einem 10tägigen Abstand geringer, und bei einem Abstand von nur 3 Tagen wurde kein zusätzlicher Effekt gegenüber der Einzelgabe von CY erzielt (nicht in Abb. 3 und Tabelle 1 enthalten).

Diskussion

Menschliche Hodentumoren wurden von Giovanella et al. (1974), Berenbaum et al. (1974) und Monaghan et al. (1982) erfolgreich auf die nackte Maus transplantiert. Die Anwachsrate der xenotransplantierten Tumoren war jedoch sehr gering. Das hier untersuchte Embryonalzell-Karzinom befand sich zur Zeit der Versuchsdurchführung zwischen der 20. und 30. Tierpassage. Die charakteristischen Eigenschaften des menschlichen Ausgangstumors, nämlich der Anteil von Syncytiotrophoblast-Zellen und die Nachweisbarkeit von β-HCG sind weitgehend erhalten geblieben.

Die Proliferation des Tumors hat sich im Lauf der Tierpassagen offensichtlich beschleunigt. Die zellkinetischen Parameter des Ausgangstumors sind nicht bekannt, aber ein Markierungs-Index von 36–39% und ein Mitose-Index von 2% sind für menschliche Tumoren sehr hoch (Steel 1977). Eine Beschleunigung des Wachstums von Xenotransplantaten auf der nackten Maus ist jedoch bekannt (Lamerton and Steel 1975; Steel et al. 1983).

Selby et al. (1979) fanden in einer Lungenmetastase eines Hodenteratom-Patienten einen Markierungs-Index von 39%. Dabei wurde aber das 3-H-TdR direkt in die Metastase injiziert, ein Verfahren, das eine ungleiche Verteilung des Thymidins und eine Streuung des Markierungs-Index von 0–70% zur Folge hatte. Nach der Xenotransplantation dieses Tumors auf immunsupprimierte Mäuse wurde ein Markierungs-Index von 28% (18–42%) gefunden. Dieser ist mit dem in der vorliegenden Arbeit gemessenen Markierungs-Index vergleichbar.

Bei dem von Selby et al. (1979) xenotransplantierten Tumor verschwanden die Syncytiotrophoblast-Zellen schon nach wenigen Passagen und der Serumspiegel des β-HCG nahm stark ab. Die von Monaghan et al. (1982) untersuchten Embryonalzell-Karzinome sezernierten überhaupt kein HCG.

In der vorliegenden Arbeit wurde die Wirkung von verschiedenen Zytostatika auf den xenotransplantierten Hodentumor über Veränderungen der Tumorgröße bestimmt. Die dazu vorgenommenen Volumenbestimmungen mit der Schieblehre korrelieren gut mit dem Tumorgewicht, wie eigene Untersuchungen ergaben. Der Nachteil dieser Methode besteht jedoch darin, daß sie keinerlei Aussagen über das Verhalten der Tumorzell-Population zuläßt. Zum Beispiel können keine Aufschlüsse über die mit zunehmender Tumorgröße auftretenden nekrotischen Bereiche erhalten werden. Zudem treten mit zunehmender Größe der Xenotransplantate Zysten auf. Beides führt zu einer Beeinträchtigung der Beurteilung der zytostatischen Wirkung aufgrund von Volumenmessungen.

Entscheidend für das Ansprechen des Tumors auf die zytostatische Behandlung sind aber die proliferierenden Tumorzellen. Aufschlüsse über die Wirkung von Zytostatika auf diese Zellen erfordern jedoch eingehendere zellkinetische Untersuchungen.

Trotz der genannten Nachteile der Tumorvolumen-Bestimmungen zeigen diese Volumenmessungen zusammen mit den Überlebenszeiten tumortragender Tiere, daß das hier untersuchte xenotransplantierte Embryonalzell-Karzinom gegenüber den verwendeten Zytostatika relativ resistent ist. In keinem Fall konnte eine völlige Tumorregression festgestellt werden. Da diese Tumoren bekanntlich gut auf eine Chemotherapie mit den hier benutzten Zytostatika ansprechen (Steel et al. 1983), ist es unwahrscheinlich, daß diese Resistenz eine Eigenschaft des Tumors ist. Sie könnte eher durch die intensive zytostatische Vorbehandlung des Patienten vor der Xenotransplantation des Tumors mit Bleomycin, Vinblastin und Ifosfamid verursacht worden sein. Dadurch könnte es zu einer Klonierung von therapieresistenten Tumorzell-Populationen gekommen sein. Auf eine Selektion bestimmter Populationen deutet auch hin, daß bei dem Patienten mit diesem Tumor nicht nur ein erhöhter β-HCG-Serumspiegel, sondern auch erhöhte α-Fetoprotein-Werte festgestellt wurden. In der nackten Maus produzierte der Tumor aber nur noch β-HCG.

In der Klinik bereiten diese therapierefraktären Tumoren große Probleme. Nach einer Möglichkeit, auch diese Tumoren mit mehr Erfolg zu behandeln, wird dringend gesucht. Gerade dieser hier untersuchte Hodentumor bietet die Möglichkeit, neue Therapieschemata oder auch neue Zytostatika auf ihre Wirksamkeit zu untersuchen. Weiterhin kann man an diesem Tumormodell untersuchen, welcher Zusammenhang bei einer Chemotherapie zwischen dem Serumspiegel des β-HCG als Tumormarker, dem Tumorvolumen und der Tumorzell-Proliferation besteht. Solche Versuche werden zur Zeit durchgeführt.

Literatur

Berenbaum MC, Sheard CE, Reittie JR, Bundick RV (1974) The growth of human tumours in immune suppressed mice and their response to chemotherapy. Br J Cancer 30:13–32

Giovanella BC, Stehlin JS, Williams LJ (1974) Heterotransplantation of human tumours in 'nude' thymusless mice. II. Malignant tumours induced by injection of cell cultures derived from human solid tumours. J Natl Cancer Inst USA 52:921–930

Lamerton LF, Steel GG (1975) Growth kinetics of human large bowel cancer growing in immune-deprived mice and some chemotherapeutic observations. Cancer 36:2431–2436

Monaghan P, Raghavan D, Neville M (1982) Ultrastructural studies of xenografted human germ cell tumours. Cancer 49:683–697

Quastler H, Sherman FG (1959) Cell population kinetics in the intestinal epithelium of the mouse. Exp Cell Res 17:420–438

Selby PJ, Heyderman E, Gibbs J, Peckham MJ (1979) A human testicular teratoma serially transplanted in immune-deprived mice. Brit J Cancer 39:578–583

Steel GG (1977) The growth kinetics of tumours. Oxford University Press

Steel GG, Courtenay VD, Peckham MJ (1983) The response to chemotherapy of a variety of human tumour xenografts. Br J Cancer 47:1–13

Wirth M, Inglin B, Romen W, Ackermann R (1983) Human embryonal cell carcinoma in nude mice. Cancer Res 43:5526–5532

Sachverzeichnis